CONSEJOS ÚTILES PARA EXÁMENES DE MEDICINA INTERNA

EDICIÓN AMPLIADA

RAJENDRA MANNAVA, MD

Rajendra Mannava, MD
Consejos útiles para exámenes de medicina interna
Edición ampliada

Impreso en Los Estados Unidos
Publicado por Spines

ISBN:979-8-90549-581-6

Spines

CONSEJOS ÚTILES PARA EXÁMENES DE MEDICINA INTERNA

ÍNDICE

ONCOLOGÍA

Cáncer de Mama

Factores de riesgo y estratificación

Riesgo 3x mayor de cáncer de mama: Familiares de primer grado a edad joven.

Antecedentes familiares de mama: 50-85% de riesgo de por vida.

Asociaciones de riesgo: Cáncer de ovario con 40% de riesgo de por vida → mutación BRCA1 y BRCA2.

Lesiones precursoras: CDIS, CLIS, hiperplasia ductal atípica aumentan el riesgo 4x.

Profilaxis y cribado

Quimioprevención (con factores de riesgo anteriores): Anastrozol o tamoxifeno durante 5 años. Raloxifeno para mujeres posmenopáusicas.

Mamografía: Anual desde los 40 años para alto riesgo; mamografía anual a los 50 años y luego cada 2 años.

Manejo del CLIS (Carcinoma Lobulillar In Situ):

Tto: SERM-tamoxifeno o IA-anastrozol. El primero disminuye (<) el riesgo de cáncer de mama invasivo.

Consideraciones: Función ovárica intacta, riesgo de osteoporosis (requiere suplementos de Ca y vit. D, y densitometría DEXA cada 1-2 años).

Algoritmo de evaluación de masa mamaria palpable

1. Mamografía.
2. Ecografía.
3. RM (indicada si BRCA1 o BRCA2 +).
4. Aspiración de quiste o biopsia si la masa es sólida.
5. Determinación del estado de receptores y HER2/neu, seguido de Tto.

Esquema de Tratamiento del Cáncer de Mama Invasivo (Local y Sistémico)

- **T < 1 cm:** Tratamiento conservador de mama + radioterapia posoperatoria O mastectomía radical modificada.
- **T < 1 cm y N - :** Quimioterapia si es HER2/neu +.
- **T > 1 cm y N - :** Quimioterapia y hormonoterapia para pre y posmenopáusicas RH +.
- **T > 1 cm y N - :** Quimioterapia para posmenopáusicas RH -.
- **N + :** Quimioterapia seguida de mastectomía radical modificada y radioterapia.
- **RH + (RE/RP/HER2/neu):** Hormonoterapia.
    - *Pre y posmenopáusicas:* Puede tratarse con tamoxifeno (CYP2D6 lo convierte en su metabolito activo). Puede causar aumento de peso, sofocos, cáncer endometrial o trombosis. *Tto para sofocos:* ISRS.
- **HER2/neu + :** Trastuzumab.

Terapia Hormonal Sustitutiva (THS): Conlleva riesgo de hiperplasia endometrial y malignidad, enfermedad cardíaca, ictus, TEV y cáncer de mama. Administrar solo en pacientes posmenopáusicas con histerectomía para disminuir el riesgo de fractura.

Enfermedad de Paget de la mama

Clínica: Descamación unilateral o eczema del pezón y la areola; denota un CDIS subyacente.

Diagnóstico: Mamografía y biopsia por sacabocados.

Diagnóstico Diferencial (DD): Dermatitis alérgica de contacto (se presenta como eczema bilateral y mejora con crema de corticoide tópico).

Cáncer de Ovario

Epidemiología: Masa ovárica más frecuente en mujeres posmenopáusicas y 4.ª causa de muerte por cáncer.

Clasificación histológica:

Carcinoma epitelial (85% - El más frecuente): Tipos seroso, mucinoso o de células claras; típico en mujeres posmenopáusicas.

Tumores de células germinales (5%): En mujeres más jóvenes de 10-30 años.

Factores de riesgo: * Genéticos: BRCA1 (localizado en 17q21), BRCA2 (localizado en 13q12-13).

Síndrome de Lynch (cáncer de colon hereditario no poliposico): confiere un 12% de riesgo.

Factores protectores (Menor riesgo por reducción de ciclos ovulatorios): Anticonceptivos orales, ligadura tubárica, primer embarazo temprano, multiparidad.

Diagnóstico: TC de tórax, abdomen, pelvis y evaluación de siembra peritoneal con laparotomía.

Marcadores tumorales: CA-125, hCG, AFP.

Tratamiento (Tto): Histerectomía abdominal total + salpingooforectomía bilateral (TAH-BSO) junto con quimioterapia intraperitoneal.

Virus del Papiloma Humano (VPH) y Cáncer Cervical

Lesiones por VPH y Diagnóstico Diferencial

VPH 6 y 11: Condilomas acuminados o verrugas anogenitales.

VPH 16 y 18: Cáncer de cuello uterino. Expresa la proteína E7 que inactiva el gen supresor tumoral del retinoblastoma (Rb).

Diagnóstico Diferencial (DD): VHS, sífilis o molusco contagioso (Poxvirus).

Algoritmo ante Citología de Papanicolaou Anormal (Clasificación de Bethesda)

ASCUS → Prueba de VPH → Si VPH 16 o 18 → Colposcopia.

VPH de bajo riesgo → Papanicolaou en 6-12 meses O prueba de VPH en 12 meses.

LSIL o HSIL → Prueba de VPH → Colposcopia.

NIC (Neoplasia Intraepitelial Cervical):

Tto: Conización con bisturí frío o escisión electroquirúrgica con asa (LEEP).

Cáncer cervical invasivo:

Tto: Radioterapia o quimioterapia.

Patología y Cáncer Testicular

Abordaje Diagnóstico de Masa Testicular

- **Estudio inicial:** Ecografía escrotal.
- **Clasificación clínica:**
  - **Indolora:** Tumores de células germinales, quiste epididimario, espermatocele, varicocele (dilatación en «bolsa de gusanos» de las venas espermáticas del plexo pampiniforme) o hidrocele (evidente por transiluminación).

- **Dolorosa:** Epididimitis o torsión testicular (considerada una urgencia urológica).

Cáncer testicular

Epidemiología: Es la neoplasia sólida más frecuente de los testículos entre los 15-35 años.

Clasificación histológica:

Tumores de células germinales (95%): De los cuales el 95% son testiculares y el 5% ováricos. Se dividen en:

Seminoma: 40% de los casos.

No seminoma: 60% de los casos.

Tumores del estroma: 5% de los casos.

Otros tipos: Coriocarcinoma, tumores de cordones sexuales-estroma, linfoma (típico en > 50 años).

Factores de riesgo: Criptorquidia y orquidopexia tardía, infertilidad o infección por VIH.

Marcadores tumorales:

hCG: Elevado predominantemente en los primeros (seminomas); vida media de 1.5-3 días.

AFP: Elevado en los segundos (no seminomas); vida media de 5-7 días.

LDH: Elevado en ambos tipos.

Tratamiento (Tto): Orquiectomía inguinal.

Complicaciones tardías: Neoplasia secundaria (especialmente leucemia) y infertilidad.

Clasificación TNM del Cáncer Testicular

- **Estadio I:** Limitado a los testículos.
- **Estadio II A:** Ganglios linfáticos < 2 cm.
- **Estadio II B:** Ganglios linfáticos de 2-5 cm.
- **Estadio II C:** Ganglios linfáticos > 5 cm.
- **Estadio III:** Metástasis a distancia o marcadores tumorales elevados.

Cáncer de Próstata

Epidemiología y riesgo: Distribución por razas: afroamericanos > caucásicos > asiáticos. Un alto consumo dietético de grasa animal con ácido linoleico (presente en carnes rojas y lácteos) aumenta el riesgo.

Cribado y Diagnóstico: Discutir riesgos y beneficios del cribado a los 50 años. Ante un PSA elevado y puntuación de Gleason sospechosa → requiere gammagrafía ósea.

Quimioprevención: Finasterida (inhibidor de la 5 \alpha-reductasa).

Tratamiento (Tto): Agonista de LHRH (leuprolida o goserelina) + antiandrógeno (bicalutamida o flutamida) + quimioterapia (docetaxel) + bisfosfonato IV (ácido zoledrónico).

Cáncer de Cabeza y Cuello

Factores de riesgo: 90% tabaquismo, 75% alcohol, tabaco de mascar; infección por VPH 16 y 18.

Diagnóstico: El 95% son de origen escamoso o epitelial. Se evalúa con TC o RM, seguida de panendoscopia.

Neoplasias del Sistema Nervioso Central

Tumores cerebrales primarios: Astrocitoma anaplásico (típico a los 35-55 años) o glioblastoma multiforme (típico a los 45-65 años). *Clínica:* Se localizan frecuentemente en los lóbulos frontal o temporal, manifestándose con cefalea y convulsiones. *Diagnóstico:* RM.

Metástasis cerebrales: Provenientes de cáncer de mama (particularmente HER2+ o triple negativo), pulmón, células renales, gástrico y melanoma.

Tto: Radiocirugía estereotáctica (SRS) indicada si las lesiones son < 3 mm o si son < 3 lesiones.

Tumores Óseos y Sarcomas Pediátricos / Adultos

Tumor carcinoide neuroendocrino con metástasis hepáticas: *Diagnóstico:* 5-HIAA urinario, cromogranina A. *Tto:* Resección local, octreótido.

Retinoblastoma: Conlleva riesgo de osteosarcoma como neoplasia secundaria. *Diagnóstico diferencial (DD):* Sarcoma de Ewing (típico a los 10-15 años), neuroblastoma (con amplificación de MYCN), mieloma múltiple (lesiones líticas en sacabocados), quistes óseos aneurismáticos, osteomielitis. *Tto:* Enucleación, radioterapia externa, braquiterapia, crioterapia, terapia láser, quimioterapia.

Osteosarcoma (Neoplasia ósea primaria más frecuente): Típico en adolescentes o adultos jóvenes.

Diagnóstico: Radiografía simple revela el **triángulo de Codman** (hueso nuevo periostal) y cambios escleróticos sin márgenes claros. Se complementa con TC o RM y gammagrafía ósea. Realizar TC de tórax por su asociación con metástasis pulmonares tempranas.

Tto: Derivación inmediata a cirugía ortopédica.

Lesiones óseas líticas (Diagnóstico diferencial): Mieloma múltiple o enfermedad de Paget ósea.

Cáncer de Primario Desconocido

Clasificación histológica e implicaciones:

Adenocarcinoma (70%): El más frecuente.

Carcinoma poco diferenciado (20%): Orientar hacia tumores neuroendocrinos o tumores de células germinales (evaluar con LDH, AFP, hCG).

Patrones de presentación y metástasis según el origen sospechoso:

Cáncer de mama invasivo: Si se presenta con ganglios linfáticos axilares + → realizar exploración clínica de mama, mamografía, RM y estado de HER2/neu.

Cáncer de ovario: Se manifiesta como carcinomatosis peritoneal.

Cáncer de colon: Se manifiesta como metástasis hepática oculta.

Cáncer de pulmón: Da metástasis a hígado, huesos y cerebro. El cáncer de pulmón microcítico es muy agresivo y requiere quimioterapia paliativa, radioterapia o cirugía. El cáncer de pulmón no microcítico se trata (Tto) con cisplatino o carboplatino.

Cáncer de esófago: Se manifiesta con disfagia.

Cáncer de páncreas: Se manifiesta con dolor abdominal, pérdida de peso y anorexia.

Urgencias Oncológicas

Compresión medular por metástasis óseas

Asociación: Común en cánceres de mama, pulmón, próstata, células renales, tiroides y melanoma.

Diagnóstico y Tto: Diagnóstico por RM. Tratamiento inmediato con dexametasona + descompresión quirúrgica o radioterapia externa.

Síndrome de lisis tumoral

Asociación y laboratorio: Típico en linfoma de Burkitt o LLA. Cursa con hipocalcemia (< Ca).

Tratamiento (Tto): Hidratación agresiva y administración de un hipouricemiante: alopurinol o rasburicasa *(© / Contraindicado si hay déficit de G6PD)*. Bicarbonato de sodio y furosemida IV para mantener una diuresis de 80-100 ml/h *(© / Contraindicado si hay uropatía obstructiva)*.

Hipercalcemia de la malignidad

Asociación: Carcinoma escamoso de pulmón, cabeza y cuello o mama; próstata, tiroides, carcinoma de células renales, mieloma o linfoma de células T.

Fisiopatología y Diagnóstico: Aumento de la actividad osteoclástica mediada por PTHrP o 1,25-OH vitamina D (típico en LH y LNH).

Tratamiento (Tto): Líquidos IV, bisfosfonatos (pamidronato; *precaución si hay esclerosis glomerular / síndrome nefrótico*), furosemida y calcitonina.

Síndrome de la vena cava superior

Asociación y Tto: Común en cáncer de pulmón de células pequeñas, linfoma o tumores mediastínicos de células germinales. Tratamiento mediante quimioterapia o radioterapia.

Derrame pleural exudativo maligno

Criterios de Light para el diagnóstico:

Proteína pleural : sérica >0.5

LDH pleural: sérica >0.6

LDH pleural >32 del límite superior de la LDH sérica de referencia.

Nota: Si los TG (triglicéridos) pleurales son >110 mg/dL, indica un derrame quiloso (común en LNH).

Tratamiento (Tto): Toracocentesis, colocación de catéter pleural o pleurodesis.

Quimioterapia antineoplásica:

Clasificación por Fase y Mecanismo de Acción

Específica de fase S (Antimetabolitos)

Arabinósido de citosina / AraC, hidroxiurea.

Metotrexato (inhibidor de la dihidrofolato reductasa).

5-FU (inhibidor de la timidilato sintasa).

6-MP y azatioprina.

Específica de fase M (Disruptores y Estabilizadores de Microtúbulos)

Disruptores de microtúbulos - tubulina: Alcaloides de *Vinca rosea* / vinca como vincristina, vinblastina, vindesina.

Estabilizadores de microtúbulos: Agentes de *Taxus brevifolia* / tejo occidental como paclitaxel, docetaxel.

No específicos (Productos naturales)

Inhibidores de topoisomerasa I: Topotecán, irinotecán, 9-aminocamptotecina.

Inhibidores de topoisomerasa II: Epipodofilotoxinas etopósido, tenipósido; antraciclinas doxorrubicina, daunorrubicina.

Agentes de diferenciación: Ácido retinoico todo-trans, ácido retinoico 13-cis, ácido retinoico 9-cis; bleomicina, actinomicina-D.

. . .

Agentes alquilantes y otros grupos químicos

Agentes alquilantes derivados de mostazas sulfuradas / nitrogenadas: Mecloretamina, melfalán, busulfán, clorambucilo, ciclofosfamida, ifosfamida + MESNA.

Fármacos nitrosoureas: BCNU / carmustina, CCNU, MeCCNU, estreptozocina.

Fármacos de platino: Cisplatino, carboplatino, oxaliplatino.

Fármacos tetrazinas: Procarbazina, dacarbazina, mitozolomida, temozolomida.

Fármacos aziridinas: Tiotepa, mitomicina C, AZQ (atraviesa la barrera hematoencefálica).

Agentes hormonales

Específicos para cáncer de mama: Tamoxifeno, DES, acetato de megestrol, Halotestin.

Específicos para cáncer de próstata: Leuprolida, aminoglutetimida, glutamina.

Efectos Secundarios de la Quimioterapia

Efectos comunes a todos los agentes: Náuseas / vómitos, alopecia, úlceras mucosas, mielosupresión, azoospermia (asociada a agentes alquilantes).

Neurotoxicidad: * Neuropatía periférica con debilidad muscular proximal, pérdida de ROT y parestesias \rightarrow asociada a vincristina (usada para LLA), cisplatino, oxaliplatino, bortezomib, talidomida.

Ataxia cerebelosa \rightarrow asociada a 5-FU.

SIADH \rightarrow asociada a vinorelbina.

Nefrotoxicidad: Pérdida de magnesio con el uso de cisplatino (para cáncer testicular, ovárico, vesical, de cabeza y cuello).

Toxicidad cardíaca: Miocardiopatía asociada a doxorrubicina o antraciclina, trastuzumab.

Toxicidad pulmonar: Fibrosis asociada a bleomicina, busulfán.

Hipotiroidismo: Secuela de la radioterapia cervical para LH (linfoma de Hodgkin).

Cistitis hemorrágica y mielosupresión: Asociada a ciclofosfamida e ifosfamida.

Dacarbazina: Provoca sabor metálico.

Cisplatino (Toxicidad específica): Insuficiencia renal aguda nefrotóxica, tinnitus y sordera neurosensorial por neurotoxicidad y ototoxicidad.

Inhibidores de EGFR (Cetuximab y erlotinib): Se asocian con exantema acneiforme.

BCNU y CCNU: Causan úlceras de extremidades inferiores.

Síndrome de fuga capilar: Asociado a IL-2 y GM-CSF.

Zofran: Causa cefalea, fatiga, malestar, estreñimiento.

Diarrea potencialmente mortal: Asociada a capecitabina.

ESCENARIOS ADICIONALES

Neoplasias hematológicas y trastornos mieloproliferativos

Condición Hematológica / Neoplasia	**Edad / Población Típica**	**Características y Hallazgos Clásicos**
LLA	Niños (pico de edad 3–5 años)	Pancitopenia (hemorragia, fiebre, anemia), antecedentes de radioterapia, síndrome de Down
LMA	>30 años	Pancitopenia (hemorragia, fiebre, anemia), bastones de Auer, CID
LMC	30–50 años	Recuento de leucocitos >50.000, cromosoma Filadelfia (t[9;22]), crisis blástica, esplenomegalia
LLC	>50 años	Género masculino, linfadenopatía, linfocitosis, infecciones, células en sombra (células de Gumprecht), esplenomegalia
Leucemia de células pilosas	Adultos	Frotis de sangre (proyecciones en forma de pelo), esplenomegalia, tinción TRAP
Micosis fungoide/Síndrome de Sézary	>50 años	Erupción cutánea pruriginosa tipo placa que no mejora con el tratamiento, un frotis de sangre muestra núcleos cerebriformes conocidos como células en nalgas, abscesos de Pautrier en la epidermis
Linfoma de Burkitt	Niños	Asociado al virus de Epstein-Barr (en África), (t[8;14]), "cielo estrellado" en histología
Linfoma B de SNC	Adultos	Visto en pacientes con infección por VIH, SIDA
Leucemia de células T	Adultos	Causado por el virus HTLV-1

Condición Hematológica / Neoplasia	Edad / Población Típica	Características y Hallazgos Clásicos
Enfermedad de Hodgkin	15-34 años	Células de Reed-Sternberg, linfadenopatía cervical indolora, sudores nocturnos, ganglios linfáticos se vuelven dolorosos con el consumo de alcohol
Linfoma no Hodgkin	Cualquier edad	El tipo folicular pequeño tiene el mejor pronóstico; el tipo difuso de células grandes tiene el peor pronóstico; el tumor primario puede localizarse en el tracto gastrointestinal
Mielodisplasia/mielofibrosis	>50 años	Anemia, células dacriocitos, aspirado de médula ósea seco en biopsia, VCM y RDW altos; asociado con LMC
Mieloma múltiple	>40 años	Proteína de Bence Jones (IgG 50%, IgA 25%), lesiones osteolíticas, calcio sérico alto, anemia, insuficiencia renal
Macroglobulinemia de Waldenström	>40 años	Síndrome de hiperviscosidad, pico de IgM, aglutininas frías (fenómeno de Raynaud con sensibilidad al frío)
Policitemia vera	>40 años	Hematocrito/hemoglobina alta, prurito acuagénico; uso de flebotomía
Trombocitemia primaria	>50 años	Recuento de plaquetas generalmente >1,000,000 células/mL; puede haber sangrado o trombosis

Leucemia aguda: Se define como la proliferación clonal de células del sistema hematopoyético mínimamente diferenciadas, tales como linfoblastos y mieloblastos. El diagnóstico de certeza exige la presencia de **más de un 20% de blastos en la médula ósea**.

Leucemia crónica: Se caracteriza por la proliferación de células de linaje hematológico que se encuentran más diferenciadas o maduras, tales como linfocitos y mielocitos.

Leucemias agudas

Leucemia linfocítica aguda (LLA)

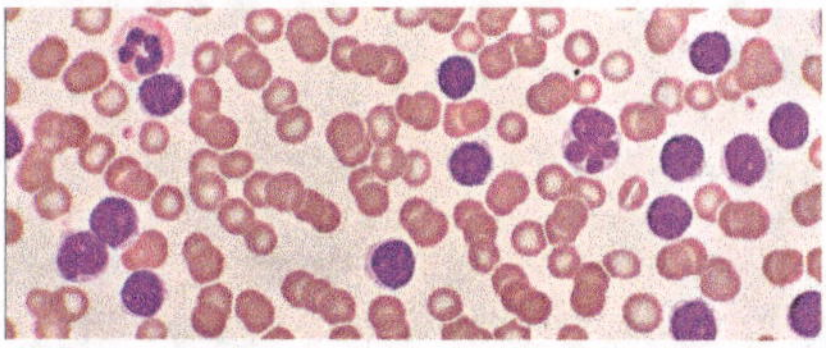

Epidemiología: Constituye la variante de leucemia más común en la población infantil. Registra una incidencia notablemente mayor en pacientes con **Síndrome de Down**.

Presentación Clínica: Fiebre, letargo y dolor de garganta. Debe sospecharse clínicamente ante la presencia de fiebre persistente, dolor óseo generalizado o la formación fácil de hematomas (equimosis/petequias).

Laboratorio:

• El recuento de leucocitos (WBC) puede encontrarse anormalmente elevado o disminuido.

• Recuento plaquetario marcadamente disminuido (trombocitopenia severa).

• Niveles séricos de LDH y Ácido úrico elevados por el alto recambio celular.

• *Frotis de sangre periférica:* Identificación visual de **linfoblastos**.

Confirmación y Estudio de Extensión: El diagnóstico definitivo se realiza mediante una biopsia de médula ósea. Es obligatorio solicitar una radiografía de tórax, una tomografía computarizada (TC) y realizar una **punción lumbar (PL)** para evaluar la invasión extramedular o la presencia de metástasis en el sistema nervioso central.

Tratamiento (Rx): Esquemas agresivos de quimioterapia.

Pronóstico: Determinado por la edad de inicio del cuadro y los hallazgos de los estudios citogenéticos. La tasa de supervivencia a los cinco años es **superior al 85% niños**, pero desciende drásticamente en la población adulta, situandose entre el 30% y el 40%.

Leucemia mieloide aguda (LMA)

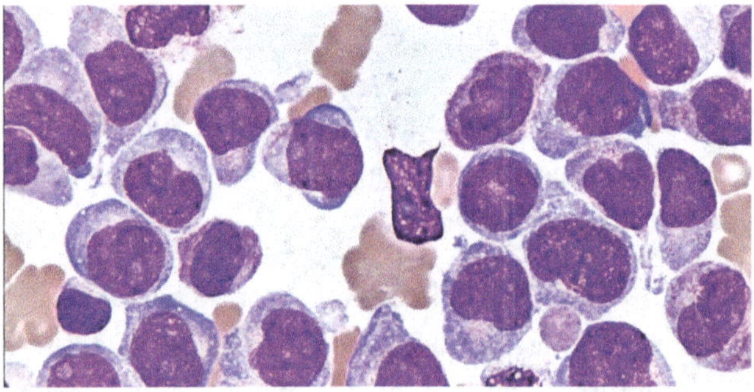

Epidemiología: La gran mayoría de los casos documentados se manifiestan en pacientes adultos.

Presentación clínica: Fatiga, fiebre, signos de anemia por ocupación medular, infecciones frecuentes y formación fácil de hematomas. Puede asociar afectación del sistema nervioso central, **Coagulación Intravascular Diseminada (CID)** o el desarrollo de hiperplasia gingival.

Laboratorio y Diagnóstico:

Evidencia un aumento de las líneas celulares de la estirpe mieloide.

Disminución de la fosfatasa alcalina leucocitaria (LAP) y elevación de los niveles de ácido úrico.

Frotis de sangre periférica: Muestra un claro predominio de mieloblastos y la presencia patognomónica de **bastones de Auer**. El diagnóstico se confirma mediante biopsia de médula ósea.

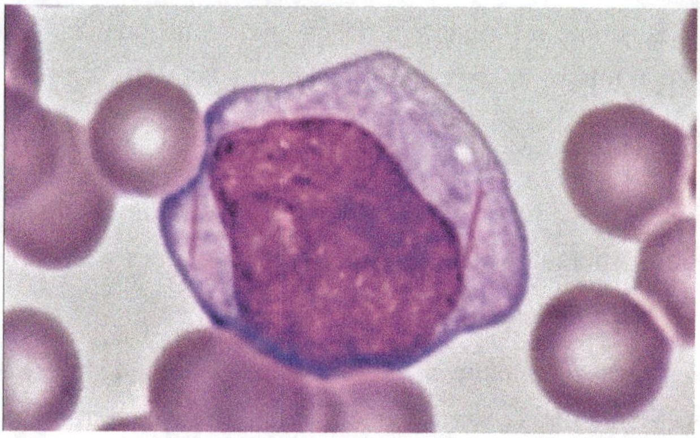

Tratamiento (Rx): Varía según el subtipo citogenético y molecular. Incluye quimioterapia de inducción/consolidación y, en casos seleccionados, trasplante alogénico de médula ósea.

Leucemicas crónicas

Leucemia linfocítica crónica (LLC)

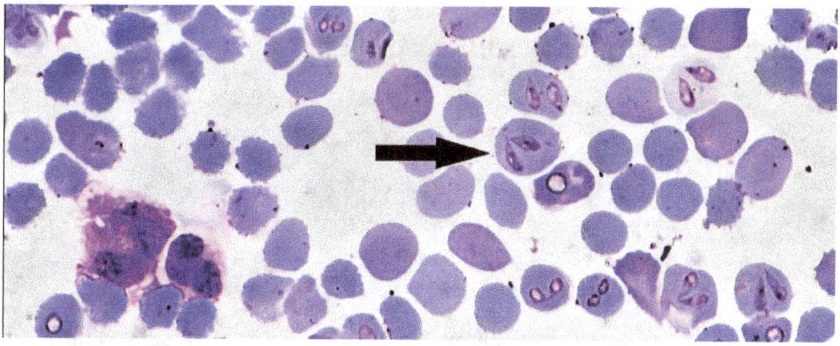

Epidemiología: Neoplasia maligna caracterizada por la proliferación de linfocitos maduros de apariencia normal. Se presenta habitualmente en pacientes **mayores de 65 años**.

Presentación Clínica: Enfermedad de curso indolente manifestada por fatiga, linfoadenopatías generalizadas y hepatoesplenomegalia. En múltiples ocasiones el diagnóstico es incidental tras el hallazgo de linfocitosis en una biometría hemítica completa (BHC).

Diagnóstico (Dx):

Presencia de linfocitos aislada en la BHC, manteniendo niveles de hemoglobina, hematocrito y recuento plaquetario completamente normales.

Frotis de sangre periférica: Presencia de abundantes linfocitos pequeños y maduros acompañados de las características **células sombra o de Gumprecht** (*smudge cells*), con una expresión inmuno-fenotípica **CD5+**. Confirmación formal mediante biopsia de médula ósea.

Tratamiento (Rx): Los pacientes que permanecen asintomáticos **no requieren tratamiento activo**. Ante una LLC sintomática o en estadio avanzado, se indica radioterapia local (para enfermedad ganglionar masiva localizada) o quimioterapia sistémica (para estadios avanzados).

Leucemia mielógena crónica (LMC)

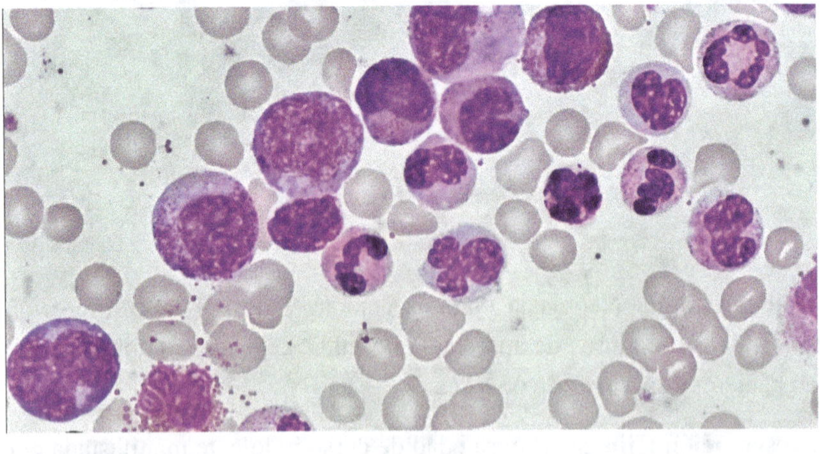

Epidemiología: Neoplasia maligna de células mieloides que afecta típicamente a adultos de mediana edad.

Evolución y Crisis Blástica: Clínicamente se mantiene en una **fase crónica** durante varios años para luego transformarse abruptamente en una leucemia aguda, fenómeno denominado **crisis blástica**, el cual suele desencadenar la muerte del paciente en pocos meses.

Presentación Clínica: Puede descubrirse de forma incidental por leucocitosis en una BHC. Cursa con fatiga, malestar general, fiebre, pérdida de peso y sudores nocturnos. Los síntomas específicos de la crisis blástica aguda incluyen fiebre refractaria, dolor óseo severo, pérdida ponderal acelerada y esplenomegalia masiva.

Laboratorio y Gentica:

Recuento de leucocitos marcadamente elevado (frecuentemente alcanzando las **150,000 célula uL**), con predominio de formas mieloides y **basofilia** asociada.

Disminución del puntaje de la fosfatasa alcalina leucocitaria (LAP) y elevación de los niveles de vitamina B12.

Confirmación de certeza: Identificación del **cromosoma Filadelfia [t(9;22)]** o del complejo de fusión **BCR-ABL** mediante análisis citogenético convencional, hibridación in situ fluorescente (FISH) o reacción en cadena de la polimerasa con transcripción inversa (RT-PCR) en muestras de sangre o médula ósea.

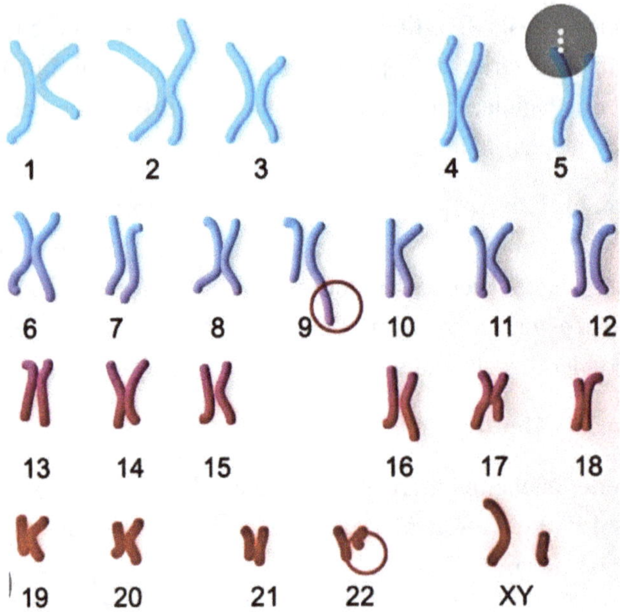

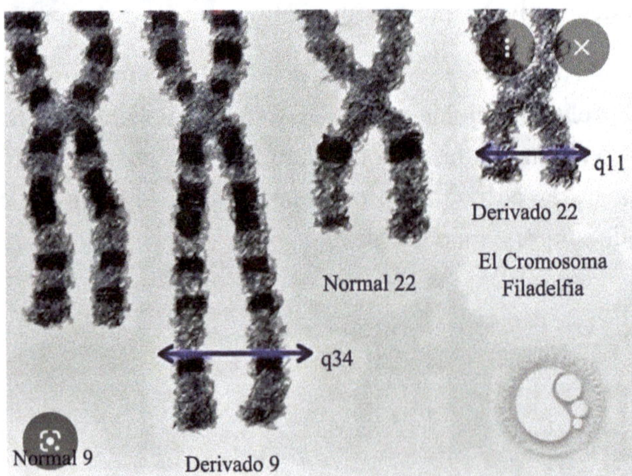

Tratamiento (Rx): Terapia dirigida de primera línea con **inhibidores de la tirosina cinasa (imatinib, dasatinib o nilotinib)**. El trasplante de médula ósea se reserva para el rescate en la fase blástica.

Linfoma de Hodgkin

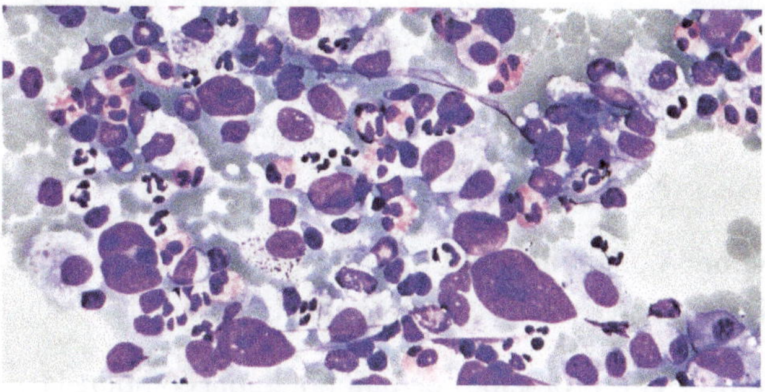

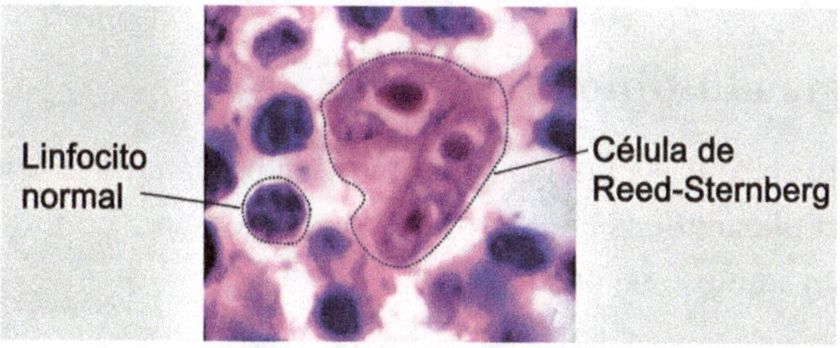

Definición: Neoplasia maligna linfoide caracterizada por la proliferación de las **células de Reed-Sternberg** (las cuales poseen un origen inmunológico en los linfocitos B).

Presentación Clínica: Presencia de linfoadenopatía cervical no dolorosa típica asociada a la manifestación de **Síntomas B**: fiebre superior a los **100.4°F (38°C)**, sudoración nocturna profusa y pérdida de peso inexplicable superior al 10% del peso corporal en un periodo de 6 meses.

Diagnóstico (Dx) y Estadificación:

Realización de biopsia excisional de un ganglio linfático aumentado de tamaño para demostrar la presencia de las células de Reed-Sternberg.

La estadificación se realiza mediante el **sistema de Ann Arbor**, clasificando al paciente en los estadios I al IV según la localización anatómica del tumor, añadiendo la letra **A** (ausencia de síntomas constitucionales) o **B** (presencia de síntomas B descritos).

Linfoma no Hodgkin

Definición: Grupo heterogéneo y diverso de neoplasias malignas linfoides originadas a partir de progenitores de células B, progenitores de células T, células T maduras o, de forma menos frecuente, células Natural Killer (NK).

Presentación y Diagnóstico: Manifestaciones clínicas y abordaje diagnóstico similares a los descritos para el linfoma de Hodgkin.

Tratamiento (Rx): Protocolos de quimioterapia combinada.

Mieloma múltiple

Definición: Neoplasia maligna caracterizada por la proliferación clonal de **células plasmáticas** en la médula ósea. Se observa de forma predominante en adultos mayores.

Presentación Clínica: Dolor de espalda crónico, fatiga, infecciones bacterianas recurrentes y desarrollo de fracturas patológicas.

Sospecha Clínica Directa: Debe investigarse de forma inmediata la presencia de mieloma múltiple ante todo paciente que debute con la combinación de **hipercalcemia, anemia, insuficiencia renal o dolor óseo**.

Abordaje Diagnóstico (Dx)

Electroforesis de Proteínas Séricas (SPEP): Evidencia la presencia de una banda o pico de inmunoglobulina monoclonal (componente M).

Análisis Sérico de Cadenas Ligeras Monoclonales Libres.

Laboratorios Generales: Biometría hemática completa (anemia normocítica), panel químico que incluya niveles de calcio, albúmina, creatinina, LDH y beta_2 microglobulina.

Biopsia de Médula Ósea: Confirmación histológica ante la presencia de **más del 10% de células plasmáticas clonales**.

Serie Ósea Completa: Radiografías simples de esqueleto completo dirigidas a la identificación de las características **lesiones osteolíticas** en "sacabocados" en el cráneo y huesos largos.

Complicación clínica- Estrategia de tratamiento

Hipercalcemia

Protocolo de hidratación endovenosa agresiva, uso de corticosteroides y administración de bisfosfonatos (ácido zoledrónico o pamidronato).

Insuficiencia Renal

Evitar estrictamente la exposición a nefrotóxicos (AINEs, contrastes), optimizar la hidratación y realizar plasmaféresis o hemodiálisis según requerimiento clínico.

Dolor Óseo

Aplicación de radioterapia local focalizada y uso continuado de bisfosfonatos.

Infecciones

Administración de la vacuna antineumocócica y la vacuna anual contra la influenza.

(Nota: El uso de antibióticos profilácticos de rutina es controvertido).

Anemia

Terapia estimulante con eritropoyetina y transfusión de concentrados de eritrocitos según los requerimientos del paciente.

Síndrome de Hiperviscosidad

Realización urgente de plasmaféresis.

Riesgo de Trombosis

Estos pacientes presentan un riesgo intrínseco significativamente elevado de sufrir eventos de tromboembolismo venoso y arterial (ictus, ataques isquémicos transitorios, infarto agudo de miocardio y enfermedad arterial periférica), por lo que requieren monitorización constante.

Nota Epidemiológica: Los tipos de cáncer más comunes diagnosticados en niños y adultos jóvenes **menores de 30 años** corresponden globalmente a la **leucemia y el linfoma**.

HEMATOLOGÍA

Hematopoyesis

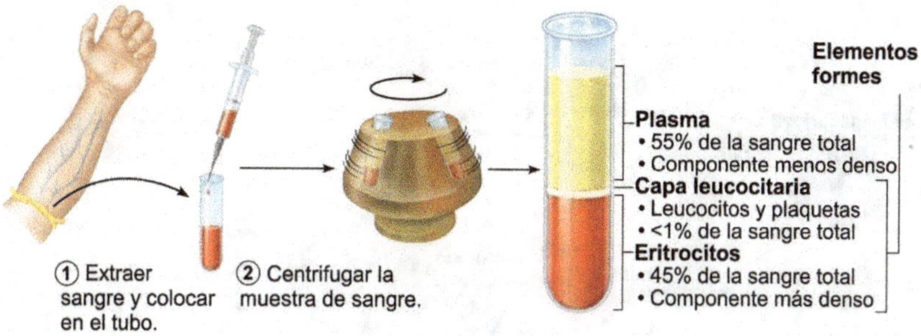

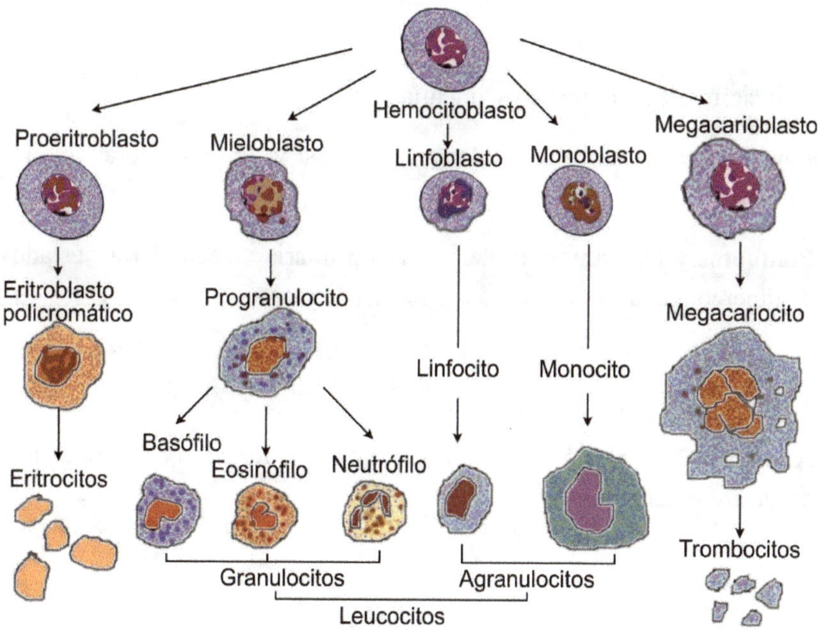

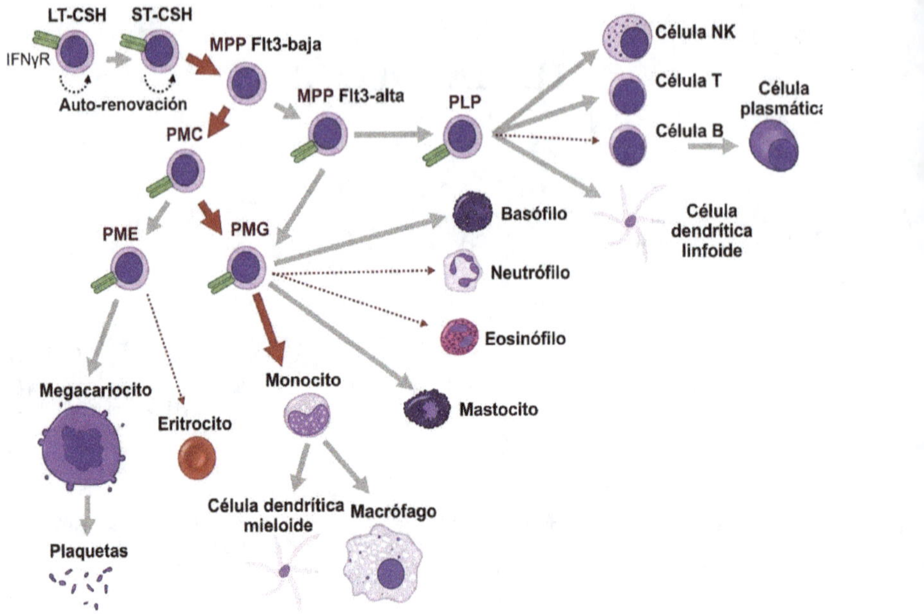

Eritrocitos: Eritrocitosis vs. anemia.

Leucocitos: Trastornos mieloproliferativos y linfoproliferativos vs. leucopenia.

Plaquetas y coagulación: Hemostasia primaria y secundaria - estados de hipercoagulabilidad vs. trastornos hemorrágicos.

Eritrocitos

Anemia: Disminución de la producción, maduración, destrucción o secuestro de eritrocitos.

Clasificación de las Anemias según Morfología y Mecanismo

Anemia microcítica

Anemia ferropénica: Hierro, capacidad total de fijación del hierro (TIBC), ferritina. El hallazgo de sangrado GI oculto requiere endoscopia alta y baja.

Talasemia: Estudios de hierro normales; diagnóstico mediante electroforesis de Hb.

Anemia normocítica

Anemia de enfermedad crónica o inflamación: Aumento de ferritina y hepcidina.

Anemia de enfermedad renal crónica: Asociado a la disminución de la producción/aumento de EPO.

Anemia macrocítica

Déficit de B12: Nivel de B12, niveles elevados de MMA (ácido metilmalónico) y homocisteína. Requiere anticuerpo anti-factor intrínseco si es una anemia perniciosa. Asociado también al uso prolongado de omeprazol y a la dieta vegana estricta.

Déficit de folato: Nivel de ácido fólico, con solo la homocisteína elevada.

Anemia hemolítica

Marcador general: Disminución (<) de haptoglobina.

Reacción hemolítica transfusional inmediata y tardía: Con incompatibilidad ABO y Rh \rightarrow reacciones febriles no hemolíticas a leucocitos en sangre.

Inducida por fármacos: Mitomicina-C, ciclosporina, Plavix, ticlopidina, quinina, Bactrim.

Anemia hemolítica autoinmune: Presencia de autoanticuerpos fríos y calientes; prueba de Coombs o antiglobulina directa positiva (+).

Esferocitosis hereditaria: Presencia de esferocitos, secundaria a mutación en el gen de proteína de membrana. Diagnóstico por prueba de fragilidad osmótica y prueba de unión a EMA.

Eliptocitosis hereditaria: Presencia de eliptocitos con forma de cigarro.

Anemia hemolítica microangiopática (PTT / SHUa / Coagulación intravascular diseminada / HELLP): Presencia de esquistocitos o células en casco, y células mordidas. La actividad de ADAMTS13 está baja en PTT pero conservada en SHUa.

Anemia falciforme: Presencia de células en media luna o falciformes.

Talasemias y Variantes de Hemoglobina

Alfa-talasemia: Rasgo, menor, mayor, hidropesía fetal; debida a defectos de 1-4 genes.

Beta-talasemia: Menor, mayor, aumento de HbA2.

Estudio: La electroforesis de Hb separa de forma efectiva HbA, HbF y HbS.

Trastornos Genéticos, Metabólicos y por Exposición

Mutación JAK-2 / CALR / MPR: Asociada a Policitemia Vera (PV), Trombocitemia Esencial (ET) o Mielofibrosis Primaria (PMF).

Porfiria aguda intermitente: Anomalía de la vía de biosíntesis del hemo.

HPN (Hemoglobinuria Paroxística Nocturna): Pérdida de proteína por mutación en el gen PIGA.

Hemocromatosis hereditaria: Mutación del gen HFE.

Déficit de G6PD: Mutación con déficit de glutatión reducido; altera la protección contra factores de estrés oxidativo. Desarrolla cuerpos de Heinz y células mordidas.

Metahemoglobinemia: El hierro ferroso (Fe^{2+}) se oxida a la forma férrica (Fe^{3+}), causando disminución de la unión de oxígeno y brecha de saturación. Diagnóstico por cooximetría de pulso. *Tto:* Azul de metileno.

Carboxihemoglobina: Intoxicación por CO.

Tipos Celulares y sus Asociaciones Clínicas

- **Acantocitos (Células en espuela):** Consumo crónico de alcohol y enfermedad hepática.
- **Equinocitos (Células crenadas):** Uremia, déficit de piruvato quinasa, glomerulonefritis, enfermedad ulcerosa péptica y linfosarcoma.
- **Células diana:** Hemoglobinopatía y enfermedad hepática.
- **Dacriocitos (Células en lágrima):** Mielofibrosis primaria, talasemia, anemia perniciosa y metaplasia mieloide.
- **Cuerpos de Howell-Jolly:** Esplenectomía por cariorrexis

Leucocitos

Linfoma No Hodgkin (LNH / NHL) y Patologías de Células B / Plasmáticas

Células B grandes: PTLD o trastorno linfoproliferativo postrasplante con VEB; reordenamiento de c-MYC.

Linfoma marginal de células B: Linfoma MALT gástrico asociado a *H. pylori*.

HCL (Leucemia de células pilosas): Cursa con punción seca de médula ósea, esplenomegalia y pancitopenia. Asociado a mutación de BRAF.

WM (Macroglobulinemia de Waldenström): Linfoma indolente de células B que cursa con síndrome de hiperviscosidad.

Linfoma folicular: El tipo de linfoma indolente más frecuente.

Burkitt: Linfoma difuso agresivo.

HHV-8: Enfermedad de Castleman.

Mieloma Múltiple (MM / Mieloma de células plasmáticas): Diagnóstico por electroforesis sérica de proteínas y electroforesis urinaria de proteínas. Presenta criterios **CRAB** y serie ósea con lesiones líticas.

Evolución: El MGUS puede transformarse en MM activo a una tasa del 1% anual.

Tratamiento: Remisión de MM tras quimioterapia se consolida con TMO (trasplante de médula ósea) autólogo.

Linfoma de Hodgkin (LH / HL)

Histología: Núcleo bilobulado, presencia de células de Reed-Sternberg.

Esquemas de Tratamiento de Linfomas y TMO

NHL: *Tx:* R-CHOP.

HL: *Tx:* ABVD.

Seguimiento posquirúrgico/actínico: Monitoreo de hipotiroidismo, hipoparatiroidismo, cardiotoxicidad y toxicidad pulmonar.

TMO: Indicado en NHL en recaída y tumores testiculares de células germinales.

Leucemias Agudas y Crónicas

ALL (Leucemia Linfoblástica Aguda): Presencia de translocación t(9;22) con el gen BCR-ABL1. Marcadores: TdT, CD19 y CD20 positivos (+).

AML (Leucemia Mieloide Aguda): Presencia de bastones de Auer; tinción de mieloperoxidasa positiva (+). Marcadores: CD13, CD33 y CD34 positivos (+).

Subtipo M3 (Promielocítico agudo): Asociado a coagulación intravascular diseminada (CID). *Tx:* ATRA.

CML (Leucemia Mieloide Crónica): Presencia de translocación t(9;22) con el gen BCR-ABL1; puntaje de LAP disminuido. Cursa con fatiga, esplenomegalia y afectación del SNC. Muestra desviación a la izquierda en sangre periférica con granulocitos maduros, bandas, metamielocitos, mielocitos y blastos. *Tx:* Hidroxiurea e inhibidor de tirosina cinasa.

CLL (Leucemia Linfática Crónica): Presencia característica de células sombra. Cursa con síntomas B (fiebre, sudoración nocturna, pérdida de peso).

Estadificación de Rai:

A: < 3 territorios linfoides.

B: > 3 territorios linfoides.

C: Presencia de anemia y trombocitopenia.

Leucemia LGL (Leucemia de linfocitos granulares grandes): Con presencia de linfocitos granulares grandes y síntomas B; se caracteriza por la **ausencia de afectación del SNC**.

. . .

Reacciones Leucocitarias Diagnósticas

Reacción leucemoide: Se caracteriza por un puntaje de LAP aumentado (diferencial con CML).

PLAQUETAS Y COAGULACIÓN

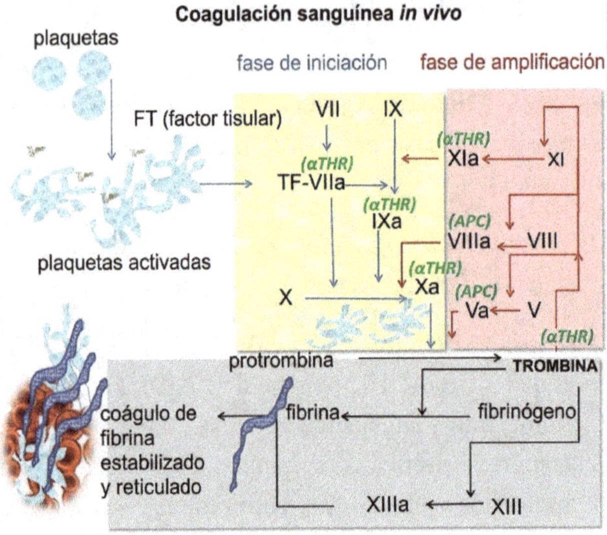

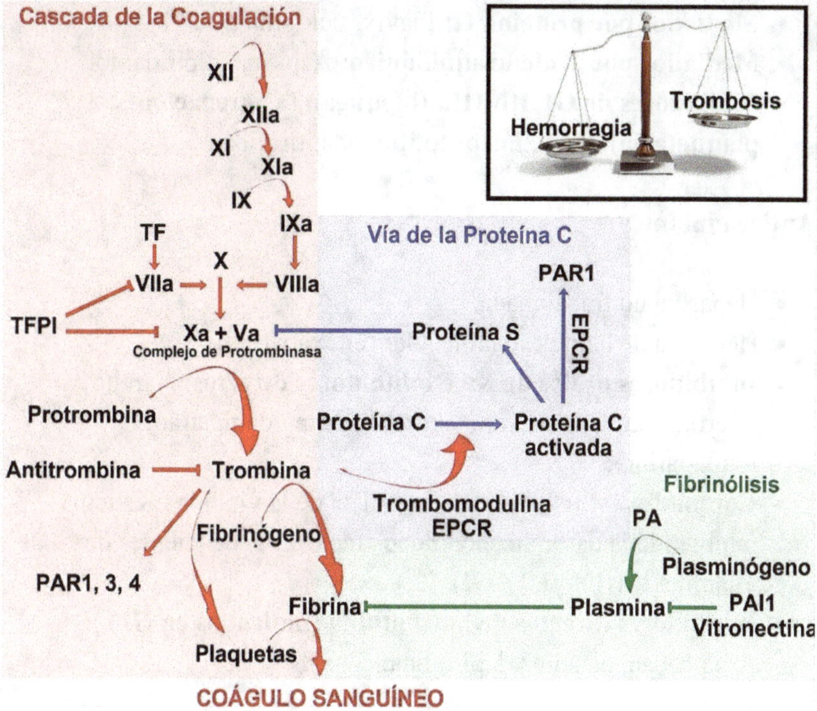

Coágulo sanguíneo o trombo:

Clínica asociada: TVP (trombosis venosa profunda), TEP (trombembolismo pulmonar), fibrilación auricular, infarto de miocardio, ictus.

Composición elemental: Plaquetas + malla de fibrina.

Mecanismo y Cascada de Coagulación

Agregación plaquetaria+Vía intrínseca y extrínseca→Vía común→Trombina→Fibrinógeno→Monómeros de fibrina→Polímeros de fibrina

Polímeros de fibrina→Malla de fibrina insoluble→tPA→Productos de degradación de la fibrina (PDF)

Farmacología Hemostática

Antiagregantes plaquetarios

- **Mediados por proteína G:** Plavix, ticlopidina.
- **Mediados por ácido araquidónico:** Aspirina, dipiridamol.
- **Inhibidores de GP IIb-IIIa (bloquean la agregación plaquetaria):** Abciximab, eptifibatida, tirofibán.

Anticoagulantes

- Heparina no fraccionada.
- Heparina de bajo peso molecular (enoxaparina).
- **Inhibidores orales de Xa e inhibidores directos:** Xarelto / rivaroxabán, Eliquis / apixabán, Pradaxa / dabigatrán, fondaparinux.
- **Coumadin / warfarina:** Antagonista de la vitamina K; actúa inhibiendo la carboxilación de los factores dependientes de vitamina K (II, VII, IX, X).
- **Inhibidores directos de la trombina (indicados en HIT):** Argatroban, hirudina, lepirudina.

Trombolíticos

- tPA / alteplasa, reteplasa, tenecteplasa, estreptocinasa, urocinasa.

Diagnóstico y Trastornos de la Hemostasia

Abordaje Diagnóstico General

- Recuento plaquetario.
- Estudios de función plaquetaria.
- Tiempo de sangrado.
- TP (Tiempo de Protrombina).
- TTPa (Tiempo de Tromboplastina Parcial activada).
- Prueba de mezcla.

Trastornos Plaquetarios Específicos

PTI (Púrpura Trombocitopénica Inmunitaria):

Fisiopatología: Producción de anticuerpos dirigidos contra el complejo GP IIb/IIIa.

PTT-SUH (Púrpura Trombocitopénica Trombótica - Síndrome Urémico Hemolítico):

Clínica: Anemia hemolítica microangiopática, síntomas del SNC y elevación en los niveles de creatinina.

Tx: Plasmaféresis.

HIT (Trombocitopenia Inducida por Heparina):

Clínica: Riesgo de trombosis arterial o venosa.

Tx: Inhibidores directos de la trombina (argatroban, lepirudina).

Prueba	TSprolongado	TP (TQ) prolongado	TTPKa prolongado
Etiología frecuente	Defecto en la función plaquetaria	Terapia anticoagulante oral	Tratamiento con heparina
	Vascular Anomalía vascular	Déficit de fibrinógeno	Hepatopatía
	EvW	Déficit de vitamina K	EvW
		Déficit de protrombina	Anticoagulante circulante
			Hemofilia
			Transfusión sanguínea masiva

TS: Tiempo de sangrado, TP: Tiempo de protrombina, TTPKa: Tiempo de tromboplastina parcial activada con caolín, EvW: Enfermedad de von Willebrand

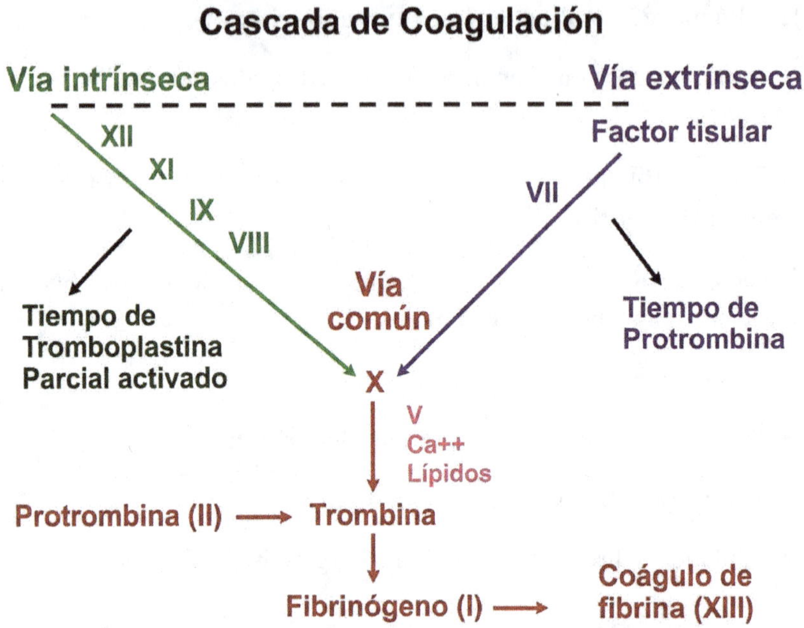

Trastornos de la Adhesión y Agregación Plaquetaria

Defectos de agregación y adhesión plaquetaria: Asociados al uso de antiagregantes plaquetarios como Plavix, aspirina, AINEs e inhibidores de GP 2b-3a.

Enfermedad de von Willebrand: Caracterizada por la deficiencia de FvW (el cual actúa como transportador del factor 8). Se evalúa mediante la prueba del cofactor de ristocetina.

Enfermedad de Bernard-Soulier: Presencia de anticuerpos contra GP Ib-IX-V.

Tromboastenia de Glanzmann: Presencia de anticuerpos contra el complejo GP IIb/IIIa.

Pruebas de Laboratorio de la Coagulación

TP (Tiempo de Protrombina): Mide la deficiencia de los factores dependientes de vitamina K (2, 7, 9, 10) y se utiliza para el control de Coumadin.

TTPa (Tiempo de Tromboplastina Parcial activada): Mide la deficiencia de los factores 8, 9, 11, 12. Monitorea el efecto de la heparina (tanto no fraccionada como de bajo peso molecular), los inhibidores orales de Xa y los agentes trombolíticos.

Prueba de mezcla: Diseñada específicamente para determinar si la alteración en los tiempos se debe a una deficiencia de factor frente a (VS) la presencia de un inhibidor de factor.

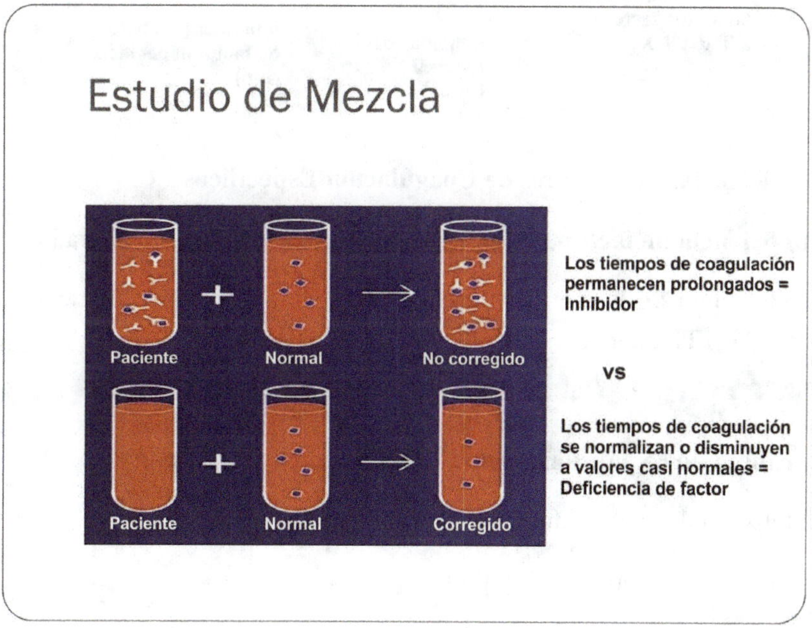

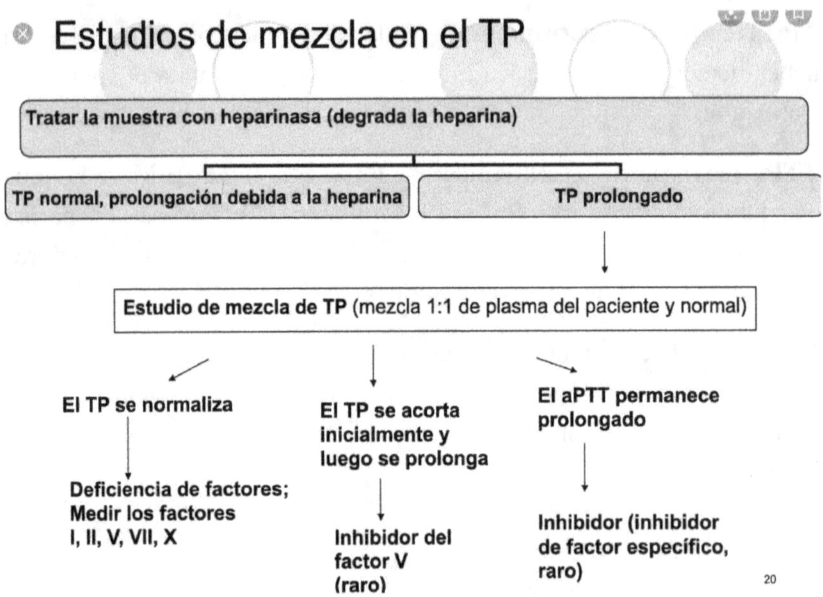

Deficiencias de Factores de Coagulación Específicos

Deficiencia de factor 12 (factor de Hageman): No causa sangrado.

Deficiencia de factor 13: Presenta sangrado acompañado de tiempos de TP y TTPa normales.

Trabajo de Expansión / Estudio de Hipercoagulabilidad

Mutación del gen del factor V Leiden o resistencia a APC.

Deficiencia de proteína C y proteína S.

Deficiencia de AT-III.

Mutación del gen de la protrombina.

Hiperhomocisteinemia.

Síndrome antifosfolípido (anticoagulante lúpico, anticardiolipina o β-2 microglobulina).

. . .

Diagnóstico Diferencial de la Pancitopenia y Médula Ósea

MDS (Síndrome Mielodisplásico): < 20% blastos.

AML (Leucemia Mieloide Aguda).

PMF (Mielofibrosis Primaria): Se presenta con punción seca y hepatoesplenomegalia.

Anemia aplásica: Caracterizada por una médula ósea marcadamente hipocelular.

ESCENARIOS ADICIONALES

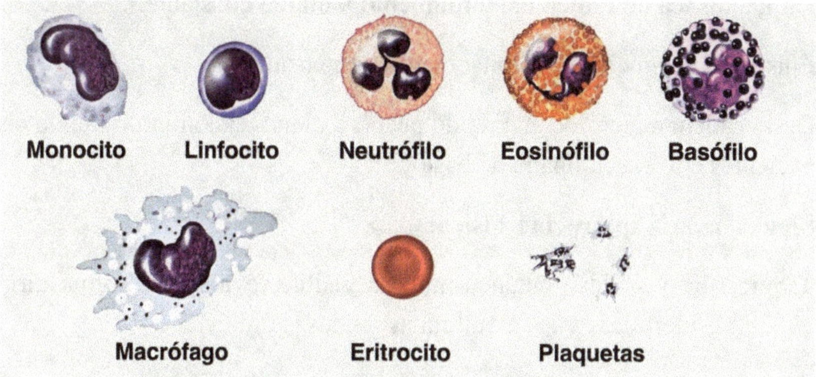

1. Enfoque clínico de la anemia y citopenias

Criterios de definición de anemia (niveles de hemoglobina)

En mujeres: < 12 mg/dL.

En hombres: < 14 mg/dL.

Recogida de datos clínicos

Antecedentes Relevantes:

Uso de medicamentos con potencial mielosupresor o hemolítico.

Pérdida de sangre activa o crónica (antecedentes de traumatismos, cirugías recientes, melena, hematemesis o menorragia).

Coexistencia de enfermedades inflamatorias crónicas (anemia por enfermedad crónica).

Historia genética familiar (diagnósticos de hemofilia, talasemias, anemia falciforme o deficiencia de G6PD).

Trastorno por consumo crónico de alcohol (induce deficiencias de hierro, folato, vitamina B12 y propensión a hemorragias digestivas).

Síntomas Guía:

Fatiga, disnea de esfuerzo, aturdimiento y mareo constante.

Episodios de síncope y palpitaciones compensatorias.

Desencadenamiento de angina de pecho o claudicación intermitente en pacientes con vasculopatía de base.

Signos de la Exploración Física:

Taquicardia y palidez cutáneo-mucosa visible (evaluar de forma dirigida las escleróticas y las membranas mucosas orales).

Presencia de soplos sistólicos funcionales de eyección secundarios al flujo hiperdinámico.

Ictericia franca y antecedente de cálculos biliares pigmentarios en casos de anemia hemolítica.

Evidencia de guayaco fecal positivo ante hemorragias del tracto digestivo.

Diagnóstico Morfológico Basal

El estudio inicial se realiza mediante una BHC evaluando los índices eritrocitarios, clasificando la anemia según el **Volumen Corpuscular Medio (VCM / MCV)**:

Anemia Microcítica: VCM < 80 fL.

Anemia normocítica VCM = 80 - 100 fL.

Anemia Macrocítica: VCM > 100 fL.

2. Hallazgos en el frotis de sangre periférica y correlación clínica

La evaluación microscópica directa del frotis de sangre periférica proporciona datos morfológicos orientadores para patologías específicas:

• *Células falciformes* (anemia falciforme)

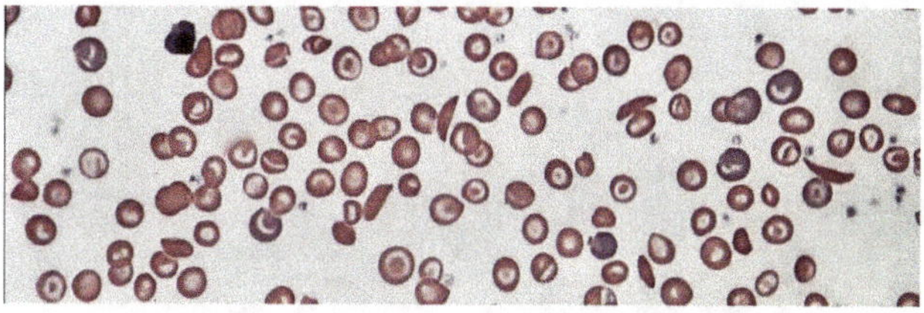

• *Neutrófilos hipersegmentados* (deficiencia de folato/B12)

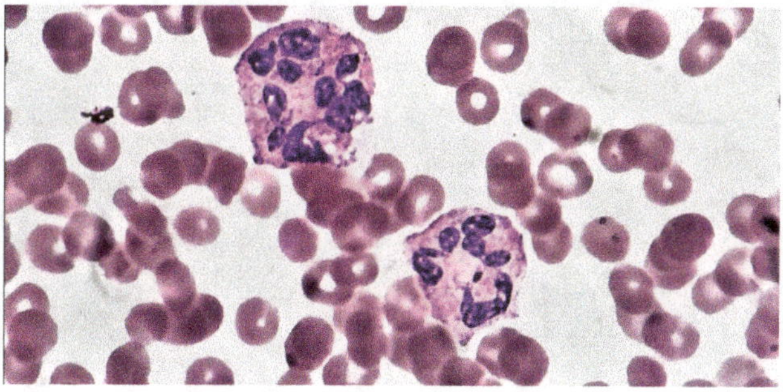

• *Eritrocitos hipocrómicos y microcíticos* (deficiencia de hierro)

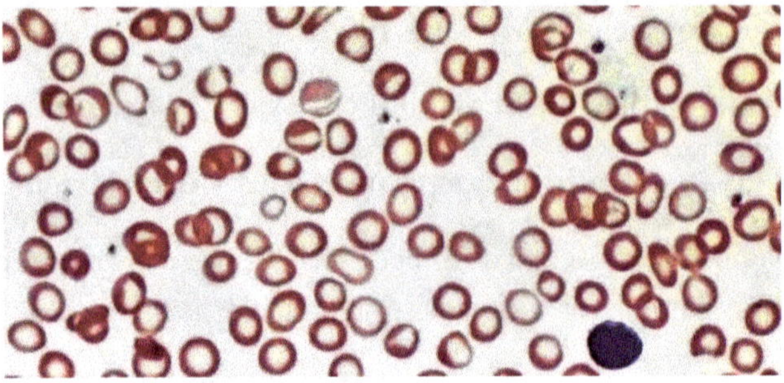

• *Punteado basófilo* (intoxicación por plomo)

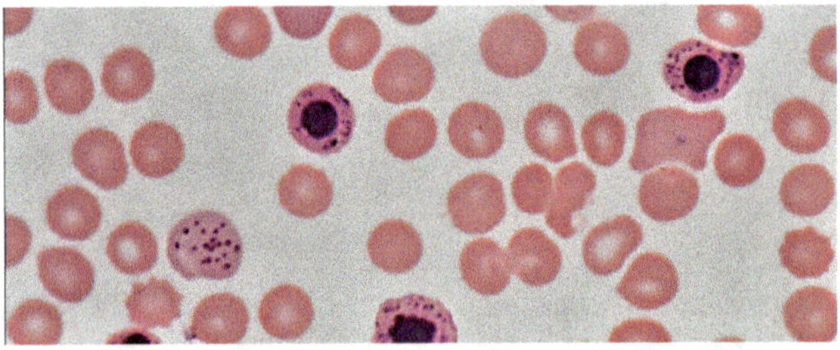

• *Células mordidas* (deficiencia de G6PD, otras anemias hemolíticas)

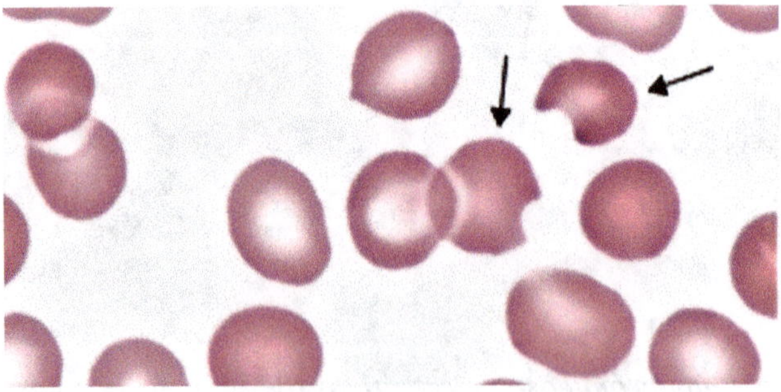

• *Cuerpos de Heinz* (deficiencia de G6PD)

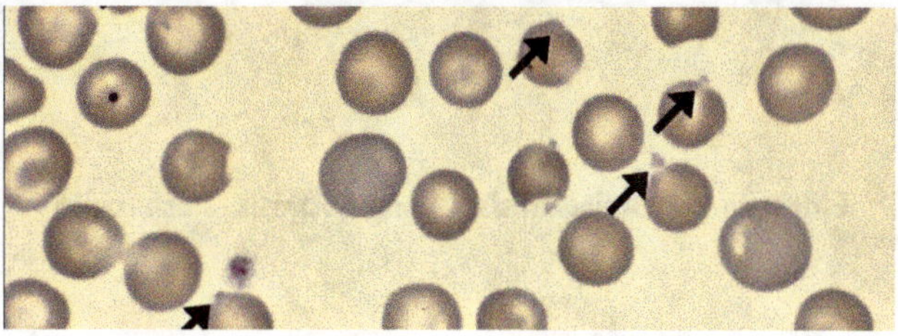

• *Cuerpos de Howell-Jolly* (asplenia)

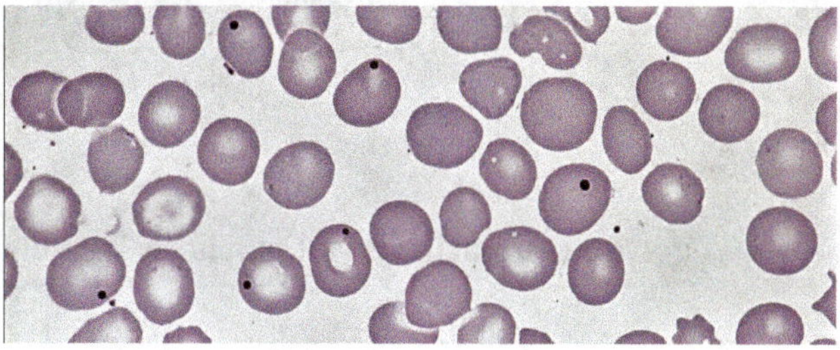

• *Eritrocitos en lágrima* (dacriocitos en mielofibrosis)

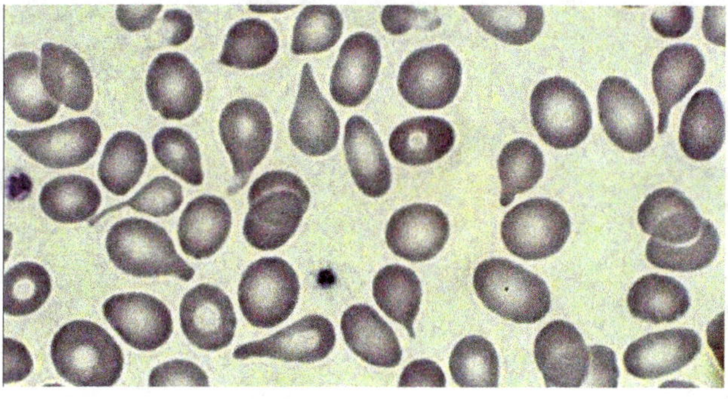

• *Esquistocitos, células en casco, eritrocitos fragmentados* (hemólisis intravascular)

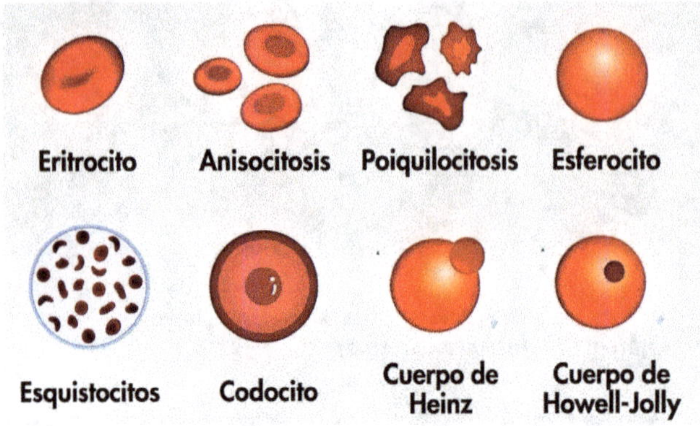

- *Esferocitos y eliptocitos* (esferocitosis y eliptocitosis hereditarias)

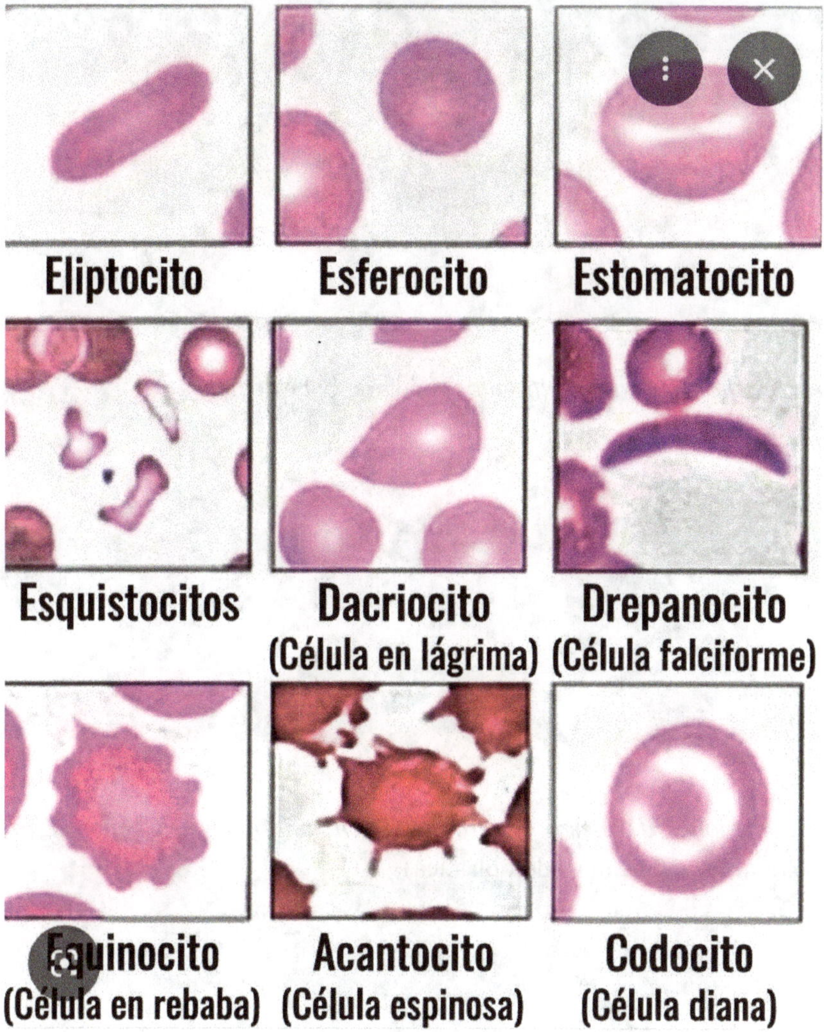

- *Acantocitos y células espuela* (abetalipoproteinemia)
- *Células diana* (talasemia, hepatopatía)
- *Equinocitos, células crenadas, acantocitos* (uremia, hepatopatía)
- *Policromasia* (reticulocitosis, posibilidad de hemólisis)

Formación en pilas de monedas (mieloma múltiple)

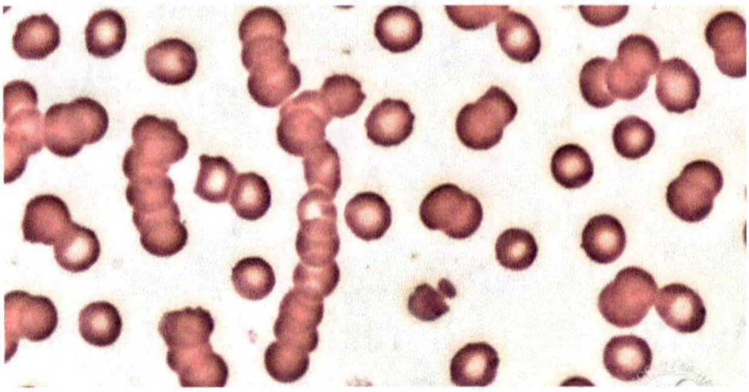

• *Parásitos dentro de eritrocitos* (malaria, babesiosis)

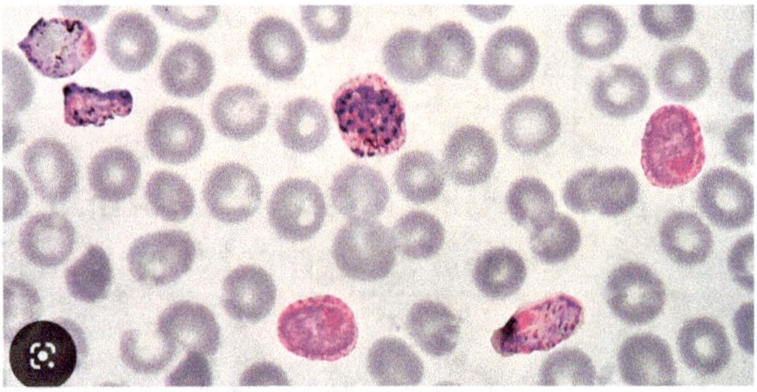

• *Inclusiones de hierro (sideroblastos en anillo) en eritrocitos de la médula ósea* (anemia sideroblástica)

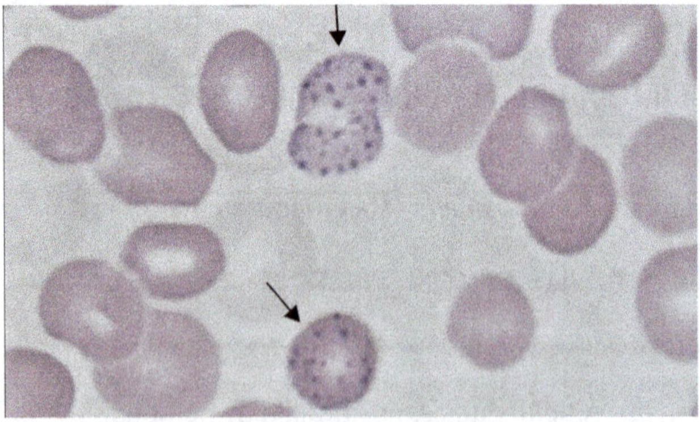

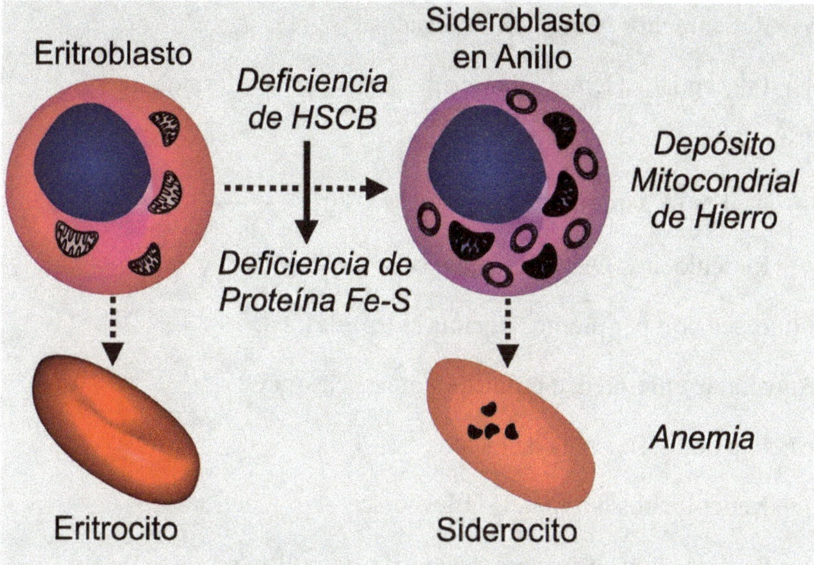

3. Interpretación de reticulocitos y algoritmo de clasificación fisiopatológica

La cuantificación de los **reticulocitos** (eritrocitos inmaduros) permite evaluar la capacidad de respuesta de la médula ósea:

Recuento disminuido: Indica una respuesta medular inapropiada o hipoproliferativa.

Recuento elevado: Indica una respuesta medular adecuada, característica de procesos de hemólisis activa o pérdida aguda de sangre.

┌─ Reticulocitos Normales o Elevados:

| • Talasemias / Hemoglobinopatías (Anemia falciforme).

|

— ANEMIA MICROCÍTICA (VCM < 80) ──────┤

└─ Reticulocitos Disminuidos:

• Intoxicación por plomo, Anemia sideroblástica,

Anemia de enfermedad crónica (algunos casos) y

Anemia por deficiencia de hierro.

┌─ Reticulocitos Normales o Elevados:

| • Pérdida aguda de sangre, Hemólisis de múltiples

| causas o Fármacos inductores de anticuerpos.

|

— ANEMIA NORMOCÍTICA (VCM 80-100) ───┤

└─ Reticulocitos Disminuidos:

• Infiltración neoplásica/displasia (Anemia mieloptísica,

leucemia aguda), Anemia de enfermedad crónica (algunos

casos), Anemia aplásica o supresión medular por fármacos,

Falla endocrina (tiroidea, hipofisaria) e Insuficiencia renal.

┌─ Reticulocitos Disminuidos (Todos los tipos):

— ANEMIA MACROCÍTICA (VCM > 100) –Deficiencia de folato o vitamina B12, Fármacos

(metotrexato, fenitoína), Abuso de alcohol (interferencia

con el folato), Cirrosis o enfermedad hepática avanzada.

Criterios clínico-laboratoriales de hemólisis

Ante un cuadro hemolítico, el perfil laboratorial evidencia los siguientes marcadores:

Elevación de la Lactato Deshidrogenasa (LDH).

Elevación de la bilirrubina (predominio de la forma **no conjugada**, así como de la conjugada si la función excretora hepática está preservada), manifestando ictericia clínica.

Niveles de haptoglobina marcadamente bajos o ausentes *(hallazgo exclusivo de los procesos de hemólisis de localización intravascular).*

Presencia de urobilinogenuria, bilirubinuria y hemoglobinuria *(Nota: solo la bilirrubina conjugada se filtra por orina; la hemoglobina se excreta únicamente cuando la haptoglobina plasmática se ha saturado por completo, característico de hemólisis intravasculares masivas).*

Desarrollo de cálculos biliares pigmentarios o antecedente de colecistectomía efectuada a temprana edad.

4. Entidades clínicas de las anemias y su manejo

Anemia por deficiencia de hierro (Ferropénica)

Epidemiología: Corresponde a la variante de anemia más común en los Estados Unidos. Frecuente en niños, mujeres embarazadas o en periodo de lactancia. En mujeres en edad fértil se asocia a pérdidas sanguíneas menstruales.

Directriz de seguridad: Ante todo paciente **mayor de 40 años** (varones y especialmente mujeres postmenopáusicas) diagnosticado con anemia ferropénica, es una obligación clínica mandatoria descartar la presencia de un **cáncer de colon**.

Clínica: Presencia de pica (antojo por tierra o arcilla) o pagofagia (antojo irresistible por hielo).

Laboratorio: Evidencia niveles de hierro sérico bajos, niveles de **ferritina bajos**, aumento de la capacidad total de fijación de hierro (**TIBC / transferrina**) y una baja saturación de la TIBC.

Tratamiento (Rx): En mujeres en edad fértil se asume inicialmente una etiología menstrual. En pacientes mayores de 40 años se debe realizar de forma obligatoria una prueba de sangre oculta en heces y programar una **colonoscopia**. La presencia de sangrado vaginal post-menopáusico exige el cribado inmediato de neoplasias ginecológicas. El tratamiento consiste en la suplementación con hierro oral durante un periodo de 3 a 6 meses en casos no complicados para restaurar los depósitos corporales.

Prevención en Lactantes: Administrar cereales fortificados con hierro o suplementación diaria de hierro a los 4-6 meses de edad en lactantes a término, y a los 2 meses de edad en lactantes pretérmino. *(Alerta de alimentación: la introducción de leche de vaca antes del primer año de vida induce anemia al provocar microsangrados digestivos).*

Anemia por pérdida aguda de sangre

Fisiopatología: El proceso de reequilibración hemodinámica e hidro-electrolítica requiere un periodo de **3 a 4 horas** tras el evento hemorrágico para verse reflejado fielmente en los niveles de hemoglobina de la BHC.

Clínica: Evidencia de sangrado macroscópico, piel pálida y fría al tacto, taquicardia (considerada el **primer signo clínico compensatorio** de la anemia aguda) e hipotensión arterial (marcador de instauración tardía).

Manejo: Proceder con la transfusión de hemoderivados si existe indicación clínica inmediata, incluso si los niveles iniciales de hemoglobina se reportan normales en el contexto de un sangrado agudo masivo. Ante un traumatismo, sospechar de hemorragia interna oculta; la sospecha de un Aneurisma de la Aorta Abdominal (AAA) roto en pacientes con una masa abdominal pulsátil exige la realización inmediata de una **evaluación ecográfica tipo FAST**.

Anemia de enfermedad crónica

Etiología: Secundaria a procesos que cursen con inflamación crónica persistente, tales como artritis reumatoide (AR), LES, neoplasias malignas ocultas o tuberculosis.

Morfología y Laboratorio: Puede presentarse con un patrón normocítico o microcítico. El hierro sérico se reporta bajo, acompañado de una **TIBC baja** y un porcentaje de saturación de transferrina cercano a los rangos normales. Los niveles de **ferritina sérica se encuentran elevados** debido a su comportamiento biológico como reactante de fase aguda.

Tratamiento: Dirigido exclusivamente al control de la enfermedad inflamatoria subyacente. **Está completamente contraindicada la administración de hierro**.

Talasemias

Fisiopatología: Anemia de características microcíticas e hipocrómicas severas que mantiene **niveles de hierro completamente normales**. Presenta agregación epidemiológica en poblaciones de raza negra, de origen mediterráneo y asiáticos.

Laboratorio e Imagen: Muestra elevaciones de la hemoglobina A2 o de la hemoglobina F (hallazgo exclusivo de la beta-talasemia). El frotis periférico revela células en diana (*target cells*), eritrocitos nucleados y basofilia difusa. Las radiografías de cráneo muestran el clásico patrón **"en cepillo"** (*crew-cut appearance*) secundario a la expansión de la hematopoyesis extramedular; asocia esplenomegalia y antecedentes familiares positivos.

Clasificación Genética (Dx): Diagnóstico mediante electroforesis de hemoglobina.

Variante alpha-talasemia con afectación de 4 loci: Ausencia total de síntesis de cadenas alfa (Hemoglobina de Barts), provocando muerte *in utero* por **hidropesía fetal**.

Afectación de 3 loci: Configura la Hemoglobina H, volviéndose clínicamente sintomática desde el nacimiento o la infancia temprana.

Variante beta-talasemia mayor: Los síntomas clínicos no debutan sino **hasta los 6 meses de edad**, coincidiendo fisiológicamente con el cese de la producción de hemoglobina fetal y el inicio de la síntesis de hemoglobina adulta.

Tratamiento (Rx): Los rasgos menores (talasemia *minor*) no requieren intervención terapéutica. La talasemia *major* cursa con clínica severa y requiere soporte transfusional crónico coordinado con una **terapia de quelación de hierro** profiláctica para prevenir el desarrollo de hemocromatosis secundaria.

Anemia de células Falciformes (Falciforme o Drepanocitosis)

Epidemiología: El diagnóstico se orienta por el frotis periférico y la raza del paciente; el **8% de la población de raza negra** es portadora heterocigota del rasgo falciforme. Presentan de forma basal un recuento reticulocitario marcadamente elevado (situándose entre el 8% y el 20%).

Espectro de Complicaciones Clínicas:

Crisis Aplásica: Caída brusca de la serie roja inducida de forma selectiva por la infección por el **Parvovirus B19**.

Dolor Óseo Isquémico: Secundario a microinfartos óseos; su manifestación clásica es la necrosis avascular de la cabeza femoral.

Dactilitis: Síndrome mano-pie inflamatorio doloroso, propio de la edad infantil.

Necrosis Papilar Renal.

Crisis de Secuestro Esplénico.

Autosplenectomía Fibrosa: La pérdida funcional del bazo predispone al paciente a sufrir infecciones severas por gérmenes capsulados (*Pneumococcus*, *Haemophilus* y *Neisseria* spp.).

Síndrome Torácico Agudo: Emergencia médica de curso grave que mimetiza una neumonía bacteriana.

Colelitiasis pigmentaria, episodios de priapismo persistente e ictus isquémicos/hemorrágicos.

Diagnóstico y Manejo: Confirmación mediante **electroforesis de hemoglobina**. El cribado se realiza de forma universal al nacimiento; los síntomas clínicos aparecen a partir de los 6 meses de edad. El protocolo terapéutico exige la administración de **penicilina profiláctica hasta al menos los 5 años de edad**. Requieren un esquema de vacunación estricto contra neumococo, meningococo, *H. influenzae* tipo b y la inmunización anual contra la influenza, asociada a suplementación continua con folato, hidratación adecuada y tratamiento precoz de cualquier foco infeccioso.

Manejo de la Crisis Falciforme: Ante episodios de dolor severo por vasooclusión, el tratamiento consiste en la administración de oxígeno suplementario, fluidoterapia endovenosa masiva y optimización analgésica agresiva *(directriz clínica: no se debe temer al uso de narcóticos potentes)*; evaluar la necesidad de transfusiones.

Anemia Hemolítica Autoinmune (AIHA)

Asociaciones Etiológicas:

Coexistencia con LES (o por el uso de fármacos que inducen síndromes lúpicos: procainamida, hidralazina, isoniazida) u otras enfermedades autoinmunes.

Inducción por medicamentos: clásicamente por **metildopa**, penicilinas, cefalosporinas, sulfonamidas y quinidina.

Secuencial a enfermedades linfoproliferativas (leucemias o linfomas) o de origen infeccioso (infección por *Mycoplasma*, virus de Epstein-Barr o sífilis).

Laboratorio: Confirmación ante una prueba de **Coombs directo positiva (+)** y la presencia visual de **esferocitos** en el frotis periférico (secundarios a la destrucción incompleta de la membrana eritrocitaria por los macrófagos esplénicos en la hemólisis extravascular).

Intoxicación por plomo (Saturnismo)

Presentación clínica aguda: Cuadro manifestado casi de forma exclusiva en pacientes pediátricos por vómitos recurrentes, ataxia motora, dolor abdominal tipo cólico severo, irritabilidad marcada (cambios conductuales agresivos o regresión del desarrollo), encefalopatía saturnina, edema cerebral agudo o crisis convulsivas.

Laboratorio y factores de riesgo: Presencia de **punteado basófilo positivo (+)** en el frotis, elevación de la protoporfirina eritrocitaria libre y niveles de plomo sérico elevados. Se asocia al antecedente de exposición ambiental (niños que ingieren restos de pintura descascarada, residencias en edificios antiguos o en ruinas, o familiares con actividad laboral en fundiciones de plomo o plantas de reciclaje de baterías).

Exposición crónica: La exposición a bajos niveles de forma prolongada induce secuelas neurológicas cognitivas permanentes. El cribado sistemático debe iniciarse a los **6 meses de edad** en pacientes con factores de riesgo o pica, definiendo como valor normal un nivel de plomo sérico **< 10mu dL**.

Tratamiento (Rx): Supresión inmediata de la fuente de exposición (medida más eficaz). Instaurar terapia de quelación si está indicada:

En niños: Uso de **Succimer** por vía oral.

En adultos: Uso de Dimercaprol.

Casos graves (niños o adultos): Combinación agresiva de **Dimercaprol + EDTA** (ácido etilendiaminotetraacético).

Anemia Sideroblástica

Características: Anemia de morfología microcítica e hipocrómica que cursa con niveles de hierro, ferritina y TIBC elevados o normales. El frotis evidencia punteado policromatófilo, y el estudio de médula ósea confirma los característicos **sideroblastos en anillo**. Puede ser secundaria a síndromes mielodisplásicos o actuar como precursora de discrasias sanguíneas futuras.

Tratamiento (Rx): Medidas de soporte transfusional y administración de **piridoxina (vitamina B6). Está completamente contraindicada la administración de hierro.**

Esferocitosis Hereditaria

Características: Anemia de características normocíticas y normocrómicas. Se confirma mediante una **Prueba de Fragilidad Osmótica positiva** (+) acompañada de la presencia de abundantes esferocitos en el frotis. *(Nota diferencial: los esferocitos también se visualizan en la hemólisis extravascular inmune, pero allí la prueba de fragilidad osmótica reporta valores normales).* Posee herencia autosómica dominante, cursa con esplenomegalia y un aumento característico de la **CHCM (MCHC)**.

Tratamiento (Rx): El manejo definitivo en casos severos consiste en la realización de una **esplenectomía** planificada.

Anemia por Insuficiencia Renal Crónica

Fisiopatología: Anemia normocítica y normocrómica con un recuento reticulocitario persistentemente disminuido, secundario al déficit de síntesis y producción de **eritropoyetina** por las células del intersticio peritubular renal.

Tratamiento (Rx): Administración exógena de **Eritropoyetina humana recombinante (Epo)**.

Anemia Aplásica

Etiología: Secundaria a regímenes de quimioterapia, exposición a radiación, infiltración por neoplasias malignas de la médula ósea (leucemias) o inducida por fármacos/tóxicos (benceno, **cloranfenicol, carbamazepina**, sulfonamidas, zidovudina y sales de oro).

Laboratorio: El cuadro cursa de forma característica con **pancitopenia** (disminución concomitante de leucocitos y plaquetas acompañando a la anemia).

Tratamiento (Rx): Suspensión inmediata de cualquier medicamento sospechoso. Administración de **globulina antitimocítica (ATG)**, factores estimulantes de colonias (eritropoyetina, sargramostim, filgrastim, pegfilgrastim) o realización de trasplante de médula ósea.

Anemia Mieloptísica

Fisiopatología: Secundaria a la ocupación física del espacio medular por lesiones expansivas, siendo la causa más común la **invasión metastásica maligna** que destruye la arquitectura de la médula ósea (mieloptisis), así como procesos de mielodysplasia o mielofibrosis crónica.

Frotis Periférico: Evidencia marcada anisocitosis (variación en tamaño), poikilocitosis (variación en forma), eritrocitos nucleados, la presencia de **eritrocitos en lágrima (dacriocitos)** y plaquetas de morfología gigante y bizarra.

Diagnóstico: El aspirado de médula ósea resulta infructuoso debido a la fibrosis o compactación tumoral, configurando el signo del **"aspirado seco"** (*dry tap*); el diagnóstico se confirma mediante biopsia ósea central.

Deficiencia de Glucosa-6-Fosfato Deshidrogenasa (G6PD)

Fisiopatología: Trastorno con patrón de herencia recesivo ligado al cromosoma X que afecta a la población masculina; mayor prevalencia en individuos de raza negra y de origen mediterráneo.

Clínica: Desencadenamiento de crisis de hemólisis aguda brusca y anemia grave tras la exposición metabólica a habas (*fava beans*), infecciones agudas o al uso de ciertos medicamentos (antimaláricos, salicilatos y sulfonamidas).

Frotis Periférico: Presencia de **cuerpos de Heinz** y las características **células en mordisco** (*bite cells*).

Diagnóstico (Dx): Ensayo enzimático directo para G6PD. > **Alerta de Temporalidad:** Esta prueba **nunca debe realizarse inmediatamente después de un episodio hemolítico agudo**, debido a que los eritrocitos maduros ya se han destruido y las formas jóvenes (reticulocitos) poseen niveles normales de la enzima, lo que induce falsos negativos.

Tratamiento (Rx): Evitar de forma estricta los alimentos y medicamentos desencadenantes.

Mecanismos de Anemia Inducida por Medicamentos (Resumen de Seguridad)

┌─ Inducción de Anticuerpos anti-RBC y Hemólisis:

│ • Metildopa, penicilinas y sulfonamidas.

│

├─ Desencadenamiento de Hemólisis por Estrés Oxidativo (G6PD):

EFECTO HEMATOLÓGICO POR FÁRMACOS ───────┤ • Cloroquina y sulfonamidas.

│

├─ Anemia Megaloblástica (Interferencia con el Folato):

│ • Fenitoína.

|
└─ Anemia Aplásica y Mielosupresión Severa:

- Cloranfenicol, agentes de quimioterapia y zidovudina.

5. Espectro Invasivo de la Hemólisis e Indicaciones de Transfusión

Otras Causas de Anemia de Origen Mecánico e Infeccioso:

Falla endocrina del eje hipofisario o tiroideo (hipoproliferación).

Destrucción mecánica eritrocitaria por la presencia de **válvulas cardíacas protésicas**.

Presencia de microangiopatías trombóticas: CID, TTP (Púrpura Trombocitopénica Trombótica) y SUH (Síndrome Urémico Hemolítico), caracterizadas por abundantes esquistocitos y fragmentos celulares en el frotis.

Hemoglobinopatías estructurales variantes (Hb C, Hb E).

Cuadros de Hemoglobinuria Paroxística Nocturna (HPN) o hemoglobinuria por frío.

Destrucción intravascular directa y fiebre alta inducida por bacteriemia por *Clostridium perfringens*, infección por malaria o babesiosis.

Estado de hiperesplenismo (secundario a esplenomegalia masiva que secuestra y destruye plaquetas y leucocitos).

Directriz de Soporte Transfusional Universal

Criterio de Transfusión: Los niveles de **hemoglobina inferiores a 7 g/dL** constituyen una indicación formal para la activación del protocolo de transfusión de concentrados de eritrocitos en pacientes hemodinámicamente estables. Se debe mantener el principio de **"tratar al paciente de forma integral, no al valor reportado por el laboratorio"**.

6. Trombocitopenia y Pruebas de la Coagulación

Clínica de Sospecha: Manifestada por sangrado cutáneo-mucoso caracterizado por petequias, epistaxis recurrentes y formación fácil de hematomas o equimosis ante traumas mínimos.

Etiologías Principales: Púrpura Trombocitopénica Inmunitaria (PTI), TTP, SUH, CID, infección por VIH, secuestro esplénico masivo, hepatopatías, enfermedades autoinmunes sistémicas y alcoholismo crónico.

Trombocitopenia Inducida por Fármacos: Común tras la exposición a quinidina y sulfonamidas. Especial relevancia posee la **Trombocitopenia Inducida por Heparina (HIT)**; ante su sospecha, la primera medida mandatoria es la **suspensión inmediata de cualquier forma de heparina.**

Evaluación de las Vías de la Coagulación mediante Pruebas de Laboratorio

┌— PT (Tiempo de Protrombina): Evalúa la vía extrínseca de la

| coagulación. Prolongado de forma selectiva por la Warfarina.

|

├— aPTT (Tiempo de Tromboplastina Parcial activada): Evalúa la vía

PRUEBAS DE COAGULACIÓN ——┤ intrínseca de la coagulación. Prolongado de forma selectiva por la Heparina.

|

├— Ensayo del Factor Xa (anti-Xa): Utilizado de forma específica para

| monitorizar la actividad de las Heparinas de Bajo Peso Molecular (HBPM).

|

└— BT (Tiempo de Sangría): Evalúa de forma exclusiva la función plaquetaria y la formación del tapón hemostático. Prolongado por la Aspirina.

Protocolos de Emergencia para la Reversión de Anticoagulantes y Antiagregantes

Ante la presencia de sangrado activo grave o la necesidad de cirugía de urgencia, se deben aplicar los siguientes esquemas de reversión específicos:

I. Reversión de Heparina No Fraccionada y Heparinas de Bajo Peso Molecular (HBPM)

Antídoto de Elección: Administración de **Sulfato de Protamina**.

II. Reversión de Anticoagulantes Orales (Warfarina)

Efecto Inmediato (Urgencia extrema): Infusión de **Plasma Fresco Congelado (PFC)** (aporta de forma inmediata los factores de la coagulación de la vía extrínseca) o la administración del concentrado de complejo protrombínico **Kcentra**.

Efecto Diferido: Administración de **Vitamina K** (su mecanismo requiere un periodo de varios días para sintetizar nuevos factores funcionales a nivel hepático).

III. Reversión de la Antiagregación Plaquetaria por Aspirina

Estrategias combinadas: Realización de transfusión de concentrados plaquetarios asociada a la administración de **DDAVP (Desmopresina)** para optimizar la función del endotelio vascular.

Enfermedad	*PT*	*PTT*	*PTPa*	*BT*	*Recuento de Plaquetas*	*Recuento de GR*	*Otros*
Enfermedad de von Willebrand	Normal	Alto	Alto	Alto	Normal	Normal	Autosómica dominante (buscar antecedentes familiares)
Hemofilia A/B	Normal	Alto	Normal	Normal	Normal	Normal	Recesiva ligada al cromosoma X, A = factor VII bajo, B = factor IX bajo
Hemofilia C	Normal	Alto	Normal	Normal	Normal	Normal	Autosómica recesiva, factor XI bajo
CID	Alto	Alto	Alto	Alto	Bajo	Normal/bajo	Antecedentes apropiados, nivel bajo de factor VIII
Falla hepática	Alto	Alto	Normal	Normal	Normal/bajo	Normal/bajo	Ictericia, nivel de factor 8 normal; no dar vitamina K (ineficaz); usar PFC
Heparina	Normal	Alto	Normal	Normal/bajo	Normal/bajo	Normal	Vigilar trombocitopenia y trombosis
Warfarina	Alto	Normal	Normal	Normal	Normal	Normal	Antagonista de la vitamina K (factores II, VII, IX y X)
PTI	Normal	Normal	Alto	Bajo	Normal	Normal	Vigilar infección respiratoria superior previa (URI)
PTT	Normal	Normal	Alto	Bajo	Bajo	Bajo	Hemólisis (frotis), síntomas del SNC (alucinaciones, estado mental alterado, dolor de cabeza, accidente cerebro); tratar con plasmaféresis; ¡no dar plaquetas!
Escorbuto	Normal	Normal	Normal	Normal	Normal	Normal	Hemorragias en uñas y encías, hemorragias óseas; causado por deficiencia de vitamina C

Característica	**TTP**	**ITP**
Edad más común	Adultos jóvenes	Niños o adultos
Infección previa	Ninguna	Viral (especialmente en niños)
Recuento de glóbulos rojos	Bajo	Normal
Recuento de plaquetas	Bajo	Bajo
Frotis de sangre periférica	Hemólisis	Normal
Efectos renales	IRA, proteinuria	Ninguno
Tratamiento	Plasmaféresis, AINEs; no plaquetas †	Esteroides * esplenectomía si los fármacos fallan
Puntos diferenciales clave	Cambios del SNC, edad	Anticuerpos antiplaquetarios

CID y Trastornos de la Hemostasia Primaria y Secundaria

Coagulación Intravascular Diseminada (CID)

La CID es un síndrome caracterizado por una activación sistémica de la coagulación que desencadena simultáneamente una **diátesis hemorrágica y una tendencia trombótica**.

Etiología y Factores Desencadenantes:

Complicaciones obstétricas y embarazo: Representan aproximadamente el **50% de los casos** (ej. desprendimiento de placenta, embolismo de líquido amniótico).

Neoplasias malignas: Responsables de un **33% de los casos**.

Sepsis (infecciones graves sistémicas).

Traumatismos severos: Especialmente el traumatismo craneoencefálico, cirugía prostática mayor y mordeduras de serpientes venenosas.

Manifestaciones Clínicas y Hallazgos de Laboratorio:

Signo clínico clásico: **Rezumamiento o sangrado activo** evidente en los sitios de punción venosa y accesos intravenosos.

Perfil de coagulación: Prolongación del TP, TTPa y del tiempo de sangría.

Marcadores analíticos: **Dímero D positivo** junto con un aumento de los productos de degradación de la fibrina (PDF).

Citopenias y Factores: Trombocitopenia, disminución de los niveles de fibrina y **disminución global de los factores de coagulación (incluyendo de forma marcada el factor VIII)**.

Tratamiento:

Corregir la causa subyacente de forma inmediata: Evacuar el útero en complicaciones obstétricas o administrar antibioterapia dirigida en sepsis.

Soporte transfusional agresivo utilizando **Plasma Fresco Congelado (PFC)** para reponer factores.

Administración de **heparina únicamente si predomina un fenómeno de trombosis clínica** manifiesto.

Defectos Vasculares, Plaquetarios y de Tejido Conectivo

Deficiencia de Vitamina C (Escorbuto): Provoca un defecto en la síntesis de colágeno que condiciona **fragilidad capilar severa**.

Clínica: Cursa con mialgias, artralgias y un patrón de sangrado que mimetiza a la trombocitopenia: presencia de petequias, hemorragias gingivales, hemorragias en astilla ungueales y las características **hemorragias perifoliculares y subperiósticas**.

Antecedente clave: Mal historial dietético crónico (historias clásicas de dietas basadas en perritos calientes y refrescos, o de té y tostadas).

Tratamiento: Administración de vitamina C por vía oral.

Uremia: El estado urémico avanzado interfiere directamente con la función del receptor plaquetario, **produciendo una disfunción plaquetaria intrínseca**.

Uso crónico de corticosteroides: Altera la matriz de soporte vascular extracelular, provocando **fragilidad capilar** y propensión a la púrpura.

Trastornos hereditarios del tejido conectivo: Patologías como el **Síndrome de Ehlers-Danlos y el Síndrome de Marfan** cursan estructuralmente con fragilidad capilar por defectos colágenos.

Función de la Vitamina K e Insuficiencia Hepática

Vitamina K: Cofactor esencial necesario para la gamma carboxilación y síntesis hepática de los **factores II, VII, IX y X, así como de las proteínas anticoagulantes C y S.**

Enfermedad Hepática Crónica (Cirrosis): Provoca una marcada prolongación del TP y una elevación de la Razón Internacional Normalizada (INR).

Regla de oro: En la cirrosis avanzada, el parénquima hepático destruido es **incapaz de sintetizar los factores de coagulación** incluso si existen niveles adecuados o suplementación de vitamina K.

Tratamiento: Administración de **PFC**. La vitamina K es completamente ineficaz en el contexto de una enfermedad hepática grave.

Hemoterapia y reacciones transfusionales

Guía de selección de componentes sanguíneos

Producto Sanguíneo	Indicaciones Clínicas Específicas
Sangre Total	Reservada exclusivamente para casos de **pérdida sanguínea rápida y masiva** o para la realización de transfusiones de recambio (ej. intoxicaciones graves, PTT).
Concentrado de Eritrocitos	Componente de elección estándar para transfusiones de rutina en anemia sintomática.
Eritrocitos Lavados	Componente libre de trazas de plasma, leucocitos y plaquetas. Indicado de forma mandatoria en pacientes con **deficiencia de inmunoglobulina A (IgA)** para evitar anafilaxia.
Plaquetas	Indicadas ante cuadros de trombocitopenia sintomática (habitualmente con recuentos **< 10.000/µL**).
Granulocitos	Componente de uso restrictivo y raramente utilizado para casos seleccionados de neutropenia severa.
Plasma Fresco Congelado (PFC)	Contiene la totalidad de los factores de la coagulación. Indicado en diátesis hemorrágicas agudas cuando **no se puede esperar el tiempo de acción de la vitamina K** (ej. CID, intoxicación grave por warfarina) o cuando la vitamina K no será efectiva (insuficiencia hepática).
Sangre O Negativa	Utilizada como estrategia de transfusión universal de emergencia inmediata sin pruebas cruzadas.

Diagnóstico y Manejo de las Reacciones Transfusionales

Ante la sospecha de cualquier reacción, la primera medida universal e inmediata es **suspender la transfusión** y mantener una vía aérea y acceso venoso permeable.

Reacción Febril No Hemolítica: Se manifiesta con escalofríos, fiebre, cefalea y dolor lumbar leve. Fisiopatología mediada por anticuerpos del receptor dirigidos contra los leucocitos del donante.

Reacción Hemolítica Aguda: Cursa clínicamente con ansiedad extrema o malestar general súbito, disnea, dolor torácico opresivo, hipotensión, shock e ictericia. Fisiopatología mediada por anticuerpos preexistentes contra los eritrocitos (incompatibilidad ABO).

Reacción Alérgica / Anafiláctica: Presencia de urticaria generalizada, edema, mareo, disnea, sibilancias y shock anafiláctico; puede acompañarse de oliguria posterior.

Riesgos Infecciosos Asociados: Transmisión latente de agentes virales como Hepatitis B, Hepatitis C, VIH y CMV.

Complicaciones Pulmonares Agudas: Desarrollo de edema pulmonar de características no cardiogénicas, subdividido en **TACO** (sobrecarga circulatoria asociada a la transfusión) o **TRALI** (lesión pulmonar aguda relacionada con la transfusión).

Hiperpotasemia: Consecuencia directa de la liberación de potasio intracelular por hemólisis de los eritrocitos almacenados.

Complicaciones Específicas de las Transfusiones Masivas (> 5 unidades de concentrado de eritrocitos):

Diátesis hemorrágica por dilución: Provocada por el aclaramiento y dilución de los factores y plaquetas autólogos, manifestando rezumamiento en sitios de punción y accesos IV.

Toxicidad por Citrato: El citrato utilizado como conservante sanguíneo actúa como un potente **quelante del calcio libre**. Su infusión masiva provoca una **hipocalcemia severa** debido a la unión química del citrato al calcio sérico.

Manejo de soporte: Si el paciente evoluciona con oliguria secundaria a una reacción, se debe optimizar la fluidoterapia IV y forzar la diuresis mediante la administración de **manitol o furosemida**.

Miscelánea

Toxicidad por Heparina y Trombocitopenia Inducida (TIH)

La monitorización del recuento plaquetario mediante biometrías hemáticas completas (BHC) seriadas es obligatoria en todo paciente bajo tratamiento con heparina.

Trombocitopenia No Inmunitaria Tipo I: Caída leve y transitoria del recuento plaquetario que se manifiesta dentro de los **primeros 2 días** de exposición. **Carece de consecuencias clínicas** y los niveles plaquetarios habitualmente regresan a la normalidad de forma espontánea a pesar de la administración continua de heparina.

Trombocitopenia Inducida por Heparina Tipo II (TIH): Trastorno de base inmunomediada grave. Se caracteriza por la formación de anticuerpos dirigidos contra el **complejo heparina-factor plaquetario 4 (FP4)**.

Criterio diagnóstico: El recuento plaquetario experimenta una **caída superior al 50% respecto al valor basal**, manifestándose típicamente de **5 a 10 días después** de la exposición a la heparina.

Riesgo paradójico: Provoca un estado procoagulante severo capaz de causar tanto **trombosis arteriales como venosas**.

Tratamiento: Se debe **suspender de forma inmediata la heparina no fraccionada y la heparina de bajo peso molecular (HBPM)**. La anticoagulación alternativa debe instaurarse utilizando **inhibidores directos de la trombina (argatrobán, bivalirudina), fondaparinux o ACODs**.

Rotura Esplénica y Asplenia Funcional

Traumatismo Contuso Abdominal: El bazo constituye **el órgano lesionado con mayor frecuencia** ante un traumatismo abdominal cerrado. Clínicamente se manifiesta con hipotensión, taquicardia, signos de shock obstructivo/hipovolémico y el **Signo de Kehr** (dolor referido característico en el hombro izquierdo por irritación diafragmática).

Restricción en Mononucleosis Infecciosa (VEB): Debido al desarrollo de esplenomegalia friable durante la infección aguda por el virus de Epstein-Barr, los pacientes **deben evitar estrictamente los**

deportes de contacto y el levantamiento de peso para prevenir una rotura esplénica fatal.

Protocolo de Inmunización en Asplenia: Todo paciente con asplenia anatómica (quirúrgica) o asplenia funcional (ej. anemia falciforme) presenta susceptibilidad selectiva ante infecciones por bacterias capsuladas. Es una obligación inmunológica administrar de forma protocolizada las vacunas contra:

Streptococcus pneumoniae (**vacuna antineumocócica**).

Neisseria meningitidis (**vacuna antimeningocócica**).

Haemophilus influenzae tipo b.

ALERGIA E INMUNOLOGÍA

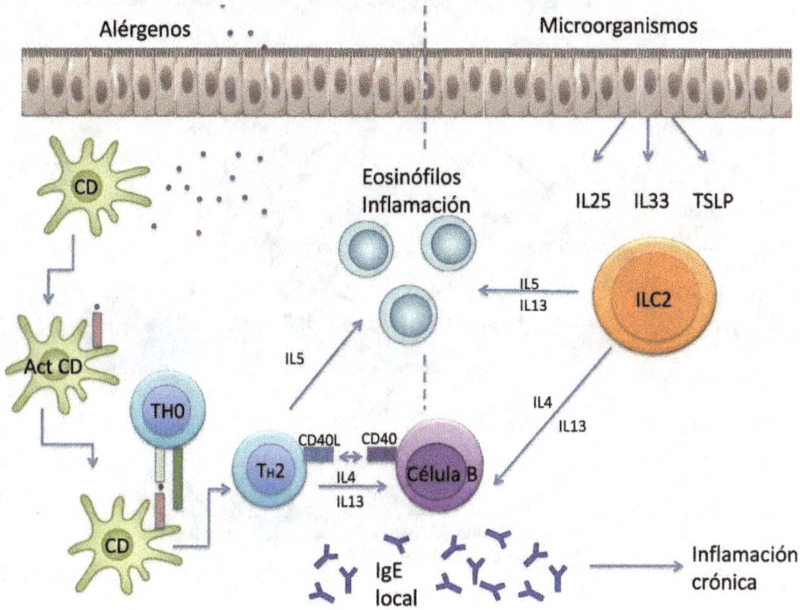

Alergia e inflamación y autoinmunidad

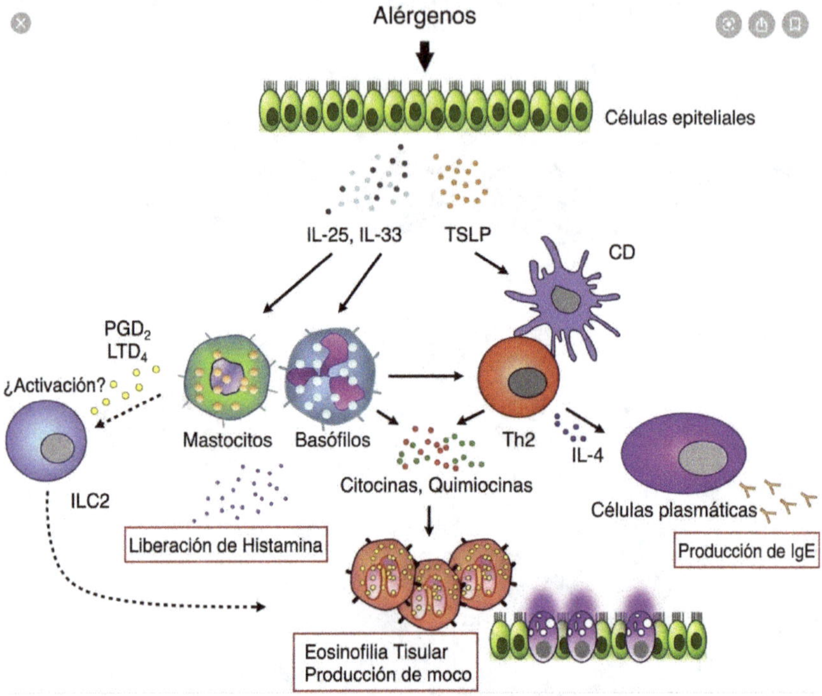

Inmunidad humoral y celular

Componentes Celulares y Expresión de Marcadores

Células T: Cuentan con el receptor de células T (~ TCR) para sitios de unión específicos de Ag, complejo CD3 y presentación por MHC.

Deficiencia de la cadena alfa del TCR: Conlleva un aumento del riesgo de infección y complicaciones autoinmunes.

Células B: Ig de membrana de superficie (~ SmIg + con IgG e IgD).

IgM de superficie: Es la primera clase de Ig producida durante la infección y el desarrollo de las células B.

HLA clase I: Presente en todas las células nucleadas.

HLA clase I y II: Expresado específicamente en células presentadoras de antígeno.

Correlación de niveles de Inmunoglobulinas (Ig)

Niveles altos de IgE: Asociados a trastornos atópicos (asma, rinitis alérgica, dermatitis atópica).

Déficit aislado de IgD: No tiene riesgo de infecciones ni de reacciones alérgicas.

Clasificación de Defectos Inmunitarios

Defectos de células B: Se manifiestan con infecciones sinopulmonares recurrentes, susceptibilidad a infección por Giardia e infecciones por organismos encapsulados.

Defectos de células T: Se manifiestan con infecciones frecuentes por hongos, virus y protozoos.

Reacciones de Hipersensibilidad

Reacciones inmediatas no mediadas por IgE (~ reacciones anafilactoides): Causan degranulación directa de mastocitos. Provocadas por medio de contraste radiológico, opioides, aspirina y AINEs.

Reacciones inmediatas tipo 1 mediadas por IgE (~ anafilaxia): Evidente en la prueba cutánea de alergia con habón y eritema. Se evalúan los niveles de IgE ante picaduras, alergia alimentaria, reacción a IECA, penicilina, cacahuetes y rinitis alérgica.

Tratamiento (Tx): Epinefrina IM 1:1000 @ 0.2-0.5 cc, corticosteroides sistémicos y antihistamínicos. En caso de anafilaxia inducida por himenópteros, realizar derivación para inmunoterapia con veneno.

Reacciones de hipersensibilidad tipo 2: Caracterizadas por anemia hemolítica con reacciones citotóxicas dependientes de anticuerpos.

Reacciones de hipersensibilidad tipo 3 (Enfermedad del suero): Debida a reacciones tardías mediadas por inmunocomplejos. Se forman complejos circulantes de antiveneno equino y antígenos del veneno de serpiente, junto con la activación del complemento que causa inflamación y necrosis de pequeños vasos. La mayoría se elimina por fagocitos mononucleares del sistema reticuloendotelial.

Diagnóstico diferencial: Anemia aplásica tratada con ATG equina, artritis idiopática juvenil (~ JIA) y púrpura de Henoch-Schönlein (~ HSP).

Reacciones de hipersensibilidad tipo IV retardadas: Evaluadas mediante la prueba del parche para dermatitis de contacto (ej. hiedra venenosa); incluye también la necrólisis epidérmica tóxica con reacciones retardadas.

Urticaria y Angioedema

Urticaria aguda: Provocada por medicamentos, picaduras de insectos, alergia al látex, alergia alimentaria, alérgenos de contacto, parásitos, medio de radiocontraste y urticaria por frío o calor (~ urticaria colinérgica).

Urticaria crónica: Asociada a lupus eritematoso sistémico autoinmune, disfunción tiroidea, enfermedad de los basófilos y formación de trombina.

Tratamiento: Antihistamínicos cetirizina o Benadryl.

Nota diagnóstica: Las causas de urticaria no mediadas por alérgenos, como la vasculitis urticarial, tienen VSG elevada, mientras que la VSG es normal en la urticaria crónica.

Déficit de inhibidor de C1 esterasa (Angioedema hereditario - AEH): Provoca la liberación excesiva de bradicinina, con niveles de

C1q normal. Fisiología: el complejo C1 de 3 proteínas + la unión a inmunocomplejos mediada por C1q → activan C4 y C2.

Tratamiento: Proteína de reemplazo del inhibidor de C1 esterasa.

Angioedema adquirido:

Tipo I: Fuertemente asociado a enfermedad mieloproliferativa y linfoproliferativa como linfoma; cursa con inhibidor de C1 esterasa bajo y C1q bajo.

Tipo II: Se presenta con autoanticuerpos contra el inhibidor de C1 esterasa.

Anafilotoxina C5a: Niveles elevados causan angioedema; su déficit causa infecciones recurrentes por *Neisseria.*

Dinámica y Defectos del Complemento

- **Déficit temprano del complemento (C1, C2, C4):** Asociado a lupus eritematoso sistémico autoinmune.
- **Déficit tardío del complemento (C5-C9):** Conlleva infecciones por microorganismos encapsulados (junto con defectos de linfocitos B y la esplenectomía).
- **Déficit terminal del complemento (CH50 y CH100):** Provoca susceptibilidad a infecciones meningocócicas.
- *Nota sobre AINEs:* Los inhibidores de ciclooxigenasa (AINEs) disminuyen PG y tromboxano y pueden causar angioedema.

Inmunodeficiencias Primarias y Síndromes Genéticos

Déficit selectivo de IgA: Es la inmunodeficiencia primaria más frecuente (prevalencia 1:300). Conlleva un mayor riesgo de infecciones respiratorias, genitourinarias y gastrointestinales (Giardia), esprúe por IgA (esprúe celíaco) y trisomía 21.

Advertencia: La exposición a IgIV o hemoderivados puede causar anafilaxia por anticuerpos anti-IgA.

CVID (Inmunodeficiencia variable común): Caracterizada por el déficit combinado de IgG + IgA + IgM. Presenta susceptibilidad a microorganismos encapsulados (*S. pneumoniae*, *K. pneumoniae*, *H. influenzae*, *N. meningitidis*), infecciones sinopulmonares recurrentes, bronquiectasias, giardiasis e infecciones por enterovirus.

Tratamiento: Reposición con IgIV, principalmente IgG.

WAS (Síndrome de Wiskott-Aldrich): Trastorno recesivo ligado al X. Muestra aumento de IgA e IgE con disminución de IgM. Cursa con infecciones por bacterias encapsuladas, neoplasia asociada a VEB, linfoma de células B y leucemias.

Tratamiento: TMO (Trasplante de médula ósea).

Síndrome de DiGeorge: Se manifiesta en la lactancia con hipocalcemia, hipoparatiroidismo e hipoplasia tímica.

Inmunodeficiencia combinada severa: Déficit tanto del número como de la función de linfocitos T y B; causa infecciones bacterianas, virales y fúngicas graves.

Ataxia-telangiectasia (AT): Trastorno autosómico recesivo raro del gen ATM en el cromosoma 11. Cursa con incapacidad para reparar el ADN dañado, lo que causa neurodegeneración, inmunodeficiencia, sensibilidad extrema a la radiación y predisposición al cáncer.

Anomalías del cromosoma 12 (Síndrome mosaico de Pallister-Killian): Cursa con hipotonía significativa y afectación de páncreas e intestinos.

Enfermedad granulomatosa crónica: Pruebas diagnósticas mediante el ensayo de citometría de flujo con dihidrorodamina y el ensayo de nitroazul de tetrazolio.

Síndromes Clínicos, Alergias y Neumonitis

Neumonitis por hipersensibilidad: Reacción ante actinomicetos termófilos con respuesta por inmunocomplejos y mediada por células. *Tratamiento:* Corticoesteroides.

ABPA (Aspergilosis Broncopulmonar Alérgica): Reacción ante *Aspergillus* con elevación de IgE, respuesta por inmunocomplejos y mediada por células, estimulando tanto a células T como B. *Tratamiento:* Corticoesteroides.

Aglutininas frías: Anticuerpos IgM que aglutinan eritrocitos en diversas infecciones, trastornos autoinmunes y linfoma.

Síndrome de hiper-IgE: Provoca aumento de infecciones pulmonares piógenas, neumatoceles y bronquiectasias.

Síndrome DRESS: Reacción farmacológica caracterizada por eosinofilia y síntomas sistémicos.

Mastocitosis sistémica: Infiltración cutánea por mastocitos (~ urticaria pigmentosa), presencia de signo de Darier, aumento de histamina y de la proteasa triptasa.

Diagnóstico Diferencial (DD): C1-INH, feocromocitoma, tumor carcinoide o VIPoma.

Tratamiento: Adrenalina y estabilizador de mastocitos cromoglicato.

Espina bífida: Asociada de forma característica a un mayor riesgo de alergia al látex.

Abordaje Clínico de la Rinitis

Rinitis medicamentosa: Secundaria al uso de agentes adrenérgicos inhalados. *Tratamiento:* Esteroides nasales. *DD:* Rinitis atrófica, rinitis alérgica, rinitis vasomotora.

Rinitis no alérgica (~ rinitis idiopática y rinitis alérgica): *Tratamiento:* Esteroides nasales tópicos. *DD:* Hipertrofia adenoidea, sinusitis o cuerpo extraño (este último sospecharlo ante una obstrucción nasal unilateral).

Infecciones Postrasplante y Manejo en el Embarazo

Infecciones postrasplante según temporalidad:

Día 5: *P. aeruginosa* y *S. aureus*.

2-6 meses (Infecciones oportunistas): CMV, *Pneumocystis*, *Cryptococcus*.

L. pneumophila: Asociada al suministro de agua contaminada; causa neumonía adquirida en la comunidad en hoteles y cruceros, o neumonía intrahospitalaria.

Vacunación y manejo en la paciente embarazada:

Vacunas vivas atenuadas: Están completamente **contraindicadas en el embarazo** (incluye gripe en forma nasal, varicela, triple vírica —sarampión, paperas y rubéola—, rotavirus, tifoidea y fiebre amarilla).

Esquema de Td / Tdap: 3 dosis de Td a las 0 semanas, 4 semanas y 6-12 meses. Administración de Tdap específicamente a las 27-36 semanas de gestación.

Embarazada alérgica a penicilina con sífilis latente: *Tratamiento:* Pruebas de alergia a penicilina, desensibilización y administración de penicilina G benzatina 2.4 millones de unidades IM semanal por 3 semanas. *(Nota: se utiliza una sola dosis para la sífilis primaria y secundaria).*

ESCENARIOS ADICIONALES

1. Trastornos de Inmunodeficiencia

Deficiencia de inmunoglobulina A (IgA)

Clínica: Infecciones respiratorias y gastrointestinales (GI) recurrentes. Los niveles de IgA se encuentran siempre bajos de forma patognomónica.

Asociaciones: La subclase 2 de la IgG puede encontrarse disminuida conjuntamente.

Alerta de Seguridad Absoluta: No se deben administrar inmunoglobulinas debido al riesgo crítico de desencadenar una reacción de anafilaxia por el desarrollo previo de anticuerpos anti-IgA. Ante un cuadro de anafilaxia súbita tras la exposición a inmunoglobulinas o a una transfusión sanguínea, se debe sospechar inmediatamente una deficiencia de IgA.

Agammaglobulinemia de Bruton (Ligada al X)

Fisiopatología: Trastorno de herencia recesiva ligada al X. Cursa con niveles de células B marcadamente bajos o ausentes debido a un bloqueo estructural en la maduración de las células B, secundario a un defecto molecular en el **gen BTK**.

Cronología y Clínica: Las manifestaciones infecciosas inician característicamente **después de los 6 meses de vida**, coincidiendo con el aclaramiento y desaparición de los anticuerpos IgG maternos. Produce infecciones pulmonares o sinusales recurrentes por *Streptococcus* y *Haemophilus* spp.

Signo Exploratorio: Ausencia o escasez marcada de ganglios linfáticos y amígdalas palpables.

Tratamiento: Terapia de reemplazo crónica con inmunoglobulina endovenosa/subcutánea junto con la administración de antibióticos profilácticos.

Inmunodeficiencia combinada grave (SCID)

Fisiopatología: Patrón de herencia autosómico recesivo o ligado al X. La causa clásica y representativa corresponde a la **deficiencia de la enzima adenosina desaminasa** (variante autosómica recesiva) o a un defecto en la cadena gamma del receptor de la interleucina-2 (IL-2).

Clínica: Compromiso severo y coordinado de los defectos de células B y T, manifestando infecciones graves y potencialmente fatales en los primeros meses de vida. Evoluciona con falta de medro (retraso ponderoestatural), anergia cutánea, diarrea crónica, y **ausencia o displasia estructural del timo y de los ganglios linfáticos**.

Tratamiento: El único abordaje curativo definitivo consiste en el **trasplante de células madre** hematopoyéticas.

Enfermedad Granulomatosa Crónica (CGD)

Fisiopatología: Trastorno de herencia recesiva ligada al X que afecta de forma selectiva a varones. Está condicionado por un defecto genético en el complejo enzimático de la **NADPH oxidasa** (nicotinamida adenina dinucleótido fosfato oxidasa).

Clínica: Predisposición a sufrir infecciones recurrentes y formación de granulomas por **microorganismos catalasa positivos** (tales como *Staphylococcus aureus*, *Pseudomonas* sp., *Aspergillus* y *Candida*).

Algoritmo diagnóstico de la CGD:

Prueba de Reducción del Colorante Nitroazul de Tetrazolio (NBT): Evalúa la capacidad de estallido respiratorio de los granulocitos. En pacientes con CGD, la prueba resulta **amarilla/incolora** (negativa), reflejando la ausencia de estallido respiratorio. *(Nota: Una prueba positiva vira al color azul, indicando un estallido respiratorio intacto).*

Prueba de Dihidrorodamina (DHR): Método diagnóstico actual de alta precisión basado en la citometría de flujo.

Otras Inmunodeficiencias Específicas

Deficiencias del complemento de C5 a C9: El defecto en la formación del Complejo de Ataque a la Membrana (MAC) predispone de forma selectiva al desarrollo de **infecciones recurrentes por especies de *Neisseria*** (meningitidis o gonorrhoeae).

Candidiasis Mucocutánea Crónica: Defecto selectivo de la inmunidad celular específico para la infección por el hongo *Candida.* Clínicamente cursa con candidiasis oral persistente (muguet) e infecciones por *Candida* confinadas al cuero cabelludo, la piel y las uñas. Muestra **anergia específica a *Candida* sp.** en las pruebas de hipersensibilidad cutánea retardada. Se encuentra estrechamente asociada al desarrollo de hipotiroidismo de origen autoinmune.

Síndrome de Hiper-IgE (Síndrome de Job-Buckley): Caracterizado por infecciones estafilocócicas recurrentes (con predilección por la piel formando abscesos fríos) acompañadas de **niveles séricos de IgE extremadamente altos**. El fenotipo clínico asocia piel clara, rasgos faciales toscos, eccema crónico, retención patológica de los dientes primarios (de leche) y antecedentes de fracturas óseas recurrentes ante traumas mínimos.

2. Inmunofarmacología en Trasplantes y Riesgos de la Inmunosupresión

Mecanismo de acción de los fármacos inmunosupresores

Fármaco Inmunosupresor	**Mecanismo de Acción Molecular / Diana Biológica**
Esteroides (Prednisona)	Inhibición de la transcripción y producción de citocinas proinflamatorias: **IL-1, IL-2, IL-6, TNF-α e IFN-γ**.
Metotrexato	Antagonista competitivo del ácido fólico (inhibe la dihidrofolato reductasa).
Ciclosporina	Inhibidor de la calcineurina que bloquea específicamente la transcripción de **IL-2**.
Tacrolimus	Inhibidor de la calcineurina que bloquea la síntesis de **IL-2** y la vía de señalización del receptor de células T (TCR).
Micofenolato	Bloquea la síntesis *de novo* de purinas, impidiendo de forma selectiva la activación y proliferación de las células T.
Azatioprina	Agente antineoplásico/antimetabolito que se escinde en mercaptopurina, inhibiendo la síntesis de ADN/ARN, lo que condiciona una disminución neta en la producción de células B y T.
Globulina Antitimocítica	Anticuerpo policlonal dirigido contra los antígenos de superficie de las células T.
OKT3	Anticuerpo monoclonal dirigido específicamente contra el **receptor CD3** de las células T.
Hidroxicloroquina	Interfiere directamente con los procesos de procesamiento y presentación de antígenos.
Basiliximab	Anticuerpo monoclonal dirigido contra el **receptor de la IL-2**.
Daclizumab	Anticuerpo monoclonal dirigido contra el **receptor de la IL-2**.

Riesgos Clínicos de la inmunosupresión prolongada

Infecciones: Incremento exponencial del riesgo de contraer infecciones por gérmenes comunes, así como por patógenos raros u oportunistas característicos de los pacientes con estadios avanzados de SIDA.

Malignidad: Elevada incidencia en el desarrollo de neoplasias secundarias, con predilección por los **linfomas** y los cánceres derivados de células epiteliales.

3. Virus de la inmunodeficiencia humana (VIH) y SIDA

Infección Aguda por VIH (Síndrome de Seroconversión)

Clínica: Se presenta como un cuadro de dolor de garganta y un síndrome clínicamente indiferenciable de la mononucleosis infecciosa. El proceso de seroconversión inicial asocia fiebre alta, malestar general, faringitis exudativa, exantema cutáneo y linfoadenopatías difusas.

Diagnóstico Diferencial: En pacientes jóvenes sexualmente activos que cursen con faringitis intensa acompañada de adenopatías cervicales no dolorosas, debe descartarse la **faringitis gonocócica**.

Algoritmo diagnóstico del VIH

Cribado Inicial: Realización de un **inmunoensayo combinado de 4.ª generación**, diseñado para la detección simultánea del **antígeno p24** y anticuerpos contra VIH-1 y VIH-2.

Confirmación: Todo resultado positivo debe confirmarse mediante un inmunoensayo de diferenciación de anticuerpos VIH-1/VIH-2.

Dinámica del Periodo Ventana: Los anticuerpos séricos tardan un promedio de 3 semanas en desarrollarse; se encuentran presentes a los 6 meses en el 95% de los pacientes.

Si se emplea una prueba de 3.ª generación (ELISA), el seguimiento de anticuerpos requiere pruebas a las 4, 12 y 24 semanas.

Si se emplea la prueba de 4.ª generación, el periodo ventana se reduce a aproximadamente **16 días** debido a la incorporación del antígeno p24. Los resultados negativos tras este periodo son altamente fiables.

Sospecha de Infección Aguda: Si existe sospecha de un cuadro agudo en periodo ventana, se debe solicitar de forma conjunta la **carga viral del VIH (ARN-PCR)** y la serología de anticuerpos frente al VIH.

Profilaxis Post-Exposición (PEP): Indicada si la exposición ocurrió dentro de las **últimas 72 horas**. Consiste en un régimen activo de tres fármacos (**tenofovir/emtricitabina más raltegravir**) administrado estrictamente durante **28 días**. Los resultados positivos preliminares en este contexto requieren confirmación posterior mediante ELISA y Western blot.

Monitorización de CD4 y Directrices de la Terapia Antirretroviral (TAR / HAART)

Frecuencia de CD4: Inicialmente se cuantifica cada 3-4 meses. Se puede espaciar cada 6-12 meses únicamente en pacientes con excelente adherencia al tratamiento, supresión viral sostenida y estabilidad clínica demostrada durante más de 2-3 años.

Indicación de HAART: Las directrices internacionales recomiendan iniciar la terapia antirretroviral de gran actividad (HAART) de forma universal a todo paciente diagnosticado, **independientemente de su recuento absoluto de linfocitos CD4**.

Contraindicación de Seguridad Crítica: El inicio de HAART está **completamente contraindicado en el contexto de una infección oportunista preexistente del SNC o sistémica no tratada**, debido al riesgo inminente de desarrollar un **Síndrome Inflamatorio de Reconstitución Inmunitaria (IRIS)**, el cual puede ser fatal.

Enfermedades Definitorias de SIDA

El diagnóstico de SIDA se establece ante un recuento de **CD4 < 200 células/µL** o ante la presencia de cualquiera de las siguientes condiciones clínicas:

- Neumonía por *Pneumocystis jirovecii* (PCP)

- Candidiasis esofágica u otra candidiasis de carácter invasivo
- Síndrome de desgaste (*wasting syndrome*) asociado al VIH
- Sarcoma de Kaposi
- Infección diseminada por *Mycobacterium avium complex* (MAC)
- Tuberculosis pulmonar o extrapulmonar
- Enfermedad tisular por citomegalovirus (CMV; excepto en hígado, bazo o ganglios)
- Histoplasmosis diseminada o extrapulmonar
- Leucoencefalopatía Multifocal Progresiva (LMP)
- Demencia o encefalopatía asociada al VIH
- Neumonía bacteriana recurrente
- Toxoplasmosis cerebral
- Linfoma inmunoblástico o Linfoma de Burkitt
- Criptosporidiosis crónica intestinal o extrapulmonar
- Cáncer cervical invasivo
- Infección crónica por el virus del Herpes Simple (úlcera > 1 mes, bronquitis o esofonitis)
- Isosporiasis intestinal crónica
- Infección recurrente por bacteriemia de *Salmonella* no tifoidea

Complicaciones y Patógenos Asociados en VIH:

Incremento drástico en la incidencia de Sarcoma de Kaposi, Linfoma No Hodgkin (con especial relevancia el **linfoma primario de células B del SNC**), trombocitopenia inmune, demencia y neuropatía periférica.

***Streptococcus pneumoniae*:** Constituye la **causa bacteriana más común de neumonía** en el paciente con VIH.

***Pneumocystis jirovecii*:** Es la **neumonía oportunista más común**. Histopatología: Identificación mediante tinción de plata o tinción de Wright-Giemsa.

Cryptosporidium e *Isospora sp.:* Causas principales de cuadros de diarrea crónica y malabsorción.

Herpes Zóster / Muguet: Su aparición en adultos jóvenes sin factores desencadenantes evidentes obliga a descartar infección por VIH, diabetes mellitus o leucemia latente.

Manejo en la Gestante y el Neonato

Diagnóstico Neonatal: La detección de anticuerpos contra el VIH en el recién nacido **no es confiable** debido a la transferencia placentaria pasiva de anticuerpos maternos. La prueba definitiva de certeza consiste en la realización de la **PCR de ADN del VIH**.

Tratamiento en el Embarazo y Profilaxis Neonatal:

Madre e Hijo de alto riesgo: Régimen de HAART basado en 3 fármacos para la gestante y el lactante expuesto que califique de alto riesgo.

Lactante de bajo riesgo: Administración profiláctica de **zidovudina** de forma aislada durante **6 semanas**.

Vía del Parto: Se indica **cesárea** programada si la carga viral materna es **> 1000 copias/mL**. Se permite el **parto vaginal** si la carga viral se encuentra controlada **< 1000 copias/mL**.

Alerta de Lactancia: Debido al riesgo comprobado de transmisión viral a través de la leche materna, está **completamente prohibido amamantar** en madres VIH positivas (indicar sucedáneos).

Calendario de Profilaxis y Vacunación en el Paciente con VIH

┌─ Vacuna Antineumocócica: Administración obligatoria cada 5 años.

├─ Vacunas contra Hepatitis A (si hay hepatopatía crónica) y Hepatitis B.

│

VACUNACIÓN ──────────┼─ Vacuna Anual contra la Influenza.

│

└─ Vacunas Vivas Atenuadas (Triple Vírica + Varicela):

Indicadas ÚNICAMENTE si el recuento de CD4 es > 200 células/μL.

Profilaxis para PCP (CD4 < 200 células/μL): Fármaco de elección: **Bactrim (TMP/SMX)**. En caso de presentar alergia documentada a las sulfas, se opta por dapsona, pentamidina aerosolizada o atovacuona.

Profilaxis contra *Mycobacterium avium complex* (CD4 < 50 células μL): Administración de un **macrólido** (azitromicina o claritromicina).

Seguimiento de Tuberculosis: Realización anual de la prueba de PPD o ensayos IGRA (QuantiFERON Gold, populares para diagnosticar infección latente tanto en VIH como en población general). *(Nota de seguridad: Ya no se recomienda realizar la prueba de control por anergia cutánea en pacientes VIH positivos al aplicar el PPD).*

Vacunación Antipoliomielítica: Se debe administrar de forma estricta la **vacuna antipoliomielítica inactivada (VIP)**; está completamente contraindicada la vacuna oral atenuada (VOP).

Tratamiento de la Retinitis por CMV: El fármaco de 1.ª elección es el **valganciclovir**. Como alternativas de 2.ª línea se dispone de ganciclovir, foscarnet o cidofovir.

4. Vasculitis y Trastornos Arteriales

Púrpura de Henoch-Schönlein (Vasculitis por IgA)

Clínica: Vasculitis de pequeño vaso que debuta característicamente tras una infección previa de las vías respiratorias altas. Se manifiesta con una **erupción purpúrica palpable simétrica con predilección por las extremidades inferiores y los glúteos**, acompañada de artritis/artralgias, dolor abdominal, sangrado gastrointestinal, edema en manos y pies, hematuria y proteinuria.

Complicación Quirúrgica: Presentan un riesgo elevado de desarrollar una **invaginación intestinal de localización ileoileal**.

Tratamiento: Enfoque principalmente de soporte (hidratación adecuada, reposo y analgesia); los casos graves con compromiso renal o gastrointestinal severo requieren el uso de corticosteroides sistémicos.

Enfermedad de Kawasaki (Síndrome Mucocutáneo Linfonodular)

Epidemiología: Afecta a niños menores de 5 años, con una alta prevalencia en la población de origen japonés; mayor afectación en niñas.

Fisiopatología y Riesgo Coronario: Provoca una vasculitis de vasos de mediano calibre que afecta con predilección a las **arterias coronarias**, condicionando el desarrollo de aneurismas que pueden trombosarse y provocar un **infarto agudo de miocardio (IAM)** en la edad infantil. Ante todo niño que debute con un infarto miocárdico, se debe sospechar esta entidad.

Criterios Diagnósticos: Mnemotecnia "CRASH & burn"

La enfermedad se confirma ante la presencia de fiebre alta refractaria que dura **más de 5 días** (*burn*) acompañada de al menos **cuatro de los siguientes cinco criterios** (*CRASH*):

- **C**onjuntivitis (inyección conjuntival bulbar bilateral no exudativa).
- **R**ash / Exantema (erupción cutánea polimorfa troncal).
- **A**denopatía (linfadenopatía cervical, habitualmente unilateral $> 1.5 cm.
- **S**índrome mucoso oral (**lengua en fresa**, eritema de mucosa oral y fisuración labial).
- **H**and/foot changes (eritema y edema indurado de manos/pies, seguido de una **descamación cutánea tardía periungueal de palmas y plantas**).

Variante Incompleta (Atípica): Se define ante la presencia de fiebre prolongada pero con solo dos o tres de los criterios descritos, confirmándose mediante alteraciones de laboratorio que evidencian reactantes de fase aguda (**PCR y VSG**) significativamente elevados, hipoalbuminemia y anemia normocítica.

Tratamiento de la Fase Aguda: Administración combinada de **Aspirina a dosis antiinflamatorias + Inmunoglobulinas Intravenosas (IGIV)**, esquema diseñado específicamente para reducir el riesgo de desarrollo de aneurismas coronarios. El protocolo exige un cribado de aneurismas mediante la realización seriada de ECG y ecocardiograma transtorácico.

Arteritis de Takayasu

Epidemiología: Vasculitis de grandes vasos que afecta predominantemente a mujeres de origen asiático con edades comprendidas entre los **15 y 30 años**.

Clínica: Conocida clásicamente como la **"enfermedad sin pulso"** debido a la imposibilidad clínica de palpar los pulsos periféricos o cuantificar la presión arterial en las extremidades del lado afectado. Afecta selectivamente a los vasos de gran calibre, típicamente al **arco aórtico y sus ramas principales**. Su extensión a las arterias carótidas provoca la aparición de signos neurológicos focalizados o ictus, pudiendo evolucionar con insuficiencia cardíaca congestiva severa.

Diagnóstico e Imagen: La angiografía aórtica muestra las lesiones estenóticas y aneurismáticas características.

Tratamiento: Administración sistémica de corticosteroides a dosis altas.

5. Enfermedades del Tejido Conectivo y Autoinmunidad

Síndromes con Mayor Riesgo de Malignidad

Se debe realizar un cribado oncológico dirigido ante el diagnóstico de las siguientes entidades inmunológicas y genéticas:

- Dermatomiositis y Polimiositis.
- Síndromes de inmunodeficiencia primaria o adquirida.
- Síndrome de Bloom.
- Anemia de Fanconi.

Dermatomiositis

Clínica: Entidad caracterizada por la coexistencia de polimiositis (miopatía proximal manifestada por dificultad para levantarse de una silla o subir escalones) y manifestaciones cutáneas patognomónicas:

Eritema Heliotropo: Exantema violáceo periorbitario acompañado de edema palpebral.

Signo del Chal: Exantema eritematoso con distribución en "V" alrededor del cuello y hombros.

Pápulas de Gottron: Erupciones descamativas eritematoso-violáceas localizadas sobre las articulaciones metacarpofalángicas (MCF) e interfalángicas (IF) de las manos.

Manos de Mecánico: Piel hiperqueratósica, áspera y agrietada en las regiones laterales de los dedos.

Diagnóstico: Elevación marcada de las enzimas musculares séricas (CPK, aldolasa), hallazgos electromiográficos (EMG) con patrón irregular miopático, confirmándose de forma definitiva mediante una **biopsia muscular**. Presenta una alta incidencia como **síndrome paraneoplásico** secundario a una neoplasia oculta subyacente.

Lupus Eritematoso Sistémico (LES)

Clínica: Enfermedad autoinmune sistémica caracterizada por eritema malar en "alas de mariposa", eritema discoide, fotosensibilidad cutánea, insuficiencia renal (nefritis lúpica), artritis no erosiva, serositis (pericarditis y pleuritis), úlceras orales indoloras y alteraciones neurológicas (depresión, psicosis, crisis convulsivas).

Laboratorio: Cursa con trastornos hematológicos marcados (trombocitopenia, leucopenia, anemia hemolítica o pancitopenia periférica).

Característica	Fibromialgia	Polimiositis	Polimialgia Reumática
Edad/sexo clásico	Mujeres adultas jóvenes	Mujeres de 40 a 60 años	Mujeres mayores de 50 años
Localización	Varias	Músculos proximales	Cinturas pectoral y pélvica, cuello
VSG	Normal	Elevada	Marcadamente elevada (frecuentemente >100)
EMG/biopsia	Normal	Anormal	Normal
Hallazgos clásicos	Ansiedad, estrés, insomnio, dolor a la palpación en puntos específicos sobre los músculos afectados	Elevada CPK, EMG/biopsia anormal, mayor riesgo de cáncer	Arteritis temporal, gran respuesta a esteroides, VSG muy alta, pacientes ancianos
Tratamiento	Antidepresivos, AINEs, inyecciones de puntos gatillo, pregabalina, actividad física	Esteroides	Esteroides

Algoritmo diagnóstico del LES:

Prueba Inicial de Cribado: Determinación de títulos de **ANA (Anticuerpos Antinucleares)**; posee una **alta sensibilidad pero baja especificidad**.

Prueba de Confirmación: Confirmar la sospecha mediante la determinación de anticuerpos **anti-Sm (Anti-Smith)**, el cual confiere la mayor especificidad diagnóstica.

Anticoagulante Lúpico y Falsos Positivos: Su presencia asocia el desarrollo de anticuerpos antifosfolípidos, provocando un **resultado falsamente positivo en las pruebas no treponémicas para sífilis (VDRL y RPR)**; se diferencia por mantener resultados negativos en el ensayo de aglutinación de partículas de *Treponema pallidum* (TP-PA) y en las pruebas treponémicas directas.

Tratamiento:

Administración escalonada de AINEs, hidroxicloroquina (base del manejo), corticosteroides sistémicos en brotes y agentes inmunosupresores/inmunomoduladores avanzados según el compromiso de órgano diana (metotrexato, ciclofosfamida, ciclosporina, azatioprina, micofenolato, tacrolimus, leflunomida o belimumab).

Otras Conectivopatías Sistémicas

Esclerodermia (Esclerosis Sistémica Progresiva): Se manifiesta clásicamente bajo el espectro del **Síndrome de CREST** (calcinosis cutánea, fenómeno de Raynaud, dismotilidad esofágica con disfagia secundaria, esclerodactilia y telangiectasias), acompañándose de pirosis refractaria y el desarrollo de una facies en "máscara" de características cutáneas coriáceas.

Diagnóstico: Títulos de ANA como abordaje inicial. Se solicita el **anticuerpo anticentrómero para confirmar la variante limitada (CREST)**, y el **anticuerpo antitopoisomerasa I (anti-Scl-70) para confirmar la variante de esclerosis sistémica difusa**.

Tratamiento: Las lesiones cutáneas escleróticas locales se manejan con glucocorticoides tópicos, calcipotriol o metotrexato; la terapia sistémica se coordina según el órgano afectado.

Síndrome de Sjögren: Infiltración linfocitaria exocrina que provoca **ojos secos (queratoconjuntivitis seca) y boca seca (xerostomía)**. Se caracteriza por la positividad serológica para los anticuerpos **SS-A (Ro) y SS-B (La)**.

Alerta de Embarazo: La positividad de los anticuerpos SS-A/SS-B en una madre embarazada se encuentra directamente vinculada con el desarrollo de un **bloqueo cardíaco congénito fatal** en el feto. *Tratamiento:* Uso continuo de gotas oftálmicas lubricantes y optimización de una estricta higiene oral.

Poliarteritis Nudosa (PAN): Vasculitis necrotizante que afecta de forma selectiva a vasos de mediano calibre. Se encuentra asociada epidemiológicamente a la **infección crónica por el virus de la Hepatitis B (VHB)** y a la presencia de crioglobulinemia. Clínicamente cursa con fiebre prolongada, dolor abdominal isquémico, pérdida ponderal, alteraciones renales y desarrollo de neuropatías periféricas (mononeuritis múltiple). Laboratorio: Revela elevación severa de VSG/PCR, leucocitosis, anemia, hematuria, proteinuria y positividad variable para **ANCA**. *Patrón de oro diagnóstico:* Realización de biopsia de un órgano afectado.

Síndrome de Behçet: Afecta típicamente a varones jóvenes en su tercera década de vida (20 años). Se caracteriza por la tríada de **úlceras orales y genitales recurrentes y dolorosas**, uveítis ocular, artritis asimétrica y lesiones cutáneas polimorfas (como el eritema nudoso). *Tratamiento:* La base terapéutica consiste en la administración sistémica de corticosteroides.

6. Clasificación de las Reacciones de Hipersensibilidad

Las respuestas inmunológicas e inmunopatológicas se clasifican de forma clásica en cuatro tipos fundamentales según la clasificación de Coombs y Gell:

Tipo de Hipersensibilidad	**Mecanismo Inmunológico Involucrado**	**Entidades Clínicas Representativas**
Tipo I (Inmediata o Anafiláctica)	Mediada por anticuerpos **IgE preformados** fijos a la membrana de mastocitos y basófilos. Su unión al antígeno gatilla la desgranulación y liberación masiva de aminas vasoactivas (**histamina, leucotrienos**).	• Anafilaxia aguda y angioedema. • Atopia sistémica, rinitis alérgica, urticaria aguda y formas de asma alérgica extrinsicadebutante. • Desencadenantes comunes: picaduras de abeja, alérgenos alimentarios (cacahuates, mariscos), fármacos (penicilinas, sulfonamidas) y alergia al látex.
Tipo I Crónica	Exposición persistente que cursa con **eosinofilia periférica periférica** y niveles de IgE crónicamente elevados.	• Cursa con antecedentes familiares positivos y exacerbaciones estacionales. • *Signos exploratorios:* **"Ojeras alérgicas"** (edema infraorbitario bilateral), pliegue nasal transverso (**"signo del saludo alérgico"** por frotamiento), cornetes nasales pálidos, azulados y edematosos con abundantes eosinófilos en el moco nasal.
Tipo II (Citotóxica)	Mediada por anticuerpos **IgG e IgM preformados** dirigidos contra antígenos fijados en la superficie celular, activando el complemento y la inflamación secundaria.	• Anemia hemolítica autoinmune (inducida por metildopa, penicilinas, sulfas) con **Coombs directo positivo ($+$)**. • Citopenias inmunes (Púrpura Trombocitopénica Inmunitaria). • Reacciones hemolíticas transfusionales e incompatibilidad Rh (Eritroblastosis fetal). • Síndrome de Goodpasture (inmunofluorescencia lineal renal).

Tipo de Hipersensibilidad	Mecanismo Inmunológico Involucrado	Entidades Clínicas Representativas
		• Miastenia gravis, Enfermedad de Graves y Anemia perniciosa. • Pénfigo vulgar y el **Rechazo Hiperagudo de Trasplantes** (isquemia inmediata tras la anastomosis vascular).
Tipo III (Mediada por Inmunocomplejos)	Depósito tisular de **complejos antígeno-anticuerpo circulantes** en las paredes vasculares, desencadenando activación del complemento y quimiotaxis de neutrófilos con vasculitis secundaria.	• Enfermedad del suero aguda. • Conectivopatías: LES, Artritis Reumatoide (AR) y Poliarteritis Nudosa (PAN). • Glomerulonefritis membranoproliferativa secundaria a infección por hepatitis crónica.
Tipo IV (Mediada por Células / Retardada)	Respuesta inmune independiente de anticuerpos; mediada por **linfocitos T sensibilizados** que liberan citocinas inflamatorias y activan macrófagos.	• Prueba cutánea de la tuberculina (**PPD**). • Dermatitis de contacto (exposición a hiedra venenosa, aretes de níquel, cosméticos o medicamentos tópicos). • Rechazo crónico de trasplantes órganos. • Diabetes Mellitus Tipo 1. • Formación de granulomas no caseificantes (Sarcoidosis).

Protocolo de Emergencia ante Anafilaxia Aguda

Clínica de Alarma: Ocurre inmediatamente después de la exposición al desencadenante. El paciente progresa rápidamente con taquicardia, hipotensión severa, rubor generalizado, prurito, ronchas generalizadas (urticaria), edema facial (angioedema), dificultad respiratoria severa (estridor por edema laríngeo o broncoespasmo) y síntomas digestivos dramáticos (náuseas, vómitos, dolor abdominal).

Tratamiento Inmediato:

Asegurar la vía aérea de forma mandatoria: Si el edema laríngeo impide la intubación endotraqueal estándar, se debe proceder de forma urgente con una **cricotirotomía**.

Fármaco de Elección: Administración inmediata de **Epinefrina por vía intramuscular (IM)**.

Línea de soporte continuo: Si la hipotensión o los síntomas respiratorios persisten, iniciar soporte vasopresor o infusión de **epinefrina endovenosa (IV)** acompañada de una carga agresiva de líquidos IV y administración de oxígeno.

Segunda línea terapéutica: Co-administración de bloqueadores combinados de receptores de histamina H_1 y H_2, corticosteroides sistémicos y broncodilatadores nebulizados.

Directriz de Monitoreo: Todo paciente que haya sufrido un evento de anafilaxia debe mantenerse bajo vigilancia médica estricta durante un periodo mínimo de 6 horas para monitorizar reacciones bifásicas.

Angioedema Hereditario

Fisiopatología: Trastorno de herencia autosómica dominante caracterizado por una **deficiencia cuantitativa o funcional del inhibidor de la esterasa C1** del complemento. Provoca episodios de edema difuso asimétrico de los labios, párpados y la vía aérea, de carácter recurrente y **sin relación alguna con la exposición a alérgenos**.

Laboratorio: Revela niveles séricos de la fracción del **complemento C4 persistentemente bajos**.

Tratamiento: Infusión de **Plasma Fresco Congelado (PFC)** de urgencia para reponer de forma exógena el inhibidor de la esterasa C1. El manejo profiláctico a largo plazo se realiza con **andrógenos atenuados** (danazol), los cuales incrementan la síntesis hepática del inhibidor.

Nota diagnóstica: Ante sospecha de hipersensibilidad donde el alérgeno sea desconocido, el estudio se realiza mediante pruebas cutáneas por escarificación (*prick test*) o pruebas epicutáneas (*patch test*).

7. Otras Infecciones e Inmunodeficiencias Complejas

Síndrome de Wiskott-Aldrich: Trastorno de herencia recesiva ligada al X.

Criterios Diagnósticos: Mnemotecnia "WATER":

- **W**iskott-Aldrich
- **T**rombocitopenia (manifestada clínicamente por diátesis hemorrágica / sangrados).
- **E**ccema cutáneo severo.
- **R**ecurrent infections (infecciones piógenas recurrentes, usualmente del tracto respiratorio).

Síndrome de Chédiak-Higashi: Trastorno de herencia autosómica regresiva. Provoca una alteración en el tráfico anormal de proteínas de los orgánulos celulares debido a una mutación molecular en el **gen CHS1/LYST**, comprometiendo la función de fagocitosis. *Clínica y Diagnóstico:* Presencia característica de **gránulos gigantes densos en el interior de los neutrófilos** en el frotis periférico, infecciones piógenas recurrentes y albinismo oculocutáneo parcial.

ENFERMEDADES INFECCIOSAS

BACTERIAS:

Cocos grampositivos

Staphylococcus aureus

Staphylococcus epidermidis

Staphylococcus saprophyticus

Streptococcus pneumoniae

Streptococcus pyogenes

Streptococcus mutans

Streptococcus bovis,

Streptococcus viridans

Streptococcus agalactiae

Enterococcus faecium

Enterococcus fecalis

Peptostreptococcus fecalis

Bacilos grampositivos

Bacillus anthracis

Bacillus cereus

Corynebacterium diphtheriae

Erysipelothrix rhusiopathiae

Lactobacillus sp

Listeria monocytogenes

Propionibacterium acnes

Cocos gramnegativos

Acinetobacter sp

Moraxella catarrhalis

Neisseria gonorrhoeae

Neisseria meningitidis

Bacilos gramnegativos

Entéricos

Campylobacter jejuni

Campylobacter fetus

Enterobacter sp

Escherichia coli

Helicobacter pylori

Klebsiella pneumoniae

Klebsiella oxytoca

Proteus sp

Providencia sp

Salmonella typhi

Salmonella typhimurium

Serratia marcescens

Shigella sonnei

Vibrio cholerae

Vibrio parahemolyticus

Yersinia enterocolitica

Yersinia pseudotuberculosis

Otros

Bartonella sp

Bordetella pertussis

Bordetella parapertussis

Brucella sp

Berkholderia mallei

Francisella tularensis

Hemophilus influenzae

Legionella pneumophila

Pasturella multicoda

Pseudomonas aeuriginosa

Pseudomonas pseudomallei

Yersinia pestis

Anaerobios

Bacteroides fragilis

Clostridium botulinum

Clostridium difficile

Clostridium perfringens

Clostridium tetani

Fusobacterium sp

Prevotella melaninogenica

Espiroquetas

Treponema pallidum

Borrelia burgdorferi

Borrelia recurrentis

Leptospira interrogans

Micobacterias y Nocardia

Mycoplasma hominis

Mycoplasma incognitus

Mycoplasma pneumoniae

Ureaplasma urealyticum

Clamidia

Clamidia pneumoniae

Clamidia psitacci

Clamidia trachomatis

Otros Microorganismos

Coxiella burnetti

Ehrlichia sp.

Rickettsia sp.

Actinomycetes israelii

Arachnia propionica

Mycobacterium avium intracellulare

Mycobacterium bovis

Mycobacterium kansasii

Mycobacterium leprae

Mycobacterium tuberculosis

Nocardia asteroides

Nocardia brasiliensis

VIRUS :

Virus de ADN

Monocatenario / sin envoltura:

Parvovirus B-19

Bicatenario / sin envoltura:

Adenovirus(Adenoviridae)

Virus del papiloma(Papovaviridae)

Virus JC

Virus BK

Bicatenario / con envoltura

(Herpesviridae)

virus de Epstein-Barr virus varicela-zóster citomegalovirus

virus del herpes simple(tipo 1, 2)

herpesvirus humano(tipo 6, 7, 8)

(Hepadnaviridae)

virus de la hepatitis B

virus de la hepatitis D

(Poxviridae)

Molusco contagioso

Vaccinia

Viruela

Virus de ARN

Monocatenario / sin envoltura

(Picornaviridae)

virus Coxsackie poliovirus

virus de la hepatitis A

(Caliciviridae)

virus de la hepatitis E

calicivirus

(Otros)

Echovirus

Enterovirus virus de Norwalk Rinovirus

Monocatenario / positivo / con envoltura (icosaédrico / helicoidal)

VIH-1 y VIH-2 (Retroviridae)

HTLV-1 y HTLV-2

virus de la hepatitis C (Flaviviridae)

Rubéola(Togaviridae)

Coronavirus

Chikungunya

Dengue

Fiebre del Nilo Occidental

Fiebre amarilla

Encefalitis equina oriental y occidental

Encefalitis equina venezolana encefalitis japonesa

Encefalitis de St. Louis encefalitis transmitida por garrapatas

Monocatenario / negativo / con envoltura (helicoidal)

(Orthomyxoviridae)(H1N1 - pandemias)

Influenza A

Influenza B

(Paramyxoviridae)

Sarampión

Parotiditis

Virus parainfluenza(tipo 1, 2, 3, 4)

virus respiratorio sincitial

(Rhabdoviridae)

Rabia / Lyssavirus

(Otros)

Lassa

Machupo

Marburg

Ebola

Hantaan

Junin

Encefalitis de California

Encefalitis de La Crosse

Virus de la coriomeningitis linfocítica

Bicatenario / sin envoltura

Rotavirus

HONGOS:

Cutáneos

Epidermophyton

Trichophton

Microsporum.

Superficiales

Actinomadura madurae

Cladosporium

Madurella

Phialophora

Sporothrix schenckii

Sistémicos

Blastomyces dermatidis

Histoplasma capsulatum

Coccidioides immitis

Paracoccidioides brasiliensis

Oportunistas

Candida albicans

Aspergillus fumigatus

Cryptococcus neoformans

Pneumocystis jirovecii

Absidia corymbifera

Rhizomucor pusillus

Rhizopus oryzae

PARÁSITOS:

PROTOZOOS

(Intestinales)

Entamoeba histolytica

Giardia lamblia

Cryptosporidium parvum.

(Urogenitales)

Trichomonas vaginalis.

(Sangre / Tejido)

Plasmodium sp.

Toxoplasma gondii

Trypanosoma sp.

Leishmania sp.

HELMINTOS

CESTODOS (Tenias)

Diphyllobothrium latum (pescado)

Echinococcus granulosus (perro)

Taenia solium (cerdo)

Taenia saginata (res).

TREMATODOS(Duelas)

Clonorchis sinensis (hígado)

Paragonimus westermani (pulmón)

Schistosoma mansoni (sangre)

S. hematobium

S. japonicum.

NEMATODOS (Gusanos redondos)

(Intestinales)

Ancylostoma duodenale (anquilostoma del Viejo Mundo)

Necator americanus (anquilostoma del Nuevo Mundo)

Ascaris lumbricoides (el gusano redondo más grande)

Enterobius vermicularis (oxiuro)

Stongyloides stercoralis (gusano filiforme)

Trichiuris trichiura (trichuris)

Trichinella spiralis (triquina del cerdo)

(Tejido)

Brugia malayi (gusano filarial)

Wuchereria bancrofti

Dracunculus medinensis (gusano de Guinea)

Loa loa (gusano ocular africano)

Onchocerca volvulus (ceguera de los ríos)

Toxocara canis (perro)

PREVENCIÓN Y CONTROL DE INFECCIONES:

CADENA DE INFECCIÓN

Agente infeccioso/patógeno ➔Reservorio ➔ Puerta de salida ➔ Puerta de entrada ➔ Modo de transmisión ➔ Huésped susceptible

Modos de transmisión y precauciones

Precauciones estándar / Universales

- **Ámbito de aplicación:** Transmisión sanguínea y aislamiento de sustancias corporales (sangre, todos los fluidos corporales excepto el sudor, piel no intacta y membranas mucosas).

Precauciones de transmisión

- Contacto (directo / indirecto).
- Vía aérea.
- Gotas.
- Vehículo común.
- Transmisión por vector.

Estrategias de control

- Lavado de manos.
- Protección de barrera (dispositivos de protección personal).
- Aislamiento / cohortes.
- Limpieza / desinfección / esterilización.
- Controles de ingeniería / prácticas laborales.

- Prácticas ambientales.
- Educación / capacitación de los trabajadores sanitarios.
- Inmunoprofilaxis (vacunación).
- Quimioprofilaxis.

Diagnóstico y tratamiento general

Diagnóstico

- Síntomas y signos.
- Tinción de Gram.
- Cultivo y sensibilidad.
- Pruebas serológicas y de ADN.

Tratamiento: Espectro antimicrobiano

- **Grampositivos:**
  - Meticilina.
  - Vancomicina, daptomicina, linezolid.
  - Cefalosporinas de 1.ª y 2.ª generación.
  - Moxifloxacino.
- **Gramnegativos:**
  - Amoxicilina, ampicilina.
  - Augmentin, Unasyn, Zosyn, carbapenémicos, aztreonam.
  - Cefalosporinas de 3.ª y 4.ª generación.
  - Levaquin, ciprofloxacino.
- **Atípicos:**
  - Macrólidos.
- **Anaerobios:**
  - Metronidazol (específico para abdomen y zonas inguinales).
  - Clindamicina (específico para el resto del cuerpo).

Mecanismos de acción farmacológica

Antibacterianos

- **Inhibidores de la biosíntesis de la pared celular:** Penicilinas betalactámicas + cefalosporinas; vancomicina no betalactámica (inhibe el dipéptido terminal d-ala d-ala).
- **Inhibidores de la síntesis proteica:** Aminoglucósidos; tetraciclina (bloquea ribosomas 30S); macrólidos, cloranfenicol, clindamicina (bloquean ribosomas 50S).
- **Inhibidores de la síntesis de ácidos nucleicos:** Fluoroquinolonas (bloquean la topoisomerasa IV y la ADN girasa); metronidazol.
- **Agentes antifolatos:** *(Nota: Las reacciones de hipersensibilidad pueden ser mortales)*. Sulfanilamida + dapsona; Trimetoprim + pirimetamina; Bactrim.
- **Antimicobacterianos:** Inhiben los ácidos micólicos en la pared celular (Rifampicina, isoniazida-B6, pirazinamida, etambutol —causa neuritis óptica—).

Antivirales

- **VHS (Análogos de pirimidinas + purinas):** Yododesoxiuridina, trifluorotimidina, vidarabina, aciclovir, análogos de desoxiguanosina.
- **Influenza A:** Amantadina, rimantadina.
- **VRS:** Ribavirina.
- **VIH:**
  - ITIAN: AZT, didesoxinucleósidos.
  - ITINN: Nevirapina, delavirdina, efavirenz.
  - IP: Ritonavir, darunavir, indinavir.

Antifúngicos

- **Anfotericina B:** Se une al ergosterol.
- **Azoles:** Ketoconazol oral, fluconazol oral, miconazol, clotrimazol (inhiben la síntesis de ergosterol).

Antiparasitarios

- **Antipalúdicos:**
  - Quinolinas: Quinina, cloroquina, mefloquina, primaquina.
  - Inhibidores de la dihidrofolato reductasa: Proguanil / clorguanida, pirimetamina.
- **Cestodos y trematodos:** Praziquantel; Niclosamida (desacoplador de la fosforilación oxidativa).
- **Nematodos:** Albendazol, mebendazol, tiabendazol; pamoato de pirantel, piperazina; Ivermectina (específico para *Onchocerca volvulus*).

Escenarios clínicos y patologías específicas

Campaña Sobreviviendo a la Sepsis

- **Impacto:** Principal causa de muerte en hospitales de EE. UU.; 250,000 estadounidenses mueren por sepsis cada año.
- **Etiología común:** Los gérmenes identificados con mayor frecuencia que evolucionan a sepsis son *Staphylococcus aureus*, *Escherichia coli* y a veces *Streptococcus*.
- **Espectro evolutivo:** Síndrome de respuesta inflamatoria sistémica \rightarrow Sepsis \rightarrow Sepsis grave \rightarrow Choque séptico refractario \rightarrow Fallo multiorgánico.

Períodos de incubación en intoxicación alimentaria

- *Staphylococcus aureus:* 1-2 h.
- Norovirus: 1-2 días.
- *E. coli* O157:H7 y *Salmonella* no tifoidea: 3-4 días.
- *Giardia lamblia:* 1-2 semanas.

Fiebre neutropénica

- **Tratamiento antipseudomónico:** Zosyn, carbapenémico (imipenem o meropenem) o cefepima.

- **Cobertura SARM:** Ceftriaxona o ceftazidima + vancomicina.
- **Cobertura Aspergilosis:** Voriconazol.

Manifestaciones por patógenos específicos

- **Staphylococcus aureus:** Síndrome de choque tóxico con fiebre, hipotensión y fallo multiorgánico; infecciones de heridas punzantes en diabéticos; celulitis purulenta con SASM o SARM. *Tratamiento:* Doxiciclina oral o Bactrim *(no usar en artritis reumatoide con MTX)*; vancomicina IV, daptomicina, linezolid, telavancina o ceftarolina (indicados para sepsis grave/choque o fascitis necrosante).
- **Streptococcus pyogenes:** Erisipela (causada por estreptococo betahemolítico del grupo A) y síndrome de choque tóxico; celulitis no purulenta con EGA. *Tratamiento:* Penicilina oral, dicloxacilina, cefazolina o clindamicina; en casos graves, penicilina IV, cefazolina, ceftriaxona o clindamicina.
- **Shigella:** Produce la toxina Shiga. Es la diarrea más infecciosa; cursa con fiebre, convulsiones, hipoglucemia, hiponatremia y encefalopatía.
- **Bacillus cereus:** Asociado a arroz frito recalentado; produce neurotoxina y vómitos intensos.
- **Clostridium botulinum (anaerobio):** Asociado a envasado casero en botellas y latas. Produce una toxina termolábil que genera parálisis flácida descendente de músculos extraoculares y faríngeos.
- **Clostridium tetani (anaerobio):** Espasticidad mediada por neurotoxina. Ubicuo en el ambiente; contaminación de heridas con tierra, heces o saliva. *Tratamiento:* Inmunoglobulina antitetánica + vacuna Tdap (adultos) o DTaP (niños < 7 años).
- **Salmonella:** Asociado a reptiles (serpientes, tortugas o iguanas). Produce siembra en el torrente sanguíneo y riñón; riesgo de pólipos y cáncer de vesícula biliar.
- **Pasteurella / Pasteurella multocida:** Asociado a gatos y

perros. Provoca celulitis rápidamente progresiva, linfangitis y fascitis necrosante tras mordedura de perro.

- **Bartonella henselae:** Enfermedad por arañazo de gato. Cursa con celulitis, secuencia mácula \rightarrow pápula \rightarrow pústula, linfadenopatía regional y granulomas necrosantes caseificantes.
- **Campylobacter:** Asociado a aves de corral poco cocidas.
- **Escherichia coli O157 / O157:H7:** Asociado a carne contaminada.
- **Aeromonas hydrophila:** Lesión acuática y celulitis grave rápidamente progresiva.
- **Pseudomonas aeruginosa:** Causante de osteomielitis por clavo atravesando una zapatilla deportiva.
- **Plasmodium falciparum (Gametocito en eritrocito):** *Tratamiento:* Artesunato IV o arteméter + lumefantrina oral. *(Nota: Primaquina IV se usa solo para la fase hepática de P. vivax y P. ovale).*
- **Candida albicans:** Asociado a sondas Foley permanentes. *Tto:* Fluconazol oral. Se utiliza anfotericina B IV con especies no albicans (*C. krusei* o *C. glabrata*), dado que las equinocandinas como la caspofungina no se excretan en la orina.
- **Leptospirosis (Leptospira interrogans):** Exposición al nadar en un lago contaminado con orina animal. Causa fiebre, cefalea, sufusión conjuntival, trombocitopenia, pruebas de función hepática elevadas de ictericia obstructiva e insuficiencia renal.

Síndromes clínicos y dermatológicos

- **Síndrome estafilocócico de la piel escaldada (SSSS):** Mediado por la toxina exfoliativa A y la toxina B.
- **Síndrome de Stevens-Johnson (SJS) y Necrólisis epidérmica tóxica (TEN):** Reacciones medicamentosas graves y desprendimiento epidérmico.

- **Fiebre reumática aguda:** Infección por estreptococo del grupo A (*S. pyogenes*) demostrada por cultivo, antígeno rápido o títulos de ASO en aumento. Está indicada la profilaxis dental para válvulas o injertos protésicos o antecedente de endocarditis, pero no para la valvulopatía reumática.

Etiología de los síndromes diarreicos

- *gastroenteritis invasiva (con presencia de leucocitos fecales y lactoferrina):* Salmonella, Shigella, *E. coli* O157:H7, Campylobacter, Yersinia, *E. histolytica.*
- *Diarrea acuosa mediada por toxina: E. coli* enterotoxigénica.
- *Enteropatía perdedora de proteínas:* Criptosporidios.
- *Diarrea secretora:* Rotavirus.
- *Diarrea malabsortiva (asociada a animales acuáticos, diagnóstico por prueba ELISA para antígeno en heces):* Giardia. *Tratamiento:* Nitazoxanida o tinidazol.

Escenarios de manejo infectológico específicos

- **Meningitis:** Secuencia estricta de tratamiento:

Dexametasona+Ceftriaxona y Vancomicina→TC y punción lumbar

- **Bacteriuria asintomática:** No necesita tratamiento antibiótico, incluso con > 100,000 enterococos. *Tratamiento:* Solo si hay embarazo, trasplante renal o procedimientos urológicos.
- **Sinusitis con resfriado común:** *Tratamiento:* Descongestionante e irrigación nasal; sin antibióticos hasta pasar 7-10 días.
- **Neurosífilis:** Tabes dorsal, meningovascular o paresia general. *Diagnóstico:* VDRL, FTA-ABS, + VDRL en LCR, > proteínas. *Tratamiento:* Penicilina G IV 3 millones de unidades cada 4 h.

- **Endocarditis de válvula protésica:**
    - *Temprana (< 2 meses): S. aureus*, estafilococos coagulasa negativos, bacilos gramnegativos u hongos.
    - *Tardía (> 2 meses): Streptococcus viridans, S. aureus*, estafilococos coagulasa negativos y enterococos.

Co-infecciones y profilaxis ocupacional

- **VIH con VHC:** *Tratamiento para el paciente VHC+:* Inmunización contra VHA + influenza anual + vacuna neumocócica dual (PCV 13, PPSV 23) + Tdap. *(Nota: La coinfección de VIH con VHC + VHA puede causar una hepatitis mortal).*
- **Profilaxis posexposición al VIH por sangre:** Emtricitabina + tenofovir + raltegravir durante 4 semanas.

Vacunación específica

- **Vacuna meningocócica conjugada (para diplococos gramnegativos con cápsula polisacárida):** Indicada en anemia drepanocítica, cuarteles militares, residencia universitaria o cinturón africano de meningitis.
- **EPI (Enfermedad Pélvica Inflamatoria):** Causada por *N. gonorrhoeae* o *C. trachomatis*; causan infertilidad y futuro embarazo ectópico.

Virus del Herpes Humano (VHH)

- **VHH-6:** Síndrome similar a mononucleosis, roséola infantil o sexta enfermedad.
- **VHH-8:** Sarcoma de Kaposi en pacientes con VIH y SIDA.

Agentes de bioterrorismo

- **Componentes clave:** Ántrax, viruela, tularensis y peste.

- **Bacillus anthracis (Ántrax):** Bacilos grampositivos. Contexto: en vagón de tren, lana o pieles de animales inhaladas. Incubación de 1-6 días, cuadro seudogripal, dificultad respiratoria por síndrome de distrés respiratorio agudo, choque séptico, mediastino ensanchado con mediastinitis hemorrágica. *Tratamiento:* Anticuerpo monoclonal raxibacumab + obiltoxaximab.
- **Virus de la viruela:** Inhalado hacia el tejido linfoide y la piel. Exantema pustuloso de propagación centrípeta; neumonía bacteriana secundaria si es grave.
- **Francisella tularensis:** Bacilos pleomorfos gramnegativos. Inhalados a partir de cadáveres de conejos; cursa con neumonía hemorrágica primaria y afectación de ganglios linfáticos hiliares. **No requiere aislamiento por vía aérea**. *Tratamiento:* Estreptomicina, gentamicina o doxiciclina.
- **Yersinia pestis:** Cocobacilos gramnegativos. Transmitidos de roedores por pulgas o manipulación; cursa con infiltrados pulmonares y es aerosolizada por la tos. **Requiere aislamiento por vía aérea**.

Transmisión por vectores y patología geográfica/ ambiental

Clasificación por tipo de vector o mecanismo de inoculación

- **Transmitidas por garrapatas:** * Lyme.
  - Tularemia.
  - PME y PGA (presencia de mórula).
  - Babesiosis (presencia de cruz de Malta; asociado a cabras; frotis sanguíneos grueso y fino).
- **Transmitidas por pulgas:** * *Yersinia*, *Bartonella*, *Pasteurella*.
- **Inoculación por agua o suelo:**
  - *Mycobacterium marinum:* asociado a traumatismo acuático.

  - *Erysipelothrix rhusiopathiae:* inoculación por agua o suelo.
  - *Sporothrix schenckii:* inoculación por suelo.
- **Vibrio vulnificus:** Exposición a agua salada o pescado, comer ostras crudas o ir a la playa.

Patologías específicas y distribución geográfica

Tularemia (*Francisella tularensis*)

- **Distribución:** En Misuri, Arkansas, Oklahoma (conocida como fiebre del conejo).
- **Clínica:** Exposición a garrapatas, frecuente en bosques. Se presenta con fiebre, tipos ulceroglandular o glandular y linfadenopatía con escara.
- **Diagnóstico:** Determinación de títulos agudos y convalecientes con aumento de 5 veces.

Blastomicosis (*Blastomyces dermatitidis*)

- **Distribución:** En los estados de Misuri, Arkansas, Oklahoma (región compartida para tularemia y ehrlichiosis) y región de los Grandes Lagos.
- **Clínica:** Gemaciones de base ancha. Neumonía adquirida en la comunidad por *Blastomyces dermatitidis* asociada a los ríos Misisipi y Ohio.
- **Diagnóstico y Tto:** Diagnóstico con esputo. Tratamiento con Itraconazol o anfotericina B.

Peste (*Yersinia pestis*)

- **Distribución:** En el suroeste desértico.

Coccidioidomicosis

- **Distribución:** En estados del suroeste, Arizona (región compartida para *Yersinia pestis*).
- **Características:** Presencia de esférulas.

Fiebre maculosa de las Montañas Rocosas (*Rickettsia rickettsii*)

- **Distribución:** En Carolina del Norte.
- **Clínica:** Fiebre, artralgia, exantema maculopapular a petequial de las extremidades que se extiende al tronco.
- **Laboratorio:** Hiponatremia, aumento de transaminasas y pancitopenia.
- **Tto:** Doxiciclina con biopsia petequial para tinción por inmunofluorescencia.

Enfermedad de Lyme (*B. burgdorferi*)

- **Distribución:** Transmitida por garrapatas *Ixodes scapularis* en ciervos en los estados del noreste.
- **Clínica y Tto:** Eritema migrans crónico. Tratamiento con Doxiciclina y ceftriaxona.

Ehrlichia chaffeensis

- **Clínica:** Causa pancitopenia.

Anaplasmosis y ehrlichiosis

- **Características:** Ambas son causadas por bacilos gramnegativos. Presentan esplenomegalia y transaminitis leve.
- **Predilección celular:** Predilección por PMN (anaplasma) o monocitos (ehrlichia).

INFECCIONES DEL SISTEMA NERVIOSO CENTRAL

Meningitis (Protocolo general)

- **Tto:** Hemocultivos inmediatos + dexametasona IV + antibióticos IV \rightarrow TC de cráneo y punción lumbar.

Meningitis neumocócica (*S. pneumoniae*)

- **Características:** Diplococos grampositivos lanceolados.
- **Resistencias:** 30% de resistencia a penicilina o 10% de resistencia a cefalosporinas de 3.ª generación.
- **Tto:** Dexametasona + ceftriaxona + vancomicina.

Neisseria meningitidis

- **Características:** Diplococos gramnegativos; el 5-10% se porta en la nasofaringe humana. Lisis mediada por complemento.
- **Deficiencia de complemento:** Causa sepsis meningocócica o meningococcemia con petequias, púrpura o CID.

Meningoencefalitis por VHS

- **Diagnóstico:** PCR de LCR.

DIAGNÓSTICO DIFERENCIAL DE DOLOR DE GARGANTA Y VÍAS RESPIRATORIAS

Clasificación según clínica y exploración

- **Dolor de garganta + infección de vías respiratorias superiores = VEB (Virus de Epstein-Barr)**
  - *Clínica:* Ganglios cervicales posteriores dolorosos, hepatoesplenomegalia y exantema morbiliforme característico después de administrar ampicilina.
  - *Diagnóstico:* Anticuerpos heterófilos o prueba rápida de mononucleosis.
- **Dolor de garganta + ganglios postauriculares**

    - *Etiología:* Rubéola y roséola.
- **Dolor de garganta + sin síntomas de IVRS = EBHGA (Estreptococo betahemolítico del grupo A)**
    - *Clínica:* Exantema de lija y riesgo de fiebre reumática aguda.
    - *Diagnóstico:* Prueba rápida de estreptococo, títulos de ASO.

Entidades específicas asociadas a dolor de garganta

- **Absceso periamigdalino:** Presenta voz de "papa caliente", asociado a EBHGA.
- **Absceso retrofaríngeo:** * *Difteria: Corynebacterium diphtheriae*, angina de Ludwig.
    - *Epiglotitis: H. influenzae* tipo B; representa un compromiso de la vía aérea potencialmente mortal.
    - *Tromboflebitis séptica yugular o síndrome de Lemierre:* Causada por el anaerobio *Fusobacterium necrophorum.*

INFECCIONES GASTROINTESTINALES Y ENFERMEDADES POR TOXINAS

Infección por Clostridioides difficile

- **Clasificación:** No grave vs. grave vs. fulminante.
- **Tto:** Vancomicina oral o fidaxomicina + Flagyl IV + Probióticos.

Otras diarreas y enteropatías

- **Gastroenteritis invasiva** (Muestra leucocitos fecales y lactoferrina): *Salmonella*, *Shigella*, *E. coli* O157:H7, *Campylobacter*, *Yersinia*, *E. histolytica.*
- **E. coli enterotoxigénica:** Diarrea acuosa mediada por toxina.
- **Criptosporidios:** Enteropatía perdedora de proteínas.

- **Rotavirus:** Diarrea secretora.
- **Giardia:** Diarrea malabsortiva, transmitida de animales acuáticos. *Diagnóstico:* Prueba ELISA para antígeno en heces. *Tratamiento:* Nitazoxanida o tinidazol.
- **Diarrea por Cyclospora:** Asociada a comer frambuesas.

Patógenos específicos digestivos y sistémicos

- **Shigella:** Mediada por la toxina Shiga. Es la diarrea más infecciosa; cursa con fiebre, convulsiones, hipoglucemia, hiponatremia y encefalopatía.
- **Bacillus cereus:** Asociado a arroz frito recalentado; produce neurotoxina y vómitos intensos.
- **C. botulinum (anaerobio):** Típico en envasado casero en botellas y latas; produce una toxina termolábil que causa parálisis flácida descendente de músculos extraoculares y faríngeos.
- **C. tetani (anaerobio):** Espasticidad mediada por neurotoxina. Ubicuo en el ambiente; contaminación de heridas con tierra, heces o saliva. *Tratamiento:* Inmunoglobulina antitetánica + vacuna Tdap (adultos) o DTaP (niños < 7 años).
- **Salmonella:** Asociado a reptiles (serpientes, tortugas o iguanas); siembra en el torrente sanguíneo y riñón; riesgo de pólipos y cáncer de vesícula biliar.
- **Pasteurella:** Gatos y perros; causa celulitis rápidamente progresiva.
- **Campylobacter:** Aves de corral poco cocidas.
- **E. coli O157:** Carne contaminada.
- **Yersinia enterocolitica (Factores de riesgo):** Drepanocitosis, múltiples transfusiones y uso de deferoxamina.

INFECCIONES DE TRANSMISIÓN SEXUAL (ITS) Y GINECOLOGÍA

Sífilis

- **Estadios:** Chancro primario vs. secundaria vs. terciaria.
- **Diagnóstico:** RPR inespecífica y FTA-ABS o MHA-TP específicas.
- **Tto:** Penicilina G benzatina IV x 1 para el chancro; penicilina G cada 4 h en caso de neurosífilis (presentaciones: tabes dorsal, meningovascular o paresia general).

Diagnóstico diferencial de chancros/úlceras genitales:

- **Chancro doloroso:** VHS, chancroide.
- **Chancro indoloro:** Sífilis, granuloma inguinal, linfogranuloma venéreo (LGV).

Otras afecciones ginecológicas

- **C. trachomatis:** Linfadenopatía inguinal, transmisión sexual.
- **EPI (Enfermedad Pélvica Inflamatoria):** Causada por *N. gonorrhoeae* y *C. trachomatis*. Riesgo de perihepatitis (**síndrome de Fitz-Hugh-Curtis**).
- **Secreción vaginal en mujeres sexualmente activas (Abordaje diagnóstico):** Citología cervical, anticuerpos contra VIH, RPR y pruebas por PCR para gonorrea y clamidia.

PARASITOSIS Y MICOSIS SISTÉMICAS

Infecciones parasitarias y de tejidos

- **Oxiuros (*Enterobius vermicularis*):** Huevos oblongos depositados por las hembras en la zona perianal. *Diagnóstico:* Prueba de la cinta adhesiva. *Tto:* Albendazol.
- **Absceso hepático amebiano:** *Diagnóstico:* Prueba serológica.
- **Neurocisticercosis:** Quistes de *T. solium*. *Tto:* Albendazol.

- **Malaria / Plasmodium falciparum:** Muestra gametocito en el eritrocito. *Tto:* Quinina + clindamicina, o artesunato IV, o arteméter oral + lumefantrina, doxiciclina o primaquina.

Micosis oportunistas y endémicas

- **Inmunodeprimido con linfoma:** Alto riesgo de hongos oportunistas como *Cryptococcus*, *Coccidioides*, *Blastomyces*, *Histoplasma*, *Aspergillus* y *Pneumocystis*.
- **Cryptococcus:** Posee cápsula, gemaciones de base estrecha y tamaño variable. *Tto:* Anfotericina + flucitosina o itraconazol.
- **Histoplasmosis:** Presenta gemaciones de base estrecha. Endémico de los valles de los ríos Ohio y Misisipi; transmitida por excrementos de murciélago.

INFECCIONES OPORTUNISTAS EN VIH SEGÚN CONTEO DE CD4

- **CD4 < 50:** * CMV diseminado.
    - MAI diseminado *(Profilaxis con azitromicina)*.
- **CD4 < 100:** * VHS diseminado.
    - Criptococosis.
    - Toxoplasmosis *(Profilaxis con Bactrim o dapsona o atovacuona)*.
    - Microsporidiosis.
    - Esofagitis candidiásica.
- **CD4 < 200:** * Neumonía por *Pneumocystis jirovecii (Profilaxis con Bactrim o dapsona o pentamidina)*.
    - TB militar o extrapulmonar.
    - Histoplasmosis diseminada (centro de EE. UU.).
    - Coccidioidomicosis diseminada (suroeste de EE. UU.).
    - Virus JC (Leucoencefalopatía multifocal progresiva).
- **CD4 200-500:** * Linfoma o linfadenopatía difusa.
    - Hepatoesplenomegalia.
    - Neumonía bacteriana.

  - TB pulmonar.
  - Herpes zóster.
  - Candidiasis orofaríngea.
  - Criptosporidiosis.
  - Sarcoma de Kaposi.
  - Leucoplasia vellosa oral.
- **Cualquier conteo de CD4:** * Nefropatía por VIH.

VACUNACIÓN, PROFILAXIS Y CALENDARIOS DE INMUNIZACIÓN

Profilaxis posexposición y de contactos

- **Profilaxis para VIH tras lesión por pinchazo de aguja:** Emtricitabina + tenofovir + raltegravir (inhibidor de integrasa) durante 4 semanas.
- **Profilaxis meningocócica:** Para evitar la transmisión a contactos estrechos por secreciones orales. Se realiza con ceftriaxona, rifampicina o ciprofloxacino.
- **Profilaxis de malaria (Para África subsahariana y Sudeste asiático):**
  - *Atovacuona + proguanil:* Para *P. falciparum* resistente a cloroquina; elimina las fases hepática y sanguínea del parásito.
  - *Primaquina:* Para *P. ovale* y *P. vivax.*
  - *Mefloquina:* De elección para personas embarazadas *(Advertencia: puede causar psicosis tóxica o convulsiones).*
  - *Doxiciclina: (Nota: es fototóxica).*

Protocolo de profilaxis antitetánica

- **Herida sucia + < 3 inmunizaciones (o sin antecedente):** Administrar inmunoglobulina antitetánica + vacuna Tdap.
- **Herida sucia + inmunización al día < 5 años:** Sin Tto.

- **Herida limpia + inmunización al día < 10 años:** Sin Tto.

Inmunización en poblaciones especiales

- **Hombres jóvenes homosexuales:** Riesgo aumentado de VIH; necesitan vacunas contra hepatitis A y hepatitis B.
- **Inmunización específica en pacientes con VIH:** Vacuna Tdap, serie VHA (atención: la hepatitis A puede causar una hepatitis fatal en infectados por VHC), vacuna neumocócica e Influenza anual.
- **Criterios para vacuna neumocócica general:** Indicada en pacientes con enfermedad crónica pulmonar, hepática o cardíaca, asplenia o estado inmunodeprimido.
- **Criterios para PPD:** Indicado para personas sin hogar o nacidas en un país endémico.
- **Vacuna contra VZV:** Vacuna recombinante ahora y a los 2-6 meses.
- **Vacuna contra la viruela (Contraindicaciones):** Contraindicada en eccema crónico (causa *eczema vaccinatum*), uso crónico de esteroides o infección por VIH.
- **Vacunas vivas © (contraindicadas) en el embarazo:** Triple vírica (sarampión, paperas y rubéola), forma nasal de la influenza, VOP, VHZ, Rotavirus, tifoidea y fiebre amarilla.

Calendario de inmunización rutinario

- **Al nacer:** BCG, VOP, VHB, DTaP.
- **Al año de edad (1 año):** Triple vírica (sarampión, paperas y rubéola), VHA, VHZ.
- **< 3 años:** Rotavirus.
- **< 5 años:** Hib.
- **> 7 años:** Tdap.
- **9-26 años:** VPH.
- **18-55 años:** Meningocócica conjugada.
- **> 55 años:** Meningocócica polisacárida.

- **19-64 años:** * *Neumocócica PPSV-23:* Indicada ante tabaquismo, alcoholismo, insuficiencia cardíaca congestiva, EPOC o cirrosis.
    - *Neumocócica PPSV-23 + PCV-13:* Indicada en escenarios de riesgo muy alto.
- **> 65 años:** Neumocócica PCV-13 + PPSV-23.
- **Anual:** Influenza anual.

MISCELÁNEA Y AGENTES INFECCIOSOS CARDIOVASCULARES / EXTRACRÁNEOS

Datos celulares y microbioma

- Hay 10 billones de células en el cuerpo humano. El microbioma bacteriano normal del cuerpo constituye el 90% de las células totales, equivalente a ~100 billones de células.

Signos patognomónicos y estigmas exantemáticos

- **Sarampión:** Manchas de Koplik.
- **Rubéola:** Signo de Forchheimer.
- **Roséola infantil:** Mediada por HHV-6.
- **Endocarditis Infecciosa (EI):** Manchas de Roth, lesiones de Janeway, nódulos de Osler y hemorragias en astilla.

Microbiología de la endocarditis infecciosa:

- *Staphylococcus aureus:* 30%
- *Streptococcus viridans:* 20%
- Estafilococo coagulasa negativo: 10%
- Enterococos: 10%
- *Streptococcus bovis:* 5%
- Otros estreptococos: 5%

Emergencias y alertas farmacológicas / Quirúrgicas

- **Fasciitis necrosante:** Requiere desbridamiento quirúrgico inmediato.
- **Fiebre neutropénica:** *Tto:* Cefepima antipseudomónica, Zosyn, o imipenem/meropenem.
- **Varicela:** Se transmite por vía aérea y es muy contagiosa desde 1-2 días antes y hasta que las últimas lesiones formen costra. Su sobreinfección más común es por estreptococo del grupo A, lo cual puede desencadenar el síndrome de shock tóxico (caracterizado por erupción eritematosa, fiebre y fallo multiorgánico).
- **Legionella:** *Tto:* Levaquin o claritromicina. *Advertencia:* Causa rabdomiólisis grave si se combina con una estatina o un fibrato.
- **Fluoroquinolonas:** No deben tomarse con antiácidos, leche o helado; pueden causar tendinitis y rotura tendinosa.
- **ITU no complicada:** *Tto:* Bactrim x 3 días o nitrofurantoína x 5 días.
- **Fibrosis quística:** Infección por *P. aeruginosa* asociada a sinusitis recurrente, bronquitis recurrente y neumonía. *Diagnóstico:* Prueba de Cl en sudor y mutación genética.
- **Tratamiento para Influenza:**
  - *Para influenza A:* Oseltamivir y zanamivir.
  - *Para influenza B:* Amantadina o rimantidina.
- **Variante de enfermedad de Creutzfeldt-Jakob:** Cursa con una puntuación del examen minimental de 24, mirada hacia arriba limitada y disestesias dispersas.

ESCENARIOS ADICIONALES

1. SIRS, Sepsis y Choque Septico: Criterios y Protocolo de Reanimación

Criterios del Síndrome de Respuesta Inflamatoria Sistémica (SIRS)

Se diagnostica formalmente cuando el paciente cumple **al menos dos** de los siguientes cuatro criterios clínicos:

1. Temperatura

Menor de 96.8°F (<36°C) o mayor de 100.4°F (>38°C).

2. Frecuencia cardíaca

Mayor de 90 latidos/min.

3. Frecuencia respiratoria

Mayor de 24 respiraciones/min o PCO_2 menor de 32 mm Hg.

4. Recuento leucocitario

Mayor de 12,000 células/mL o menor de 4000 células/mL, o más de 10% de bandas en un frotis de sangre periférica.

Significado de SIRS: Condición clínica grave vinculada a inflamación sistémica, disfunción orgánica latente e insuficiencia orgánica; actúa frecuentemente como signo inicial de sepsis.

Estratificación del Espectro de la Sepsis

Sepsis: Cumplimiento de mayor o igual criterios de SIRS + evidencia documentada o sospecha firme de un proceso infeccioso activo.

Sepsis Grave: Criterios de sepsis + evidencia de disfunción orgánica o signos de hipoperfusión tisular (manifestada por hipotensión, niveles elevados de lactato sárico, lesión renal aguda o disminución marcada de la diuresis).

Choque Séptico: Cues de sepsis grave + **hipotensión refractaria** (presión arterial persistentemente baja que no responde a la reanimación agresiva con líquidos endovenosos).

Protocolo de Manejo: Terapia Temprana Dirigida por Objetivos

Estrategia Core: Implementar medidas de soporte y reanimación en las primeras horas para corregir anomalías fisiológicas (hipotensión, hipoxemia), diferenciar la sepsis del SIRS puro, y ajustar la precarga, poscarga y contractilidad cardiaca para equilibrar el aporte de oxígeno con la demanda tisular.

1. Panel de Estudio Inicial Estándar:

- Biometría hemática completa (BHC).
- Lactato sérico.
- Electrolitos, nitrógeno ureico en sangre (BUN), creatinina y glucosa.
- Aspartato aminotransferasa (AST) y Alanina aminotransferasa (ALT).
- Tiempos de coagulación: TP y TTP.
- Gasometría arterial (si existe sospecha o preocupación de insuficiencia respiratoria).

2. Identificación del Foco Infeccioso:

Si se sospecha infección, realizar cultivos y estudios de imagen lo antes posible: radiografía de tórax, uroanálisis, cultivo de orina, hemocultivos pareados, muestras de esputo, análisis de líquido cefalorraquídeo (LCR) o TC según la sospecha anatómica.

3. Estabilización Ventilatoria y Hemodinámica:

Respiración: Administrar oxígeno suplementario y monitorizar mediante oximetría de pulso. Proceder con la intubación endotraqueal y ventilación mecánica invasiva si el paciente presenta insuficiencia respiratoria o un nivel de conciencia deprimido.

Perfusión: Una PA sistólica < 90\mmHg o una Presión Arterial Media (PAM) < 70mmHg confirman hipotensión y perfusión tisular inadecuada. Buscar signos clínicos asociados: piel fría, vasoconstricción periférica, taquicardia, obnubilación u oliguria/anuria. Colocar un catéter arterial para monitorización continua.

Lactato como Predictor: Un nivel sérico de lactato > 1mmol/L indica hipoperfusión orgánica. Valores **> 4 mmol/L** actúan como un predictor independiente del desarrollo de choque séptico.

4. Accesos Vasculares y Fluidoterapia Agresiva:

Acceso Venoso Central: Reservado de forma mandataria para pacientes en **choque séptico** para la infusión segura de vasopresores y monitorización hemodinámica invasiva. *(Nota: Los pacientes con sepsis grave por lo general no requieren una vía central inicial, ya que responden a la carga de líquidos periférica y no necesitan vasopresores).*

Volumen de Reanimación Inicial: Las guías clínicas recomiendan la administración agresiva de líquidos intravenosos a razón de **30 mL/kg** en las primeras 6 horas (en pacientes sin contraindicación clínica para esta estrategia).

Metas Hemodinámicas en las Primeras 6 Horas:

Presión Venosa Central (CVP): 8 a 12 mmHg.

Presión Arterial Media (PAM): ≥ 65 mmHg.

Diuresis (Gasto urinario): ≥ 0.5 mL/kg/hora.

Saturación Venosa Central de Oxígeno ($ScvO_2$): ≥ 70%.

5. Optimización Hemodinámica Avanzada y Vasopresores:

Indicación de Vasopresores: Iniciar si el paciente permanece hipotenso a pesar de una adecuada carga de volumen (cuando la CVP alcanzó 8-12 mmHg pero la PAM persiste < 65 mmHg).

Manejo de la $ScvO_2$ < 70%: Si ya se alcanzaron las metas de CVP y PAM pero la saturación venosa central sigue baja, el paciente requiere optimizar el gasto cardíaco o la capacidad de transporte de oxígeno:

- *Si la Hemoglobina es < 10 g/dL:* Transfundir concentrados de eritrocitos de forma inmediata.
- *Si la Hemoglobina es 10 g/dL:* Administrar **dobutamina** para aumentar el gasto cardíaco hasta superar la meta del 70%.

6. Antibioticoterapia Empírica Inmediata:

Iniciar antibióticos intravenosos de amplio espectro inmediatamente después de la obtención de los cultivos correspondientes, considerando la historia del paciente, tinciones de Gram preliminares y patrones de resistencia locales:

Esquema estándar amplio (Grampositivos y Gramnegativos): Vancomicina + ceftriaxona, piperacilina-tazobactam, o imipenem.

Ante sospecha o riesgo de *Pseudomonas aeruginosa*: Vancomicina + ceftazidima + imipenem.

2. Enfoque Clínico de la Eosinofilia Periférica

El hallazgo de un recuento elevado de eosinófilos obliga a descartar de forma sistemática las siguientes categorías diagnósticas:

Enfermedades Alérgicas o Atópicas: Rinitis alérgica, asma, aspergilosis broncopulmonar alérgica (ABPA), eccema, urticaria, dermatitis atópica, alergia a la proteína de la leche de vaca y reacciones farmacológicas (DRESS u otras erupciones).

Infecciones Parasitarias: Principalmente por helmintos con ciclo tisular.

Infecciones Fúngicas e Infección por VIH.

Neoplasias Malignas: Linfoma (ej. Hodgkin), leucemias, cáncer de pulmón, cáncer gástrico, cáncer de páncreas, cáncer de colon y cáncer de ovario.

Enfermedades del Tejido Conectivo y Autoinmunes: Vasculitis de Churg-Strauss (EGPA), artritis reumatoide, LES, esclerodermia, fasciitis eosinofílica, síndrome de Dressler y enfermedad inflamatoria intestinal (EII).

Trastornos Granulomatosos y Cutáneos: Sarcoidosis, psoriasis y pénfigo vulgar o penfigoide.

Trastornos Inmunitarios: Síndrome de Wiskott-Aldrich, sídrome de hiper-IgE (Síndrome de Job), deficiencia selectiva de IgA y presencia de timoma.

Miscelánea Endocrina y Vascular: Insuficiencia suprarrenal (el cortisol bajo promueve eosinofilia), eosinofilia pulmonar primaria (Síndrome de Líffler), cirrosis hepática, enfermedad ateroembólica sistémica y eosinofilia familiar.

Síndrome de Eosinofilia-Mialgia: Clásicamente inducido por el consumo de suplementos contaminados de **L-triptófano**.

3. Sífilis (*Treponema pallidum*)

Algoritmo de Pruebas Diagnósticas

Cribado Inicial (Pruebas No Treponémicas): Realización de pruebas RPR o VDRL.

Falsos Positivos: Las pruebas no treponémicas pueden dar falsos positivos en el contexto de enfermedades autoinmunes como el Síndrome Antifosfolípido (SAF) o el LES.

Confirmación (Pruebas Treponémicas): Todo resultado positivo en RPR/VDRL debe confirmarse mediante la prueba de absorción de anticuerpos treponémicos fluorescentes (**FTA-ABS**) o la prueba de microhemaglutinación (**MHA-TP**).

Dinámica Post-tratamiento: Una vez instaurado un tratamiento exitoso, **las pruebas no treponémicas (RPR y VDRL) se negativizan** o disminuyen sus títulos paulatinamente, mientras que **las pruebas treponémicas (FTA-ABS y MHA-TP) permanecen positivas de por vida** (memoria inmunológica).

Diagnóstico Directo: Raspado de la base de un chancro genital activo o de un condiloma plano (condiloma lata) para la visualización directa de espiroquetas mediante **microscopía de campo oscuro**.

Estadios Clínicos de la Enfermedad

Estadio Primario: Aparición de un **chancro ulceroso indoloro** en el sitio de inoculación, el cual experimenta resolución espontánea dentro de un periodo de 8 semanas.

Estadio Secundario (Fase Diseminada): Ocurre de 6 semanas a 18 meses después de la infección inicial. Se caracteriza por la presencia de **condiloma lata** (placas verrugosas húmedas en pliegues), linfadenopatías generalizadas y un **exantema maculopapular característico que involucra las palmas de las manos y las plantas de los pies**.

Fase Latente: Periodo silente y completamente asintomático intermedio entre el estadio secundario y terciario.

Estadio Terciario: Desarrollado años después de la infección inicial. Se manifiesta con:

Gomas: Lesiones granulomatosas destructivas localizadas en múltiples órganos.

Neurosífilis: Cursa con demencia, paresia generalizada, tabes dorsalis (desmielinización de cordones posteriores), articulaciones neuropáticas de Charcot y el hallazgo de la **pupila de Argyll-Robertson** (acomoda pero no reacciona a la luz).

Compromiso Vascular: Desarrollo de aneurismas de la aorta torácica (mesoartitis sifilítica).

Tratamiento

Fármaco de Elección: Penicilina (esquema y dosis según la duración del estadio).

Alternativa por Alergia: Administración de **demiciclina / doxiciclina** en pacientes alérgicos a la penicilina (excepto en embarazadas con neurosífilis, quienes requieren desensibilización).

4. Mononucleosis Infecciosa (Virus de Epstein-Barr)

Presentación Clínica y Diagnóstico Diferencial

Tríada Clásica: Fatiga profunda, fiebre alta, faringitis severa y adenopatías de predominio cervical en pacientes jóvenes.

Diagnóstico Diferencial Principal: Mimetiza un cuadro de faringitis estreptocócica; sin embargo, el malestar general y la astenia tienden a ser marcadamente prolongados en la infección por el VEB. La infección aguda por **VIH** puede presentarse inicialmente con un síndrome tipo mononucleosis idéntico.

Hallazgos Exploratorios y de Laboratorio:

Esplenomegalia: Conlleva un riesgo crítico de **rotura esplénica** ante mínimos esfuerzos; los pacientes deben evitar de forma estricta los deportes de contacto y levantar objetos pesados durante la enfermedad.

Hepatomegalia

Linfocitos Atípicos: Presencia en el frotis de sangre periférica de formas linfocitarias reactivas de morfología irregular (que pueden simular una leucemia agudizada) acompañadas de linfocitosis absoluta, anemia o trombocitopenia.

Serología Diagnóstica: Detección de anticuerpos heterófilos positivos mediante la prueba rápida **Monospot**. Confirmación y tipificación mediante anticuerpos específicos contra el VEB (antígeno de la cápside viral [VCA] y antígenos nucleares [EBNA]).

Asociaciones Oncológicas

La infección crónica o latente por el VEB se encuentra directamente vinculada al desarrollo de las siguientes neoplasias:

1. Carcinoma nasofaringeo.
2. Linfoma de Burkitt (variante africana endémica).
3. Trastorno linfoproliferativo postrasplante (TLPT).

5. Fiebre Maculosa de las Montaí±as Rocosas (*Rickettsia rickettsii*)

Mecanismo de Transmisión: Picadura de garrapata infectada, con una alta incidencia epidemiológica en pacientes residentes o con antecedentes de viaje a la costa este de los Estados Unidos.

Cronología y Clínica: Aproximadamente **1 semana después de la picadura**, debuta con fiebre alta de inicio abrupto, escalofríos, cefalea intensa y un estado de postración o malestar general grave.

Patrón de Exantema Patognomónico: Las lesiones cutáneas aparecen aproximadamente **4 días después** del inicio de la fiebre. Comienzan característicamente en las **muí±ecas, tobillos, palmas de las manos y plantas de los pies**, extendiéndose de forma rápida y centrípeta hacia el tronco y la cara (distribución de diseminación única).

Complicaciones de Gravedad: Los pacientes presentan un aspecto de toxicidad severa, pudiendo evolucionar hacia Coagulación Intravascular Diseminada (CID) y delirium.

Tratamiento de Elección: Doxiciclina (instaurar de forma inmediata ante la sospecha clínica). El cloranfenicol constituye la segunda línea terapéutica.

6. Rabia Humana y Protocolo de Mordedura por Animales

Vectores de Transmisión: Mordeduras o contacto directo con fluidos de **murciélagos, mofetas, mapaches o zorros**. *(Nota: La transmisión por mordedura de perros es actualmente rara en países desarrollados debido a los programas de vacunación sistemática).*

Periodo de Incubación: Habitualmente dura de 1 a 2 meses.

Manifestaciones Clínicas Clásicas: Desarrollo de **hidrofobia** (espasmo laríngeo violento y miedo al agua desencadenado por una deglución extremadamente dolorosa) y signos de afección severa del SNC en forma de parálisis progresiva.

Protocolo de Manejo Post-Exposición

1. Cuidado Local Inmediato de la Herida:

Realizar una limpieza minuciosa y profunda utilizando abundante agua y jabón.

Prohibición Clínica: No se debe cauterizar ni suturar la herida bajo ninguna circunstancia (facilita la migración del virus hacia las terminaciones nerviosas).

Profilaxis bacteriana: Se administra de forma rutinaria **amoxicilina-clavulanato** para la prevención de celulitis secundaria por flora oral del animal.

2. Conducta y Observación según el Tipo de Animal:

Perros o Gatos Domésticos: Si es posible, capturar y mantener al animal bajo observación veterinaria estricta durante 10 días para monitorizar el desarrollo de síntomas de rabia.

Animales Salvajes: Si se logra capturar al animal salvaje involucrado, se debe sacrificar inmediatamente para realizar el examen histopatológico directo del tejido cerebral en busca de cuerpos de Negri o antígenos de rabia.

3. Criterios para la Inmunización Pasiva y Activa:

Indicación Absoluta: Si el animal salvaje escapa tras la agresión, o si se confirma que tiene rabia, se debe administrar de forma inmediata la **Inmunoglobulina Antirrábica Humana (IGH) + el esquema completo de la Vacuna Antirrábica**.

Excepciones en animales domésticos: En mordeduras de perros o gatos sanos, no se inicia profilaxis ni vacunación a menos que el animal haya manifestado una conducta errática o haya atacado sin provocación previa en una zona de alta prevalencia para el virus.

Exclusión de Profilaxis: No se administra profilaxis antirrábica ni vacuna ante mordeduras de conejos o pequeños roedores (ratas, ratones, ardillas, ardillas listadas), ya que no actúan como vectores epidemiológicos de la enfermedad.

7. Infecciones por Cocos Grampositivos

Streptococcus pyogenes (Estreptococo Beta-Hemolítico del Grupo A)

Infecciones Primarias: Agente causal principal de faringitis bacteriana aguda e infecciones cutáneas superficiales y profundas (erisipela, celulitis).

Secuelas Inmunológicas y Toxínicas Post-infecciosas:

1. Fiebre Reumática Aguda (secuela no supurativa sistémica).
2. Escarlatina (mediada por la liberación de exotoxinas pirogénicas).
3. Glomerulonefritis Postestreptocócica (GNPE; inmunocomplejos que pueden aparecer tanto post-faringitis como post-piodermitis).

Streptococcus pneumoniae (Neumococo)

Coco grampositivo encapsulado, responsable de infecciones invasivas y localizadas:

- Neumonía lobar bacteriana típica.
- Otitis media aguda, meningitis bacteriana del adulto, sinusitis aguda.
- Peritonitis Bacteriana Espontánea (PBE; foco clásico en pacientes pediátricos con síndrome nefrótico).

Staphylococcus aureus

Espectro de Infecciones Orgánicas:

Abscesos cutáneos y de tejidos blandos (con especial relevancia en el desarrollo de **mastitis purulenta post-lactancia**, o infecciones cutáneas originadas a partir de un forúnculo).

Endocarditis infecciosa aguda (principal agente causal en usuarios de drogas por vía intravenosa).

Osteomielitis: Constituye la **causa bacteriana más común global** en todos los grupos de edad (con la única excepción de los pacientes con anemia de células falciformes, donde *Salmonella* cobra relevancia).

Artritis séptica aguda.

Celulitis, impétigo ampolloso e infecciones de heridas quirúrgicas.

Neumonía necrotizante (con alta tendencia a la formación secundaria de abscesos pulmonares o empiema pleural).

Forúnculos y carbuncos.

Enfermedades Mediadas por Toxinas Preformadas:

1. **Intoxicación Alimentaria Estafilocócica:** Cuadro emético agudo autolimitado por la ingesta de enterotoxinas preformadas en alimentos termoestables.
2. **Síndrome de Choque Tóxico (TSS):** Cuadro mediado por superantígenos (TSST-1) que provoca fallo multiorgánico e hipotensión.
3. **Síndrome de la Piel Escaldada Estafilocócica (SSSS):** Mediado por toxinas exfoliativas; afecta típicamente a niños pequeí±os que presentan un foco inicial de impétigo, manifestando posteriormente desprendimiento epidérmico difuso.

Consideraciones Terapéuticas y Reglas de Oro:

La Regla de Oro de los Abscesos: Independientemente del microorganismo causal involucrado, todo absceso fluctuante debe ser tratado de forma primaria mediante **incisión quirúrgica y drenaje**. Los antibióticos sistémicos son incapaces de penetrar de forma efectiva a través de las paredes fibróticas de la cavidad de un absceso cerrado.

Esquema de Elección (SAMS): Penicilinas de perfil antiestafilocócico (meticilina, oxacilina, dicloxacilina).

Manejo ante Sospecha o Confirmación de SARM (Resistente a Meticilina): Ante la creciente prevalencia de cepas SARM, se debe instaurar cobertura con **vancomicina, clindamicina, doxiciclina, trimetoprima-sulfametoxazol (TMP/SMX) o linezolid**.

8. Diagnóstico Diferencial: Celulitis Preorbitaria vs. Orbitaria

La distinción precisa entre estas dos entidades es crítica, ya que comparten la presencia de edema e hinchazón palpebral, frecuentemente con antecedentes de laceración facial, traumatismos locales, picaduras de insectos o cuadros de sinusitis.

Criterios Clínicos de Diferenciación

Celulitis Preorbitaria (Preseptal): Infección confinada a los tejidos blandos anteriores al septo orbitario. Los movimientos oculares y la agudeza visual se mantienen completamente intactos, con ausencia de dolor con la movilización ocular.

Celulitis Orbitaria: Infección profunda que compromete las estructuras postseptales de la órbita. Se confirma ante la presencia de al menos uno de los siguientes signos de alarma:

- **Oftalmoplejía** (parálisis o limitación de los movimientos oculares).
- **Proptosis** (protrusión del globo ocular).
- **Dolor ocular intenso** espontáneo o exacerbado con la movilización del ojo.

- Presencia de **diplopía** o disminución objetiva de la agudeza visual.

Urgencia Médica: La celulitis orbitaria constituye una **urgencia oftalmológica absoluta** debido al riesgo inminente de extensión intracraneal (que puede provocar meningitis, trombosis del seno cavernoso y ceguera permanente).

Abordaje diagnóstico e imagen

Modalidad de elección: Se debe solicitar de forma inmediata una **Tomografía Computarizada (TC) de órbitas y senos paranasales** para delimitar la extensión postseptal y evaluar la coexistencia de abscesos subperiósticos.

Microbiología común: *Streptococcus pneumoniae*, *Haemophilus influenzae* tipo b, *Staphylococcus aureus* o especies de *Streptococcus* (estos dos últimos con alta prevalencia en contextos de trauma mecánico previo).

Criterio de Hemocultivos: Se solicitan de forma obligatoria en la celulitis orbitaria. *(Nota: En la variante preorbitaria no se toman hemocultivos de rutina debido a su baja tasa de positividad y la dificultad para obtener muestras viables del sitio).*

Estrategia de tratamiento antibiótico

Celulitis Orbitaria: Requiere hospitalización inmediata e inicio de antibióticos intravenosos (IV) de amplio espectro: **Vancomicina + (ceftriaxona, cefotaxima, ampicilina-sulbactam o piperacilina-tazobactam)**.

Celulitis Preorbitaria: Puede manejarse de forma ambulatoria con antibióticos empíricos por vía oral: **(Trimetoprima-sulfametoxazol o clindamicina) + (amoxicilina, amoxicilina-ácido clavulánico, cefpodoxima o cefdinir)**.

9. Quimioprofilaxis para contactos de *Neisseria meningitidis*

Indicación: Ante un caso confirmado de enfermedad meningocócica invasiva, se debe administrar profilaxis antibiótica post-exposición de forma inmediata a todos los contactos estrechos del paciente para erradicar el estado de portador nasofaríngeo.

Opciones Farmacológicas de Elección:

1. **Rifampicina** (esquema estándar de múltiples dosis).
2. **Ciprofloxacino** (opción eficaz en dosis única para adultos).
3. **Ceftriaxona** (vía intramuscular, de elección en pacientes embarazadas).

Guía de hallazgos en microbiología y tinción de Gram

Resultado de la tinción de Gram	**Significado**
Color azul/púrpura	Organismo Gram-positivo
Color rojo	Organismo Gram-negativo
Cocos Gram-positivos en cadenas	Estreptococos
Cocos Gram-positivos en racimos	Estafilococos
Cocos Gram-positivos en pares (diplococos)	*Streptococcus pneumoniae*
Cocobacilos Gram-negativos (bastones pequeños)	*Haemophilus sp.*
Diplococos Gram-negativos	*Neisseria sp.* (enfermedad de transmisión sexual, artritis séptica, meningitis) o *Moraxella sp.* (pulmones, sinusitis)
Bastón Gram-negativo regordete con cápsula gruesa (aspecto mucoide)	*Klebsiella sp.*
Bastones Gram-positivos que forman esporas	*Clostridium sp.*, *Bacillus sp.*
Pseudohifas	*Candida sp.*
Organismos ácido-alcohol resistentes	*Mycobacterium* (generalmente *M. tuberculosis*), *Nocardia sp.*
Gram-positivo con gránulos de azufre	*Actinomyces sp.* (enfermedad inflamatoria pélvica en usuarias de dispositivos intrauterinos; causa rara de masa cervical/adenitis cervical)
Tinción de plata	*Pneumocystis jirovecii*, *Cryptococcus*, *Candida*, *Legionella*, *H. pylori*, *Treponema*, y *Bartonella henselae* (enfermedad por arañazo de gato)
Preparación de tinta china positiva (cápsula gruesa)	*Cryptococcus neoformans*
Espiroqueta	*Treponema sp.*, *Leptospira sp.* (ambos vistos solo en microscopia de campo oscuro), *Borrelia sp.* (visto en en microscopio óptico regular)

Guía de tratamiento antibiótico empírico según la condición clínica

Condición	**Organismo(s) Principal(es)**	**Antibióticos Empíricos**
Infección del tracto urinario	*Escherichia coli*	Nitrofurantoína (evitar en ancianos y en aquellos con función renal disminuida), TMP/SMX, fosfomicina, amoxicilina-clavulanato, cefalosporinas, quinolonas.
Bronquitis	Virus, *Haemophilus influenzae*, *Mycoplasma*, *Chlamydia pneumoniae*, *Moraxella* spp.	Usualmente no hay beneficio de los antibióticos. Se pueden considerar macrólidos o doxiciclina (en casos como tos purulenta de >1 semana de duración).
Neumonía (clásica)	*Streptococcus pneumoniae*, *H. influenzae*	Azitromicina, cefalosporina de tercera generación, levofloxacino.
Neumonía (atípica)	*Mycoplasma*, *Chlamydia* spp., *Legionella*	Antibiótico macrólido, doxiciclina.
Osteomielitis	*Staphylococcus aureus*, *Salmonella* spp., *Pseudomonas aeruginosa*	Vancomicina, ceftazidima, piperacilina/tazobactam; oxacilina, nafcilina y cefazolina para *S. aureus* sensible a la meticilina.
Celulitis	Estafilococos, Estreptococos	Cefalexina, dicloxacilina, trimetoprima-sulfametoxazol, doxiciclina o clindamicina se usan a menudo como agentes de primera línea debido a la aparición de *S. aureus* resistente a la meticilina.
Erisipela	Estafilococos, Estreptococos	Penicilina, amoxicilina para casos no complicados; de lo contrario, tratar como celulitis.

Infección / Condición	**Organismos**	**Tratamiento**
Meningitis (neonato)	*Streptococci* B, *E. coli*, *Listeria* spp.	Ampicilina + aminoglucósido (usualmente gentamicina). Se debe añadir una cefalosporina de tercera generación de espectro ampliado (**cefotaxima**) si se sospecha de un organismo gramnegativo.
Meningitis (niño/adulto)	*S. pneumoniae*, *Neisseria meningitidis* *	Cefotaxima o ceftriaxona + vancomicina
Endocarditis (válvula nativa)	Estafilococos, estreptococos	Vancomicina
Endocarditis (válvula protésica)	Numerosos organismos diferentes	Vancomicina + gentamicina + cefepima o un carbapenem
Sepsis	Organismos gramnegativos, estreptococos, estafilococos	Penicilina/cefalosporina de tercera generación + aminoglucósido, o imipenem
Artritis séptica ‡	*S. aureus*	Vancomicina
	Bacilos gramnegativos	Ceftazidima o ceftriaxona
	Gonococos	Ceftriaxona, ciprofloxacino o espectinomicina

Escenarios clínicos, organismos y comentarios

Escenario	Organismo(s)	Comentarios
Picadura de espina o jardinería	*Sporothrix schenckii*	Tratar con itraconazol
Crisis aplásica en enfermedad de células falciformes	Parvovirus B19	
Sepsis post-esplenectomía	*S. pneumoniae, H. influenzae, N. meningitidis* (microbios encapsulados)	Organismos encapsulados
Neumonía en el suroeste de EE.UU. (California, Arizona)	*Coccidioides immitis*	Tratar con itraconazol o fluconazol, anfotericina B para enfermedad grave
Neumonía después de explorar cuevas o exposición a excrementos de aves en los valles de los ríos Ohio y Mississippi	*Histoplasma capsulatum*	La mayoría son autolimitadas y no requieren tratamiento
Neumonía tras exposición a un loro o ave exótica	*Chlamydia psittaci*	Tratar con doxiciclina o azitromicina
Bola de hongo/hemoptisis tras tuberculosis o enfermedad pulmonar cavitaria	*Aspergillus sp.*	Tratar con voriconazol
Neumonía en un paciente con silicosis	*Mycobacterium tuberculosis*	
Diarrea tras senderismo/beber de un arroyo	*Giardia lamblia*	Quistes fecales; tratar con metronidazol
Mujer embarazada con gatos	*Toxoplasma gondii*	Tratar a las mujeres embarazadas infectadas con pirimetamina y sulfadiazina
Deficiencia de B_{12} y síntomas abdominales	*Diphyllobothrium latum* (tenia intestinal)	

Escenario	Organismo(s)	Comentarios
Trabajador de matadero con fiebre	*Brucella spp.* (brucelosis)	
Neumonía después de estar en hotel o cerca de aire acondicionado o torre de agua	*Legionella pneumophila*	Puede tener diarrea e hiponatremia. Tratar con con azitromicina o levofloxacina.
Infección de herida por quemadura con color azul/verde	*Pseudomonas sp.*	*Staphylococcus aureus* también es una infección de quemadura común, pro carece del color azul-verde.
Convulsiones con lesión cerebral con realce en anillo en tomografía computarizada	*Taenia solium* (cisticercosis) o toxoplasmosis	Tratar neurocisticercosis con albendazol o praziquantel, usualmente con esteroides Considerar anticonvulsivantes
Cáncer de vejiga de células escamosas en Medio Oriente o África	*Schistosoma haematobium*	
Infección por gusanos en niños	*Enterobius sp.*	Prueba de cinta positiva, picor perianal. Tratar con mebendazol o albendazol
Fiebre, dolor muscular, eosinofilia, y edema periorbitario después de comer carne cruda	*Trichinella spiralis* (triquinosis)	
Gastroenteritis en niños pequeños	Rotavirus, virus Norwalk	
Intoxicación alimentaria después de comer arroz recalentado	*Bacillus cereus*	La infección suele ser autolimitada
Intoxicación alimentaria después de comer mariscos crudos	*Vibrio parahaemolyticus*	

Escenario	**Organismo(s)**	**Comentarios**
Diarrea después de viajar a México	*E. coli* (venganza de Montezuma)	ETEC. Tratar con ciprofloxacino.
Diarrea después de antibióticos	*Clostridioides difficile*	Usar vancomicina oral o fidaxomicina. Se puede usar metronidazol oral en entornos donde el acceso a la vancomicina o fidaxomicina es limitado para un episodio inicial de infección por *C. difficile* no grave
Bebé paralizado después de comer miel	*Clostridioides botulinum*	La toxina bloquea la liberación de acetilcolina
Lesiones genitales en niños en ausencia de abuso o actividad sexual	*Molluscum contagiosum*	
Celulitis después de mordeduras de gato/perro	*Pasteurella multocida*	Tratar heridas por mordedura de animal con amoxicilina-clavulanato profiláctico

CARDIOLOGÍA

El corazón humano late 2,6 mil millones de veces en una vida

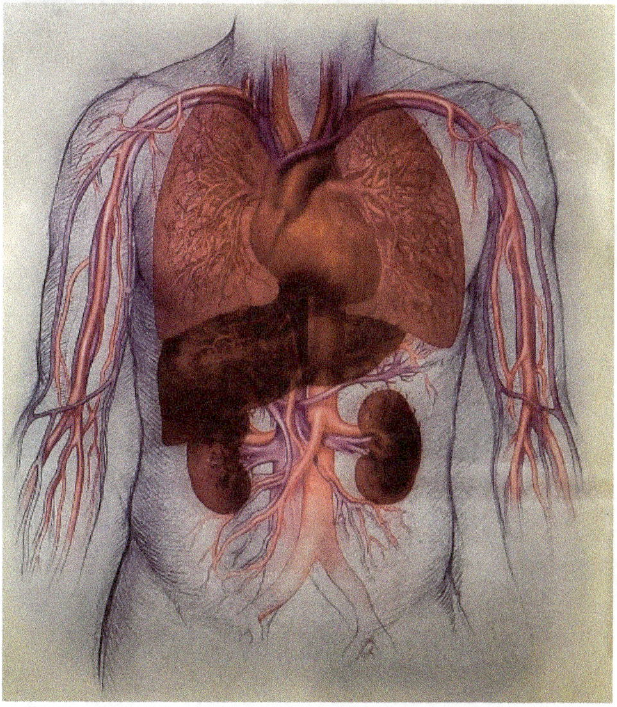

Ciclo cardíaco

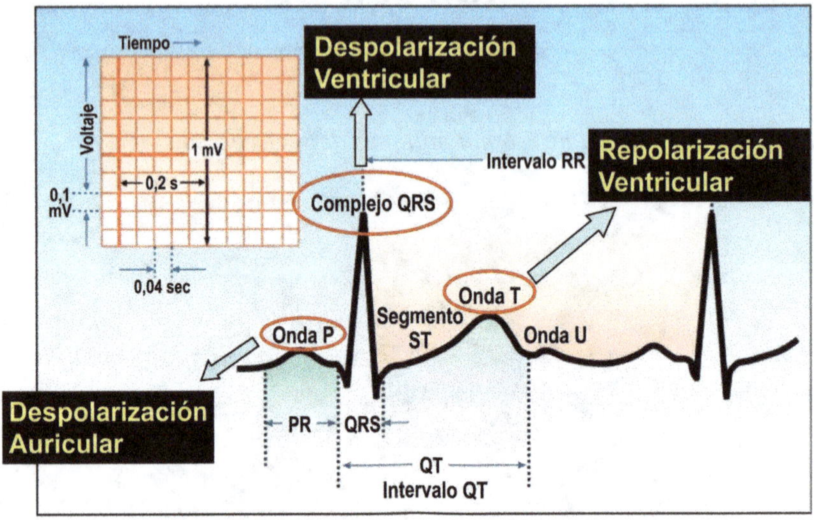

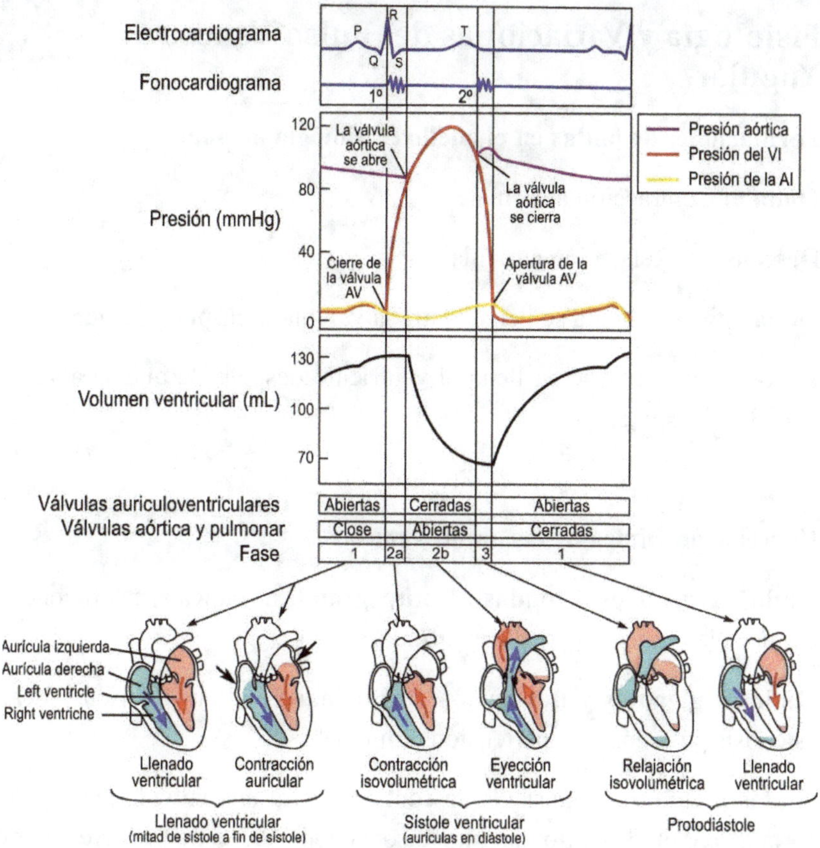
Electrocardiograma
Fonocardiograma
P
R
Q
S
T
1º
2º
Presión (mmHg)
120
80
40
0
La válvula aórtica se abre
La válvula aórtica se cierra
Cierre de la válvula AV
Apertura de la válvula AV
Presión aórtica
Presión del VI
Presión de la AI
Volumen ventricular (mL)
130
100
70
Válvulas auriculoventriculares
Abiertas
Cerradas
Abiertas
Válvulas aórtica y pulmonar
Close
Abiertas
Cerradas
Fase
1
2a
2b
3
1
Aurícula izquierda
Aurícula derecha
Left ventricle
Right ventriche
Llenado ventricular
Contracción auricular
Contracción isovolumétrica
Eyección ventricular
Relajación isovolumétrica
Llenado ventricular
Llenado ventricular
(mitad de sístole a fin de sístole)
Sístole ventricular
(aurículas en diástole)
Protodiástole

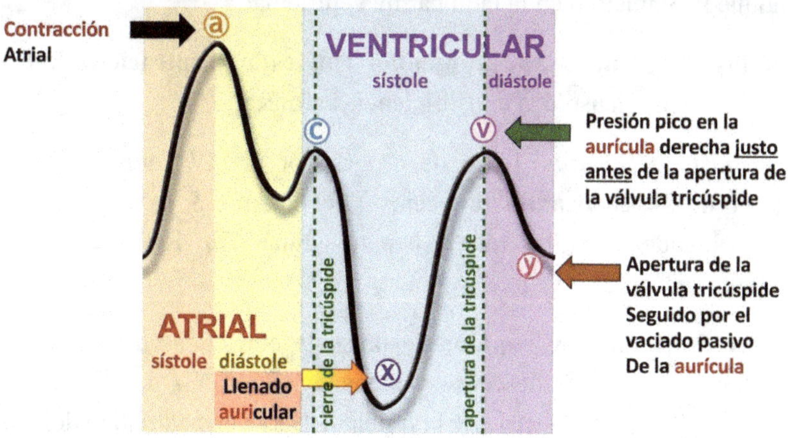
Contracción
Atrial
a
VENTRICULAR
sístole
diástole
c
v
Presión pico en la aurícula derecha justo antes de la apertura de la válvula tricúspide
y
Apertura de la válvula tricúspide
Seguido por el vaciado pasivo
De la aurícula
ATRIAL
sístole
diástole
Llenado auricular
x
cierre de la tricúspide
apertura de la tricúspide

Fisiología y Variaciones del Pulso Venoso Yugular

Formaciones de ondas en el cuello (Fisiología normal)

Onda a: Contracción auricular.

Descenso x: Relajación auricular.

Onda cv: La aurícula se llena contra la válvula tricúspide cerrada.

Descenso y: La aurícula llena el ventrículo después de que se abre la válvula tricúspide.

Correlación clínica de las ondas venosas

Ondas a grandes y ondas v muy grandes: Indican insuficiencia cardíaca izquierda y derecha avanzada.

Ondas a gigantes y descenso y lento: Indican estenosis tricuspídea, estenosis pulmonar e hipertensión pulmonar.

Ondas a cañón: La aurícula se contrae contra una válvula tricúspide cerrada en el contexto de una disociación AV, como ocurre en el bloqueo completo o en la taquicardia ventricular.

Ondas cv grandes que aumentan con cada inspiración: Indican insuficiencia tricuspídea e insuficiencia cardíaca.

Escenario asociado: El uso de drogas por vía IV conlleva un alto riesgo de EI (endocarditis infecciosa) derecha por *S. aureus*, manifestando hígado pulsátil y reflejo hepatoyugular. *Tto:* Extirpación de la válvula tricúspide o vegetectomía.

Descenso x único y rápido: Se presenta con ondas a y v iguales, descenso x rápido y descenso y atenuado. Se asocia a ECG de bajo voltaje, alternancia eléctrica y la tríada de Beck; característico del taponamiento cardíaco (secundario a LES y derrame pericárdico).

Descensos x e y rápidos: Indican pericarditis constrictiva.

Venas del cuello distendidas no pulsátiles: Indican obstrucción de la VCS (vena cava superior) asociada a cáncer, o la presencia de un neumotórax.

Variaciones del Pulso Arterial

Ascenso carotídeo retardado: Característico de la estenosis aórtica. La válvula aórtica bicúspide se calcifica y se vuelve estenótica hacia los 40-70 años de edad.

Pulso bífido: Característico de la miocardiopatía hipertrófica.

Pulso filiforme: Indicativo de insuficiencia aórtica aguda.

Pulso en martillo de agua: Indicativo de insuficiencia aórtica crónica.

Soplos y Ruidos Cardíacos (Línea en desarrollo)

- soplo y ruidos : 'APTM' ~ 'M1T1_A2P2' :

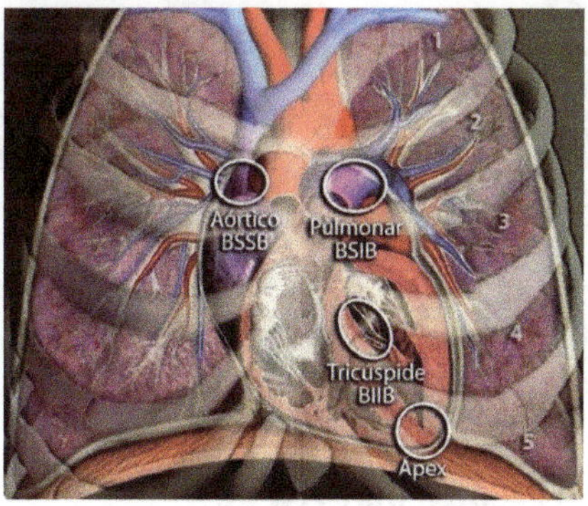

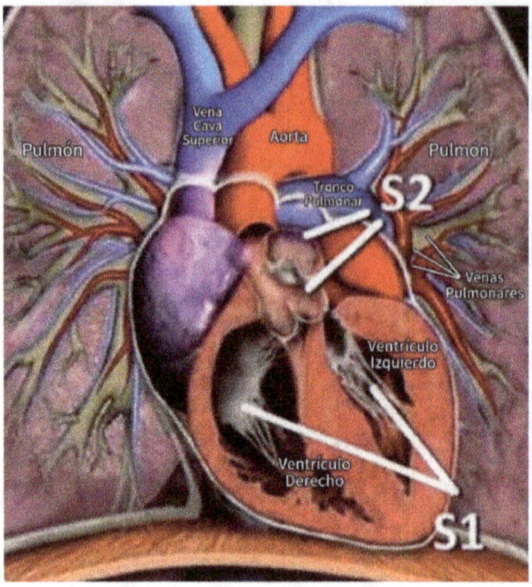

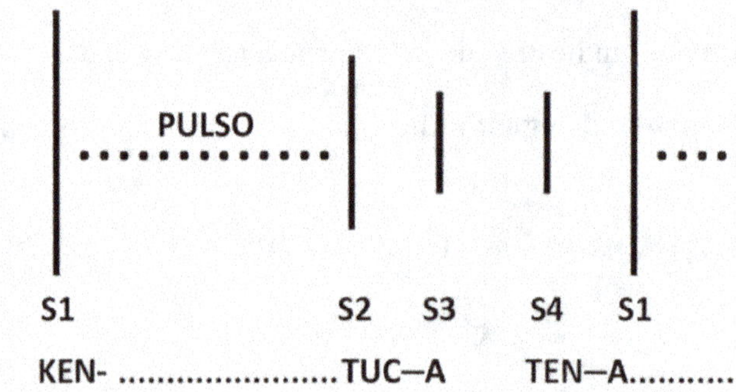

Cardiopatías Congénitas y Estructurales

Conducto arterioso persistente

- **Soplo característico:** Soplo en maquinaria en el borde esternal superior izquierdo.

Comunicación interventricular (CIV)

Soplo característico: Soplo holosistólico áspero, fuerte e inconfundible, asociado a frémito. Es ampliamente audible sobre el precordio, abarcando desde el borde esternal inferior izquierdo hasta el borde esternal inferior derecho.

Clínica y estudio: Se asocia a insuficiencia cardíaca (IC); el estudio se complementa con una prueba de burbujas.

Comunicación interauricular (CIA)

Ruidos cardíacos: Desdoblamiento fijo del 2.º ruido cardíaco, manteniendo efectivamente el componente P2 alejado de A2.

Fisiopatología del flujo: La inspiración carga de volumen el ventrículo derecho (VD) con un flujo caval acelerado, y la espiración también carga de volumen el VD con un aumento del volumen del cortocircuito.

Hallazgos en el ECG: Ritmo sinusal normal, desviación del eje a la derecha, crecimiento auricular derecho (manifestado por una onda P picuda en V1) e hipertrofia ventricular derecha (HVD).

Epidemiología y evolución: Es el defecto cardíaco congénito más común en adultos. Suele evolucionar a insuficiencia cardíaca (IC) a los 50-60 años de edad y desarrollar fibrilación auricular espontánea. Afecta predominantemente a mujeres, con una relación de 2-3:1 respecto a los hombres.

Nota hemodinámica: Cursa con presencia de HVD pero sin hipertensión arterial pulmonar.

Diagnóstico Diferencial de Cardiopatías Congénitas y Estructurales

Coartación de la aorta: Se presenta con hipertensión arterial (HTA), caracterizándose por una presión arterial (PA) más alta en los brazos que en las piernas.

Tetralogía de Fallot / Tronco arterioso: Ambos cuadros se presentan clínicamente con cianosis temprana en la vida.

Arteria coronaria anómala: Cursa con un ECG normal; se puede manifestar con dolor torácico o muerte súbita cardíaca.

Tratamiento general (Tto): Para estas condiciones (cierre percutáneo o quirúrgico).

Hipertensión pulmonar

Exploración y ruidos cardíacos: Desdoblamiento amplio del 2.° ruido cardíaco, componente P2 intenso, insuficiencia pulmonar, insuficiencia tricuspídea y evidencia de levantamiento del VD.

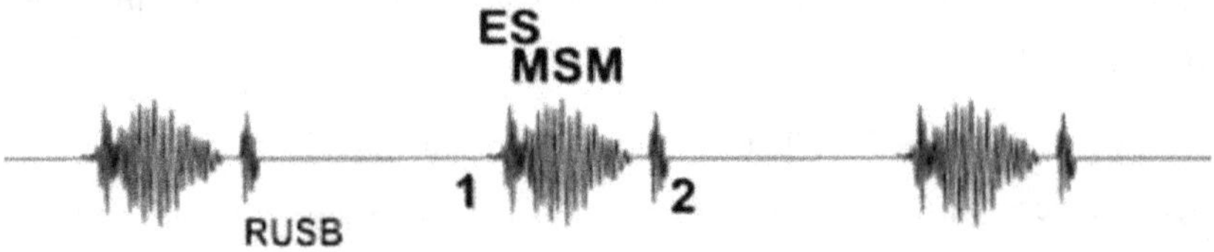

Estenosis aórtica

Asociaciones y epidemiología: Válvula aórtica bicúspide en 1/50, asociada a dilatación de la aorta ascendente; requiere cribado de aneurisma. La HVI y los síntomas aparecen 20 años antes, a los 50-60 años de edad. Presenta riesgo de síncope y muerte súbita en el 10% de los pacientes sintomáticos.

Características del soplo y ruidos: Soplo sistólico de eyección en el borde esternal superior derecho, con pico medio-tardío y forma de diamante, irradiado a las carótidas. Es un soplo crescendo-decrescendo que cursa con aumento de la amplitud de los pulsos carotídeos y frémito sistólico en la escotadura supraesternal o carótidas. La exploración revela solo P2 o desdoblamiento paradójico del 2.° ruido cardíaco.

Dinámica del soplo:

Aumenta con mayor (>) volumen del VI: empuñadura, elevación pasiva de piernas, cuclillas o espiración.

Más suave con menor (<) volumen del VI: Valsalva y ponerse de pie o inspiración.

Tratamiento (Tto.): Evitar fármacos que reduzcan la poscarga; cirugía.

MCHO (Miocardiopatía Hipertrófica Obstructiva)

Fisiopatología: Obstrucción del tracto de salida del VI, caracterizada por un gradiente de salida del VI > 50 mmHg.

Características del soplo: Soplo mesosistólico áspero en el borde esternal superior derecho/izquierdo.

Dinámica del soplo:

Más suave con mayor (>) volumen del VI: empuñadura, elevación pasiva de piernas o cuclillas.

Aumenta con menor (<) volumen del VI: Valsalva, ponerse de pie y un latido después de una extrasístole ventricular.

Tratamiento (Tto.): Metoprolol + disopiramida (antiarrítmico e inotrópico negativo); diuréticos: usar furosemida con prudencia; evitar reductores de poscarga como nifedipino; ablación septal alcohólica percutánea; miectomía septal quirúrgica.

Prolapso de válvula mitral

Auscultación: Clic mesosistólico.

Dinámica del clic/soplo: Aumenta al ponerse de pie y con la fase de esfuerzo de Valsalva.

Diagnóstico diferencial: Su hallazgo también descarta CIA ostium secundum, defecto septal AV ostium primum y CIV.

Complicaciones: Puede causar insuficiencia mitral significativa, EI, insuficiencia cardíaca congestiva o muerte súbita cardíaca.

HMS T3

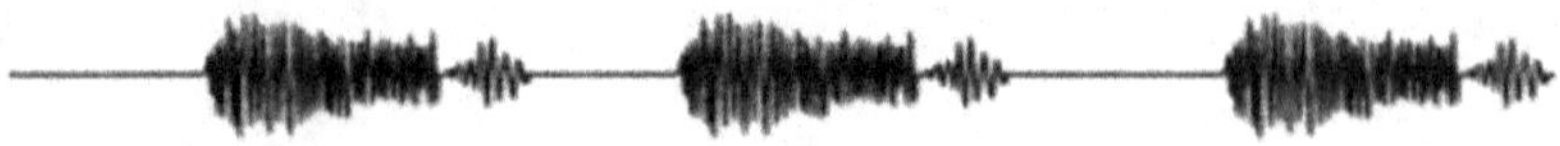

Insuficiencia mitral grave

Etiología y clínica: Asociada con rotura de cuerdas mixomatosas. Cursa con edema pulmonar grave y disminución del volumen sistólico del VI. La exploración física revela un impulso apical prominente irradiado a la axila.

Características del soplo: Soplo decreciente sistólico temprano (en su forma aguda) u holosistólico (en su forma crónica) detectable en el ápex mucho antes de A2.

Dinámica del soplo: Aumenta con la maniobra de empuñadura y permanece sin cambios inmediatamente después de una extrasístole ventricular o un latido ectópico.

Tratamiento (Tto.): Cirugía cardiotorácica urgente con reparación o reemplazo de VM *(atención: la muerte es prácticamente segura sin intervención quirúrgica)*. Iniciar terapia inotrópica y cronotrópica positiva (dobutamina) + vasodilatación periférica (nitroprusiato).

Indicaciones específicas para reemplazo o reparación quirúrgica:

Insuficiencia mitral aguda con dimensión telesistólica del VI > 40 mm.

Insuficiencia mitral crónica sintomática con FE > 30.

Insuficiencia mitral crónica asintomática con FE < 60.

Protocolo y abordaje prequirúrgico: Realizar ETE prequirúrgico, cateterismo derecho e izquierdo, y evaluación coronaria en varones > 35 años. Si coexiste con EI (endocarditis infecciosa), se requiere completar un ciclo antibiótico de 6 semanas antes de proceder al reemplazo valvular quirúrgico.

Insuficiencia tricuspídea

Características del soplo: Soplo holosistólico, el cual se vuelve característicamente más intenso con la inspiración.

Estenosis mitral

Asociaciones de auscultación combinada: Estenosis mitral + solo MS-OS + soplo de CIA.

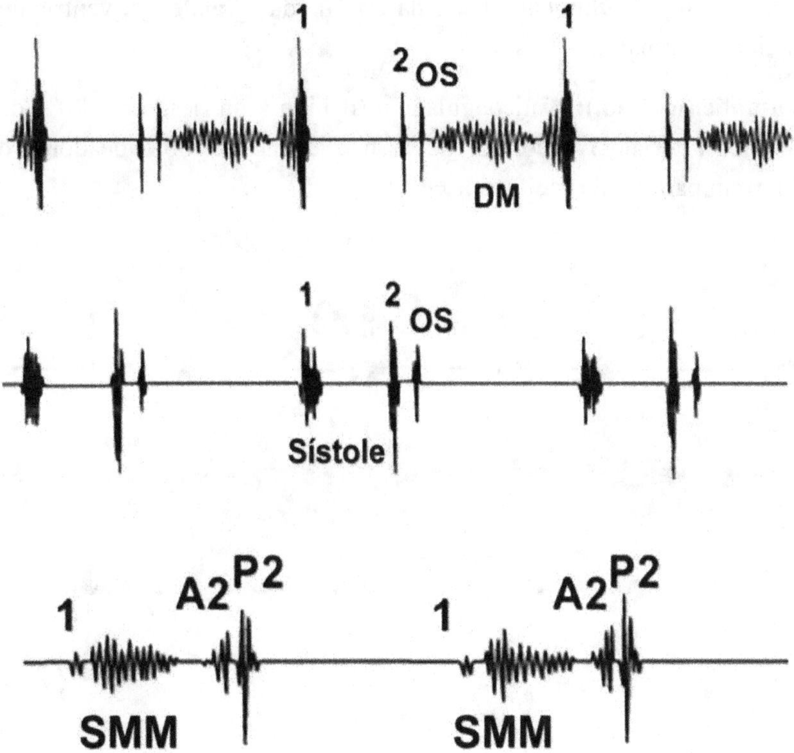

Estenosis mitral

Etiología y evolución: La causa más común es la fiebre reumática, secundaria a escarlatina reumática no tratada y faringitis estreptocócica por estreptococo del grupo A, manifestándose de 5-20 años después.

Auscultación y hemodinámica: Presenta retumbo diastólico y chasquido de apertura MS-DOS. Cursa con onda a grande en la PVY y un gradiente de presión diastólico entre la AI y el VI.

Clínica: Se manifiesta con disnea, hemoptisis y fibrilación auricular.

Hallazgos en la radiografía de tórax: Revela la tríada de redistribución vascular pulmonar, aurícula izquierda grande y ventrículo izquierdo normal.

Tratamiento (Tto.): Anticoagulación (debido a un riesgo del 20% de émoblos arteriales) y control de la frecuencia con βbloqueadores o diltiazem para la fibrilación auricular.

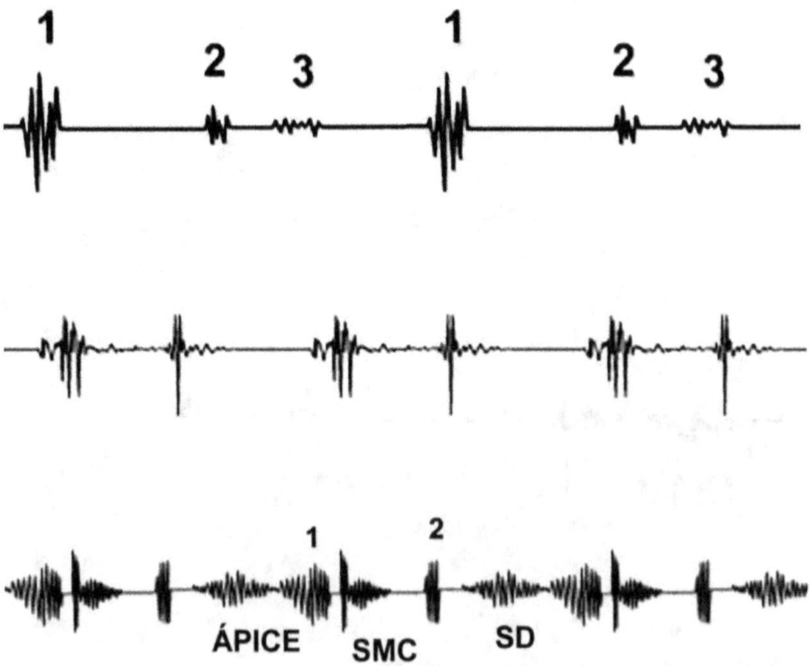

S3 + S4 + soplo de insuficiencia aórtica

. . .

Insuficiencia aórtica

Características del soplo y exploración: Soplo temprano a holodiastólico, irradiado hacia abajo; se describe como un soplo soplante decreciente en el borde esternal inferior izquierdo que se aprecia mejor con el paciente sentado e inclinado hacia adelante. Puede presentarse con la combinación de S3 + S4 + soplo de insuficiencia aórtica y acompañarse de pulsos periféricos saltones.

Insuficiencia aórtica aguda: Provocada por EI (endocarditis infecciosa), traumatismo o disección aórtica. Cursa con descompensación rápida con shock o muerte si no se trata de inmediato.

Diagnóstico: El ecocardiograma (ETT o ETE) es la prueba más sensible y específica.

Tratamiento (Tto.): Manejo médico inicial con dobutamina y nitroprusiato; el tratamiento definitivo consiste en la cirugía de reemplazo valvular.

Otras alteraciones estructurales y ruidos cardíacos

Aneurisma roto del seno de Valsalva con insuficiencia aórtica: Se caracteriza por presentar un soplo diastólico temprano.

S3 (Tercer ruido cardíaco): Se ausculta con la campana en el ápex después de S2, siendo secundario al llenado ventricular izquierdo rápido.

Tolerancia al ejercicio según la cardiopatía

Se tolera bien: En la insuficiencia aórtica, debido a la dilatación de la vasculatura periférica y taquicardia inducidas por el ejercicio.

No se tolera bien (pero no es peligroso): En la estenosis mitral.

Contraindicado (©): El ejercicio extenuante está contraindicado en la estenosis aórtica, la miocardiopatía hipertrófica obstructiva y el síndrome de Eisenmenger.

Evaluación hemodinámica Doppler

- **Ecuación de Bernoulli modificada:** [Δp = 4 x velocidad al cuadrado]
- *Aplicación clínica:* El ecocardiograma Doppler es extremadamente valioso para calcular gradientes de presión transvalvulares a través de esta fórmula.

ECG ANORMAL Y ELECTROFISIOLOGÍA CARDÍACA

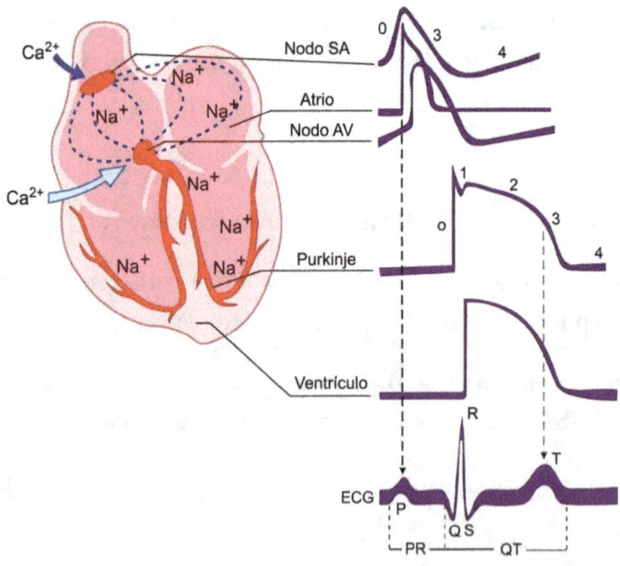

Canalopatías cardíacas

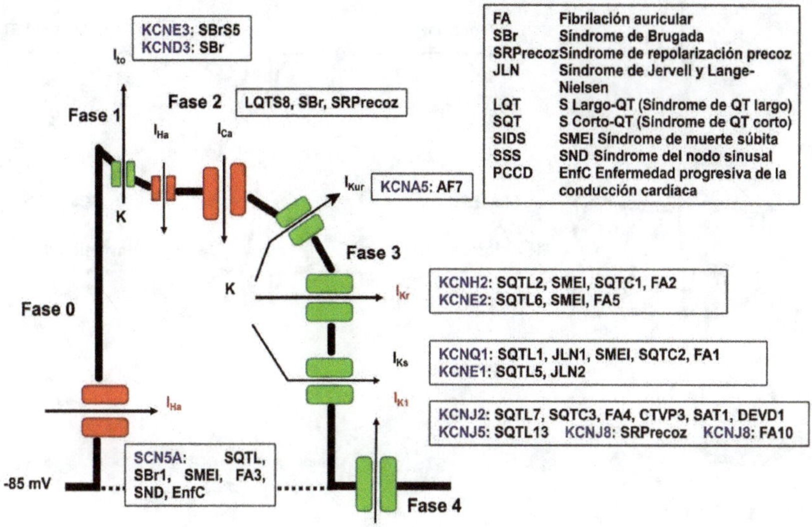

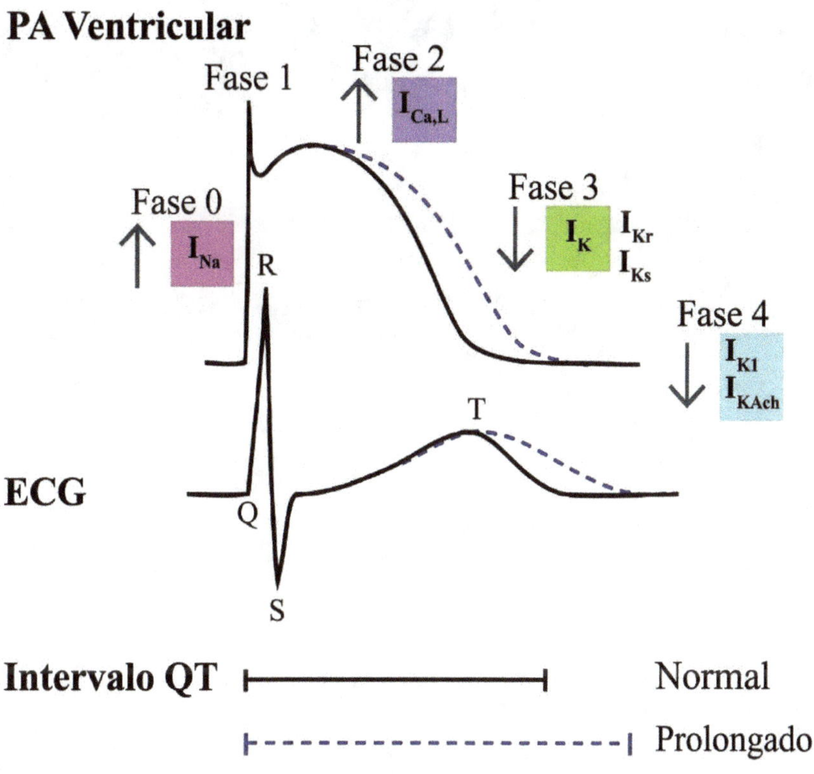

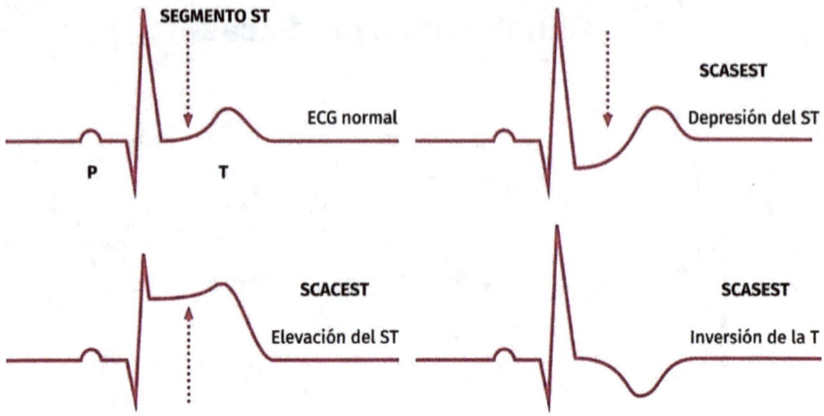
SEGMENTO ST
ECG normal
P
T
SCASEST
Depresión del ST
SCACEST
Elevación del ST
SCASEST
Inversión de la T

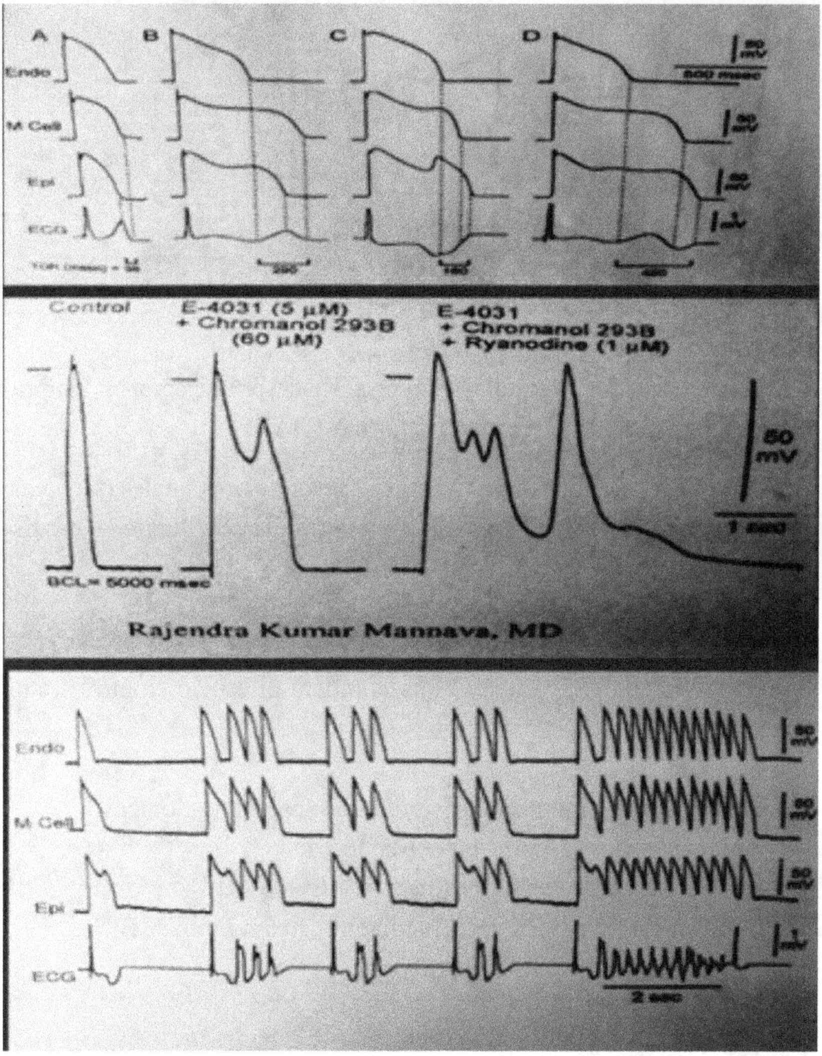

Charles Antzelevitch PhD, FACC, FAHA, FHR

Fisiopatología y Electrofisiología Transmural

Correspondencia del ECG: Corresponde a los potenciales de acción de diferentes capas transmurales de la pared:

- Epicardio (Epi)

  - Miocardio (célula M)
  - Endocardio (Endo)
- Canalopatías iónicas: Producidas debido al remodelado eléctrico.

Secuencia fisiopatológica molecular:

Afecciones (miocardiopatía o insuficiencia)→Aumento de la Dispersión Transmural de la Repolarización (TDR)

Aumento de la TDR→Predisposición a posdespolarizaciones tempranas (EADs) o posdespolarizaciones tardías (DADs)

Presencia de EADs o DADs→Arritmias ventriculares fatales (taquicardia ventricular / fibrilación ventricular)→Muerte cardíaca subita (SCD)

Modelo Experimental de Arritmias Cardíacas

Objetivo: Modelo experimental que compara el estado Control frente a TDR.

- Mecanismo de inducción: Estudio de canalopatías iónicas producidas por el bloqueo coordinado de:
  - Canales de potasio IKr (mediante E-4031) +
  - Canales de potasio IKs (mediante **Chromanol 293B)** +
  - **Receptores de rianodina**

Arritmias cardíacas

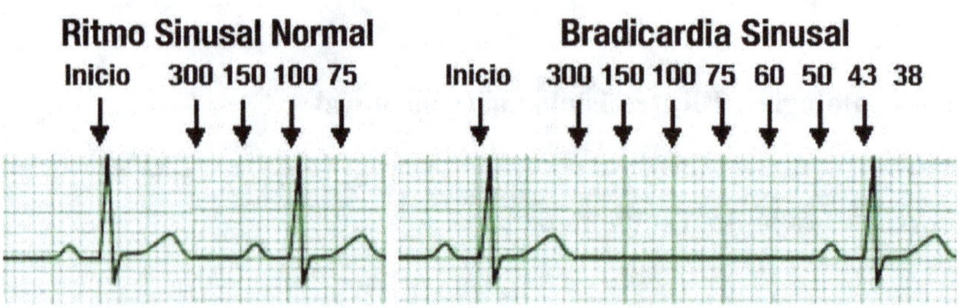

. . .

Clasificación de las Arritmias Cardíacas

Bradiarritmias

- **Bradicardia sinusal**
- **Bloqueo AV de 2° Mobitz I** (~ fenómeno de Wenckebach)
- **Bloqueo AV de 2° Mobitz II**
- **Bloqueo AV completo de 3°**

Taquiarritmias

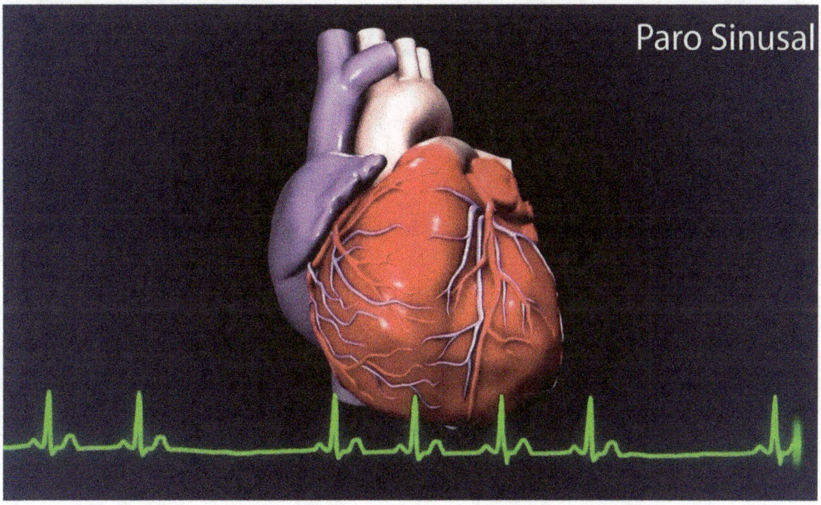

Taquiarritmias y otros ritmos cardíacos

- Fibrilación auricular
- Aleteo auricular
- TTA reentrada
- Taquicardia sinusal
- Actividad eléctrica sin pulso
- Taquicardia ventricular monomórfica
- Taquicardia ventricular polimórfica (~ torsades de pointes)

- Fibrilación ventricular gruesa
- Fibrilación ventricular fina

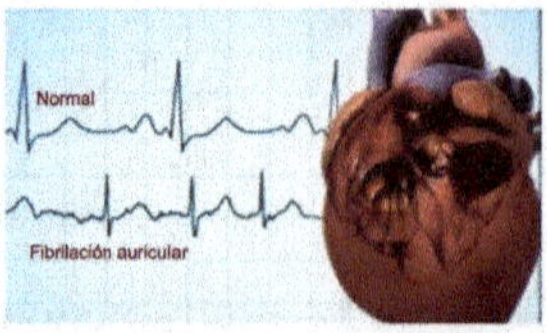

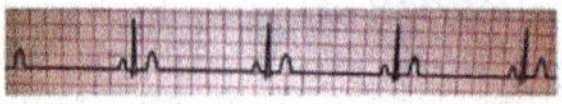

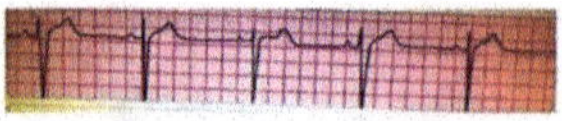

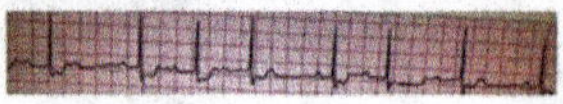

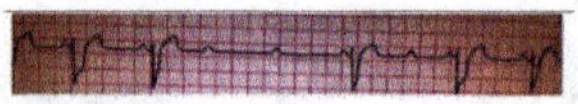

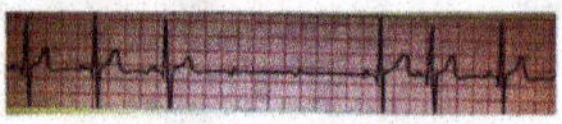

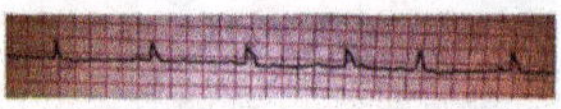

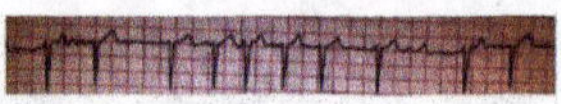

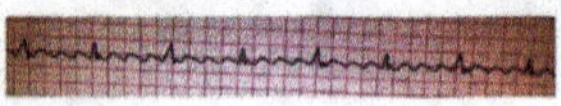

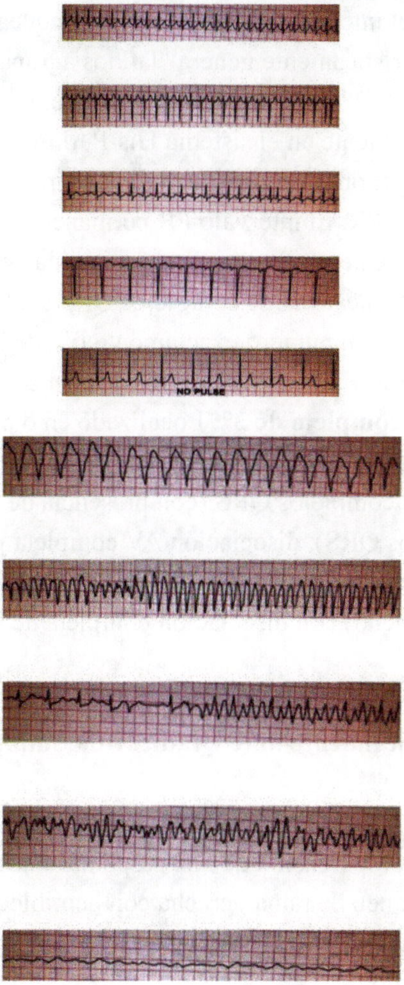

Bradicardias y Bloqueos Auriculoventriculares (AV)

Bloqueos AV

- **Bloqueo AV de 1°:** Se caracteriza por una prolongación del intervalo PR > 200 ms.
- **Bloqueo AV de 2° Mobitz I (Fenómeno de Wenckebach):** Localizado en el nodo AV. Muestra una prolongación

progresiva del intervalo PR hasta que se bloquea un complejo QRS; característicamente genera "latidos agrupados".

- **Bloqueo AV de 2° Mobitz II:** Localizado por debajo del nodo AV, específicamente en el sistema His-Purkinje. Presenta complejos QRS omitidos tras la onda P sin prolongación progresiva del PR. El intervalo PR permanece fijo; cursa de forma intermitente con ondas P no conducidas y una caída aparentemente aleatoria de complejos QRS sin "aviso" previo. Suele mantener un número exactamente fijo de latidos no conducidos frente a conducidos (ej. relación 2:1).
- **Bloqueo AV completo de 3°:** Localizado en o por debajo del nodo AV. Caracterizado por una ausencia de relación entre las ondas P y los complejos QRS (con presencia de más ondas P que complejos QRS), disociación AV completa y un ritmo de escape (el cual puede ser lento estrecho de la unión o ventricular ancho) con disociación completa de la actividad auricular.

Algoritmo de Tratamiento ante Bradicardia Sintomática

- **Marcapasos transvenoso temporal implantable:** Indicado ante asistolia, hipotensión que no responde a atropina, bloqueo de rama (bloqueo de rama derecha con hemibloqueo anterior izquierdo **y** hemibloqueo posterior izquierdo, o bloqueo de rama izquierda).
- **Marcapasos permanente:** Indicado específicamente para el bloqueo AV de 2° Mobitz II.

Síndrome taquicardia-bradicardia

Fisiopatología: La fibrilación auricular o el aleteo auricular se detienen súbitamente, seguidos de pausas largas que pueden causar síncope. Se debe a un bloqueo de salida sinoauricular secundario a la infiltración senil del sistema de conducción por tejido fibroso.

Tratamiento: Colocación de marcapasos permanente para la bradiarritmia + tratamiento apropiado de la taquiarritmia.

Taquiarritmias Supraventriculares (TSV)

Aleteo auricular

Hallazgos en el ECG: Característico "patrón en dientes de sierra", observable particularmente en las derivaciones II, III, aVF y V_1.

Frecuencias y conducción: Muestra una frecuencia auricular de 300; la frecuencia ventricular se determina por división en número par, siendo típicamente de 150 o 75 (asociado a un bloqueo 2:1 o 4:1).

Regla diagnóstica: Toda TSV con una frecuencia de 150 corresponde a un aleteo auricular con bloqueo 2:1 hasta demostrar lo contrario.

Fibrilación auricular (FA)

Hallazgos en el ECG: Ausencia de ondas P, línea de base errante entre los complejos QRS y un ritmo irregularmente irregular.

Frecuencias: Frecuencia auricular de 400-600 y frecuencia ventricular de 120-180.

Fisiopatología y asociaciones: Se origina en las venas pulmonares distales al insertarse en la aurícula izquierda. Puede asociarse clínicamente a una deficiencia de proteína C con embolia pulmonar masiva.

Tratamiento - Control del ritmo:

FA de nueva aparición > 48 horas o de duración desconocida: Requiere anticoagulación 3 semanas antes **y** 4 semanas después de realizar la cardioversión eléctrica. Como alternativa, se puede realizar un ETE (ecocardiograma transesofágico) **y** proceder a la cardioversión inmediata si se descarta un trombo en la aurícula izquierda.

Herramientas terapéuticas: Uso de ibutilida, dronedarona o agentes antiarrítmicos; ablación con catéter.

Tratamiento - Control de la frecuencia: Administración de metoprolol + digoxina; o bien el uso de maniobras vagales o adenosina.

Tratamiento - Criterios de Anticoagulación:

Puntuación CHA2DS2-VASc > 2: Indicación de anticoagulantes no cumarínicos más recientes (dabigatrán, rivaroxabán, apixabán, edoxabán). Son efectivos pocas horas después de la 1.ª dosis y conllevan menor riesgo de sangrado intracerebral.

Interacciones y manejo renal: Cuidado con las interacciones farmacológicas entre dabigatrán-dronedarona, especialmente con una ClCr de 15-30; no se recomienda su uso si la ClCr es < 15. Se debe usar warfarina para la enfermedad renal crónica terminal (ClCr < 15) con un objetivo de INR de 2-3.

Puntuación CHA2DS2-VASc de 0-1: Manejo con terapia antiplaquetaria simple o doble (aspirina + clopidogrel).

TSV con aberrancia ~ AVNRT (Taquicardia por Reentrada del Nodo AV)

ECG y clínica: Se caracteriza por la ausencia de ondas P y la terminación de la arritmia mediante la administración de adenosina (mecanismo: ralentiza la conducción en el nodo AV). Corresponde a una TSV de RP corto con un intervalo QP < 70 ms.

Tratamiento: Estudio electrofisiológico **y** ablación con catéter de la vía lenta si el paciente se encuentra inestable. Fármacos utilizables: βbloqueadores, verapamilo, diltiazem; flecainida, propafenona; amiodarona, sotalol, dofetilida, digoxina.

. . .

TPSV (Taquicardia Paroxística Supraventricular)

Epidemiología y ECG: El 70% de los casos corresponden a una AVNRT. El 90% cursa con ondas P retrógradas localizadas dentro de las ondas T o inmediatamente después del QRS. Registra una frecuencia de 120-220.

Tratamiento: Las maniobras vagales pueden terminar este ritmo.

Preexcitación y otros ritmos auriculares / de la unión

Preexcitación y Síndrome de Wolff-Parkinson-White (WPW)

Hallazgos en el ECG: Presencia de ondas delta (empastamiento inicial del complejo QRS) y un intervalo PR corto; ambos hallazgos son indicativos de preexcitación.

Variantes de reentrada: AVRT ortodrómica (con un intervalo QP > 100 ms) y AVRT antidrómica (que se manifiesta como una taquicardia de complejo ancho).

Tratamiento: Administración de ibutilida o procainamida. Proceder a cardioversión si el paciente está inestable; la ablación con catéter constituye el tratamiento definitivo.

Contraindicación estricta (©): Están contraindicados los bloqueadores del nodo AV, el metoprolol o el verapamilo, debido a que hacen que todos los impulsos auriculares viajen por la vía aberrante "resbaladiza", lo que puede llevar directamente a una taquicardia ventricular o una fibrilación ventricular fatales.

Ritmo de la unión (de escape)

ECG: El foco ectópico se localiza adyacente al nodo AV. Muestra una onda P negativa retrógrada en la derivación II y un intervalo PR < 120 ms.

Regla diagnóstica: Todo ritmo de la unión acelerado > 60 lpm debe considerarse una toxicidad digitálica hasta demostrar lo contrario.

MAT (Taquicardia Auricular Multifocal)

ECG: Ritmo irregular caracterizado por la presencia de > 3 morfologías diferentes de ondas P.

Arritmias Ventriculares y Extrasístoles

Extrasístoles ventriculares

Evaluación: Requiere la realización de un ecocardiograma para descartar cardiopatía estructural, o el uso de un registrador de bucle implantable (ILR).

Pronóstico: Una frecuencia > 30/hora **y** su complejidad se asocian con un aumento de la mortalidad cardíaca en pacientes con enfermedad arterial coronaria conocida; esto no ocurre en corazones "normales".

Etiología: La hipopotasemia, el exceso de cafeína **y** el consumo de bebidas energéticas actúan como desencadenantes de las extrasístoles ventriculares con palpitaciones.

Taquicardia ventricular (TV)

ECG y clínica: Se define como una taquicardia regular monomórfica de complejo ancho. Presenta disociación AV y latidos de captura o de fusión, con una frecuencia ventricular > frecuencia auricular. Se asocia clínicamente con síncope y consumo de alcohol.

Diagnóstico diferencial de una taquicardia de complejo ancho: Taquicardia ventricular (frecuente con cardiopatía estructural) frente a taquicardia supraventricular con aberrancia y síndrome de WPW antidrómico.

Tratamiento:

Paciente inestable o TV sin pulso: (Manifestado por dolor torácico, disnea, hipotensión o cambios del estado mental): requiere cardioversión eléctrica con CC (200-360 J). Utilizar sedación consciente y proceder a la cardioversión.

Paciente estable: Manejo con amiodarona, procainamida o lidocaína.

Contraindicación estricta (©): Está contraindicado el uso de digoxina o de flecainida (clase Ic).

Torsade de pointes (Taquicardia ventricular polimórfica)

ECG: Presencia de complejos QRS polimórficos y un intervalo QTc largo.

Diagnóstico y Factores Desencadenantes: Presencia de isquemia, bloqueos cardíacos o lesión cerebral. Se gatilla ante la combinación de bradicardia + hipopotasemia, hipomagnesemia, hipocalcemia o inanición.

Asociación farmacológica (Medicamentos que prolongan el QT):

Antidepresivos: Tricíclicos (ATC) e ISRS (citalopram, escitalopram; notar que la paroxetina es la que posee el menor potencial de prolongación del QT).

IRSN: Venlafaxina.

Antidepresivos atípicos: Mirtazapina, bupropión.

Otros agentes: Haloperidol, amiodarona, estradiol, astemizol.

Antibióticos ("Micinas"): Eritromicina, claritromicina, azitromicina.

Tratamiento: Corrección de las causas subyacentes, estimulación externa **y** uso de betabloqueantes. Colocación de un desfibrilador implantable (DAI) indicado para supervivientes de muerte cardíaca súbita con una FEVI gravemente deprimida, o para pacientes con cardiopatía estructural que presenten taquicardia ventricular sostenida espontánea (ya sea hemodinámicamente estable o inestable).

Fibrilación ventricular (FV)

ECG: Ausencia completa de actividad auricular o ventricular clara; se clasifica en gruesa o fina, registrando una frecuencia de 150-500.

Tratamiento: Cardioversión eléctrica inmediata con CC.

Papel de los calcioantagonistas (Verapamilo IV): Pueden tener un rol terapéutico específico si la TV o la FV se desencadenan por:

Un espasmo transitorio de la arteria coronaria.

Taquicardia ventricular polimórfica en un corazón estructuralmente normal.

Taquicardia ventricular polimórfica catecolaminérgica familiar debida a una mutación de RYR2 o del gen de la calsecuestrina.

Variantes Clínicas Específicas de la TV

Taquicardia ventricular desencadenada por el ejercicio: Se presenta como una taquicardia ventricular monomórfica repetitiva originada en:

El tracto de salida del ventrículo derecho (TSVD): se manifiesta con morfología de BRI **y** eje dirigido inferiormente.

El tracto de salida del ventrículo izquierdo (TSVI): se manifiesta con morfología de BRD **y** eje desviado a la derecha.

Taquicardia ventricular izquierda idiopática / Taquicardia fascicular / Taquicardia sensible a verapamilo / Taquicardia de Belhassen: Se desarrolla característicamente en pacientes **sin cardiopatía estructural**; su ECG revela una morfología de BRD con eje desviado a la izquierda.

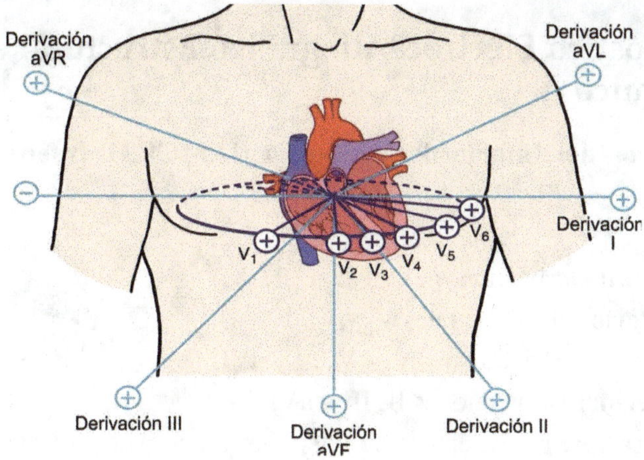
Derivación
aVR
Derivación
aVL
Derivaciór
I
V1
V2
V3
V4
V5
V6
Derivación III
Derivación
aVF
Derivación II

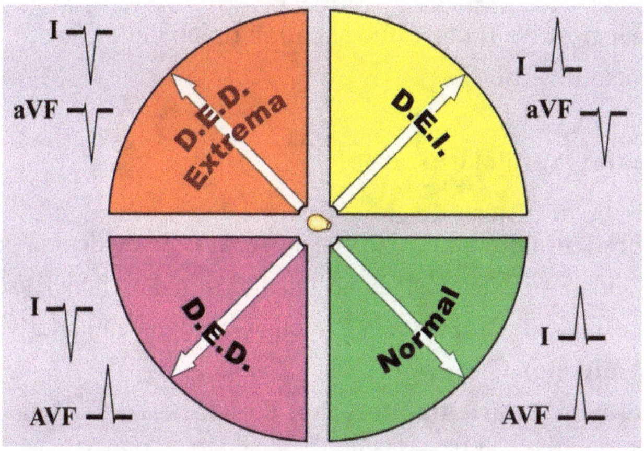
I
aVF
D.E.D.
Extrema
D.E.I.
I
aVF
I
AVF
D.E.D.
Normal
I
AVF

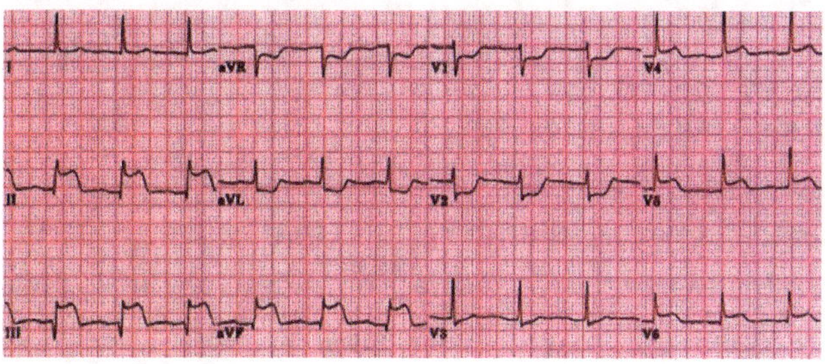
I
aVR
V1
V4
II
aVL
V2
V5
III
aVF
V3
V6

Diagnóstico Electrocardiográfico Estructural e Isquémico

Territorios del Infarto de Miocardio (IAMCEST Inferolateral y otros)

- **Septal:** Derivación V_1 .
- **Anterior:** Derivaciones V_2 - V_4 .
- **Lateral:** Derivaciones V_5 - V_6 , I y aVL.
- **Inferior:** Derivaciones II, III y aVF.
- **Posterior:** Derivaciones V_1 - V_2 . Se caracteriza por presentar onda R alta, depresión horizontal profunda del segmento ST y onda T positiva (nótese que el patrón típico de lesión se presenta invertido).

Crecimientos Auriculares

- **Crecimiento auricular izquierdo (CAI):** Se evidencia por una onda P bifásica con negatividad terminal en la derivación $V_1 > 40$ ms, o por una onda P ancha y mellada en la derivación II (**P mitrale**).
- **Crecimiento auricular derecho:** Se caracteriza por una onda P picuda observable en las derivaciones II, III, aVF y V_1 (**P pulmonale**).

Hipertrofias Ventriculares

- **Hipertrofia ventricular derecha (HVD):** Onda R en $V_1 > 6$ mm, o bien una relación R/S > 1 en la derivación V_1 junto con una relación R/S < 1 en la derivación V_6.
- **Hipertrofia ventricular izquierda (HVI):** Definida por los siguientes criterios de voltaje:
    - R en V_5 - V_6 + S en $V_1 > 35$ mm.
    - R en V_5 - $V_6 > 30$ mm .
    - R en I o aVL > 11 mm.

- *Hallazgo asociado:* Presencia de inversiones difusas de la onda T que configuran el patrón de sobrecarga.

Trastornos de la Conducción Intraventricular y Hallazgos Especiales

- **Bloqueo de Rama Derecha (BRD):** Duración del complejo QRS > 120 ms. Muestra el patrón típico de "orejas de conejo" RSR' o RR' en las derivaciones V_1- V_2 (indicativo de la activación retrasada del ventrículo derecho), acompañado de una onda S ancha en las derivaciones I y V_5 - V_6 .
- **Bloqueo de Rama Izquierda (BRI):** Duración del complejo QRS > 120 ms. Presenta una onda R ancha en las derivaciones I y V_6 (indicativo de la activación retrasada del ventrículo izquierdo), y morfologías rS o QS en las derivaciones V_1 - V_2.
- **Conducción intraventricular inespecífica:** Complejo QRS > 120 ms que no cumple con los criterios específicos de BRD ni de BRI.
- **Embolia pulmonar:** Hallazgo clásico del patrón **S1Q3T3** en el ECG.

Dinámica de las ondas U (derivaciones V_2 y V_3)

- **Ondas U Positivas (Aumento de amplitud):** Gatilladas por hipopotasemia, bradicardia, hemorragia intracraneal, efecto de la digoxina o por el uso de agentes antiarrítmicos de clase I y clase III.
- **Ondas U Negativas:** Indicativas de isquemia miocárdica o de hipertensión arterial (HTA) sistémica.

Manifestaciones por Desequilibrios Electrolíticos e Intoxicaciones

Alteraciones del Potasio

Hipopotasemia: Produce depresión del segmento ST, aplanamiento de las ondas T con disminución de su amplitud, e intervalo QT prolongado.

Hiperpotasemia: Produce un aumento de la amplitud de la onda T, seguido de un "ascenso" de todo el complejo QRS hasta que finalmente se desarrollan ondas sinusoidales.

Alteraciones del Calcio

Hipocalcemia: Se manifiesta característicamente con un intervalo QT prolongado.

Hipercalcemia: Se manifiesta característicamente con un intervalo QT acortado.

Intoxicación por Monóxido de Carbono (CO)

Manifestación en el ECG: Produce una elevación del segmento ST que es típica de la isquemia miocárdica.

RCP

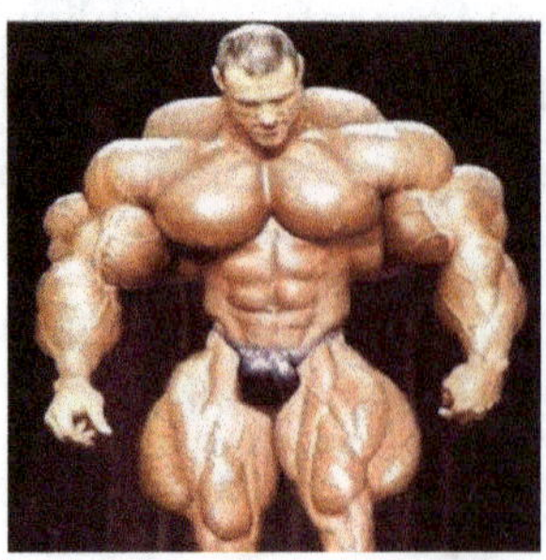

REANIMACIÓN CARDIOPULMONAR (RCP) / CÓDIGO 99 / CÓDIGO AZUL

Paro Cardíaco Súbito: Cadena de Supervivencia y Dinámica de Equipo

Cardioversión Mecánica: Soporte Vital Básico (BLS)

Relación Compresión-Ventilación según escenario

- **30 Compresiones - Vía aérea - 2 Ventilaciones:** Indicado en adultos (1 o 2 reanimadores) frente a niños y lactantes (1 reanimador).
- **15 Compresiones - Vía aérea - 2 Ventilaciones:** Indicado en niños y lactantes cuando intervienen 2 o más reanimadores.
- **Compresiones continuas - Vía aérea avanzada - 1 Ventilación cada 6 segundos o 10/minuto.**

C (Compresiones)

- **Inicio:** Dentro de los 10 segundos del paro cardíaco.
- **Frecuencia:** 100-120/min.
- **Profundidad:**
  - *Adulto y niño:* 2 pulgadas (5 cm) de profundidad.
  - *Lactante:* 1,5 pulgadas (4 cm) de profundidad.
- **Evaluación de pulso:** Pulso carotídeo en adulto y niño frente al pulso braquial en lactante.

V (Vía aérea y Ventilación)

- **Apertura y dispositivos manuales:** Maniobra frente-mentón; uso de cánula orofaríngea (OPA) frente a cánula nasofaríngea (NPA).
- **Vía aérea avanzada:** Mascarilla laríngea frente a dispositivo supraglótico frente a tubo endotraqueal.

- **Parámetros y herramientas:** Volumen corriente de 500-600 ml, asegurando una reexpansión torácica completa. Uso de mascarilla de bolsillo frente a bolsa-mascarilla.
- **Técnica manual:** Boca a boca en adulto y niño frente a boca a boca y nariz en lactante.
- **Ventilaciones de rescate (sin paro circulatorio avanzado):** Cada 5-6 segundos en adulto frente a cada 3-5 segundos en niño y lactante.
- *Caso específico:* Administración de naloxona en sobredosis por opioides.

Protocolo de Desobstrucción de la Vía Aérea (Atragantamiento)

Adulto y niño: Compresión abdominal de Heimlich.

Obeso o embarazada: Compresión torácica.

Lactante: Alternar 5 golpes en la espalda y 5 compresiones torácicas.

Cardioversión Eléctrica (BLS y ACLS)

- Uso de desfibrilador externo automático frente a descarga de CC manual con la secuencia de energía:

100 J → 200 J → 360 J

Cardioversión Química y Algoritmos de Paro (ACLS)

Algoritmo de Paro Cardíaco

Fibrilación ventricular (FV) o Taquicardia ventricular sin pulso (TVsp)

Descarga → Descarga → Adrenalina 1 mg (cada 3-5 minutos) → Descarga → Amiodarona 300 mg

Amiodarona 300 mg → Descarga → Adrenalina → Descarga → Amiodarona 150 mg → Descarga

Asistolia o Actividad Eléctrica Sin Pulso (AESP)

- Administración de Adrenalina cada 3-5 minutos.

Algoritmo de Bradicardia

0,5 mg de Atropina → Estimulación transcutánea → Dopamina→ Adrenalina → Estimulación transvenosa

Algoritmo de Taquicardia

- **Inestable:** Cardioversión sincronizada.
- **Complejo estrecho estable:**

Maniobras vagales→ Adenosina (6 mg y luego 12 mg) → Betabloqueante o calcioantagonista

- **Complejo ancho estable:** Amiodarona o lidocaína.

Protocolo de Actuación en SCA (Síndrome Coronario Agudo) e Ictus: Las "8Ds"

SCA: ECG con evidencia de isquemia requiere reperfusión coronaria inmediata. El tiempo puerta-balón debe ser de 90 minutos. Traslado a ICP (Intervención Coronaria Percutánea).

Ictus hemorrágico: Evidenciado por TC craneal; requiere control estricto de la PA. Traslado a unidad de ictus.

Ictus isquémico: Evidenciado por TC craneal; requiere administración de tPA si se presenta con < 3 horas de evolución y sin contraindicaciones (©). Si existen contraindicaciones o han transcurrido > 6 horas, se opta por aspirina o tratamiento endovascular. Traslado a unidad de ictus.

Cuidados Posparo Cardíaco

Evaluaciones sistemáticas

- **Evaluación primaria:** Protocolo **ABCDE**.
- **Evaluación secundaria:** Protocolo **SAMPLE** o análisis de **Hs y Ts**.

Parámetros de RCE (Retorno de la Circulación Espontánea)

- CPP > 15 mm Hg.
- p $ETCO_2$ de 35 -40 mm Hg.

Manejo ventilatorio, térmico y hemodinámico

Ventilación: 1 respiración cada 5-6 segundos.

Protocolo de hipotermia: Mantener entre 32-36 °C durante las primeras 24 horas.

Manejo hemodinámico: La presencia de hipotensión requiere la infusión de líquidos IV o el uso de vasopresores.

Disposición: Traslado inmediato a la UCI.

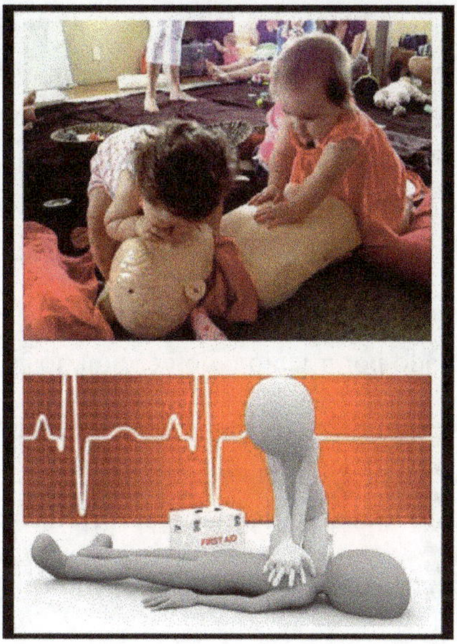

Síncope y Estratificación de Riesgo en Pruebas de Esfuerzo

Síncope (Etiologías, Diagnóstico y Manejo)

Arritmias cardíacas: Bloqueo AV transitorio de 3.er grado asociado con bloqueo de rama derecha, hemibloqueo anterior izquierdo y enfermedad avanzada del sistema de conducción. Ocurre típicamente en posición sentada, durante actividad extenuante o por un sobresalto, manifestando palpitaciones breves antes del síncope.

Ortoestatismos: Evaluación mediante la medición de la PA en decúbito supino y de pie.

Estenosis aórtica y Isquemia miocárdica: Ocurren característicamente durante el esfuerzo físico. Evaluación mediante puntuación de calcio coronario y prueba de esfuerzo farmacológica. Se realiza cateterismo cardíaco izquierdo si la prueba de esfuerzo es positiva (+), y cateterismo cardíaco derecho si se evidencia hipertensión pulmonar.

Vasovagal / Neurocardiogénico: Ocurre en posición de pie. Se presenta con síntomas previos (pródromos) de mareo, visión en túnel, náuseas/vómitos, rubor, sofocos y diaforesis. Registra una prevalencia de al menos el 16% a lo largo de la vida. Diagnóstico mediante la prueba de mesa basculante. *Tratamiento:* Tranquilización, aumento de la ingesta de sal y líquidos, fludrocortisona, midodrina o betabloqueantes.

Situacional: Gatillado por micción, defecación, tos o deglución.

Palpitaciones asociadas: Presencia de TSV, extrasístoles ventriculares o extrasístoles auriculares desencadenadas por exceso de cafeína o bebidas energéticas; requiere descartar hipertiroidismo.

Convulsiones: Diagnóstico diferencial mediante EEG.

Abordaje diagnóstico general:

Monitorización Holter (ECG ambulatorio de 24-48 horas): Es el mejor estudio para evaluar el síncope cuando no hay otros signos o síntomas de enfermedad.

Estudio electrofisiológico (EEF): Indicado para evaluar bradiarritmias, taquiarritmias o síncope con programación de dispositivo implantable. Se complementa con ECG, ecocardiograma y el registrador de bucle implantable (ILR).

Pruebas de Esfuerzo e Indicaciones de Alto Riesgo

Dolor torácico atípico: Ante troponina negativa y ECG normal, se requiere una prueba de esfuerzo ambulatoria para estratificar el riesgo de pacientes considerados con probabilidad preprueba intermedia de enfermedad arterial coronaria.

Prueba de esfuerzo cardiopulmonar (CPET): Es el patrón de oro para medir la ventilación, la concentración de oxígeno (VO_2 máx) y el dióxido de carbono (CO_2) durante el ejercicio progresivo; indicada para evaluar pacientes pre-trasplante.

ECG de esfuerzo: Para pacientes que pueden hacer ejercicio. Se establece una FC objetivo del 85% de la FC máxima predicha, calculada mediante la fórmula:

FC máxima predicha= 220 - edad

Prueba de esfuerzo con imagen (Eco de estrés o MPI nuclear de estrés): Indicada para pacientes que pueden hacer ejercicio, pero que presentan cambios basales del segmento ST, HVI, BRI, ritmo estimulado o síndrome de WPW.

Prueba de estrés farmacológico con imagen (Dobutamina, persantina, adenosina, regadenosón + eco o MPI nuclear farmacológica): Indicada para pacientes que no pueden hacer ejercicio.

Criterios de prueba de esfuerzo positiva de alto riesgo:

Depresión del segmento ST de 2 mm en múltiples derivaciones a un bajo nivel de esfuerzo (~ 4 METs) y a baja FC. *(Nota métrica: 1 MET = sin actividad y 10 MET = ejercicio extenuante ~ clase de muy bajo riesgo).*

Presencia de una respuesta hipotensiva de la PA.

Estos hallazgos confieren un 95% de probabilidad de enfermedad coronaria significativa y una alta probabilidad de un evento cardíaco en el próximo año.

Síndrome cardíaco X: Caracterizado por una prueba de esfuerzo positiva (+) en ausencia de enfermedad coronaria epicárdica; puede indicar enfermedad coronaria microcirculatoria o de vasos pequeños.

Alerta de interpretación: Una alta probabilidad preprueba acompañada de una prueba de esfuerzo negativa probablemente corresponda a un falso negativo y no descarta la enfermedad coronaria.

Tratamiento: Angiografía coronaria y revascularización. Se opta por una estrategia invasiva diferida dentro de las 25-72 horas para puntuaciones de TIMI > 2 o GRACE 109-140. Se realiza derivación aortocoronaria (CABG) o ICP dentro de los 6 meses si la FE es < 40%, la TFG es < 60 o el paciente presenta diabetes mellitus (DM).

Hipertensión Arterial (HTA) y Diabetes Postoperatria

Hipertensión Arterial (HTA > 140/90 mmHg)

- **Prehipertensión y HTA estadio 1 (130-139 / 80-89 mmHg):** Aumenta el riesgo de enfermedad cardiovascular.
- **Manejo escalonado:**
  1. Tratamiento no farmacológico inicialmente con reducción de sodio, reducción de peso y abandono del tabaco.
  2. Adición de estatina después de evaluar el perfil lipídico en ayunas.
  3. Adición de aspirina si el riesgo a 10 años de enfermedad cardiovascular (ECV) es > 10%.
  4. Adición de medicación antihipertensiva según el objetivo fisiopatológico:
- **Disminuir el volumen sanguíneo:** Diuréticos, IECA o ARA-II
- **Disminuir la precarga:** Venodilatadores (antagonistas alfa) y fármacos bloqueadores ganglionares
- **Disminuir la poscarga:** Vasodilatadores (hidralazina, minoxidil, nitroprusiato de sodio), IECA y calcioantagonistas
- **Disminuir el Gasto Cardíaco (GC):** Antagonistas beta

Diabetes postoperatoria

Tratamiento: El régimen de insulina basal-bolo disminuye la morbilidad y mortalidad.

Parámetros de manejo: Objetivo de glucosa de 140-180 mg/dL.

Componente Basal: Insulina NPH, Lantus o Levemir.

Componente Bolo: Insulina regular o lispro.

Caso de alarma: Iniciar infusión de insulina continua si se presenta cetoacidosis diabética (CAD) o si la glucosa es > 500 mg/dL.

Dislipidemias y Enfermedad Cardiovascular Aterosclerótica (ASCVD)

Clasificación de las Lipoproteínas y Perfil Lipídico

Componentes del transporte lipídico: Quilomicrones (TG), Remanentes de quilomicrones (TG), IDL (TG), VLDL (TG), LDL (colesterol) y HDL (proteína).

Valores de referencia en el Perfil Lipídico en Ayunas:

Triglicéridos (TG): Normal < 150 mg/dL.

Colesterol total: Normal < 200 mg/dL; Límite 200-240 mg/dL; Alto > 240 mg/dL.

LDL: Normal 110-120 mg/dL; Límite 130-159 mg/dL; Alto > 160 mg/dL.

HDL: Normal 40-60 mg/dL.

Fenotipos de Hiperlipoproteinemia (Clasificación de Fredrickson) y Tratamiento

- **Tipo I:** Quilomicrones.
- **Tipo III:** Remanentes de quilomicrones + IDL.
- **Tipo V:** Remanentes de quilomicrones + VLDL.
    - *Tratamiento para Tipos I, III y V:* Derivados del ácido fíbrico + niacina (mecanismo: aumentan la lipoproteína lipasa e inhiben la síntesis de VLDL).
- **Tipo IV:** VLDL.

- **Tipo IIb:** LDL + VLDL.
- **Tipo IIa:** LDL.
    - *Tratamiento para Tipos IIa, IIb y IV:* Estatinas (inhibidores de la HMG-CoA reductasa como Lipitor, Mevacor) + secuestrantes de ácidos biliares / resinas (colestiramina, colestipol) + niacina.
- *Intervención dietética general:* Una dieta baja en grasas saturadas + alta en grasas mono o poliinsaturadas disminuye el colesterol, las LDL y los TG.

Aterosclerosis y Modificación del Estilo de Vida (Programa ASCVD)

Dieta de la AHA: Baja en grasas saturadas. Se limita al 25% de las calorías totales como grasa, con < 7% de grasa saturada y 0% de grasas trans.

Dinámica lipídica: Las grasas monoinsaturadas disminuyen (<) las LDL y aumentan (>) las HDL. Las grasas trans aumentan (>) las LDL y disminuyen (<) las HDL *(atención: 1 mg de descenso en las HDL causa un 3-4% de aumento en el riesgo de enfermedad coronaria)*. Los ácidos grasos omega-3 disminuyen (<) exclusivamente los TG.

Ejercicio y Reducción de peso: El ejercicio aeróbico de intensidad moderada-alta disminuye (<) las LDL.

Abandono del tabaquismo.

Manejo de HTA comórbida: Tratamiento con antihipertensivos.

Manejo de Diabetes Mellitus: Considerada un **equivalente de cardiopatía coronaria**.

Estratificación y dosificación de Estatinas: Pacientes < 79 años con LDL de 70-189 mg/dL + diabetes mellitus + riesgo de enfermedad aterosclerótica > 7,5% requieren tratamiento con estatina de dosis alta para un objetivo de LDL < 100 mg/dL.

. . .

Esquemas de dosificación de Estatinas:

- **Estatina de baja dosis:** Pravastatina 20 mg.
- **Estatina de dosis moderada:** Pravastatina 40 mg o simvastatina 20 mg *(se debe iniciar pese a una ALT ligeramente elevada)*.
- **Estatina de dosis alta:** Lipitor 40-80 mg o Crestor 20-40 mg (mecanismo: reduce las LDL > 50%; puede causar miositis inducida por estatinas).
- **Terapias coadyuvantes:** Añadir ezetimiba 10 mg + ácidos grasos omega-3 + secuestrantes de ácidos biliares (esta combinación reduce las LDL un 20%). Inhibidores de PCSK-9 (evolocumab y alirocumab) indicados para una reducción adicional de LDL-C o ante hipercolesterolemia familiar heterocigota.
- *Nota de descontinuación:* La niacina ya no se recomienda como medicación adicional.
- *Evaluación secundaria:* El hipotiroidismo puede ser la causa de un colesterol elevado.

Hiperlipidemia con TG > 1500 (Hiperquilomicronemia / Hiperlipoproteinemia Tipo 1)

Fisiopatología: Acumulación de quilomicrones con ApoB48, CII y E.

Complicaciones y clínica: Puede causar pancreatitis, hiponatremia espuria, xantomas eruptivos o exantema cutáneo. Los xantelasmas ocurren específicamente con hipercolesterolemia o por predisposición genética. Puede ser secundaria a síndrome nefrótico, cirrosis, diabetes mellitus o hipotiroidismo.

Tratamiento: Dieta muy baja en grasas (restringida a 25-40 g de grasa al día) y evitar estrictamente el alcohol. Los aceites de pescado en dosis de 3-4 g diarios pueden disminuir los TG. Se indica intercambio plasmático terapéutico (aféresis) si se desarrolla pancreatitis. El uso de fenofibrato/gemfibrozilo está indicado con TG > 225 mg/dL en varones, pero no para mujeres si el nivel es < 500 mg/dL. Manejo concomitante con antiagregantes, anticoagulantes y fibrinolíticos. *(Nota: La dieta Atkins —alta en proteínas y grasas— no es útil en este escenario).*

Síndrome Coronario Agudo (SCA) e Isquemia Miocárdica

Tratamiento General de la Angina

Administración coordinada de: Morfina, Oxígeno, Vasodilatadores (Nitroglicerina, nitrito de amilo), Betabloqueadores, Calcioantagonistas, Antiagregantes, Anticoagulantes, Trombolíticos, ICP y CABG.

1. Angina Estable, Angina Inestable e IAMSEST

Caracterización clínica

Infarto de miocardio hemodinámicamente estable. La angina inestable se define como una angina *in crescendo* que ocurre en reposo, asociándose frecuentemente con enfermedad del tronco coronario izquierdo o de 3 vasos; la presencia de mareo es un indicador de hipotensión e isquemia miocárdica significativa. Fisiopatología: formación de un trombo mural sobre una placa aterosclerótica rota.

Estrategia de manejo: Abordaje inicial no invasivo y estrategia invasiva diferida (dentro de las 25-72 horas). Se realiza una prueba de esfuerzo (no invasiva).

Protocolo Farmacológico y de Revascularización (Mnemotecnia MONA_ABCD + Invasiva)

- Morfina.
- Oxígeno.

- **N**itratos: Vía sublingual, oral o Tridil I.V.
- **A**ntiagregantes plaquetarios: **Aspirina** (indicada de forma indefinida) + **Inhibidores P2Y12** (Plavix, ticagrelor o prasugrel administrados durante 12 meses como doble antiagregación plaquetaria —DAPT—) + **Inhibidores GP IIb/IIIa** (abciximab, eptifibatida, tirofibán).
- **A**nticoagulación: Lovenox, fondaparinux, bivalirudina o heparina no fraccionada.
- **B**etabloqueadores: Agentes "cardioprotectores" y cardioselectivos como el metoprolol; **no usar** propranolol o pindolol por ser no selectivos. Indicados ante la coexistencia de HTA y enfermedad isquémica.
    - © *Contraindicaciones de los betabloqueadores:* Asma activa, insuficiencia cardíaca congestiva, choque cardiogénico, intervalo PR > 0,24 s, bloqueo AV de 2.º o 3.er grado.
- **C**alcioantagonistas: Se administran como alternativa ante la presencia de alergia a los betabloqueadores.
- **D**iabetes e **I**ECA: Uso de IECA indicado ante la coexistencia de HTA y diabetes mellitus. *(Efectos adversos: causan 10% de tos, insuficiencia renal reversible, hiperpotasemia y 0,1% de angioedema. Presentan una respuesta hipotensiva exagerada si hay estenosis de la arteria renal).*
- **E**statinas: Se deben iniciar de forma mandatoria independientemente de los niveles basales de LDL.

Protocolo del Laboratorio de Cateterismo e Intervenciones Especiales

Preparación pre-ICP: administración de aspirina + ticagrelor + bivalirudina; o bien el esquema de Plavix/ticagrelor/prasugrel + inhibidores GP IIb/IIIa.

Alerta de seguridad: ¡La presencia de depresión del segmento ST produce un aumento de la mortalidad si se administran trombolíticos!

Manejo de stents previos: Un infarto de miocardio previo tratado con un stent metálico desnudo o DES requiere mantener la DAPT (aspirina + Plavix) durante 1 año para prevenir la trombosis intrastent; ante esto, la cirugía no cardíaca electiva debe diferirse y esperar 6 meses.

Regla de exclusión de antiagregantes: No se deben combinar nunca dos inhibidores P2Y12 entre sí (contraindicado combinar Plavix + prasugrel, o prasugrel + ticagrelor). Se deben añadir anticoagulantes si el paciente presenta además fibrilación auricular.

Contraindicación de Prasugrel (©): No administrar prasugrel si el paciente tiene antecedentes de ictus o de ataque isquémico transitorio (AIT).

Nota sobre la Homocisteína: Ante un nivel elevado de homocisteína, el tratamiento con suplementos vitamínicos de B6, B12 o folato **no es beneficioso**.

Indicaciones para la Estrategia Invasiva Diferida (ICP < 6 meses o CABG): Se aplica si el paciente presenta una TFG < 60, FE < 40%, diabetes mellitus, o puntuaciones de GRACE 109-140 o TIMI > 2.

2. IAMCEST, BRI Nuevo e Infarto Posterior Verdadero Nuevo

Caracterización clínica y urgencia

Infarto de miocardio hemodinámicamente inestable que puede cursar con choque cardiogénico.

Estrategia de manejo: Invasiva urgente (dentro de las 2 horas) o temprana (dentro de las 24 horas). Traslado inmediato al laboratorio de cateterismo cardíaco para una angiografía coronaria emergente y realización de ICP (meta: 90-120 minutos) o cirugía CABG, con administración previa de prasugrel.

Terapia Fibrinolítica (Indicada si no hay capacidad/disponibilidad de ICP)

Se debe administrar dentro de las 12-24 horas desde el inicio de los síntomas para lograr una resolución > 70% de la elevación del segmento ST.

Agentes específicos de fibrina: Alteplasa (tPA), tenecteplasa (TNK-tPA), reteplasa (rPA).

Agentes no específicos de fibrina: Estreptoquinasa. *(© Contraindicada si hay potencial de reacción alérgica grave)*.

Contraindicaciones relativas de la fibrinólisis: PAS > 180 mmHg persistente (debido al riesgo de hemorragia intracraneal —HIC—).

Reglas de beneficio y contraindicación de la fibrinólisis:

Su uso ante un **BRI nuevo** posee el mayor beneficio sobre la mortalidad debido a la gran cantidad de miocardio en riesgo.

Su uso en el IAMCEST anterior tiene menos beneficio.

Su uso en el IAMCEST inferior registra aún menos beneficio.

Está contraindicada (es perjudicial): Si se utiliza en un infarto de miocardio que se presenta con depresión del segmento ST.

Arritmias de Reperfusión post-fibrinólisis

TVNS (Taquicardia Ventricular No Sostenida): Aparece de forma característica tras la terapia fibrinolítica como una arritmia de reperfusión. *Tratamiento:* Betabloqueantes. *(© Contraindicados si hay hipotensión, bradicardia sintomática, bloqueo AV de 2.º grado Mobitz II o bloqueo AV completo de 3.er grado)*.

Otras arritmias post-reperfusión: Las extrasístoles ventriculares, la taquicardia ventricular no sostenida o el ritmo idioventricular acelerado que aparecen inmediatamente tras la reperfusión **no son indicativas de muerte cardíaca súbita y no necesitan tratamiento**.

. . .

3. Infarto del Ventrículo Derecho (VD)

Clínica de sospecha: Presentación de insuficiencia cardíaca derecha aguda caracterizada por **hipotensión, presión venosa yugular elevada y pulmones limpios**.

ECG: Infarto inferior agudo con elevación del segmento ST detectable en las derivaciones II, III, aVF y V_1 (derivaciones torácicas derechas).

Complicaciones eléctricas: El desarrollo de un bloqueo AV completo de 3.er grado rara vez requiere la colocación de un marcapasos permanente, ya que el pilar del tratamiento es la angiografía coronaria urgente y la revascularización.

Evaluación tisular: Se puede solicitar una PET miocárdica para evaluar la viabilidad tisular antes de considerar una cirugía.

Límite de la fibrinólisis: La terapia fibrinolítica es mínimamente eficaz después de 12 horas, careciendo de un impacto significativo en la mortalidad intrahospitalaria o a los 30 días.

Tratamiento hemodinámico específico: Reanimación agresiva con líquidos IV y soporte con dobutamina IV. El manejo puede requerir agentes inotrópicos (dopamina o dobutamina), la colocación de un balón de contrapulsación intraaórtico y un catéter de Swan-Ganz para monitorizar las presiones y el gasto cardíaco.

Contraindicaciones estrictas (©): Está **contraindicado** el uso de agentes que reduzcan la precarga, tales como la **nitroglicerina y los diuréticos**. Asimismo, no se deben iniciar agentes que reduzcan la poscarga (nitroglicerina o nitroprusiato), ni betabloqueantes o diltiazem, debido a que empeoran críticamente la hipotensión.

Diagnóstico Diferencial: Embolia pulmonar que curse con fallo agudo del VD e hipotensión de forma similar.

4. Indicaciones de DAI Post-IAMCEST

Se debe esperar un periodo de 90 días tras la revascularización para reevaluar la FE (función sistólica del VI). Está indicada la colocación de un desfibrilador automático implantable (DAI) si la FE es < 30%, o si se sitúa entre 30-35% pero el paciente persiste con síntomas de IC. Si no se realizó revascularización, el periodo de espera antes de la colocación es de 40 días.

Diagnóstico Diferencial de la Elevación del ST (Patologías Mimetizadoras)

Miocardiopatía de Takotsubo (Miocardiopatía inducida por estrés / Síndrome de balonamiento apical / «Síndrome del corazón roto»): Desencadenada por un estrés emocional o físico extremo. Muestra elevación del segmento ST en el ECG pero con una angiografía coronaria normal. Es notablemente más común en mujeres.

Angina variante de Prinzmetal (Vasoespasmo coronario): La elevación del segmento ST es reversible y corresponde a una distribución coronaria particular (no es difusa). Diagnóstico mediante prueba de provocación con acetilcolina. *Tratamiento:* Calcioantagonistas (nifedipino, amlodipino, diltiazem) y nitratos de acción prolongada (mononitrato o dinitrato de isosorbida), junto con el abandono del tabaquismo. *(© Contraindicado el uso de aspirina o de betabloqueantes no selectivos como el propranolol).*

Puente miocárdico: Anomalía donde la arteria descendente anterior discurre de forma aberrante en el espesor del miocardio en lugar del epicardio; puede mimetizar un IAMCEST y asociarse a miocardiopatía hipertrófica obstructiva. *Tratamiento:* De soporte.

Benigna / Variante normal de repolarización (Repolarización precoz benigna): Presente en el 1-2% de la población y hasta en el 48% de los pacientes que consultan por dolor torácico. El ECG revela una elevación difusa del segmento ST con concavidad hacia arriba del segmento ST inicial, acompañada de ondas T concomitantes de gran amplitud. Característicamente, estas alteraciones regresan y se normalizan durante la prueba de esfuerzo.

Pericarditis inflamatoria aguda / crónica: Presenta una elevación difusa del segmento ST con concavidad hacia arriba, la cual puede superar el 25% de la amplitud de la onda T. Clínicamente cursa con molestia torácica pleurítica y roce pericárdico. *Tratamiento:* AINE, colchicina y corticosteroides.

Hipotiroidismo: El estado de mixedema grave causa derrame pericárdico y complejos QRS de bajo voltaje en el ECG.

Hipotermia: Provoca la aparición de las **ondas J de Osborn** en el ECG, descritas como ondas positivas localizadas al final del complejo QRS, justo en la unión con el inicio de la onda T.

Dolor Torácico Inducido por Cocaína

Fisiopatología: El consumo de cocaína conduce a un estado hiperadrenérgico sistémico con posibles efectos cardiovasculares potencialmente mortales.

Contraindicación absoluta (©): Está **completamente contraindicado el uso de betabloqueantes**, debido a que causan un estado de estimulación alfa-adrenérgica sin oposición.

Tratamiento: Manejo coordinado con labetalol, calcioantagonistas, nitroglicerina y benzodiazepinas, manteniendo al paciente bajo monitorización telemétrica estricta.

Muerte Cardíaca Súbita (MCS) en Pacientes < 35 Años

Factores epidemiológicos: Las mujeres tienen una tasa significativamente menor de MCS que los hombres a todas las edades y niveles de riesgo.

. . .

Diagnóstico Diferencial de Causas de MCS en Jóvenes:

Miocardiopatía hipertrófica obstructiva (MCHO): Desencadenada clásicamente durante deportes de arranque-parada (fútbol americano, baloncesto, fútbol); el paciente tiene prohibido practicar cualquier deporte competitivo por temor a una muerte súbita. Presenta una herencia autosómica dominante, requiriéndose la realización de un ETT en los familiares de primer grado.

ECG y Eco: El ECG muestra ondas Q patológicas en las derivaciones inferolaterales e inversión de la onda T. El ecocardiograma revela una hipertrofia septal asimétrica.

Tratamiento: Betabloqueantes dirigidos al control de los síntomas de angina o disnea.

Anomalías congénitas de las arterias coronarias: Cursan característicamente con un ECG y una prueba de esfuerzo basales normales. El método diagnóstico de elección es la RM o la TC cardíaca. Provocan arritmias ventriculares letales secundarias a la isquemia miocárdica durante el ejercicio.

Miocardiopatía arritmogénica del ventrículo derecho (MAVD).

Síndrome de QT largo congénito: Definido cuando el intervalo QTc excede los rangos normales de 340-470 ms (representando > 50% del intervalo R-R). Los pacientes deben evitar estrictamente la natación, el buceo y deportes atléticos aeróbicos como el baloncesto o el fútbol. *(Nota: actividades como el golf, críquet o bolos no conllevan riesgo).* Se clasifica en:

Síndrome de Romano-Ward: Forma de herencia autosómica dominante.

Síndrome de Jervell y Lange-Nielsen: Forma de herencia autosómica recesiva que asocia sordera congénita.

Síndrome de Brugada.

Síndrome de WPW (Wolff-Parkinson-White): El mecanismo de muerte súbita se produce por el desarrollo de una fibrilación auricular rápida conducida por la vía accesoria, la cual degenera directamente en una fibrilación ventricular. El ECG basal muestra un intervalo PR corto, QRS ancho y un ascenso empastado de la onda R inicial (**onda delta**). *Tratamiento:* Ablación por radiofrecuencia guiada por estudio electrofisiológico o ablación quirúrgica de la vía.

Miocarditis: Se manifiesta como una insuficiencia cardíaca aguda de bajo gasto en pacientes jóvenes. La etiología más común es la miocarditis viral, cuyo pronóstico general es bueno. *Tratamiento:* Furosemida IV y monitorización telemétrica; se reserva la realización de una biopsia endomiocárdica si el paciente no responde al tratamiento.

Toxicidad: Secundaria al consumo de drogas ilícitas o sustancias para mejorar el rendimiento deportivo.

Hipertención arterial (HTA):

Clasificación y Manejo Inicial

HTA Establecida: Presión arterial > 140/90 mmHg.

Prehipertensión y HTA Estadio 1 (130-139 / 80-89 mmHg): Aumenta significativamente el riesgo de enfermedad cardiovascular. Su abordaje incluye:

Tratamiento no farmacológico inicialmente (reducción de sodio, reducción de peso y abandono del tabaco).

Adición de estatina tras la evaluación del perfil lipídico en ayunas.

Uso de aspirina si el riesgo a 10 años de enfermedad cardiovascular (ECV) es > 10%.

Inicio de medicación antihipertensiva dirigida.

Objetivos Terapéuticos de los Antihipertensivos según Mecanismo

Disminuir el volumen sanguíneo: Diuréticos, IECA o ARA-II

Disminuir la precarga: Venodilatadores (como antagonistas alfa) y fármacos bloqueadores ganglionares

Disminuir la poscarga: Vasodilatadores (hidralazina, minoxidil, nitroprusiato de sodio), IECA y calcioantagonistas

Disminuir el Gasto Cardíaco (GC): Antagonistas beta (betabloqueadores)

HIPERLIPIDEMIA Y TRASTORNOS METABÓLICOS

Valores de Referencia del Perfil Lipídico en Ayunas

Triglicéridos (TG): Normal < 150 mg/dL.

Colesterol Total: Normal < 200 mg/dL; Límite 200-240 mg/dL; Alto > 240 mg/dL.

LDL: Normal 110-120 mg/dL; Límite 130-159 mg/dL; Alto > 160 mg/dL.

HDL: Normal 40-60 mg/dL.

Clasificación de Fredrickson y Abordaje Farmacológico

- **Tipos I, III y V (Alteración predominante de TG y remanentes):**
  - *Componentes:* Tipo I (Quilomicrones); Tipo III (Remanentes de quilomicrones + IDL); Tipo V (Remanentes de quilomicrones + VLDL).
  - *Tratamiento:* Derivados del ácido fíbrico + niacina (mecanismo: aumentan la lipoproteína lipasa e inhiben la síntesis de VLDL).
- **Tipos IIa, IIb y IV (Alteración de LDL y VLDL):**

  - *Componentes:* Tipo IIa (LDL); Tipo IIb (LDL + VLDL); Tipo IV (VLDL).
  - *Tratamiento:* Estatinas (inhibidores de la HMG-CoA reductasa como Lipitor, Mevacor) + secuestrantes de ácidos biliares / resinas (colestiramina, colestipol) + niacina.
- *Soporte Nutricional:* Una dieta baja en grasas saturadas + alta en grasas mono o poliinsaturadas disminuye el colesterol total, las LDL y los TG.

Diabetes Postoperatria

Tratamiento: El régimen de insulina basal-bolo disminuye la morbilidad y mortalidad en el postoperatorio.

Parámetros de control: Objetivo de glucosa establecido entre 140-180 mg/dL.

Esquema Basal: Insulina NPH, Lantus o Levemir.

Esquema Bolo: Insulina regular o lispro.

Urgencia: Iniciar infusión de insulina continua ante cetoacidosis diabética (CAD) o si el nivel de glucosa es > 500 mg/dL.

ENFERMEDAD CARDIOVASCULAR ATEROSCLERÓTICA (ASCVD)

Modificación del Estilo de Vida e Impacto Lipídico

Dieta de la AHA: Baja en grasas saturadas (~ 25% de las calorías totales como grasa, con < 7% de grasa saturada y 0% de grasas trans).

Dinámica de ácidos grasos: Las grasas monoinsaturadas disminuyen las LDL y aumentan las HDL. Las grasas trans aumentan las LDL y disminuyen las HDL *(nota: 1 mg de descenso en las HDL causa un 3-4% de aumento en el riesgo de enfermedad coronaria)*. Los ácidos grasos omega-3 disminuyen exclusivamente los TG.

Ejercicio y Reducción de peso: El ejercicio aeróbico de intensidad moderada-alta disminuye las LDL.

Abandono del tabaquismo.

Equivalente coronario: La diabetes mellitus se considera un equivalente de cardiopatía coronaria.

Criterios de Intensidad y Dosificación de Estatinas

Indicada en pacientes < 79 años con LDL de 70-189 mg/dL + diabetes mellitus + riesgo de enfermedad aterosclerótica > 7,5% para alcanzar un objetivo de LDL < 100 mg/dL.

Estatina de baja dosis: Pravastatina 20 mg.

Estatina de dosis moderada: Pravastatina 40 mg o simvastatina 20 mg *(se debe iniciar el tratamiento aun con niveles de ALT ligeramente elevados)*.

Estatina de dosis alta: Lipitor 40-80 mg o Crestor 20-40 mg (mecanismo: reduce las LDL > 50%; puede causar miositis inducida por estatinas).

Estrategias complementarias: Añadir ezetimiba 10 mg + ácidos grasos omega-3 + secuestrantes de ácidos biliares (logran reducir las LDL un 20%). Uso de inhibidores de PCSK-9 (evolocumab y alirocumab) para una reducción adicional de LDL-C o ante hipercolesterolemia familiar heterocigota.

Descontinuación: La niacina ya no se recomienda como medicación adicional.

Causa secundaria: El hipotiroidismo puede ser el causante de un colesterol elevado.

Hiperlipidemia Grave con TG > 1500 (Hiperquilomicronemia / Tipo 1)

Fisiopatología: Acumulación de quilomicrones con ApoB48, CII y E.

Puede ser secundaria a síndrome nefrótico, cirrosis, diabetes mellitus o hipotiroidismo.

Riesgos y clínica: Puede provocar pancreatitis, hiponatremia espuria, xantomas eruptivos o exantema cutáneo. Los xantelasmas ocurren en contextos de hipercolesterolemia o por predisposición genética.

Manejo Clínico: Dieta muy baja en grasas (~ 25-40 g de grasa al día) y evitar estrictamente el alcohol. Los aceites de pescado (3-4 g diarios) ayudan a disminuir los TG. El uso de fenofibrato/gemfibrozilo está indicado con TG > 225 mg/dL en varones, pero no para mujeres si el nivel es < 500 mg/dL. Se indica el intercambio plasmático terapéutico (aféresis) si se desarrolla pancreatitis. Manejo integral con antiagregantes, anticoagulantes y fibrinolíticos. *(Nota: La dieta Atkins —alta en proteínas y grasas— no es útil en este escenario).*

SÍNDROMES CORONARIOS AGUDOS (SCA) Y ANGINA

Protocolo General de la Angina

Administración inmediata de: Morfina, Óxigeno, Vasodilatadores (Nitroglicerina, nitrito de amilo), Betabloqueadores, Calcioantagonistas, Antiagregantes, Anticoagulantes y Trombolíticos, coordinados con ICP o CABG.

1. Angina Estable, Angina Inestable e IAMSEST

Presentación clínica y fisiopatología

Infarto de miocardio hemodinámicamente estable. La angina inestable (~ angina *in crescendo*) ocurre en reposo y se asocia con enfermedad del tronco coronario izquierdo o de 3 vasos; la presencia de mareo indica hipotensión e isquemia miocárdica significativa. Su base fisiopatológica es la formación de un trombo mural sobre una placa aterosclerótica rota.

Estrategia diagnóstica: Enfoque inicial no invasivo mediante una prueba de esfuerzo.

Protocolo de Manejo Farmacológico e Invasivo (MONA_ABCD + Invasiva)

- **M**orfina.
- **O**xígeno.
- **N**itratos: Sublinguales, orales o Tridil I.V.
- **A**ntiagregantes plaquetarios: **Aspirina** (de forma indefinida) + **Inhibidores P2Y12** (Plavix, ticagrelor o prasugrel durante 12 meses como doble antiagregación —DAPT—) + **Inhibidores GP IIb/IIIa** (abciximab, eptifibatida, tirofibán).
- **A**nticoagulación: Lovenox, fondaparinux, bivalirudina o heparina no fraccionada.
- **B**etabloqueadores: Fármacos cardioprotectores y cardioselectivos como el metoprolol; **no usar** propranolol o pindolol por ser no selectivos. Indicados ante HTA y enfermedad isquémica concomitante.
    - © *Contraindicaciones de betabloqueadores:* Asma activa, insuficiencia cardíaca congestiva, choque cardiogénico, intervalo PR > 0,24 s, bloqueo AV de 2.º o 3.er grado.
- **C**alcioantagonistas: Administrados como alternativa en caso de alergia a los betabloqueadores.
- **D**iabetes e **I**ECA: Uso de IECA indicado ante HTA y diabetes mellitus. *(Causan 10% de tos, insuficiencia renal reversible, hiperpotasemia y 0,1% de angioedema. Provocan una respuesta hipotensiva exagerada si coexiste estenosis de la arteria renal).*
- **E**statinas: Administradas de forma obligatoria independientemente de los niveles basales de LDL.

Protocolo de Revascularización y Manejo de Stents

Preparación pre-ICP: administración de aspirina + ticagrelor + bivalirudina antes de la intervención; o bien el esquema de Plavix/ticagrelor/prasugrel + inhibidores GP IIb/IIIa.

Alerta crítica de seguridad: ¡La presencia de depresión del segmento ST produce un aumento de la mortalidad si se administran trombolíticos!

Manejo de stents previos: Un infarto previo tratado con stent metálico desnudo o DES requiere mantener la DAPT (aspirina + Plavix) durante 1 año para prevenir la trombosis intrastent; ante esto, la cirugía no cardíaca electiva debe esperar y diferirse por 6 meses.

Regla de exclusión: No combinar nunca dos inhibidores P2Y12 entre sí (contraindicado combinar Plavix + prasugrel, o prasugrel + ticagrelor). Se deben añadir anticoagulantes si el paciente presenta además fibrilación auricular.

Contraindicación de Prasugrel (©): No administrar prasugrel si el paciente tiene antecedentes de ictus o de ataque isquémico transitorio (AIT).

Nota sobre la Homocisteína: Ante un nivel elevado de homocisteína, el tratamiento con suplementos vitamínicos de B6, B12 o folato **no es beneficioso**.

Indicaciones de Estrategia Invasiva Diferida (Dentro de las 25-72 horas / ICP < 6 meses o CABG): Se aplica ante una TFG < 60, FE < 40%, diabetes mellitus, o puntuaciones de riesgo de GRACE 109-140 o TIMI > 2.

2. IAMCEST, BRI Nuevo e Infarto Posterior Verdadero Nuevo

Abordaje de urgencia

Infarto de miocardio hemodinámicamente inestable que puede presentarse en choque cardiogénico.

Estrategia de manejo: Invasiva urgente (dentro de las 2 horas) o temprana (dentro de las 24 horas). Requiere el traslado inmediato al laboratorio de cateterismo cardíaco para una angiografía coronaria emergente y realización de ICP (meta de tiempo puerta-balón: 90-120 minutos) o cirugía CABG, con administración previa de prasugrel.

Terapia Fibrinolítica (Indicada si no hay capacidad o disponibilidad de ICP)

Debe iniciarse dentro de las 12-24 horas desde el comienzo de los síntomas para lograr una resolución > 70% de la elevación del segmento ST.

Específicos de fibrina: Alteplasa (tPA), tenecteplasa (TNK-tPA), reteplasa (rPA).

No específicos de fibrina: Estreptoquinasa. *(© Contraindicada ante el potencial de reacción alérgica grave).*

Contraindicaciones relativas: PAS > 180 mmHg de forma外 persistente debido al alto riesgo de hemorragia intracraneal (HIC).

Reglas de beneficio sobre la mortalidad según el territorio:

Su uso ante un **BRI nuevo** posee el mayor beneficio sobre la mortalidad debido a la gran cantidad de miocardio en riesgo.

Su uso en el IAMCEST anterior tiene un beneficio intermedio.

Su uso en el IAMCEST inferior registra un beneficio menor.

Está contraindicada (es perjudicial): Su uso en un infarto de miocardio que se presenta con depresión del segmento ST.

Arritmias post-reperfusión y post-fibrinólisis

TVNS (Taquicardia Ventricular No Sostenida): Aparece de forma característica tras la terapia fibrinolítica como una arritmia de reperfusión. *Tratamiento:* Betabloqueantes. *(© Contraindicados ante hipoten-*

sión, bradicardia sintomática, bloqueo AV de 2.º grado Mobitz II o bloqueo AV completo de 3.er grado).

Otras arritmias: Las extrasístoles ventriculares, la taquicardia ventricular no sostenida o el ritmo idioventricular acelerado que aparecen inmediatamente tras la reperfusión **no son indicativas de muerte cardíaca súbita y no necesitan tratamiento**.

3. Infarto del Ventrículo Derecho (VD)

Clínica de sospecha: Presentación de insuficiencia cardíaca derecha aguda caracterizada por **hipotensión, presión venosa yugular elevada y pulmones limpios**.

ECG: Infarto inferior agudo con elevación del segmento ST en las derivaciones II, III, aVF y V1 (derivaciones torácicas derechas).

Complicaciones eléctricas: El desarrollo de un bloqueo AV completo de 3.er grado rara vez requiere la colocación de un marcapasos permanente, ya que el pilar del tratamiento es la revascularización y la angiografía coronaria urgente.

Evaluación tisular: Se puede solicitar una PET miocárdica para evaluar la viabilidad del tejido antes de la cirugía.

Límite de la fibrinólisis: La terapia fibrinolítica es mínimamente eficaz después de 12 horas, careciendo de un impacto significativo en la mortalidad intrahospitalaria o a los 30 días.

Tratamiento hemodinámico específico: Reanimación con líquidos IV y soporte con dobutamina IV. El manejo puede requerir agentes inotrópicos (dopamina o dobutamina), la colocación de un balón de contrapulsación intraaórtico y un catéter de Swan-Ganz para monitorizar las presiones y el gasto cardíaco.

Contraindicaciones estrictas (©): Está **completamente contraindicado** el uso de agentes que reduzcan la precarga, tales como la **nitroglicerina y los diuréticos**. Asimismo, no se deben iniciar agentes que reduzcan la poscarga (nitroglicerina o nitroprusiato), ni betabloqueantes o diltiazem, debido a que empeoran críticamente la hipotensión.

Diagnóstico Diferencial: Embolia pulmonar que curse con fallo agudo del VD e hipotensión de forma similar.

4. Indicaciones de DAI Post-IAMCEST

Se debe esperar un periodo de 90 días tras la revascularización para reevaluar la FE (función sistólica del VI). Está indicada la colocación de un desfibrilador automático implantable (DAI) si la FE es < 30%, o si se sitúa entre 30-35% pero el paciente persiste con síntomas de IC. Si no se realizó revascularización, el periodo de espera antes de la colocación es de 40 días.

Diagnóstico Diferencial de la Elevación del ST (Patologías Mimetizadoras)

Miocardiopatía de Takotsubo (Miocardiopatía inducida por estrés / Síndrome de balonamiento apical / «Síndrome del corazón roto»): Desencadenada por un estrés emocional o físico extremo. Muestra elevación del segmento ST en el ECG pero con una angiografía coronaria normal. Es notablemente más común en mujeres.

Angina variante de Prinzmetal (Vasoespasmo coronario): La elevación del segmento ST es reversible y corresponde a una distribución coronaria particular (no es difusa). Diagnóstico mediante prueba de provocación con acetilcolina. *Tratamiento:* Calcioantagonistas (nifedipino, amlodipino, diltiazem) y nitratos de acción prolongada (mononitrato o dinitrato de isosorbida), junto con el abandono del tabaquismo. *(© Contraindicado el uso de aspirina o de betabloqueantes no selectivos como el propranolol).*

Puente miocárdico: Anomalía donde la arteria descendente anterior discurre de forma aberrante en el espesor del miocardio en lugar del epicardio; puede mimetizar un IAMCEST y asociarse a miocardiopatía hipertrófica obstructiva. *Tratamiento:* De soporte.

Benigna / Variante normal de repolarización (Repolarización precoz benigna): Presente en el 1-2% de la población y hasta en el 48% de los pacientes que consultan por dolor torácico. El ECG revela una elevación difusa del segmento ST con concavidad hacia arriba del segmento ST inicial, acompañada de ondas T concomitantes de gran amplitud. Característicamente, estas alteraciones regresan y se normalizan durante la prueba de esfuerzo.

Pericarditis inflamatoria aguda / crónica: Presenta una elevación difusa del segmento ST con concavidad hacia arriba, la cual puede superar el 25% de la amplitud de la onda T. Clínicamente cursa con molestia torácica pleurítica y roce pericárdico. *Tratamiento:* AINE, colchicina y corticosteroides.

Hipotiroidismo: El estado de mixedema grave causa derrame pericárdico y complejos QRS de bajo voltaje en el ECG.

Hipotermia: Provoca la aparición de las **ondas J de Osborn** en el ECG, descritas como ondas positivas localizadas al final del complejo QRS, justo en la unión con el inicio de la onda T.

Dolor Torácico Inducido por Cocaína

Fisiopatología: El consumo de cocaína conduce a un estado hiperadrenérgico sistémico con posibles efectos cardiovasculares potencialmente mortales.

Contraindicación absoluta (©): Está **completamente contraindicado el uso de betabloqueantes**, debido a que causan un estado de estimulación alfa-adrenérgica sin oposición.

Tratamiento: Manejo coordinado con labetalol, calcioantagonistas, nitroglicerina y benzodiazepinas, manteniendo al paciente bajo monitorización telemétrica estricta.

Muerte Cardíaca Súbita (MCS) en Pacientes < 35 Años

Factores epidemiológicos: Las mujeres tienen una tasa significativamente menor de MCS que los hombres a todas las edades y niveles de riesgo.

Diagnóstico Diferencial de Causas de MCS en Jóvenes:

Miocardiopatía hipertrófica obstructiva (MCHO): Desencadenada clásicamente durante deportes de arranque-parada (fútbol americano, baloncesto, fútbol); el paciente tiene prohibido practicar cualquier deporte competitivo por temor a una muerte súbita. Presenta una herencia autosómica dominante, requiriéndose la realización de un ETT en los familiares de primer grado.

ECG y Eco: El ECG muestra ondas Q patológicas en las derivaciones inferolaterales e inversión de la onda T. El ecocardiograma revela una hipertrofia septal asimétrica.

Tratamiento: Betabloqueantes dirigidos al control de los síntomas de angina o disnea.

Anomalías congénitas de las arterias coronarias: Cursan característicamente con un ECG y una prueba de esfuerzo basales normales. El método diagnóstico de elección es la RM o la TC cardíaca. Provocan arritmias ventriculares letales secundarias a la isquemia miocárdica durante el ejercicio.

Miocardiopatía arritmogénica del ventrículo derecho (MAVD).

Síndrome de QT largo congénito: Definido cuando el intervalo QTc excede los rangos normales de 340-470 ms (representando > 50% del intervalo R-R). Los pacientes deben evitar estrictamente la natación, el buceo y deportes atléticos aeróbicos como el baloncesto o el fútbol. *(Nota: actividades como el golf, críquet o bolos no conllevan riesgo)*. Se clasifica en:

Síndrome de Romano-Ward: Forma de herencia autosómica dominante.

Síndrome de Jervell y Lange-Nielsen: Forma de herencia autosómica recesiva que asocia sordera congénita.

Síndrome de Brugada

Síndrome de WPW (Wolff-Parkinson-White): El mecanismo de muerte súbita se produce por el desarrollo de una fibrilación auricular rápida conducida por la vía accesoria, la cual degenera directamente en una fibrilación ventricular. El ECG basal muestra un intervalo PR corto, QRS ancho y un ascenso empastado de la onda R inicial (**onda delta**). *Tratamiento:* Ablación por radiofrecuencia guiada por estudio electrofisiológico o ablación quirúrgica de la vía.

Miocarditis: Se manifiesta como una insuficiencia cardíaca aguda de bajo gasto en pacientes jóvenes. La etiología más común es la miocarditis viral, cuyo ganancia o pronóstico general es bueno. *Tratamiento:* Furosemida IV y monitorización telemétrica; se reserva la realización de una biopsia endomiocárdica si el paciente no responde al tratamiento.

Toxicidad: Secundaria al consumo de drogas ilícitas o sustancias para mejorar el rendimiento deportivo.

INSUFICIENCIA CARDÍACA CONGESTIVA (ICC)

Fisiopatología y Activación Neurohormonal

Activación del SRAA: Desencadena la tríada de taquicardia refleja + aumento de la precarga + aumento de la poscarga.

Tratamiento Farmacológico General de la ICC

Fármacos inotrópicos (Glucósidos cardíacos digitálicos como digoxina, digitoxina): Actúan bloqueando la bomba ATPasa Na^+ -}K^+ , lo que activa el intercambiador Na^+ -}Ca^{2+ produciendo un aumento del calcio intracelular.

Disminución de la precarga: IECA y diuréticos.

Disminución de la poscarga: IECA y vasodilatadores.

Estudio mandatorio: Todo paciente con IC sintomática con sobrecarga de líquidos necesita la realización de un ecocardiograma.

Clasificación Clínica de la Insuficiencia Cardíaca

1. IC con Fracción de Eyección Preservada (ICFEp / disfunción diastólica)

Características: Se presenta con una FE del 65% e HVI concéntrica.

Exploración y Hemodinámica: Presión capilar pulmonar enclavada (PCPW) aumentada, impulso apical prominente y presencia de un 4.º ruido cardíaco (asociado con un aumento de la presión telediastólica del VI).

Etiología iatrogénica: Puede verse precipitada por una diuresis excesiva con furosemida.

Contraindicación absoluta (©): Uso de digoxina, debido a que causa hipercontractilidad empeorando la disfunción diastólica.

2. IC con Fracción de Eyección Reducida (ICFEr / disfunción sistólica)

Características: Se manifiesta como una IC aguda descompensada con FE reducida; su base suele ser una cardiopatía isquémica subyacente.

Precipitante sistémico: Puede ser gatillada por una anemia microcítica severa (configurando una IC de alto gasto), requiriéndose la transfusión de concentrado de eritrocitos.

Exploración y Pronóstico: Presenta HVI con un impulso apical > 3 cm; la gran mayoría de estos pacientes mueren por muerte cardíaca súbita (SCD). Si asocia hipertensión pulmonar (HTP), cursa con venas del cuello ingurgitadas, levantamiento paraesternal izquierdo y un 3.er ruido derecho.

3. IC Derecha aislada

Clínica: Edema de miembros inferiores, presión venosa yugular elevada y reflejo hepatoyugular.

4. IC Biventricular

Clínica: Presencia simultánea de ruidos de galope diastólico temprano de ambos ventrículos (S_3 VD y S_3 VI) junto con edema pulmonar (manifestado por estertores inspiratorios difusos y crepitantes).

Esquema y Criterios de Tratamiento de la IC

Diuréticos de asa.

Diuréticos tiazídicos de acción prolongada: Uso de clortalidona dirigido a prevenir la deshidratación en algunos pacientes seleccionados.

Betabloqueadores de acción prolongada (Carvedilol, bisoprolol o succinato de metoprolol —no usar la forma tartrato—): Deben iniciarse en las 24 horas posteriores a la suspensión de diuréticos IV, vasodilatadores e inotrópicos.

IECA, ARA-II o ARNI (Entresto): Indicado ante un IAMCEST anterior, IC o FE < 40%, debiendo iniciarse dentro de las primeras 24 horas.

Espironolactona: Indicada cuando el paciente se encuentre en estado de euvolemia, siempre que presente una FEVI reducida < 35% y diabetes mellitus. *Criterio de laboratorio:* Solo si la creatinina es < 2.5 y el potasio es < 5 mEq/L. Su introducción se realiza entre los 3-14 días.

Digoxina: Mantener de forma estricta niveles séricos de 0.5-0.8 ng/mL. **No administrarla** en estados de circulación hiperdinámica ni en pacientes con fibrilación auricular (FA).

Hidralazina + nitratos: Indicación con beneficio específico en pacientes afroamericanos.

Nitroglicerina IV: Indicada específicamente si se configura una emergencia hipertensiva.

Dobutamina IV: Reservada para la insuficiencia cardíaca sistólica terminal grave; **no utilizar** en la IC con fracción de eyección preservada.

Soporte Avanzado y Dispositivos: La colocación de un DAI o la Terapia de Resincronización Cardíaca (TRC) **no está indicada** si el paciente presenta un complejo QRS estrecho. Se utiliza ECMO ante la coexistencia de hipertensión pulmonar y insuficiencia cardíaca derecha. El uso de un DAVI (Dispositivo de Asistencia Ventricular Izquierda) o el trasplante cardíaco se reservan para la IC terminal grave.

Regla de exclusión de Anticoagulación: La anticoagulación con warfarina, dabigatrán, apixabán o rivaroxabán **no está indicada** en la IC con FE reducida si el paciente no tiene FA o una fuente cardioembólica previa documentada.

. . .

TAPONAMIENTO CARDÍACO VS. PERICARDITIS CONSTRICTIVA

Trazado Auricular Derecho

Taponamiento Cardíaco: Descenso x rápido con un descenso y atenuado.

Pericarditis Constrictiva: Descensos x e y rápidos.

Signos Clínicos de Sospecha

Taponamiento Cardíaco: Tríada de Beck (hipotensión, venas del cuello elevadas y ruidos cardíacos apagados). Asocia pulso paradójico (caída inspiratoria de la PAS > 10 mmHg).

Pericarditis Constrictiva: Signo de Kussmaul (aumento paradójico inspiratorio de la presión venosa yugular [PVY]). Presencia de golpe pericárdico en el 50% de los casos (ruido diastólico temprano).

Auscultación Pericárdica

Taponamiento Cardíaco: Ruidos apagados por el derrame; requiere ecocardiograma transtorácico (ETT) para confirmación rápida.

Pericarditis Constrictiva: Roce pericárdico en fase aguda, el cual se acentúa típicamente al inclinarse el paciente hacia adelante.

Clínica del Dolor

Taponamiento Cardíaco: Asociado a disnea y shock; depende estrictamente de la precarga.

Pericarditis Constrictiva: Dolor torácico pleurítico característico que se alivia al sentarse e inclinarse hacia adelante.

. . .

Etiologías Clásicas

Taponamiento Cardíaco: Neoplasias malignas secundarias (cáncer de pulmón, mama, linfoma) con derrames pericárdicos.

Pericarditis Constrictiva: Pericarditis urémica o posterior a una cirugía cardíaca.

Hallazgos en el ECG

Taponamiento Cardíaco: Alternancia eléctrica acompañada de bajo voltaje.

Pericarditis Constrictiva: Elevación difusa cóncava del segmento ST con depresión del segmento PR (especialmente en la derivación II).

Cateterismo Derecho

Taponamiento Cardíaco: Muestra una igualación de las presiones diastólicas en las cavidades cardíacas izquierdas y derechas (Aurícula Derecha [AD], Arteria Pulmonar [AP] y presión de enclavamiento capilar pulmonar [PCWP] igualadas) con hipotensión severa. Típico en pacientes con cáncer que se descompensan súbitamente.

Pericarditis Constrictiva: Puede presentar igualación de presiones diastólicas en cavidades de forma similar en fases avanzadas.

Tratamiento Específico

Taponamiento Cardíaco: Infusión rápida de volumen y soporte inotrópico positivo. Evitar diuréticos. Manejo definitivo mediante pericardiocentesis y pericardiostomía.

Pericarditis Constrictiva: Administración de aspirina o AINEs de alta dosis (ej. Motrin 2400 mg/día).

Nota de superposición diagnóstica: Cerca del 50% de los pacientes con estas afecciones pericárdicas pueden presentar un componente de miocarditis asociado, manifestando elevación de los biomarcadores de troponina.

Asociación Inmunológica con Taponamiento: Puede presentarse en el contexto de una Granulomatosis con Poliangeítis (antigua granulomatosis de Wegener) que curse con glomerulonefritis rápidamente progresiva; evaluada mediante cANCA-PR3, pANCA-MPO, ANA y anticuerpos anti-ADN bicatenario.

Diagnóstico Diferencial General (Isquemia, TEP e Infiltración)

IAMCEST: Elevación convexa del segmento ST asociada a ondas T hiperagudas.

TEP agudo: Taquicardia sinusal, desviación del eje a la derecha y el patrón S1Q3T3.

Neumonía aguda: Cursa únicamente con taquicardia sinusal.

Amiloidosis cardíaca: Se manifiesta como una miocardiopatía restrictiva con hipertrofia marcada del VI, FE normal pero con un complejo **QRS de bajo voltaje**. Clínicamente asocia macroglosia festoneada, equimosis fáciles, púrpura periorbitaria, hipotensión postural y síndrome del túnel carpiano.

MCH obstructiva: Presenta una hipertrofia marcada del VI en el ecocardiograma, pero se diferencia de la amiloidosis porque **no tiene** QRS de bajo voltaje.

Sarcoidosis y Hemocromatosis: Se caracterizan por producir una dilatación marcada del VI con disfunción global del VI; se diferencian de la amiloidosis porque **no presentan** QRS de bajo voltaje.

COMPLICACIONES MECÁNICAS POSINFARTO DE MIOCARDIO

Todas las siguientes complicaciones mecánicas reducen críticamente el gasto cardíaco y actúan como causas directas de choque cardiogénico.

Choque cardiogénico primario: Ocurre ante la pérdida > 40% del miocardio viable. *Tratamiento:* Revascularización coronaria inmediata.

Comunicación interventricular post-IAM (CIV - 2%): Rotura del tabique interventricular; es una complicación potencialmente mortal. *Auscultación:* Soplo holosistólico intenso y áspero asociado a frémito, el cual se ausculta mejor en el borde esternal inferior izquierdo. *Tratamiento:* Consulta de emergencia a cirugía cardiotorácica para el cierre quirúrgico.

Rotura de la pared libre ventricular (1%): Conlleva el desarrollo de un taponamiento pericárdico agudo por hemopericardio. *Tratamiento:* Punción pericárdica inmediata.

Insuficiencia mitral aguda: Secundaria a la rotura de las cuerdas tendinosas o del propio músculo papilar. *Auscultación:* Soplo holosistólico tardío o mesosistólico tenue, caracterizado por la **ausencia de frémito**. Se manifiesta con hipotensión y edema pulmonar agudo, apareciendo típicamente entre los 3-7 días posinfarto.

Infarto ventricular derecho: IM inferior complicado con insuficiencia secundaria descompensada del VD + hipotensión severa.

Contraindicación absoluta (©): **Nitratos**, debido a que disminuyen bruscamente la precarga.

Tratamiento: Infusión agresiva de solución salina normal (aumenta la precarga) y soporte con agentes inotrópicos.

Insuficiencia biventricular: Se caracteriza por un bajo gasto cardiaco, aumento (>) de la presión capilar pulmonar enclavada y aumento (>) de las presiones de la AD. *Tratamiento:* Uso coordinado de diuréticos, reductores de la precarga y poscarga, e inotrópicos.

Trombo apical: Su desprendimiento causa embolia arterial sistémica, pudiendo manifestarse como un infarto mesentérico con acidosis metabólica grave, o como una isquemia arterial periférica aguda.

Pericarditis post-infarto (Síndrome de Dressler): *Tratamiento:* AINEs. *(Alerta de seguridad: los corticoesteroides ya no están recomendados en este escenario).*

Reinfarto: Aparición de síntomas isquémicos recurrentes tras la terapia reperfusiva inicial con fibrinolíticos; su sospecha justifica la realización inmediata de una angiografía coronaria.

Rotura de arteria coronaria: Es una complicación rara que se presenta clínicamente con disnea o dolor torácico.

Hipertensión Arterial Pulmonar (HTP)

Hipertensión pulmonar idiopática o primaria: Su abordaje diagnóstico requiere ecocardiograma **y** cateterismo cardíaco derecho.

Hipertensión pulmonar por enfermedad pulmonar tromboembólica crónica: Su diagnóstico se realiza mediante una gammagrafía de ventilación/perfusión (V/Q).

Tratamiento: Administración de oxígeno y la realización de una tromboendarterectomía pulmonar.

PERFILES HEMODINÁMICOS EN EL CATETERISMO DERECHO (SWAN-GANZ)

Las presiones se expresan en el siguiente orden estándar: **[Presión Aurícula Derecha (AD), Presión Arteria Pulmonar (AP) Sistólica/Diastólica, Presión Capilar Pulmonar Enclavada (PCWP)]**:

Perfil Normal: Todas las presiones se encuentran en rangos de referencia: (3, 22/12, 10) mmHg.

Taponamiento Cardíaco / Pericarditis Constrictiva: Perfil hemodinámico típico: (16, 35/15, 16) mmHg. Muestra una **igualación de las presiones diastólicas** en las cavidades izquierdas y derechas asociada a hipotensión severa; clásico en pacientes con cáncer que se descompensan súbitamente.

Choque Cardiogénico: Perfil hemodinámico típico: PCWP muy elevada junto con presiones AP y AD altas en el contexto de un IAMCEST extenso con hipotensión. *Tratamiento:* Infusión de dopamina dosificada según el objetivo receptor:

Efecto dopaminérgico: 0,5 - 2 mcg/kg/min.

Efecto agonista beta: 2 - 10 mcg/kg/min.

Infarto del Ventrículo Derecho: Muestra una presión de la AD mucho mayor que la presión de la AP o la PCWP. Hemodinamia debida a la disminución del volumen sistólico del VD, aumento de la RVEDP, insuficiencia tricuspídea (IT) y consecuente aumento de la presión de la AD; clínicamente cursa con hipotensión, PVY elevada y campos pulmonares limpios.

IC Izquierda Compensada: Perfil hemodinámico típico: (16, 45/22, 20) mmHg. Todas las presiones se encuentran levemente elevadas, pero se diferencian del taponamiento porque **no son iguales**.

Hipertensión Pulmonar (HTP) Primaria: Perfil hemodinámico típico: (16, 75/30, 11) mmHg. Muestra una PCWP normal con aumento severo de la presión de la AP y aumento de la presión de la AD, manteniendo una presión arterial sistémica normal. *(Nota: Si la HTP se origina por afectación del lado izquierdo del corazón, entonces la PCWP también estará elevada).*

Estenosis Mitral: Perfil hemodinámico típico: (16, 99/29, 28) mmHg.

Diagnóstico Diferencial de los Estados de Shock

Shock Hipovolémico: Gasto cardíaco bajo, PCWP baja, resistencia vascular sistémica (RVS) alta y saturación venosa central de O2 baja.

Shock Séptico: Gasto cardíaco bajo *(sic)*, PCWP baja, resistencia vascular sistémica baja y saturación venosa central de O2 alta.

Sepsis caliente: Caracterizada por una RVS críticamente baja.

Tratamiento General del Shock: Infusión de cristaloides isotónicos; administración de albúmina guiada según la PCWP; uso de vasopresores ajustados según la presión arterial media (PAM); y el uso de dobutamina si se evidencia un bajo gasto urinario.

Contraindicación absoluta (©): Evitar de forma estricta la combinación de inhibidores de la PDE-5 + nitratos, ya que provocan una hipotensión severa potencialmente mortal.

FARMACOLOGÍA DE VASOPRESORES E INÓTROPOS

Perfil de Receptores Básicos

- **α1:** Media vasoconstricción periférica.
- **β1:** Media estimulación cardíaca (inotropismo/cronotropismo).
- **β2:** Media vasodilatación periférica.

Dosificación y Dinámica de Fármacos Vía Central:

Vasopresina: Dosis de 0.01 - 0.04 U/min. Actúa sobre los receptores V_1 y V_2, comportándose como un vasoconstrictor puro; produce bradicardia refleja.

Fenilefrina (Neosynephrine): Dosis de 20 - 200 mcg/min. Posee un efecto α1 puro; produce bradicardia refleja.

Norepinefrina (Levophed): Dosis de 5 - 30 mcg/min. Perfil de afinidad: $\alpha1>\beta1>\beta2$.

Epinefrina (Adrenalina): Dosis de 1 - 5 mcg/min. Perfil de afinidad: $\alpha1>\beta1>\beta2$.

Isoproterenol: Dosis de 0.5 - 30 mcg/min. Muestra una afinidad selectiva $\beta1=\beta2$.

Dopamina: Dosis de 1 - 20 mcg/kg/min. Perfil de afinidad receptor: $D>\beta1>\alpha1>\beta2$.

Dobutamina: Dosis de 2 - 20 mcg/kg/min. Perfil de afinidad receptor: $\beta1>\beta2>\alpha1$.

Nota: La **milrinona** ejerce un efecto puramente vasodilatador.

FIEBRE REUMÁTICA AGUDA (FRA)

Diagnóstico: Requiere el cumplimiento de los **Criterios de Jones** (presencia de 2 criterios mayores, o bien 2 mayores + 1 menor) acompañado de un título de ASO positivo (evidencia de infección por el estreptococo β-hemolítico del grupo A, *S. pyogenes*). Puede cursar con estigmas periféricos como los nódulos de Osler y las lesiones de Janeway.

Clasificación de Criterios de Jones:

Criterios Mayores: Poliartritis migratoria, pancarditis, corea de Sydenham, nódulos subcutáneos y eritema marginado.

Criterios Menores: Artralgia, fiebre, VSG y PCR elevadas, e intervalo PR prolongado en el ECG.

Tratamiento: Administración de penicilina IM x 1 dosis, o penicilina oral durante 10 días.

Seguimiento: Es obligatorio establecer un régimen de penicilina profiláctica mensual.

GUÍA DE PROFILAXIS DE ENDOCARDITIS INFECCIOSA (EI)

Administración: Se debe administrar exactamente 1 hora antes de iniciar el procedimiento.

Esquemas antibióticos: Amoxicilina 2 g por vía oral, o bien **ampicilina 2 g IV**. En caso de documentarse alergia a la penicilina, el fármaco de elección es **clindamicina 600 mg VO/IV**.

Criterios de Selección para Profilaxis:

Procedimientos de alto riesgo (Únicos que requieren profilaxis): Odontológicos invasivos *(nota: la limpieza dental de rutina no la requiere)*, procedimientos respiratorios, o intervenciones en piel infectada o tejido musculoesquelético (donde la probabilidad de estafilococos o estreptococo del grupo A sea alta). **No se necesita** para procedimientos gastrointestinales ni genitourinarios.

Pacientes de alto riesgo: Antecedente de EI previa, portadores de válvulas protésicas, pacientes con trasplante cardíaco o aquellos con cardiopatías congénitas cianóticas.

Exclusión: **No está indicada** en pacientes con prolapso de la válvula mitral aislado.

PROTOCOLO ANTE TOXICIDAD POR FÁRMACOS Y SOBREDOSIS

Toxicidad por digoxina: Posee un rango terapéutico-tóxico muy estrecho y tiene la particularidad de que **no se elimina con diálisis.**

Clínica: Náuseas/vómitos, dolor abdominal, confusión, debilidad, visión borrosa y distorsión de la visión amarillo-verdosa.

ECG: Presencia de la **TV bidireccional clásica**, extrasístoles ventriculares multiformes, taquicardias auriculares ectópicas con bloqueo AV y ritmo de la unión acelerado.

Tratamiento: Administración de Fab inmunitario contra digoxina (**Digibind**); su uso es crítico si el potasio es >5.5 mEq/L, o si coexiste hipotensión e insuficiencia renal.

Toxicidad por calcioantagonistas: *Tratamiento:* Terapia con infusión de emulsión lipídica IV.

Sobredosis por betabloqueadores: *Tratamiento:* Administración de glucagón.

Sobredosis por antidepresivos tricíclicos (ATC): *Tratamiento:* Infusión IV de bicarbonato de sodio.

Manejo de la Hiperpotasemia aguda: Administración coordinada de insulina + glucosa + Kayexalate + gluconato de calcio.

CARDIOPATÍAS CONGÉNITAS Y SÍNDROMES VASCULARES

Tetralogía de Fallot (Mnemotecnia V-ROAR-V): Definida por la coextistencia de: **CIV + obstrucción del tracto de salida del VD + aorta cabalgante + HVD**. Es el defecto cardíaco cianótico más común (7-10% de las cardiopatías congénitas, afectando a 3.9 por cada 10000 nacidos vivos), siendo la causa más frecuente del **síndrome del bebé azul** por cortocircuito derecha-izquierda.

Tratamiento: Cirugía correctiva planificada dentro del 1.er año de vida. *Complicaciones a largo plazo:* Desarrollo de arritmias, regurgitación pulmonar y necesidad de reoperación.

Coartación de la Aorta (CoA): Se caracteriza por presentar una presión arterial desigual en las extremidades superiores, o una diferencia marcada de PA entre las extremidades superiores e inferiores. Se asocia con válvula aórtica bicúspide en el 50% de los pacientes, y puede acompañarse de CIA, CIV y conducto arterioso persistente.

CIA: Su ECG revela de forma característica desdoblamiento fijo de S2, BRD y hemibloqueo anterosuperior izquierdo (HBAI).

CIV: Se diferencia de las otras porque causa una cianosis más generalizada.

Conducto arterioso persistente: Se puede asociar con **cianosis diferencial**, manifestando una coloración violácea localizada en los dedos de los pies pero que respeta las manos.

Estenosis pulmonar aislada / Estenosis aórtica aislada: Se caracterizan porque **no se asocian a cianosis**. Los pacientes con estenosis pulmonar se vuelven sintomáticos tardíamente (hacia los 20-30 años) presentando disnea, falta de aire y aumento de la fatiga; requieren intervención quirúrgica para el alivio de los síntomas.

Síndrome de Eisenmenger: Desarrollo de un cortocircuito derecha-izquierda secundario a la reversión de un cortocircuito inicial izquierda-derecha (el cual estuvo presente en una CIA, CIV o conducto arterioso persistente). El mecanismo se debe a que el aumento crónico del flujo por los lechos vasculares pulmonares incrementa la resistencia vascular hasta el punto en que el flujo se invierte, desviando sangre no oxigenada a la circulación sistémica. *Tratamiento:* Trasplante cardiopulmonar. *(Nota clínica: El embarazo está relativamente contraindicado).*

Vena cava superior izquierda persistente (Diagnóstico Diferencial): Hallazgo incidental frecuente durante la implantación de marcapasos. Drena en el seno coronario distal y en la porción inferior del tabique auricular derecho; se caracteriza por ser clínicamente silente.

Fenómeno de Raynaud: Cuadro de vasoespasmo de las pequeñas arterias de las manos y de los dedos que cursa con cianosis periférica.

Miocardiopatía Periparto

Definición: Desarrollo de insuficiencia cardíaca sistólica con una FE < 45%, documentada en el último mes del embarazo o dentro de los 5 meses posteriores al parto.

Factores de riesgo: Raza afroamericana, edad > 30 años, multiparidad, antecedentes de preeclampsia, eclampsia, HTA posparto, abuso de cocaína o el uso por > 4 semanas de terbutalina oral como tocolítico.

Diagnóstico: El ETT es la mejor prueba inicial. Se reserva el ETE para evaluar la presencia de EI, CIA o un foramen oval permeable (FOP).

ENFERMEDAD CEREBROVASCULAR (AIT / ICTUS)

Clasificación y Etiología

Ictus Hemorrágico: Secundario a crisis o descontrol de HTA.

Ictus Isquémico: Secundario a enfermedad por aterosclerosis o de origen cardioembólico.

Mecanismos de Producción y Evaluación

Origen vascular local vs. embólico: Se diferencia la aterosclerosis de las arterias carótidas o de la vasculatura cerebral frente a una fuente cardioembólica del ictus procedente de fibrilación auricular, de la aurícula izquierda, del VI o de la propia aorta.

Estenosis carotídea grave sintomática (50-99%): Se manifiesta con la presencia de soplo carotídeo y episodios de AIT. Se utiliza el **cIMT** (espesor íntima-media carotídeo) como un marcador sustituto de aterosclerosis más generalizada.

Abordaje Diagnóstico: TC / angio-TC; RM / angio-RM; ecografía carotídea; ecocardiograma y ECG.

Tratamiento: Revascularización carotídea mediante endarterectomía carotídea (CEA) o la colocación de un stent carotídeo, siempre que la mortalidad quirúrgica institucional o el riesgo de ictus sea < 6%. Se indica anticoagulación plena para el tratamiento y prevención de un futuro ictus si se demuestra una fuente cardioembólica. En la enfermedad cerebrovascular aterosclerótica se indica el uso de una estatina de alta dosis + aspirina o terapia antiagregante plaquetaria dual.

EVALUACIÓN DE RIESGO VASCULAR Y ANEURISMA DE AORTA ABDOMINAL (AAA)

Estratificación Quirúrgica y Cribado

Se evalúa si el procedimiento corresponde a una cirugía de alto riesgo frente a un paciente de alto riesgo (definido por presentar diabetes mellitus, enfermedad vascular periférica o una mala capacidad funcional).

Estudio de estratificación: Estrés farmacológico con prueba de perfusión miocárdica (prueba de esfuerzo nuclear con dipiridamol); se procede a cateterismo cardíaco si esta prueba resulta positiva (+).

Algoritmo de Manejo del AAA (Infrarrenal o Yuxtarrenal) según Diámetro:

- **Diámetro < 4 cm:** Seguimiento mediante ecografía o TC cada 2-3 años.
- **Diámetro < 4.5 cm en mujeres o < 5 cm en hombres:** Seguimiento mediante ecografía o TC cada 6-12 meses.
- **Diámetro > 5.5 cm:** Criterio definitivo para proceder con cirugía vascular.

DISECCIÓN AÓRTICA

Disección aórtica en el embarazo: Los factores de riesgo incluyen la presencia de trastornos del tejido conectivo, trastornos genéticos, enfermedad congénita cardíaca, arteritis y aortitis.

Clasificación y Manejo de la Disección Aórtica

Stanford tipo A (= DeBakey tipo II)

Definición: Disecciones aórticas que afectan la aorta ascendente, la raíz o el arco aórtico.

Manejo: Requieren siempre cirugía cardiotorácica urgente.

Clínica: Dolor torácico anterior súbito, soplo de insuficiencia aórtica e imposibilidad absoluta de obtener la PA en el brazo derecho.

Stanford tipo B (= DeBakey tipo III)

Definición: Disecciones aórticas que se limitan a afectar la aorta torácica descendente.

Clínica: Dolor de espalda de localización interescapular.

Manejo: Pueden tratarse médicamente de forma inicial. Se establece una meta estricta de FC < 60 lpm y una PAS de 100-120 mmHg, utilizando betabloqueadores o calcioantagonistas combinados con nitroprusiato. *(Alerta de seguridad: vigilar el riesgo de intoxicación fetal por cianuro tras la metabolización del nitroprusiato a tiocianato).*

Síndrome de Marfan y Aneurisma Aórtico Disecante

Clínica: Dolor torácico agudo de carácter punzante y desgarrante, el cual se irradia típicamente hacia el brazo, cuello, mandíbula y la espalda (asociado a disección de la raíz aórtica). El paciente presenta el fenotipo característico: hábito alto y delgado, extremidades largas, paladar ojival, aracnodactilia y ectopia lentis. La disección puede interrumpir el flujo hacia la arteria coronaria, provocando isquemia miocárdica aguda; se asocia con prolapso de la válvula mitral, insuficiencia aórtica y déficit de pulso periférico.

Diagnóstico: La radiografía de tórax muestra un mediastino ensanchado. El estudio de elección es la angio-TC o angio-RM, recurriendo al ETE si el paciente se encuentra inestable (ayuda a evaluar la presencia de válvula aórtica bicúspide, estenosis aórtica o insuficiencia aórtica).

Tratamiento: Derivación inmediata para cirugía cardiotorácica urgente.

Disecciones Arteriales Pericraneales y Periféricas

Disección de la arteria carótida interna: Se manifiesta con cefalea unilateral espontánea acompañada de AIT o miosis, dolor cervical unilateral en pacientes con HTA, y la presencia de émbolos de colesterol visibles en la fundoscopia. *Tratamiento:* Resolución espontánea frente al uso de anticoagulación o colocación de stent.

Disección de la arteria vertebral: Típica en personas con antecedentes de haber montado en montañas rusas. Se presenta con cefalea occipital intensa y dolor cervical posterior.

ENFERMEDAD ARTERIAL PERIFÉRICA (EAP)

Diagnóstico de elección: La determinación del **Índice Tobillo-Brazo (ABI)** constituye la mejor prueba para la evaluación de la claudicación de miembros inferiores, calculando el cociente de la PA del tobillo frente a la del brazo antes y después de realizar ejercicio.

Estratificación del Índice Tobillo-Brazo (ABI):

- **1.00 - 1.29:** Rango Normal.
- **0.91 - 0.99:** Rango Limítrofe.
- **0.41 - 0.90:** Enfermedad Leve-Moderada.

- **< 0.40:** Enfermedad Grave.
- **Estudios preoperatorios de alta resolución:** Angio-RM, angio-TC o la realización de una angiografía invasiva preoperatoria con catéter.
- **Tratamiento:** Régimen de aspirina + estatina + programa de ejercicio (mecanismo: mejora de forma efectiva la circulación colateral) + abandono intensivo del tabaquismo + administración de **cilostazol** + revascularización quirúrgica. *(Nota de evidencia: El beneficio del uso de dipiridamol es muy dudoso en este momento).*

MISCELÁNEA VASCULAR Y COR PULMONALE

Émbolos paradójicos: Fenómeno donde una trombosis venosa profunda (TVP) o una embolia pulmonar logran afectar los lechos vasculares sistémicos (ej. provocando un ictus embólico cerebral). Este mecanismo se asocia obligatoriamente con la presencia de una comunicación interauricular (CIA) o una comunicación interventricular (CIV).

Cor pulmonale agudo: Desencadenado de forma aguda por un tromboembolismo pulmonar (clásico "síndrome de clase turista"). *Diagnóstico Diferencial (DD):* Insuficiencia cardíaca derecha aislada, estenosis tricuspídea, compresión pericárdica o un síndrome de la vena cava superior.

Cor pulmonale crónico: Desarrollado secundariamente a una bronquitis crónica tipo EPOC con hipertensión pulmonar; es el fenotipo clásico del "fumador azul" que cursa con hipoxemia arterial crónica. Su ECG revela de forma característica un eje desviado a la derecha e hipertrofia ventricular derecha (HVD).

Diagnóstico Diferencial (DD): Estenosis pulmonar congénita, coartación de la aorta (se diferencia por presentar discrepancia de PA en los brazos), estenosis aórtica e HTA esencial crónica. *(Nota: Estas tres últimas entidades muestran un ECG con eje desviado a la izquierda e hipertrofia ventricular izquierda).*

Otras entidades craneofaciales y visuales:

Síndrome de la ATM: Relacionado con bruxismo o mala alineación dental.

Arteritis de células gigantes (AT).

OACR (Obstrucción de la Arteria Central de la Retina): Considerada una emergencia oftalmológica; cursa con pérdida monocular indolora de la visión secundaria a la obstrucción embólica de la arteria central de la retina.

Ahogamiento con hipotermia: Protocolo de emergencia: requiere continuar las maniobras de reanimación cardiopulmonar de forma ininterrumpida hasta que se logre alcanzar una temperatura central >91.4 °F (~ 33 °C).

ESCENARIOS ADICIONALES

Síncope

Vasovagal: la más común, después de estrés o miedo.

Arritmias, hipotensión ortostática, hipoglucemia: también comunes.

Cardíaca: arritmias, MCH, valvulopatía, taponamiento; ECG, ecocardiograma, prueba de esfuerzo en cinta.

Neurológica: convulsiones, migraña, tumor cerebral, ictus; EEG, TC o RM cerebral

Vascular: AIT, estenosis carotídea; ecografía/Doppler dúplex carotídeo

Trastornos del sueño: narcolepsia, cataplejía

Medicamentos: anticolinérgicos, betabloqueadores, vasodilatadores, agonistas alfa, narcóticos, antipsicóticos

Hipotensión (shock)

Insuficiencia circulatoria potencialmente mortal e inadecuada para sostener la función orgánica o celular apropiada, lo que lleva a insuficiencia orgánica rápida o muerte (oliguria, anuria, taquicardia refleja)

Antagonista α1 (terazosina): hipotensión ortostática grave

Parámetros Hemodinámicos de Referencia

CO (índice cardiaco): 2.8-4.2 L/min/m2

Precarga (PCWP): 9-23 mm Hg

Poscarga (SVR): 11.3-17.5 unidades Wood

Perfusión tisular (SVO2): 65%

Tipos de shock

(Distributivo, hipovolémico, cardiogénico, obstructivo)

Distributivo

Perfil: CO > / PCWP normal a < / SVR < / SVO2 >

Variantes:

Neurogénico: Traumatismo o hemorragia grave del SNC, piel rubicunda, tono simpático alterado, sin taquicardia refleja.

Séptico: Fiebre, taquicardia, taquipnea, piel rubicunda y caliente, leucocitosis. Manejo: 'pancultivo' de sangre, esputo, orina y administrar antibióticos de amplio espectro.

Anafiláctico: Exposición a picaduras de abeja, cacahuates, mariscos, penicilinas, sulfonamidas. Mediada por IgE. Tto.: epinefrina IM, líquidos IV, O2, intubar si es necesario; traqueostomía vs cricotiroidotomía (si edema laríngeo); broncodilatadores, corticosteroides, antihistamínicos - 2.ª línea, vigilar a todos durante 6 h.

Hipovolémico

Perfil: Gasto cardiaco normal a < / presión capilar pulmonar enclavada normal a < / resistencia vascular sistémica > / SVO2 > a <

Causas: Hemorragia, quemaduras, golpe de calor, náuseas/vómitos/diarrea profusos, nefropatía perdedora de sal, tercer espacio.

Clínica: Hipotensión ortostática, taquicardia, ojos hundidos, fontanela hundida en lactante, piel fría y pálida.

Cardiogénico

Perfil: Gasto cardiaco < / presión capilar pulmonar enclavada > / resistencia vascular sistémica > / SVO2 <

Causas: Arritmias (flutter auricular, fibrilación auricular, fibrilación ventricular, bloqueo cardiaco), miocardiopatía (infarto de miocardio, insuficiencia cardíaca congestiva, miocarditis), falla mecánica (estenosis o ruptura valvular, CIV, mixoma auricular).

Clínica: Piel fría, húmeda y pálida, ingurgitación yugular, crepitantes.

Obstructivo

Perfil: Gasto cardiaco normal a < / presión capilar pulmonar enclavada normal a < / resistencia vascular sistémica > / SVO2 < a > (taponamiento cardiaco - gasto cardiaco > / SVO2 <)

Causas: TEP, hipertensión pulmonar, neumotórax a tensión, hemotórax, taponamiento cardiaco.

Si TEP: Vigilar TVP (signo de Homan+), tríada de Virchow (daño endotelial, estasis, estado hipercoagulable), posoperatorio, parto reciente (embolia de líquido amniótico), fracturas traumáticas de huesos largos (émbolos grasos), malignidad, dolor torácico agudo, desviación derecha en ECG, TC / gammagrafía V/Q +.

Si taponamiento pericárdico: Vigilar herida por arma blanca, traumatismo contuso, ingurgitación yugular, ecografía a pie de cama. Tto.: pericardiocentesis de urgencia.

Entidades clínicas relacionadas

Síndrome de choque tóxico (TSS):

Tampón o empaquetamiento de herida por demasiado tiempo, descamación cutánea. Toxina de S. aureus (TSST-1) o infección por Streptococcus pyogenes del grupo A.

Enfermedad de Addison

Enfermedad autoinmitaria, en tratamiento con corticosteroides, hiponatremia, hiperpotasemia. Confusión, delirium, coma. *Tto.:* hidrocortisona IV, líquidos IV agresivos con SSN.

Tratamiento del shock

1. Soporte inicial: ABC, intubar si es necesario, no alimentar, no administrar narcóticos.
2. Monitoreo: Estado mental, ECG, gasto urinario, gasometría arterial, H/H, parámetros de Swan-Ganz.
3. Accesos y fluidos: 2 accesos IV de gran calibre, carga de líquidos (bolo de 1-2 L de SSN o Ringer lactato, 10-20 ml/kg), vigilar sobrecarga de volumen, colocar sonda Foley.
4. Avanzado: Línea central y vasopresores.

Vasopresores

- (β1=+ inotrópico)
- (β2=+ cronotrópico y vasodilatación periférica)
- (dopamina=vasodilatación renal selectiva)
- (α=vasoconstricción periférica)

Dobutamina: (β1 > β2)

Dopamina: (dopamina → β1 → α1) (efecto dependiente de la dosis)

Norepinefrina: (α1 > β1)

Isoproterenol: (β1 > β2)

Fenilefrina: (α1)

Epinefrina: (β1 potente > β2 > α1)

Milrinona e inamrinona: inhibidores de la fosfodiesterasa, aumentan los niveles de AMPc (> β1 para insuficiencia cardíaca refractaria)

Cardiopatía isquémica

Hipertensión

Clasificación de presión arterial:

Normal: (< 120/80)

Elevada: (120-129/80)

HTA estadio 1: (130-139/80-89)

HTA estadio 2: (> 140/90)

. . .

Reglas de control y cribado:

Regla de 2 mediciones (en 2 consultas)

Cribado anual (si IMC > 30, cribado cada 6 meses)

Objetivo de PA < 130/80

<u>Tratamiento no farmacológico</u>

Dieta saludable + ejercicio regular

(Na bajo < 1500 mg/día)

(K aumentado 3500-5000 mg/día)

Alcohol moderado (<2 hombres/ <1 mujeres al día)

DASH (enfoques dietéticos para detener la HTA - dieta)

90-150 min/sem de ejercicio aeróbico o resistencia dinámica

Tratamiento farmacológico:

Agentes primarios: Diuréticos tiazídicos / IECA / ARA-II / calcioantagonistas (dihidropiridínicos - amlodipino, nifedipino/no dihidropiridínicos - verapamilo, diltiazem)

Agentes secundarios: Diuréticos de asa / diuréticos ahorradores de K / diuréticos antagonistas de aldosterona / Betabloqueadores / alfabloqueadores / vasodilatadores directos

Consideraciones y efectos adversos de fármacos

Diuréticos tiazídicos: hiponatremia, hipopotasemia, hiperuricemia, hipercalcemia. Evitar en gota / toxicidad por litio.

Diuréticos de asa: preferidos con insuficiencia cardíaca congestiva o ERC.

IECA: LRA con estenosis bilateral de arterias renales. No combinar ARA-II ni inhibidores directos de la renina (aliskiren); los 3 también causan hiperpotasemia. Angioedema potencialmente mortal, cambiar a ARA-II en 6 sem. Únicos agentes que reducen la mortalidad en la insuficiencia cardíaca congestiva, reducen la progresión de la nefropatía + neuropatía diabéticas.

Población negra con diabetes: Tiazidas / calcioantagonistas preferidos.

Calcioantagonistas dihidropiridínicos: Evitar en insuficiencia cardíaca con fracción de eyección reducida, causan edema pedio.

Calcioantagonistas no dihidropiridínicos: Evitar con betabloqueadores, causan bradicardia o bloqueo cardiaco, pero se prefieren por separado en flutter auricular o fibrilación auricular.

Betabloqueadores: Pueden ser agentes de primera línea en fibrilación auricular o flutter auricular, hipertiroidismo, migraña o temblor esencial, insuficiencia cardíaca congestiva o cardiopatía isquémica.

Betabloqueadores no cardioselectivos (propranolol): Se evitan en asma o EPOC, causan broncoconstricción.

Embarazo: IECA, ARA-II, aliskiren están contraindicados. Labetalol, hidralazina, metildopa se prefieren en el embarazo; se administra magnesio IV en preeclampsia.

Crisis hipertensiva: PA > 180/120 = emergencia o urgencia hipertensiva con o sin daño a órgano diana, respectivamente.

HTA secundaria

Causas generales: Exceso de alcohol, píldoras anticonceptivas, enfermedad renovascular - displasia fibromuscular en mujeres jóvenes o ateroesclerosis en mayores, apnea obstructiva del sueño, hiperaldosteronismo primario.

Feocromocitoma: Metanefrinas urinarias, VMA, HVA. *Tto.:* resección quirúrgica.

Estenosis de arteria renal: Soplo de arteria renal, angiografía por RM o convencional, IECA causa LRA. *Tto.:* angioplastia o stent.

Poliquistosis renal: Herencia autosómica dominante, masa palpable en flanco.

Síndrome de Cushing: Obesidad central, facies de luna llena, estrías, debilidad muscular proximal, giba de búfalo, cortisol libre urinario de 24 h o prueba de supresión con dexametasona. Tto.: resección quirúrgica.

Síndrome de Conn: Neoplasia suprarrenal secretora de aldosterona, niveles bajos de renina, hipernatremia, hipopotasemia, alcalosis metabólica, masa suprarrenal visible en TC abdominal. Prueba de cribado cociente aldosterona plasmática/actividad de renina plasmática >30 indica hiperaldosteronismo primario. Tto.: resección quirúrgica.

Coartación de la aorta: Hipertensión solo en las extremidades superiores, con pulsos desiguales, retraso radiofemoral y muescas costales en radiografía de tórax. En mujer, asociar con síndrome de Turner. RM o angiografía. Tto.: reparación quirúrgica.

Insuficiencia renal: En niños, pensar en glomerulonefritis postestreptocócica o síndrome urémico hemolítico.

Pruebas diagnósticas generales: ECG, perfil metabólico básico, H/H, perfil lipídico, análisis de orina.

Dislipidemia

Cribado: Colesterol total y colesterol de lipoproteínas de alta densidad (HDL) cada 5 años a partir de los 35 años en hombres y 45 en mujeres.

Contexto: El colesterol es uno de los principales factores de riesgo modificables conocidos para la aterosclerosis. La aterosclerosis causa alrededor de la mitad de todas las muertes en Estados Unidos y un tercio de las muertes entre los 35 y los 65 años.

Marcadores de hipercolesterolemia familiar: Xantelasma, xantomas tendinosos en las piernas, arco corneal, suero de aspecto lechoso, obesidad o pancreatitis aisladas.

Causas de la hipercolesterolemia: Diabetes mellitus no controlada, hipotiroidismo, uremia, síndrome nefrótico, hepatopatía obstructiva, ingesta excesiva de alcohol (que aumenta los triglicéridos), y medicamentos (píldoras anticonceptivas, glucocorticoides, tiazidas, betabloqueadores).

Tx de la hipercolesterolemia

Fibratos (gemfibrozilo, fenofibrato)

Mecanismo: Activador de la lipoproteína lipasa

Efecto: ↓ TG, ↑HDL

Adversos: ↑ riesgo de miositis con uso concomitante de estatinas, hepatitis, malestar GI, colelitiasis

Inhibidores de la absorción de colesterol (ezetimiba)

Efecto: ↓ LDL

Adversos: diarrea, dolor abdominal

Resinas de ácidos biliares (colestiramina, colestipol, colesevelam)

Efecto: ↓ LDL

Adversos: efectos adversos GI

Niacina (niacina, Niaspan-er)

Efecto: ↓ TG, ↓ LDL, ↑ HDL)

Adversos: rubor facial-puede prevenirse con aspirina

Inhibidores de PCSK9 (evolocumab, alirocumab)

Efecto: ↓↓ LDL

Adversos: hinchazón en el sitio de inyección, exantema, mialgias

Estatina de alta intensidad

Criterio: para LDL > 190 o riesgo de ASCVD > 20%

Meta: de LDL < 50%

Fármacos: atorvastatina 40 a 80 mg, rosuvastatina 20 a 40 mg

Estatina de intensidad moderada

Criterio: para LDL > 70 en diabéticos de 40-75 años o con riesgo de ASCVD de 7.5-20%

Meta: de LDL < 30-50%

Fármacos: atorvastatina 10 a 20 mg, simvastatina 20 a 40 mg, rosuvastatina 5 a 10 mg, pravastatina 40 a 80 mg, lovastatina 40 mg

Enfermedad coronaria (CHD)

Factores de riesgo mayores

1. Edad: hombres de ≥45 años; mujeres de ≥55 años o con menopausia prematura y sin terapia de reemplazo con estrógenos.

2. Antecedentes familiares de infartos prematuros: definidos como infarto de miocardio confirmado o muerte súbita en el padre o un familiar varón de primer grado <55 años, o en la madre o una familiar mujer de primer grado <65 años.
3. Tabaquismo.
4. Hipertensión: ≥140/90 mm Hg o prescripción de medicamentos antihipertensivos
5. Diabetes mellitus.
6. HDL bajo (<40 mg/dL)

un nivel de HDL ≥60 mg/dL se considera protector y anula un factor de riesgo

el HDL disminuye con el tabaquismo, andrógenos, progesterona e hipertrigliceridemia, pero aumenta con el consumo moderado de alcohol (1–2 bebidas/día)

Otros posibles factores de riesgo de enfermedad cardíaca

1. LDL primario ≥160 mg/dL
2. Antecedentes familiares de ASCVD prematura con inicio antes de los 55 años en un familiar varón de primer grado o antes de los 65 años en una familiar mujer de primer grado
3. Comorbilidades: enfermedad renal crónica, síndrome metabólico, enfermedades inflamatorias (artritis reumatoide, psoriasis, virus de la inmunodeficiencia humana)
4. Etnicidad (ascendencia de Asia meridional)
5. Triglicéridos ≥175 mg/dL
6. Lipoproteína(a) >50 mg/dL o 125 nmol/L
7. Apolipoproteína B (apoB) ≥130 mg/dL
8. Proteína C reactiva ultrasensible ≥2 mg/L
9. Puntuación de calcio coronario (CAC) ≥100 unidades Agatston o ≥percentil 75 para edad, sexo y etnicidad
10. Índice tobillo-brazo >0.9

11. Riesgo de ASCVD elevado a lo largo de la vida

Infarto de miocardio (IM)

Patrón clásico del infarto de miocardio

Sensación opresiva o de aplastamiento; es un dolor subesternal mal localizado que puede irradiarse al hombro, brazo o mandíbula. No es reproducible a la palpación y en pacientes con infarto a menudo no cede con nitroglicerina (como suele hacerlo en la angina). El dolor suele durar al menos 30 minutos.

Hallazgos clásicos en la exploración física del infarto de miocardio

Diaforético, ansioso, taquicárdico, taquipneico, pálido, náuseas y vómitos. Signos de insuficiencia cardíaca: buscar estertores pulmonares bilaterales, venas del cuello distendidas, un nuevo S3 o S4, soplos nuevos y/o choque cardiogénico.

Hallazgos en el ECG en el infarto de miocardio

Ondas T invertidas o aplanadas, elevación del segmento ST (la depresión significa isquemia; la elevación significa lesión). Ondas Q en distribución segmentaria (derivaciones II, III y aVF para un infarto inferior). Un nuevo bloqueo de rama izquierda también se considera un equivalente de infarto de miocardio.

Pruebas para diagnosticar el infarto de miocardio

ECG, niveles séricos de troponina (típicamente tomados tres veces con intervalos de 8 horas). Las radiografías de tórax pueden mostrar cardiomegalia y/o congestión pulmonar. La ecocardiografía puede mostrar alteraciones de la motilidad de la pared ventricular.

Tratamiento (Tx) del infarto de miocardio

1. **Reperfusión temprana**: Está indicada si el tiempo desde el inicio de los síntomas es menor de 12 horas. Se prefiere la reperfusión temprana (<4–6 horas) para intentar salvar miocardio ("el tiempo es miocardio"). Puede lograrse mediante fibrinólisis o intervención coronaria percutánea (angioplastia con balón o stent). Puede requerirse injerto de bypass aorto-coronario (CABG).
2. **Monitorización**: El monitoreo con ECG es esencial. Si aparece taquicardia ventricular, usar amiodarona.
3. **Mnemotecnia MONA BASH**: Ocho medicamentos clave para el manejo del infarto de miocardio:

- **Morfina**: Controlar el dolor con morfina, que puede mejorar el edema pulmonar, si está presente.
- **Oxígeno**: Administrar oxígeno por cánula nasal y mantener una saturación de oxígeno mayor del 90%.
- **Nitroglicerina**: Administrar nitroglicerina a menos que haya evidencia de insuficiencia cardíaca derecha; la nitroglicerina en estos pacientes hará que su presión arterial se desplome.
- **Aspirina (o clopidogrel):** A los pacientes se les debe administrar aspirina lo antes posible en el servicio de urgencias ante la sospecha de un infarto de miocardio o angina inestable. <u>Cuidado</u>: Atención con el paciente con dolor torácico que finalmente resulta tener una disección aórtica; la aspirina debe evitarse en estos pacientes.
- **Betabloqueadores**: Los pacientes sin contraindicaciones deben tomar de por vida; reducen la tasa de mortalidad del infarto de miocardio, así como la incidencia de un segundo infarto.
- **Antagonistas de receptores (IECA o ARA-II)**: Debe iniciarse dentro de las primeras 24 horas.
- **Statina**: Administrar un inhibidor de la HMG-CoA reductasa (estatina).
- **Heparina**: Administrar heparina no fraccionada o de bajo peso molecular (para angina inestable, si en el ecocardiograma

se observa un trombo intracardíaco o insuficiencia cardíaca congestiva. No administrar heparina cuando esté contraindicada, como en el sangrado activo).

Nota quirúrgica: La causa más frecuente de muerte durante la cirugía vascular es el infarto de miocardio, independientemente del procedimiento realizado. La enfermedad vascular periférica y la enfermedad aórtica son marcadores de aterosclerosis generalizada, y casi todos los pacientes tienen enfermedad coronaria significativa. Siempre evalúe a los pacientes en busca de factores de riesgo de aterosclerosis modificables y tratables: colesterol, hipertensión, tabaquismo, diabetes.

Tipos de angina e infarto silente

Angina estable

Clínica: Con el esfuerzo o el estrés, se reproduce de manera predecible con el mismo nivel de esfuerzo y no ocurre en reposo ni después de calmarse. El dolor se describe como un dolor opresivo o constrictivo en la zona retroesternal y puede irradiarse a los hombros, el cuello y/o la mandíbula. A menudo acompañado de disnea, diaforesis y/o náuseas.

Evolución: El dolor suele aliviarse con nitroglicerina. Debe durar menos de 20 minutos o aliviarse tras nitroglicerina sublingual; de lo contrario, sospeche progresión a angina inestable o infarto de miocardio.

ECG: Un ECG realizado durante un episodio agudo a menudo muestra depresión del segmento ST, pero en ausencia de dolor, el ECG suele ser normal.

Angina inestable

Clínica: Similar a la presentación de la angina estable, pero el dolor torácico está presente en reposo. Se trata de un dolor torácico prolongado que puede no responder a la nitroglicerina. Casi todos los pacientes tienen antecedentes de angina estable con factores de riesgo de enfermedad coronaria.

Laboratorio y ECG: Típicamente se presenta con enzimas cardíacas normales o solo mínimamente elevadas, y cambios menores en el ECG (descenso del ST sin evidencia de elevación del ST).

Tratamiento: Similar al del infarto de miocardio. El paciente ingresa en la unidad coronaria o de cuidados intensivos y típicamente recibe los medicamentos de la mnemotecnia MONA BASH. Considere angioplastia coronaria transluminal percutánea (PTCA) de urgencia si el dolor no cede.

Angina vasoespástica / de Prinzmetal / variante

Clínica: Este raro tipo de angina se caracteriza por dolor en reposo (no relacionado con el esfuerzo), a menudo ocurre a mitad de la noche o temprano por la mañana. Los pacientes suelen ser más jóvenes y la causa es el espasmo coronario.

Laboratorio y ECG: Se presenta con elevación del segmento ST, pero las enzimas cardíacas son normales.

Tratamiento: Generalmente responde a la nitroglicerina y se maneja crónicamente con calcioantagonistas, que reducen el espasmo arterial.

Infarto de miocardio silente

Clínica: No desarrollan dolor torácico. Se presentan con insuficiencia cardíaca congestiva, shock, o confusión y delirium (especialmente en pacientes ancianos). Los infartos de miocardio son silentes hasta en el 25% de los casos (especialmente en diabéticos con neuropatía).

Poblaciones de riesgo: Los pacientes diabéticos, ancianos y las mujeres tienen más probabilidad de experimentar síntomas silentes o atípicos de infarto de miocardio, por lo que debe existir un umbral bajo para solicitar un ECG y troponinas si estos pacientes presentan síntomas vagos como malestar abdominal, náuseas o diaforesis.

Patología isquémica intestinal (Asociada a Aterosclerosis)

Isquemia mesentérica crónica.

Perfil clínico: El paciente clásico tiene una larga historia de dolor abdominal posprandial (también conocido como angina intestinal; comer es "ejercicio" para los intestinos), lo que causa "miedo a comer" y una marcada pérdida de peso. Antecedentes de aterosclerosis extensa (enfermedad coronaria conocida, enfermedad vascular periférica, ictus o múltiples factores de riesgo), soplo abdominal, heces positivas para sangre oculta y ausencia de ictericia (la ictericia sugiere cáncer de páncreas).

Dificultad diagnóstica: El diagnóstico es difícil porque, como toda enfermedad aterosclerótica, se presenta en pacientes mayores de 40 años que tienen otras afecciones que pueden causar el mismo problema (úlcera péptica, cáncer de páncreas, cáncer gástrico). A la mayoría de los pacientes se les realiza una TC de abdomen; los resultados negativos aumentan la sospecha de isquemia.

Diagnóstico definitivo: Angiografía selectiva de la arteria mesentérica superior. La angiografía por resonancia magnética y la angiografía por TC son herramientas emergentes, pero la angiografía sigue siendo la modalidad preferida.

Tratamiento: Revascularización quirúrgica debido a los riesgos de infarto intestinal y desnutrición.

Infarto intestinal agudo

Perfil y antecedentes: Clásicamente, antecedente de aterosclerosis extensa, múltiples factores de riesgo de aterosclerosis o fibrilación auricular.

Clínica: Se presenta con dolor abdominal o sensibilidad abdominal (la presentación clásica es "dolor desproporcionado al examen"), diarrea con sangre y posiblemente signos peritoneales (dolor a la descompresión, defensa). Los pacientes también pueden tener taquicardia, hipotensión o shock.

Radiografía: Esté atento a las impresiones digitiformes (paredes intestinales engrosadas que se asemejan a huellas de pulgar) en las radiografías abdominales.

Insuficiencia cardíaca congestiva (ICC)

Síntomas y signos

Fatiga, disnea, ruidos cardíacos S3, S4

ECG con hipertrofia ventricular, radiografía de tórax con cardiomegalia

Insuficiencia ventricular izquierda (insuficiencia cardíaca con fracción de eyección reducida) (disfunción sistólica)

Ortopnea, disnea paroxística nocturna

Estertores basales bilaterales (congestión pulmonar)

Radiografía de tórax con líneas B de Kerley, congestión vascular, derrame pleural bilateral

Insuficiencia del ventrículo derecho (HFpF) (disfunción diastólica)

Ingurgitación yugular, hepatomegalia

Ascitis, edema periférico

Cor pulmonale:

Definición y fisiopatología: Hipertrofia ventricular derecha e insuficiencia cardiaca derecha por enfermedad pulmonar; enfermedad pulmonar crónica (EPOC, TEP, apnea del sueño, síndrome de hipoventilación por obesidad --> sobrecarga del corazón derecho --> hipertensión pulmonar --> Cor pulmonale).

Clínica: Causa hipocratismo digital, cianosis, P2 intenso, S4 derecho.

Tratamiento: Prostaciclinas (epoprostenol IV), Antiendotelinas (bosentán), Inhibidores de la PDE-5 (sildenafil), Calcioantagonistas (diltiazem), Trasplante cardiopulmonar.

Exacerbación de la insuficiencia cardíaca congestiva

Precipitada por incumplimiento dietético o farmacológico.

Infarto de miocardio, HTA, arritmias, infección, TEP.

Anemia, tirotoxicosis, miocarditis.

Tratamiento de la insuficiencia cardiaca congestiva aguda

O2, diuréticos (furosemida, espironolactona, metolazona)

Inotrópicos positivos (digoxina)

Simpaticomiméticos (dobutamina IV, dopamina, amrinona)

Tratamiento de la insuficiencia cardíaca congestiva crónica

Dieta (restricción de Na), diuréticos

IECA (disminuyen la mortalidad al prevenir el remodelado de los miocitos cardíacos) y ARA-II

Betabloqueadores y digoxina (esp. insuficiencia cardíaca izquierda)

Vasodilatadores (arteriales y venosos)

Disritmias

Fibrilación auricular

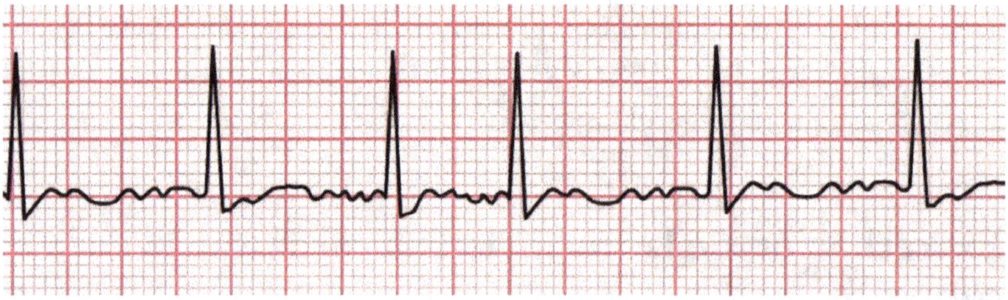

Manejo en pacientes sintomáticos: Primero controlar la frecuencia ventricular con un betabloqueador, un calcioantagonista no dihidropiridínico o digoxina.

- **Si es aguda (inicio <24 h)**: Realizar cardioversión con amiodarona, procainamida o cardioversión eléctrica.
- **Si es crónica**: Primero anticoagular, luego cardiovertir; si este enfoque falla o la fibrilación auricular recurre, dejar al paciente con medicamentos para control de frecuencia (betabloqueador, calcioantagonista o digoxina) y anticoagulación.

Consideración de cribado: Con taquicardia sinusal o fibrilación auricular, buscar hipertiroidismo. Solicitar TSH como prueba de cribado.

Puntuación CHA2DS2-VASc

- C Insuficiencia cardiaca congestiva 1
- *H HTA actual o en tratamiento antihipertensivo 1*
- *A Edad >75 años 2*
- *D Diabetes mellitus 1*
- *S2 Ictus previo o ataque isquémico transitorio 2*
- *V Enfermedad vascular 1*
- *A Edad 65–74 años 1*
- *Sc El sexo femenino confiere mayor riesgo 1*

Interpretación y conducta:

- **Puntuación de 0**: Bajo riesgo de ictus; no se recomienda terapia anticoagulante en la mayoría de los casos.
- **Puntuación de 1**: Riesgo moderado; debe considerarse anticoagulación oral o aspirina.
- **Puntuación de 2 o mayor**: Alto riesgo; se recomienda terapia anticoagulante oral salvo contraindicación (riesgo significativo de caídas; riesgo hemorrágico; usar la puntuación HAS-BLED).
- **Preferencia**: Cuando esté indicado, prefiriendo anticoagulantes orales no antagonistas de la vitamina K (NOACs - apixabán, rivaroxabán, dabigatrán) en lugar de warfarina.

Flutter auricular

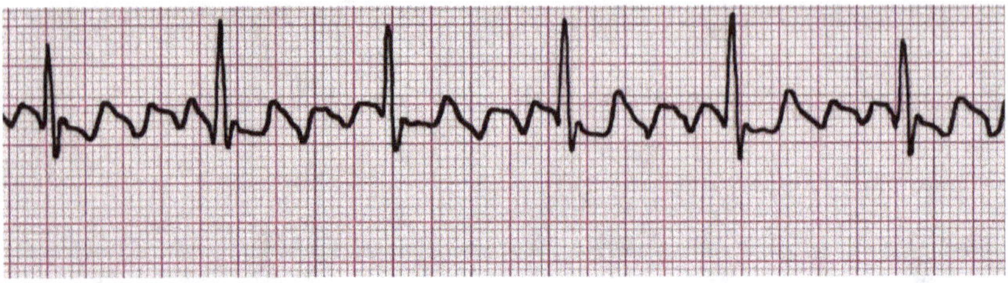

Tratamiento: Tratar como fibrilación auricular. Puede intentar detener la arritmia con maniobras vagales (masaje carotídeo, maniobra de Valsalva).

Bloqueo AV de primer grado

Bloqueo AV de primer grado: Sin tratamiento; evitar betabloqueadores y calcioantagonistas, ambos enlentecen la conducción y pueden empeorar un bloqueo de primer grado.

Bloqueo AV de segundo grado:

- **Mobitz tipo I (Wenckebach):** Usar marcapasos o atropina solo en pacientes sintomáticos; recuerde los cambios característicos del intervalo PR con *"más largo, más largo, más largo, cae; ahora tiene un Wenckebach."*
- **Mobitz tipo II:** Usar marcapasos en todos los pacientes.

Bloqueo AV de tercer grado: Usar marcapasos.

Bloqueo AV de primer grado

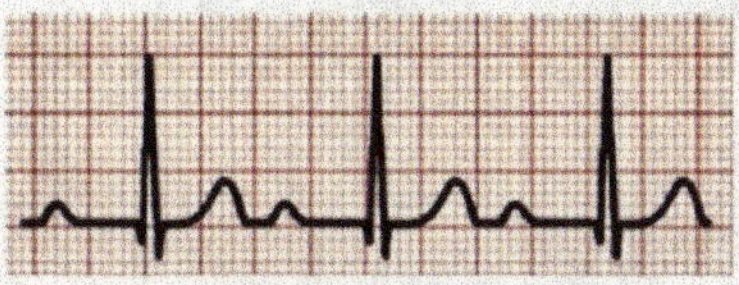

Bloqueo AV de segundo grado (Mobitz I o Wenckebach)

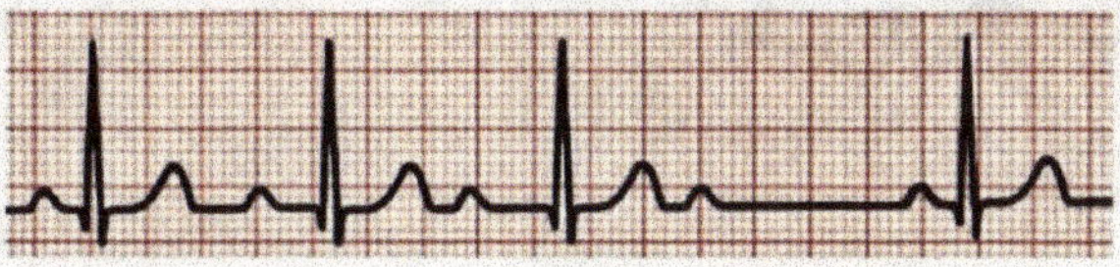

Bloqueo AV de segundo grado (Mobitz II)

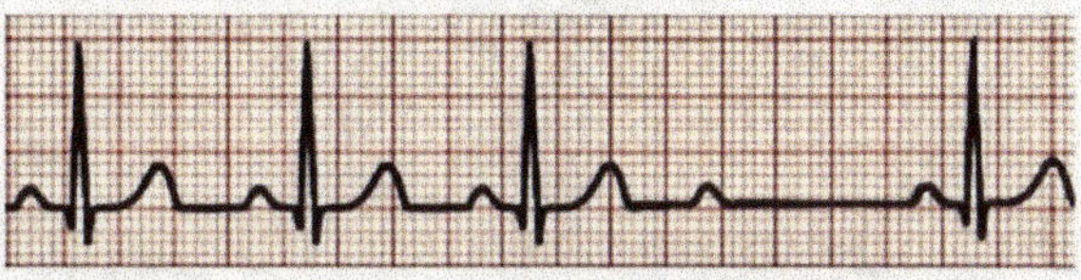

Bloqueo AV de segundo grado (bloqueo 2:1)

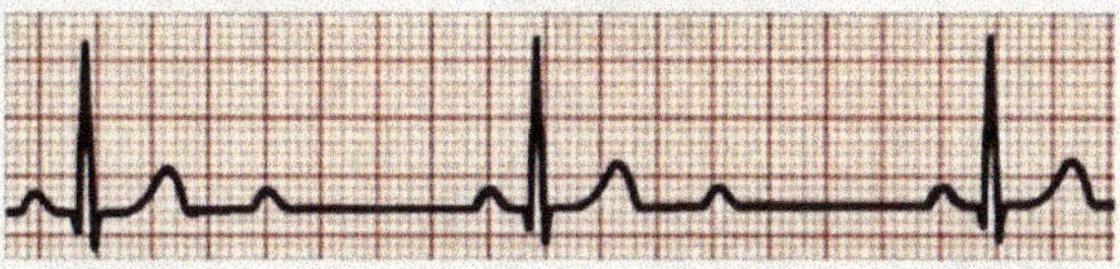

Bloqueo AV de tercer grado con escape nodal

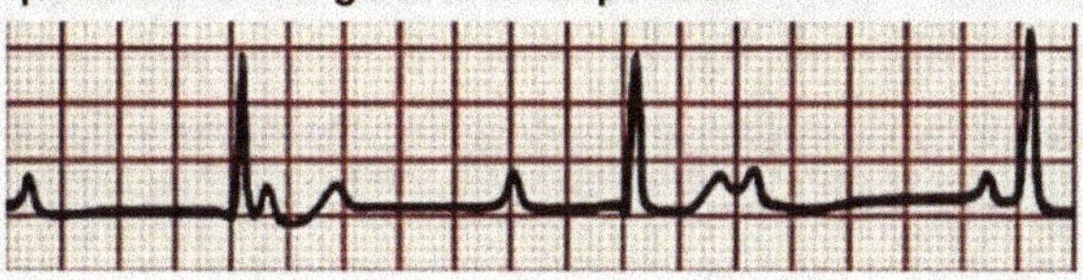

Síndrome de Wolff-Parkinson-White (WPW)

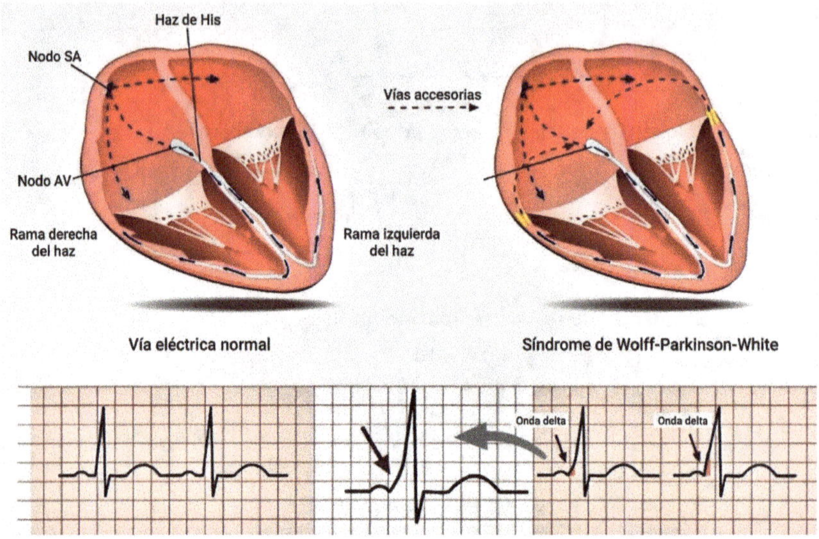

Tratamiento médico: Usar procainamida o quinidina; evitar digoxina y verapamilo.

Presentación clínica típica: Un niño se marea, presenta disnea o se desmaya después de jugar y luego se recupera y no tiene otros síntomas. La causa es una taquiarritmia reentrante transitoria a través de una vía accesoria (haz de Kent).

ECG: Muestra la patognomónica onda delta inclinada con intervalo PR acortado.

Tratamiento de elección: Ablación con catéter por radiofrecuencia de la vía, pero busque procainamida para el manejo médico.

Otras arritmias ventriculares y sinusales

Taquicardia ventricular

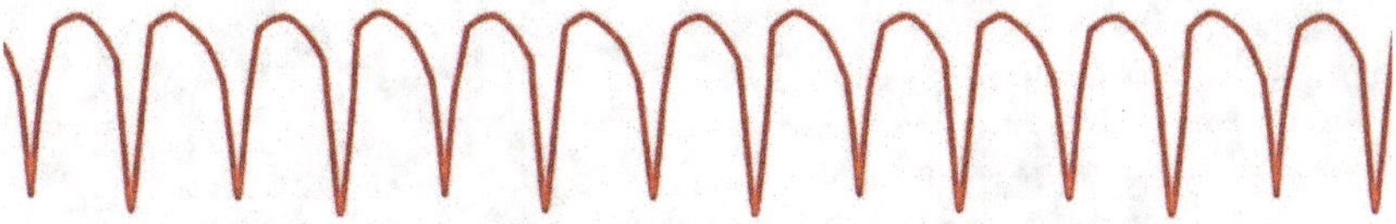

Taquicardia ventricular monomórfica (TVM)

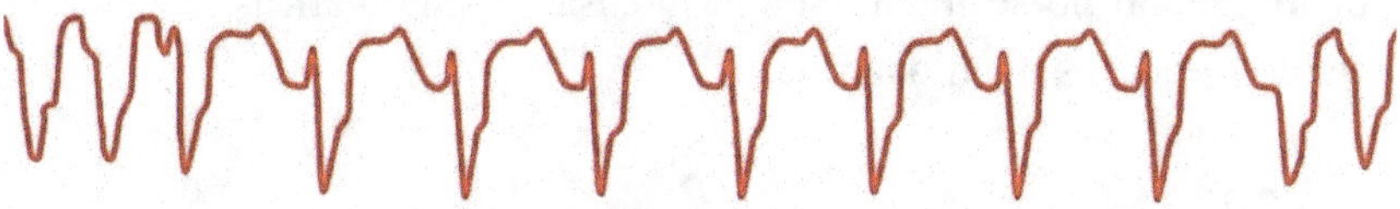

Taquicardia ventricular polimórfica (TVP)

Sin pulso: Tratar con desfibrilación inmediata seguida de epinefrina, vasopresina, amiodarona o lidocaína al iniciar la RCP.

Con pulso: Tratar con amiodarona y cardioversión sincronizada.

Fibrilación ventricular

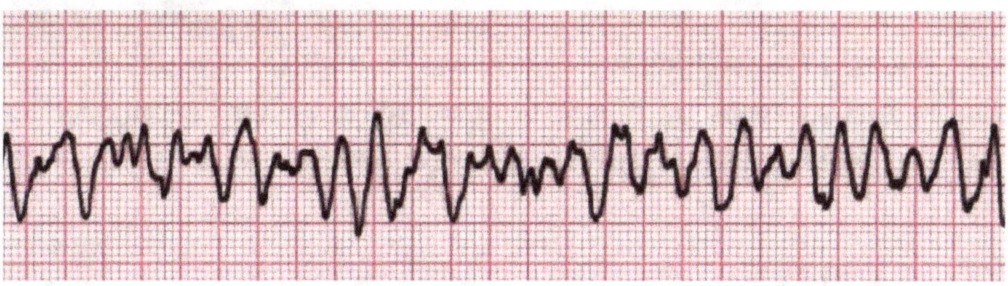

Desfibrilación inmediata seguida de epinefrina, vasopresina, amiodarona o lidocaína al iniciar la RCP.

Extrasístoles ventriculares (PVCs)

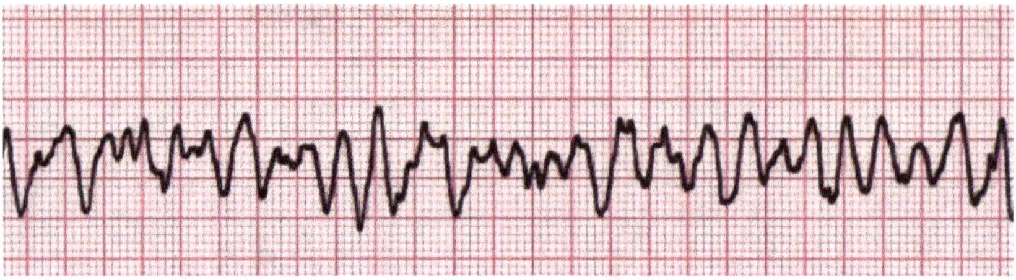

Por lo general no se tratan; si son intensas y sintomáticas, considerar betabloqueadores o amiodarona.

Bradicardia sinusal

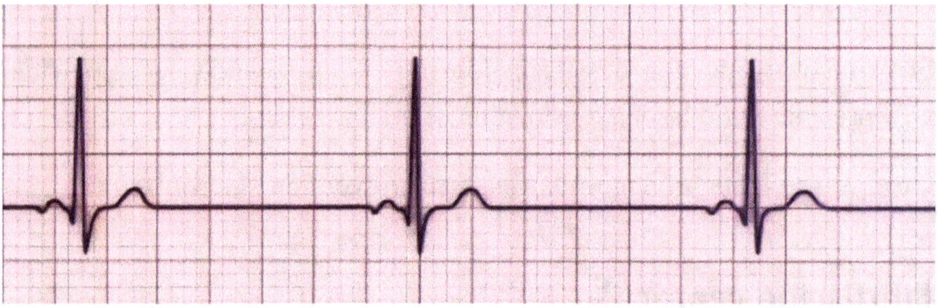

Por lo general no se trata; usar atropina o estimulación si es intensa y sintomática (después de infarto de miocardio). Evitar betabloqueadores, calcioantagonistas y otros fármacos que enlentecen la conducción.

Taquicardia sinusal

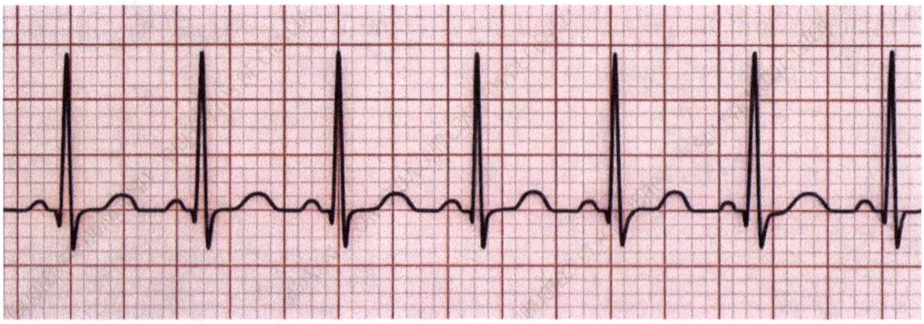

Por lo general ninguno; corregir la causa subyacente. Usar betabloqueador o calcioantagonista si es sintomática.

Trastornos de los grandes vasos

Rotura aórtica

Contexto: Muerte inmediata tras accidente automovilístico o caída desde gran altura. Laceración aórtica, lesión aórtica traumática y pseudoaneurisma traumático se ven en los supervivientes iniciales (una rotura aórtica contenida por un hematoma; el 50% morirán en las primeras 24 h).

Diagnóstico: Radiografía de tórax con mediastino ensanchado, TC o angiografía.

Tratamiento: Reparación quirúrgica inmediata.

Aneurisma aórtico abdominal (AAA)

Clínica: Masa abdominal pulsátil que puede causar dolor abdominal o lumbar.

Diagnóstico: Ecografía o TC en pacientes estables.

Manejo según tamaño:

Menor de 5 cm: Puede seguirse con ecografías seriadas. Reducción de factores de riesgo (abandono del tabaco y tratamiento de la HTA y la dislipidemia).

Mayor de 5 cm: Necesita reparación quirúrgica inmediata.

AAA roto: Es una urgencia quirúrgica. Masa abdominal pulsátil + hipotensión = aneurisma roto, tasa de mortalidad 80%, requiere laparotomía de urgencia.

Disección aórtica

Aorta ascendente: Es una urgencia quirúrgica.

Aorta descendente: Puede tratarse médicamente, a menos que progrese o sangre.

Enfermedad valvular cardíaca

Estenosis mitral

Etiología: La fiebre reumática es la etiología más común.

Clínica: Disnea, ortopnea, disnea paroxística nocturna. Chasquido de apertura, S1 intenso, FA (fibrilación auricular), crecimiento auricular izquierdo, hipertensión pulmonar.

Soplo: Soplo diastólico tardío soplante (mejor auscultado en el ápex).

Tratamiento: Valvotomía con balón o cirugía si se vuelve grave. El manejo médico (diuréticos, digoxina, betabloqueadores) es solo coadyuvante.

Insuficiencia mitral

Etiología: Típicamente resulta de fiebre reumática o rotura de las cuerdas tendinosas después de un infarto de miocardio.

Clínica: Fatiga, disnea, ortopnea. S1 hipofonético, agrandamiento auricular izquierdo, hipertensión pulmonar, HVI (hipertrofia ventricular izquierda). La fibrilación auricular es frecuente debido al agrandamiento auricular izquierdo resultante y requiere tratamiento médico.

Soplo: Soplo holosistólico (irradia a la axila).

Tratamiento: Cirugía correctiva (si hay valva flácida o regurgitación grave). Vasodilatadores (nitroprusiato, hidralazina) en pacientes sintomáticos.

Estenosis aórtica

Etiología: Típicamente se ve en los ancianos debido a calcificación valvular. Las válvulas bicúspides o unicúspides pueden presentar síntomas en la infancia.

Clínica: Usualmente es asintomática durante años y comienza con disnea de esfuerzo. Progresa a angina, síncope e insuficiencia cardíaca, con aumento de la mortalidad a lo largo de esta progresión (síncope, angina, insuficiencia cardíaca). Ascenso lento del pulso, S3/S4, clic de eyección, HVI, cardiomegalia.

Soplo: Soplo sistólico de eyección áspero (mejor auscultado en el área aórtica; irradia a las carótidas).

Diagnóstico diferencial: El soplo aumentará con el aumento de la precarga (prensión manual; posición sentada) para distinguir la estenosis aórtica de la miocardiopatía hipertrófica (MCH).

Tratamiento: Casi universalmente reciben reemplazo quirúrgico de la válvula aórtica.

Insuficiencia aórtica

- *Congénita*
- *Daño reumático (Rheumatic)*
- *Endocarditis*
- *Aortitis/disección aórtica/dilatación de la raíz aórtica*
- *Marfan (síndrome de)*

Clínica:

Agudamente: Con disnea intensa, congestión pulmonar aguda y choque cardiogénico.

Crónicamente: Con disnea de esfuerzo, ortopnea y disnea paroxística nocturna. Signo de "cabeceo" de la cabeza, presión de pulso amplia, HVI, dilatación del VI, S3, pulso en martillo de agua.

Soplo: Soplo diastólico precoz en decrescendo (mejor auscultado en el ápex).

Tratamiento: Reemplazo o reparación de la válvula aórtica en pacientes sintomáticos con insuficiencia aórtica crónica. En pacientes asintomáticos, con agrandamiento progresivo del ventrículo izquierdo. Los vasodilatadores pueden utilizarse para reducir la carga hemodinámica y posiblemente retrasar la necesidad de cirugía en pacientes asintomáticos.

Prolapso mitral

Clínica: Clic mesosistólico, soplo telesistólico. Se asocia a trastorno de pánico.

Endocarditis infecciosa (EI)

Profilaxis de la endocarditis infecciosa

• Válvula cardíaca protésica o material protésico utilizado en reparación valvular

• Antecedente de endocarditis previa

• Receptores de trasplante cardíaco con valvulopatía cardíaca

• Cardiopatía congénita solo en las siguientes categorías:

• Cardiopatía congénita cianótica no reparada, incluidos aquellos con derivaciones y conductos paliativos

• Cardiopatía congénita completamente reparada con material o dispositivo protésico, ya sea colocado por cirugía o por intervención con catéter, durante los primeros 6 meses después del procedimiento

• Cardiopatía congénita reparada con defectos residuales en el sitio o adyacentes al sitio de un parche o dispositivo protésico (que inhiben la endotelización)

Nota: Según estas recomendaciones de la AHA/ACC no hay evidencia que respalde la profilaxis antibiótica antes de procedimientos genitourinarios o gastrointestinales.

Esquemas de profilaxis

Vía oral: Amoxicilina es la elección preferida. Cefalexina, clindamicina, azitromicina o claritromicina en caso de alergia a la penicilina.

Vía IV: Ampicilina, cefazolina, ceftriaxona o clindamicina.

Caracteristicas de la EI

Tipos de EI:

Endocarditis aguda (fulminante): Típicamente afecta válvulas cardíacas normales. Con mayor frecuencia es causada por S. aureus. Choque séptico más probable en enfermedad aguda que subaguda.

Subaguda: Tiene un inicio insidioso y típicamente afecta válvulas previamente dañadas o protésicas. La causa más común son los estreptococos viridans. Otros patógenos: Staphylococcus epidermidis, Streptococcus bovis (sospechar cáncer de colon) y enterococos.

Factores de riesgo:

Usuarios de drogas intravenosas, por lo general tienen lesiones del lado derecho

Pacientes con válvulas cardíacas anormales: válvulas protésicas, valvulopatía reumática, defectos cardíacos congénitos como comunicación interventricular o tetralogía de Fallot

Pacientes posoperatorios (especialmente después de cirugía dental)

Pacientes inmunocomprometidos

Síntomas y signos: Signos de infección (fiebre, taquicardia, malestar general), soplo cardíaco de nueva aparición, fenómenos embólicos (ictus y otros infartos), nódulos de Osler (nódulos dolorosos en las puntas de los dedos), lesiones de Janeway (lesiones eritematosas indoloras en palmas y plantas), manchas de Roth (hemorragias retinianas redondas con centros blancos) y choque séptico.

Diagnóstico: Hemocultivos.séptico

Criterios de Jones y Fiebre Reumática

Criterios mayores de Jones: Poliartritis migratoria, carditis, afectación del sistema nervioso central (corea), eritema marginado, nódulos subcutáneos.

Criterios menores de Jones: Fiebre, artralgia, elevación de la velocidad de sedimentación globular (VSG) o de la proteína C reactiva (PCR), e intervalo PR prolongado en ECG.

Diagnóstico de Fiebre reumática: Requiere antecedente de infección estreptocócica + dos criterios mayores O un criterio mayor + dos criterios menores.

Prevención y manejo: El tratamiento de la faringitis estreptocócica con antibióticos reduce marcadamente la incidencia de fiebre reumática, por lo que hoy es menos frecuente. Se debe dar a todos los pacientes afectados por fiebre reumática profilaxis de endocarditis antes de procedimientos quirúrgicos.

Tratamiento (Tto) empírico de la EI

Sobre válvula nativa: Penicilina antiestafilocócica (oxacilina o nafcilina) + aminoglucósido. Alternativa: penicilina de 3.ª generación o cefalosporina + aminoglucósido.

Sobre válvula protésica: Vancomicina + gentamicina + cefepime o carbapenémico.

Enfermedad arterial periférica

Síndrome de salida torácica

Definición: Obstrucción de los nervios o vasos sanguíneos que sirven al brazo a medida que el paquete neurovascular pasa de la región toracocervical a la axila.

Clínica: Parestesias de la extremidad superior (compresión nerviosa), debilidad, frialdad (compromiso arterial), edema, distensión venosa (compromiso venoso). La ausencia de síntomas del SNC ayuda a diferenciar esta afección del síndrome de robo de la subclavia.

Causas: Traumatismo, embarazo, costillas cervicales o hipertrofia muscular (clásico en varones jóvenes levantadores de pesas).

Tto: Intervención quirúrgica (resección de costilla cervical).

Síndrome de Leriche

Definición: Claudicación en los glúteos, atrofia glútea e impotencia en los hombres debido a enfermedad oclusiva aortoilíaca.

Tto: Injerto de bypass aortoilíaco.

Claudicación

Definición: Dolor usualmente en la extremidad inferior, desencadenado por el ejercicio y aliviado con el reposo. Ocurre con enfermedad aterosclerótica grave y es el equivalente de la angina en las extremidades.

Clínica: Cianosis (con rubor dependiente), cambios atróficos (uñas engrosadas, pérdida de vello, piel brillante), disminución de la temperatura y pulsos distales disminuidos (o ausentes).

Tratamiento: * Lo mejor es el manejo conservador: Abandono del tabaco, ejercicio y buen control del colesterol, la diabetes y la hipertensión. Buscar también otros factores de riesgo de aterosclerosis.

Antiagregantes plaquetarios: Se prefiere la aspirina, pero puede usarse clopidogrel en pacientes que no toleran la aspirina.

Cilostazol: Puede usarse para el tratamiento de la claudicación intermitente.

Precaución: Los betabloqueadores pueden empeorar la claudicación, pero son beneficiosos tras un infarto de miocardio previo.

Dolor en reposo o interferencia con el estilo de vida: Dolor del antepié, generalmente nocturno, que clásicamente se alivia colgando el pie por el borde de la cama. Conducta: Realizar ecografía dúplex arterial para el diagnóstico y hacer angioplastia o un procedimiento de revascularización quirúrgica.

Dolor súbito en el pie

Indica un émbolo (buscar fibrilación auricular; el pulso puede estar ausente en la zona afectada) o síndrome compartimental (frecuente después de procedimientos de revascularización).

Enfermedad venosa

Estudio de hipercoagulabilidad

Sospechar estas entidades si un paciente presenta trombosis recurrentes o una trombosis en ausencia de factores de riesgo. Todas se tratan con terapia anticoagulante para prevenir la TVP y el TEP.

Genéticas

- *Mutación del factor V Leiden (resistencia a la proteína C activada)*
- *Mutación G20210A de la protrombina*
- *Hiperhomocisteinemia*
- *Nivel elevado de factor VIII*
- *Deficiencia de proteína C, proteína S y antitrombina III*

Adquiridas

- *Síndrome antifosfolípido*: Anticoagulante lúpico + anticuerpo anticardiolipina (tiempo de tromboplastina parcial (PTT) prolongado, pero el paciente tiene tendencia a la trombosis, síntomas de lupus, pruebas VDRL o RPR para sífilis +, abortos recurrentes).
- Hiperhomocisteinemia
- Embarazo, cáncer, medicamentos con estrógenos (usar DIU en su lugar)

Tratamiento:

Todas se tratan con terapia anticoagulante para prevenir la TVP y el TEP.

Trombosis venosa profunda (TVP)

Tríada de Virchow (factores que pueden llevar a TVP)

1. Daño endotelial
2. Estasis venosa
3. Hipercoagulabilidad

Factores de riesgo clínicos: Cirugía (ortopédica, pélvica, abdominal o neuroquirúrgica), neoplasia maligna, traumatismo, inmovilización (hospitalización), embarazo, uso de píldoras anticonceptivas, coagulación intravascular diseminada, o estados de hipercoagulabilidad (factor

V Leiden, deficiencia de antitrombina III, deficiencia de proteína C, deficiencia de proteína S, mutación del gen de la protrombina G20210A, hiperhomocisteinemia o síndrome antifosfolípido).

Signos y síntomas: Edema unilateral de la pierna, pantorrilla unilateral, signo de Homan + (dolor a la palpación de la pantorrilla con dorsiflexión pasiva del tobillo, presente en el 30% de los casos). Cordones superficiales palpables (implican tromboflebitis superficial).

Diagnóstico: Ecografía Doppler con compresión, pletismografía de impedancia. El patrón de referencia es la venografía, pero es invasiva.

Tratamiento: Anticoagulación sistémica con heparina intravenosa o heparina de bajo peso molecular (HBPM) subcutánea inicialmente, seguida de anticoagulación oral (durante al menos 3 meses y posiblemente de por vida si ocurre más de un episodio de trombosis).

Profilaxis de TVP en pacientes quirúrgicos

Riesgo del Paciente – Estrategia de Profilaxis

Bajo riesgo - Deambulación temprana

Riesgo moderado - HBPM, heparina no fraccionada a dosis baja o fondaparinux

Alto riesgo - HBPM, fondaparinux o antagonista oral de la vitamina K

Alto riesgo de sangrado - Medias de compresión neumática

TVP que provoca ictus (Embolia paradójica)

La embolización de coágulos del lado izquierdo del corazón (debidos a fibrilación auricular, aneurisma de la pared ventricular, insuficiencia cardíaca congestiva grave o endocarditis) puede causar infartos arteriales (cerebrales, renales, gastrointestinales o de las extremidades).

La TVP puede embolizar y causar TEP; una excepción rara ocurre en cortocircuitos de derecha a izquierda (FOP, CIA, CIV o fístula AV pulmonar), donde el coágulo puede embolizar, cruzar el defecto anatómico y avanzar a la circulación arterial, causando un infarto arterial (ictus).

Tromboflebitis superficial

Clínica: Antecedente de varices. Fiebre leve, eritema, dolor, edema, coágulo palpable en vena superficial. No es un factor de riesgo importante para TEP, y los pacientes no necesitan anticoagulación.

Tratamiento: Conservador con AINEs + compresas tibias. Trombectomía bajo anestesia local (para síntomas graves o que no se resuelven).

Tromboflebitis superficial recurrente: Puede ser un marcador de neoplasia maligna subyacente (síndrome de Trousseau, o tromboflebitis migratoria, que es un marcador clásico de cáncer pancreático).

Insuficiencia venosa

Clínica: Generalmente ocurre en las extremidades inferiores. Antecedente de TVP, varices, edema (los síntomas se alivian al elevar las piernas). Aumento de la pigmentación cutánea alrededor de los tobillos con posible lesión cutánea y ulceración.

Tratamiento: Conservador con medias elásticas de compresión, elevación con mínimo tiempo de pie, y tratamiento de las úlceras con limpieza, apósitos húmedo a seco y antibióticos (si aparece celulitis).

Enfermedades congénitas

Persistencia del conducto arterioso (PDA)

Clínica: Soplo continuo, "en maquinaria", en el borde esternal superior izquierdo; disnea y posible insuficiencia cardíaca congestiva. Asociado a rubéola congénita y grandes altitudes.

Tratamiento: Cerrarlo con indometacina o cirugía (si falla la indometacina). Mantener el conducto abierto con prostaglandina E1.

Comunicación interventricular (CIV)

Definición: El defecto cardíaco congénito más frecuente.

Clínica: Soplo holosistólico junto al esternón. Asociada a síndrome alcohólico fetal, TORCH, síndrome de Down.

Evolución: La mayoría de los casos se resuelven por sí solos.

Comunicación interauricular (CIA)

asintomática hasta la edad adulta.

S2 fijo y desdoblado y palpitaciones.

La mayoría de los defectos no requieren corrección (a menos que sean muy grandes).

Tetralogía de Fallot

Definición: La cardiopatía congénita cianótica más frecuente.

Cuatro anomalías (Mnemotecnia: PROVe la tetralogía):

- **P**ulmonar (estenosis)
- **R**egión ventricular derecha hipertrófica (HVD)
- **O**jo de la aorta cabalgante (aorta cabalgante)
- **V**entricular (CIV - comunicación interventricular)

Clínica: Crisis "tet" (niños cuya oxigenación mejora al ponerse en cuclillas).

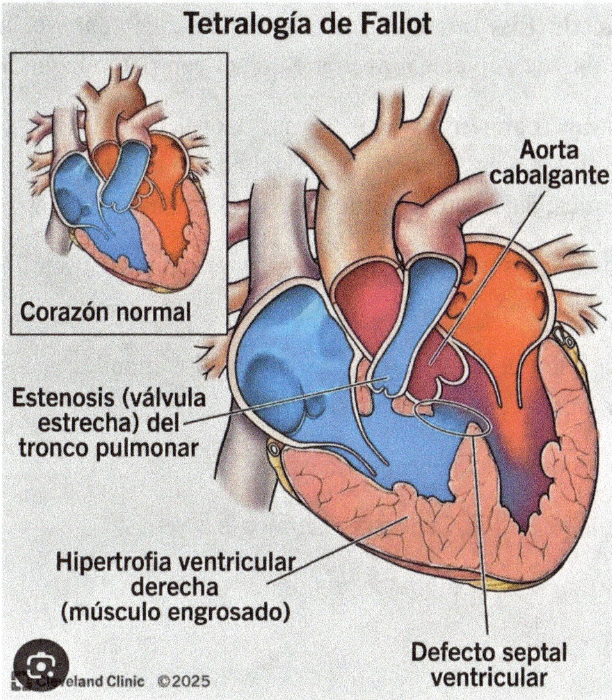

Coartación de la aorta

Clínica: Hipertensión solo en las extremidades superiores, retraso radiofemoral, soplo sistólico audible en la espalda media-superior. Extremidades inferiores posiblemente cianóticas. Muescas costales en la radiografía. Asociada a síndrome de Turner.

Clasificación de Cortocircuitos (Shunts)

Cardiopatía congénita no cianótica: Cortocircuitos de izquierda a derecha en los que la sangre oxigenada de los pulmones se desvía de nuevo hacia la circulación pulmonar, dando lugar a un "bebé rosado." **Mnemotecnia 3D:** CIV, CIA, PCA (PDA).

Riesgo: Convertirse en cortocircuitos cianóticos de derecha a izquierda (**síndrome de Eisenmenger**) si el ventrículo derecho se hipertrofia hasta el punto de volverse más fuerte que el ventrículo izquierdo.

Cardiopatías congénitas cianóticas: Cortocircuitos de derecha a izquierda en los que la sangre desoxigenada se desvía hacia la circulación sistémica, dando lugar a un "bebé azul." **Mnemotecnia 1-2-3-4-5:**

1 Tronco arterioso: Solo hay un vaso común que sale de ambos ventrículos.

2 Transposición de los grandes vasos: Los dos grandes vasos (aorta y arteria pulmonar) están transpuestos.

3 Atresia tricuspídea: Tres por tricúspide.

4 Tetralogía de Fallot: Cuatro por tetralogía.

5 Retorno venoso pulmonar anómalo total (TAPVR): Hay cinco palabras.

Enfermedades del miocardio

Miocardiopatía restrictiva vs. Pericarditis constrictiva

Miocardiopatía restrictiva: Depósito patológico/enfermedad infiltrativa como amiloidosis, sarcoidosis, hemocromatosis o fibroelastosis miocárdica. La biopsia ventricular será anormal en todas estas condiciones. Diagnóstico por RM cardiaca.

Pericarditis constrictiva: Miocardio completamente normal, pero un pericardio irritado impide el llenado ventricular adecuado. Muestra golpe pericárdico en la exploración, ruido cardiaco S4 (lo que indica ventrículos rígidos), calcificación del pericardio y biopsia ventricular normal. *Tratamiento:* Se corrige simplemente retirando el pericardio anormal.

Común en ambas condiciones: Insuficiencia cardiaca derecha (ingurgitación yugular, edema periférico).

Miocardiopatía dilatada

Definición: Tipo más frecuente de miocardiopatía.

Causas: Por enfermedad coronaria crónica, enfermedad de Chagas, abuso de alcohol, miocarditis o uso crónico de doxorrubicina.

Miocardiopatía hipertrófica (MCH)

Perfil: Persona joven que se desmaya o muere mientras hace ejercicio o practica deportes. Es de herencia autosómica dominante.

Fisiopatología: Hipertrofia ventricular asimétrica que obstruye parcialmente el tracto de salida del ventrículo izquierdo, reduciendo el gasto cardiaco y causando disfunción diastólica.

Soplo: Soplo sistólico de eyección en el borde esternal izquierdo (similar a la estenosis aórtica) que disminuye con el aumento de la precarga (ponerse en cuclillas, prensión manual) y aumenta con la disminución de la precarga (ponerse de pie, maniobra de Valsalva).

Tratamiento: Betabloqueadores o disopiramida (para permitir que el ventrículo tenga más tiempo para llenarse). Deben evitarse los deportes competitivos. Puede considerarse corrección quirúrgica.

Contraindicaciones: Los inotrópicos positivos (digoxina), los diuréticos y los vasodilatadores están contraindicados porque empeoran la condición.

Enfermedades del pericardio

Taponamiento cardiaco

Contexto: Clásicamente asociado con traumatismo penetrante en el hemitórax izquierdo.

Clínica:

Tríada de Beck: Hipotensión (causada por deterioro del llenado cardiaco), venas del cuello distendidas y ruidos cardiacos apagados.

Ruidos respiratorios normales (lo que puede distinguir el taponamiento del neumotórax a tensión).

Pulso paradójico (caída exagerada de la presión arterial con la inspiración).

Tratamiento: Pericardiocentesis (si está inestable). Ecocardiografía (si está estable, para confirmar el diagnóstico).

Miscelánea

Diuréticos tiazídicos

Efectos adversos (acrónimo hyperGLUC):

- ***Hyperg**lucemia*
- ***Hyperl**ipidemia*
- ***Hyperu**ricemia*
- ***Hyperc**alcemia*

Otros efectos: Hipovolemia, hiponatremia, alcalosis metabólica hipopotasémica, alergia a sulfas.

Diuréticos de asa

Efectos: Hipovolemia (más potentes que las tiazidas), hiponatremia, hipocalcemia, alcalosis metabólica hipopotasémica, ototoxicidad (con excepción del ácido etacrínico, también son sulfas).

Inhibidores de la anhidrasa carbónica (Acetazolamida)

Causan acidosis metabólica.

Diuréticos ahorradores de potasio (Espironolactona)

Causan hiperpotasemia.

Betabloqueadores

Efectos adversos: Causan sedación, depresión y disfunción sexual; bradicardia y bloqueo cardiaco (similar a los calcioantagonistas de acción central: verapamilo y diltiazem); precipitan ataques asmáticos; enmascaran los síntomas de hipoglucemia y sepsis.

Precaución: Usar con precaución en asmáticos y EPOC.

Preferencia: Betabloqueador β1 selectivo (atenolol, metoprolol) o βbloqueador combinado β y alfa (se prefiere carvedilol).

Antihipertensivos que causan depresión

- Metildopa
- Betabloqueadores

PULMONAR

Los pulmones contienen más de 300 mil millones de vasos sanguíneos

Pruebas de función pulmonar (PFTs):

VOLÚMENES PULMONARES

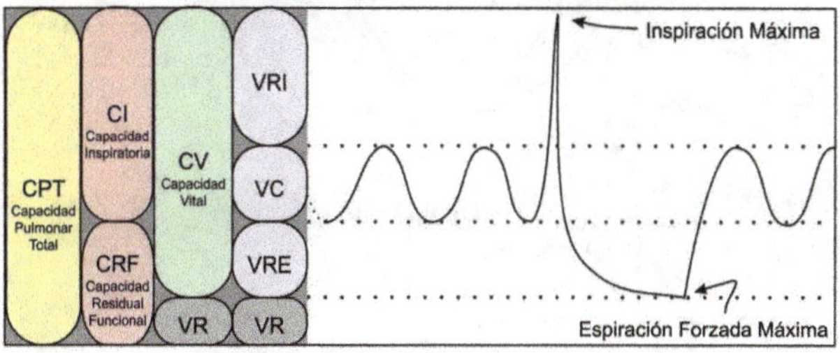

Volumen Corriente en reposo con una inhalación máxima seguida de una espiración forzada

VOLÚMENES ESPIRATORIOS FORZADOS

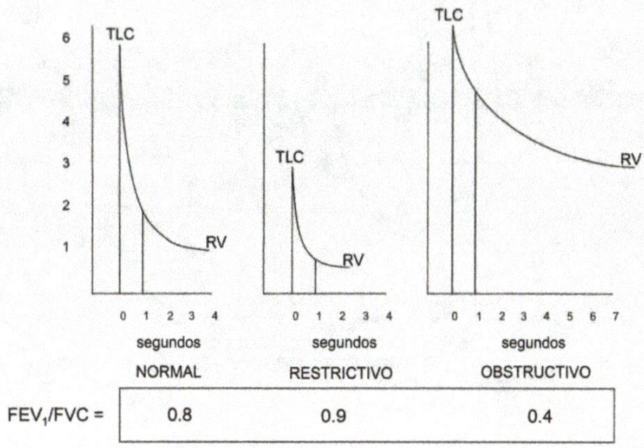

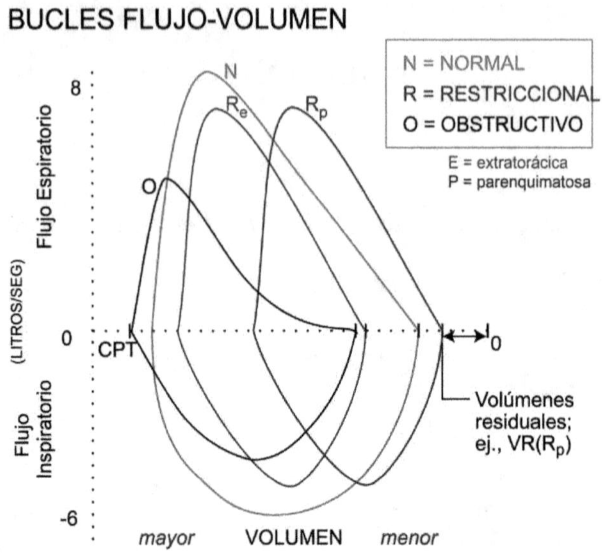
BUCLES FLUJO-VOLUMEN
N = NORMAL
R = RESTRICCIONAL
O = OBSTRUCTIVO
E = extratorácica
P = parenquimatosa
N
R_e
R_p
O
8
0
-6
Flujo Espiratorio
(LITROS/SEG)
Flujo Inspiratorio
CPT
Volúmenes residuales; ej., VR(R_p)
mayor
VOLUMEN
menor

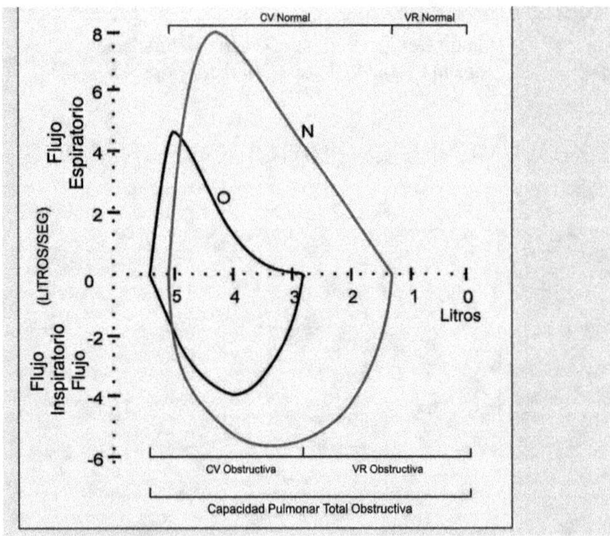
CV Normal
VR Normal
N
O
Flujo Espiratorio
(LITROS/SEG)
Flujo Inspiratorio Flujo
8
6
4
2
0
-2
-4
-6
5
4
3
2
1
0
Litros
CV Obstructiva
VR Obstructiva
Capacidad Pulmonar Total Obstructiva

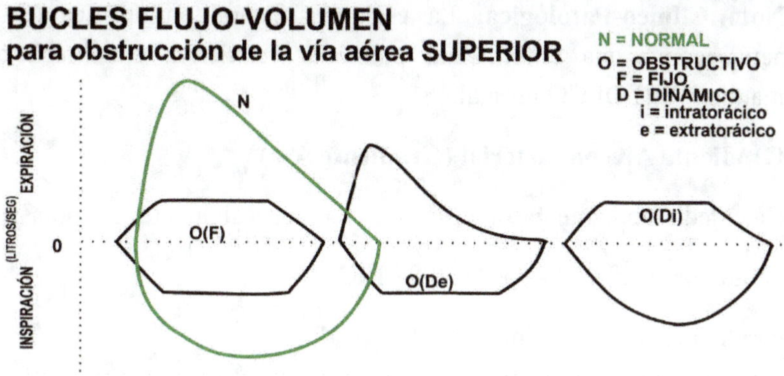

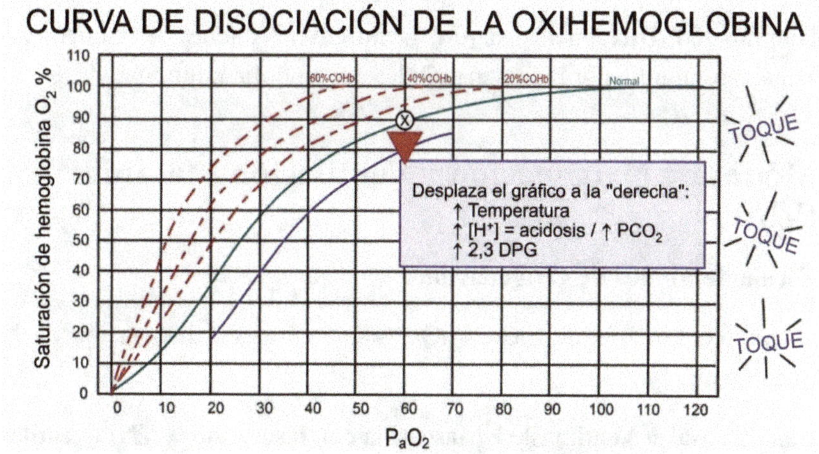

Pruebas de Función Pulmonar (PFTs) y Gasometría

Espirometría y Volúmenes Pulmonares

Evaluación Core: FEV1/FVC, TLC y DLCO.

Patrones Diagnósticos: * **Obstructivo:** FEV1/FVC (cociente) < 70%.

Restrictivo: TLC < 80%.

Enfermedad Vascular Pulmonar: DLCO baja aislada.

Nota Clínico-Patológica: La esclerosis lateral amiotrófica (ELA) actúa como una enfermedad pulmonar restrictiva extrínseca que mantiene una DLCO normal.

Gradiente Alveolo-arterial (Gradiente A-a)

Calculado mediante gasometría arterial con las siguientes fórmulas:

Gradiente A-a= 150 - $PaCO_2/0.8$ - PaO_2

Gradiente Normal Estimado= edad/4 + 4

Valor de Referencia Normal: 5-10 mmHg.

Diagnóstico Diferencial según Gradiente: Ataque de pánico vs. asma; neumonitis por hipersensibilidad vs. embolia pulmonar.

Modos de Oxigenación y Ventilación Mecánica (VM)

Escala de Modos de Oxigenación

Monitoreo a través de FiO_2, PaO_2, SaO_2, curva de disociación de la oxiHb y cv O_2.

Cánula nasal→ Ventimask→ Mascarilla con reservorio→ VNI (Ventilación No Invasiva)→ Intubación endotraqueal

Modos de Ventilación Mecánica

AC o CMV: Control asistido o ventilación mandatoria continua.

SIMV: Ventilación mandatoria intermitente sincronizada.

PC: Control de presión.

CPAP o PEEP: Presión positiva continua en la vía aérea / Presión positiva al final de la espiración.

PSV: Ventilación con soporte de presión.

Programación Estándar Inicial (Ejemplo en Modo AC):

Frecuencia (FR): 15

Volumen Corriente (TV): 550 ml

PEEP: 5 cmH2O

FiO2: 50%

Fisiopatología de las Presiones en VM

Aumento de la Presión Pico (Vías aéreas): Indica broncoespasmo, secreciones, tapón mucoso o punta del tubo ocluida.

Aumento de la Presión Meseta / Plateau (Distensibilidad/Compliance): Indica neumotórax, edema pulmonar, síndrome de distrés respiratorio agudo (SDRA) o neumonía.

Estrategias de Manejo en VM según Comorbilidad

Sepsis: La aplicación de PEEP puede causar hipotensión. *Protocolo:* Asegurar acceso IV, colocar vía central, iniciar vasopresores y posteriormente proceder con la intubación.

Acidosis metabólica: Riesgo inminente de paro cardíaco si empeora la acidosis. *Ajuste:* Modificar la frecuencia y el TV para mantenerlos cerca de la línea basal del paciente.

EPOC: Aumentar deliberadamente la frecuencia y el TV provoca un aumento del espacio muerto. *Ajuste:* Incrementar el flujo inspiratorio a 80-100 L/min, lo que otorga más tiempo para la fase espiratoria.

SDRA (Síndrome de Distrés Respiratorio Agudo): *Ajuste de protección alveolar:* Disminuir TV a **6 ml/kg** y aumentar PEEP a **12-14 cmH2O**. Considerar terapias avanzadas como ECMO y posición prona.

Criterios y Protocolo de Extubación

Para proceder con el retiro de la ventilación mecánica, se requiere evaluar de manera integral:

Mecánica ventilatoria: Interrupción diaria de la sedación junto con destete diario o prueba de respiración espontánea (SBT).

Parámetros objetivos:

Gasometría arterial: pH > 7.35 / PaCO2 < 45 mmHg / PaO2 60-70%.

Índice de Tobin o RSBI: < 105.

NIF (Fuerza Inspiratoria Negativa): -30 cmH2O.

Volumen Minuto (MV): < 15 L/min.

Clínica: Estado mental óptimo (capacidad de proteger la vía aérea), ausencia de secreciones (-) y prueba de fuga aérea positiva (+).

Fallo de destete: Si el paciente no logra cumplir los criterios de destete a largo plazo, se indica la realización de una **traqueostomía**.

Patologías Obstructivas Crónicas

Asma

Clasificación: Leve, moderada, grave (intermitente o persistente).

Criterios de gravedad: FEV1 o PEF < 60% con una variabilidad del PEF > 30%.

Diagnóstico: Broncoprovocación mediante la prueba de provocación con metacolina. Evaluación de las PFTs con bucles flujo-volumen (BIE).

Tratamiento escalonado: SABA + corticoide inhalado + LABA o LTRA + tiotropio.

Nota farmacológica: El uso de Atrovent (bromuro de ipratropio) está específicamente indicado en pacientes que toman betabloqueadores de forma crónica.

Ventilación Mecánica en Crisis Asmática: Programar con FR baja, VT bajo y flujo alto para prevenir el desarrollo de auto-PEEP. Realizar radiografía de tórax seriada para descartar neumotórax. *(Nota: FEM = VEF1).*

Supervivencia y Manejo en EPOC

Pilares de Supervivencia: Cese del tabaquismo y oxigenoterapia a largo plazo.

Criterios de Oxigenoterapia Domiciliaria:

PaO2 \le 55 mmHg o SaO2 \le 88% en estado basal.

PaO2 \le 59 mmHg o SaO2 \le 89% si coexiste con cor pulmonale o eritrocitosis.

CRVP (Cirugía de Reducción de Volumen Pulmonar): Indicada en enfermedad localizada en lóbulos superiores con baja capacidad de ejercicio basal. Trasplante pulmonar como última opción.

Manejo de Exacerbaciones: Uso preferente de VPPNI con BiPAP para evitar el tubo endotraqueal y la ventilación mecánica invasiva.

Cuidado General: La ventilación mecánica prolongada requiere el inicio de alimentación enteral. Vacuna antigripal anual, espirometría anual, vacuna neumocócica a los 65 años y SABA según necesidad. Investigar deficiencia homocigota de alfa-1 antitripsina en pacientes jóvenes.

Fórmula del Volumen Minuto (VM): VM = FR \times VT

Enfermedades Pulmonares Intersticiales (EPI) y Predominios Anatómicos

Patologías con Predominio en Lóbulos Superiores

Silicosis: Caracterizada por la calcificación ganglionar en "cáscara de huevo"; asocia un alto riesgo de tuberculosis.

Tuberculosis.

Espondilitis anquilosante.

Granuloma eosinofílico: Mediado por células de Langerhans.

Neumonía por *Pneumocystis jirovecii.*

Síndrome de Hand-Schüller-Christian.

Aspergilosis Broncopulmonar Alérgica (ABPA).

Patologías con Predominio en Lóbulos Inferiores

FPI (Fibrosis Pulmonar Idiopática) / NIU (Neumonía Intersticial Usual).

EPI (Enfermedad Pulmonar Intersticial): Muestra infiltrados en vidrio esmerilado o panalización en TCAR (Tomografía Computarizada de Alta Resolución).

Exploración y clínica: Presencia de estertores tipo velcro a la auscultación, acropaquias.

Tratamiento: Fármacos antifibróticos como nintedanib o pirfenidona.

Comorbilidades comunes: EPOC (manejo de O2 con PaO2 55 mmHg o Sat 88%), apnea obstructiva del sueño y ERGE.

Clasificación General de las EPI

- **EPI No Ocupacional:**
  - Fibrosis Pulmonar Idiopática (FPI) con patrón de Neumonía Intersticial Usual (NIU).
  - NINE (Neumonía Intersticial No Específica).
  - EPI-BR (Enfermedad Pulmonar Intersticial asociada a Bronquiolitis Respiratoria).
  - NID (Neumonía Intersticial Descamativa).
  - NIL (Neumonía Intersticial Linfoidea).
  - NIA (Neumonía Intersticial Aguda).
  - NOC (Neumonía Organizada Criptogénica).

- Sarcoidosis.
- **EPI Ocupacional:**
  - *Orgánica:* Neumonitis por hipersensibilidad.
  - *Inorgánica:* Asbestosis, silicosis, beriliosis y neumoconiosis de los mineros del carbón.

Abordaje Diagnóstico Histológico:

- Evaluación inicial mediante TCAR y LBA (Lavado Broncoalveolar).
- **Biopsia pulmonar transbronquial:** Elección para el diagnóstico de Sarcoidosis.
- **Biopsia pulmonar abierta:** Requerida para la confirmación de NIU.
- *Patologías con infiltrados fugaces:* NOC y ABPA; se vinculan al Síndrome de Löffler, FPI y neumonitis por hipersensibilidad.

Síndromes Clínicos, Fibrosis y Trastornos Sistémicos

Sarcoidosis: Presenta granulomas no caseificantes y niveles elevados de ECA (Enzima Convertidora de Angiotensina). Se asocia a uveítis anterior, artritis y al **Síndrome de Löfgren** (tríada de eritema nudoso, linfadenopatía hiliar bilateral y artralgias).

Beriliosis: Diagnóstico diferencial con sarcoidosis mediante la prueba de proliferación linfocitaria al berilio o prueba de transformación (BeLPT o LTT).

Asbestosis: Caracterizada por placas pleurales calcificadas y cuerpos ferruginosos en el tejido. Aumenta el riesgo de carcinoma broncogénico; requiere radiografía de tórax anual.

Histoplasmosis: Manifestada con nódulos calcificados intrapulmonares.

Blastomicosis.

Pulmón Reumatoide: Desarrollo de nódulos reumatoides y fibrosis pulmonar. El líquido pleural se caracteriza por tener una **glucosa menor de 30 mg/dL**.

Fibrosis Quística: Infecciones recurrentes por SARM y *Pseudomonas*. *Tratamiento antibiótico de elección:* Vancomicina, tobramicina y ceftazidima.

LAM (Linfangioleiomiomatosis): Cursa típicamente con neumotórax recurrentes y derrames pleurales quilosos.

Síndrome de Hand-Schüller-Christian: Histiocitosis de células de Langerhans que asocia la tríada de diabetes insípida, exoftalmos y lesiones óseas líticas.

Síndrome de Goodpasture: Síndrome pulmonar-renal autoinmunitario que causa glomerulonefritis rápidamente progresiva (GNRP) y hemorragia alveolar difusa.

Síndrome de Treacher-Collins: cursa con hipoplasia malar y hendidura cigomática.

Síndrome de Heerfordt-Waldenström: Variante de sarcoidosis caracterizada por fiebre uveoparotídea.

Síndrome de Löffler: Infiltrados pulmonares fugaces con eosinofilia periférica, secundario a la infección por *Ascaris lumbricoides* u otros gusanos que migran por el parénquima pulmonar.

Neumonías, Derrames Pleurales e Infecciones Respiratorias

Enfoque del Derrame Pleural (Trasudado vs. Exudado)

Exudado / Empiema: Requiere manejo agresivo mediante tubo torácico frente a decorticación por VATS (Cirugía Torácica Videoasistida).

Exudado Quiloso: Asociado de forma característica a linfoma y linfangioleiomiomatosis.

Criterios de Light para la Confirmación de Exudado:

El derrame cumple criterios de exudado si presenta al menos uno de los siguientes:

1. Relación de proteínas líquido pleural / suero > 0.5.
2. Relación de LDH líquido pleural / suero > 0.6.
3. LDH del líquido pleural > 2/3 del límite superior de la LDH sérica normal.

Microbiología y Correlación Clínica en Neumonías (NAC)

Patógenos y sus Asociaciones Clínicas Típicas

S. pneumoniae y S. aureus: Complicación bacteriana clásica post-infección por Influenza.

H. influenzae: Común en pacientes con EPOC o con SIDA.

S. pyogenes: Asociado a cuadros de erisipela sistémica.

S. epidermidis: Infección relacionada con catéter, cuerpo extraño, válvula protésica, articulaciones, marcapasos o derivaciones.

Chlamydophila pneumoniae: Agente causal de neumonía atípica.

Pneumocystis jirovecii: Desarrolla neumonía severa en pacientes con VIH cuando el conteo de CD4 es menor de 200 células/μL.

Micosis Endémicas y Áreas Geográficas

Histoplasmosis: Endémica del valle del río Ohio.

Coccidioidomicosis: Endémica de las zonas de California y Texas.

Blastomicosis: Endémica de los estados centrales, del Atlántico medio y del sudeste; cursa con afectación pustulosa pulmonar y cutánea; diagnóstico diferencial con ehrlichiosis y tularemia.

Aspergilosis / ABPA: *Tratamiento:* Corticoesteroides sistémicos combinados con itraconazol.

Tos Ferina

Agente: *Bordetella pertussis*.

Fases Clínicas:

Fase Catarral→ Fase Paroxística (tos en accesos)→ Fase Convaleciente

Neumonía Intrahospitalaria y NAV (Asociada a la Ventilación)

Su complicación grave cursa con SDRA, requiriéndose ventilación protectora con un TV de **6 ml/kg**.

Tuberculosis Latente y Manejo de PPD

Criterios de Positividad de la Prueba de PPD según Riesgo

Alto Riesgo (\ge 5 mm): VIH positivos, radiografía de tórax con cambios fibróticos compatibles, inmunodepresión grave (incluye trasplantados o usuarios de terapia anti-TNF) y contactos estrechos de casos activos.

Riesgo Intermedio (\ge 10 mm): Inmigrantes de zonas de alta prevalencia, usuarios de drogas IV, personal de salud, residentes de entornos de congregación y comorbilidades (diabetes, insuficiencia renal).

Bajo Riesgo (\ge 15 mm): Población general sin factores de riesgo conocidos.

Esquemas de Tratamiento y Perfil de Toxicidad

Profilaxis de TB Latente: Régimen de **ISONIAZIDA (INH) + piridoxina** durante 9 meses. *Control:* Monitorizar pruebas de función hepática (PFH) suspendiéndose si los niveles se elevan > 5 veces su valor normal.

Tratamiento Activo (Esquema RIPE): Todos los componentes son hepatotóxicos excepto el etambutol.

Etambutol: Causa neuritis óptica con cambios característicos en la percepción de colores.

Isoniazida (INH): Provoca neuropatía periférica (mitigada con la piridoxina).

Monitoreo de PFH: En el esquema RIPE, se monitorizan las PFH únicamente si el paciente desarrolla síntomas clínicos de hepatotoxicidad.

Zoonosis con Afectación Pulmonar

Tularemia: Causada por *Francisella tularensis*; transmitida por contacto con conejos.

Peste: Causada por *Yersinia pestis*; transmitida por vectores asociados a ratas.

Fiebre Q: Causada por *Coxiella burnetii*; transmitida por exposición a ganado.

Enfermedad de Lyme: Causada por *Borrelia burgdorferi*; transmitida por la picadura de garrapatas de venado del género *Ixodes*.

Masas Pulmonares Cavitadas

Diagnóstico Diferencial de Lesiones Cavitadas en Tórax:

- Absceso pulmonar primario.

- Tuberculosis cavitaria.
- Émbolos sépticos.
- Nocardiosis.
- Blastomicosis.
- Neumonía por *Pneumocystis jirovecii.*
- Carcinoma escamocelular de pulmón (tumor epidermoide).
- Nódulos reumatoides necrotizantes.
- Granulomatosis con poliangeítis (Enfermedad de Wegener).

Cáncer de Pulmón

Clasificación Histológica

Cáncer de Pulmón Microcítico (Células Pequeñas).

Cáncer de Pulmón No Microcítico (CPNM): Células grandes, carcinoma de cicatriz, carcinoma escamoso, adenocarcinoma y carcinoma bronquioloalveolar (BAC).

Síndromes Paraneoplásicos Asociados

Asociados a Cáncer Microcítico: SIADH (secreción inadecuada de ADH), producción de ACTH ectópica y el Síndrome Miasténico de Lambert-Eaton.

Asociados a Carcinoma Escamoso: Hipercalcemia tumoral maligna por secreción de PTHrP.

Asociados a Adenocarcinoma: Osteoartropatía pulmonar hipertrófica.

Asociados a Tumores Germinales No Seminomatosos extragonadales: Elevación masiva de gonadotropina coriónica humana (**\beta** - hCG) y de alfa-fetoproteína (AFP).

Cribado y Evaluación de Nódulos

Cribado Poblacional: Realización anual de TC de baja dosis en pacientes de alto riesgo tabáquico.

Nódulo Pulmonar Solitario: Requiere caracterización morfológica y estratificación de riesgo mediante evaluación por TC dirigida.

Síndrome de Horner: Triada de miosis, ptosis y anhidrosis por denervación simpática, secundario a la invasión de un tumor del surco superior (Tumor de Pancoast).

Intoxicación por Monóxido de Carbono (CO) y Metahemoglobinemia

Fisiopatología combinada / Presentación: El texto original asocia la intoxicación por monóxido de carbono con el desarrollo de metahemoglobinemia.

Tratamiento: Administración inmediata de **oxígeno al 100%** de alta presión combinada con la infusión de **azul de metileno**.

Enfermedad Tromboembólica Venosa (TVP y TEP)

Diagnóstico y Confirmación por Imagen

Sospecha de TVP: Confirmación mediante ecografía Doppler de miembros inferiores.

Sospecha de TEP: Confirmación mediante angiografía por TC de tórax (angio-TC).

Clasificación Clínico-Hemodinámica y Tratamiento

TEP Submasivo: Paciente con estabilidad hemodinámica sistémica pero con signos de sobrecarga del VD. *Tratamiento:* Lovenox (enoxaparina) o terapia puente con heparina no fraccionada hacia Coumadin (warfarina), o bien el uso directo de inhibidores directos de la trombina o inhibidores orales de Xa.

TEP Masivo: Definido por la presencia de hipotensión persistente y shock obstructivo. *Tratamiento de emergencia:* Fibrinólisis con activador del plasminógeno tisular (**tPA**).

Estudio de Hipercoagulabilidad Sistémica

Indicado tras un evento trombótico no provocado:

- Mutación del gen del factor V Leiden.
- Deficiencia de proteína C y proteína S.
- Deficiencia de antitrombina III (AT-III).
- Mutación G20210A del gen de la protrombina.
- Niveles séricos elevados de homocisteína.
- Síndrome Antifosfolípido: evaluado mediante anticoagulante lúpico, anticuerpos anticardiolipina y anticuerpos contra beta-2 microglobulina.

Hipertensión Pulmonar (HTP) y Trastornos del Sueño

Abordaje de la HTP: El ecocardiograma es mandatorio como prueba inicial para **descartar estenosis mitral** como causa post-capilar.

Tratamiento de la Hipertensión Arterial Pulmonar (Grupo 1): Inhibidores orales de la PDE5, bloqueadores de los canales de calcio (BCC), antagonistas de los receptores de endotelina y análogos de la prostaciclina.

Trastornos de la Ventilación durante el Sueño

Apnea Obstructiva del Sueño (AOS).

Síndrome de Pickwick: Síndrome de obesidad-hipoventilación.

Apnea Central del Sueño: Caracterizada clínicamente por el patrón respiratorio de **Cheyne-Stokes**.

Abordaje Diagnóstico: Cuantificación del índice IAH (Índice de Apnea-Hipopnea) mediante **polisomnografía** nocturna (estudio del sueño completo con prueba de latencias múltiples del sueño) combinada con gasometría arterial.

Predictores anatómicos: Circunferencia del cuello de 16 o 17 pulgadas; niveles de corte de IAH para clasificación: 16, 16-35, y > 35.

Tratamiento: Aplicación de presión positiva en la vía aérea mediante **CPAP** nocturna frente a **UPAP** frente al uso de un dispositivo **estimulador**.

ESCENARIOS ADICIONALES

Manejo preoperatorio y complicaciones del tabaquismo

Pruebas pulmonares preoperatorias

Pruebas de función pulmonar preoperatorias algo controvertidas, radiografía de tórax.

Reducción de riesgos: La mejor manera de reducir las complicaciones pulmonares posoperatorias es dejar de fumar en el preoperatorio, al menos 8 semanas antes.

Fiebre posoperatoria en 24 h: La causa más frecuente es la **atelectasia.**

Tratamiento agresivo con higiene pulmonar: Fisioterapia torácica o percusión, espirometría incentivada, deambulación temprana y control del dolor (advertencia: riesgo con demasiado dolor o exceso de narcóticos).

Complicaciones del tabaquismo

Riesgo de cáncer según localización:

- Cáncer de pulmón: 85-90%
- Cáncer de cavidad oral: 90%
- Cáncer de esófago: 70-80%

- Cáncer de laringe + faringe + vejiga: 30-50%
- Cáncer de riñón: 20-30%
- Cáncer de páncreas: 20-25%
- Otros: Cáncer de cérvix + estómago + colon + recto.

Patología pulmonar: EPOC (enfisema, bronquitis crónica, bronquiectasias). *(Nota: Deficiencia de alfa-1 antitripsina en no fumadores jóvenes con enfisema).*

Beneficios del cese: El riesgo de muerte disminuye si el paciente deja de fumar. Dejar de fumar detiene el desarrollo de la enfermedad de Buerger (síntomas de Raynaud en un varón joven fumador) y revierte el retraso en la cicatrización de la úlcera péptica.

Humo de segunda mano: Aumenta el riesgo (de padres a hijos) de cáncer de pulmón, asma, infecciones respiratorias altas y otitis media.

Enfermedad obstructiva de la vía aérea

Fibrosis quística

Perfil: Herencia autosómica recesiva, enfermedad genética letal en personas blancas. Clásicamente descrito como el "bebé que sabe salado".

Clínica: Prolapso rectal, íleo meconial, várices esofágicas, infecciones pulmonares recurrentes, retraso del crecimiento, insuficiencia pancreática, infertilidad (98% hombres, 50% mujeres) y cor pulmonale.

Diagnóstico: Eléctrolitos en el sudor del paciente elevados (Na, Cl) y pruebas de ADN.

Tratamiento: Fisioterapia torácica, vacuna anual contra la influenza, suplementos de vitaminas liposolubles, reemplazo de enzimas pancreáticas, broncodilatadores y dornasa alfa.

Manejo de infecciones: Tratamiento agresivo de infecciones respiratorias por *Staphylococcus* y *Haemophilus* (en niños) o *Pseudomonas* (en adultos). Trasplante pulmonar en casos terminales.

Enfermedad pulmonar obstructiva crónica (EPOC)

Definición: Enfermedad pulmonar inflamatoria progresiva que causa obstrucción del flujo aéreo. Incluye:

Bronquitis crónica: Destrucción de bronquios y bronquiolos.

Enfisema: Destrucción de los alvéolos con mal intercambio gaseoso.

Clínica: Tos productiva crónica + disnea.

Factores de riesgo: Tabaquismo, contaminación del aire por estufas de leña en interiores, genes y envejecimiento.

Exploración física: Disminución de ruidos respiratorios, roncus y sibilancias.

Radiografía de tórax: Hiperinsuflación, pulmones hiperlúcidos y diafragma aplanado.

Diagnóstico: Pruebas de función pulmonar y espirometría; relación VEF1/CVF < 70% del predicho.

Tratamiento crónico inhalado: SABA (albuterol) + LABA (salmeterol, formoterol) + anticolinérgicos de acción corta (ipratropio) + anticolinérgicos de acción larga (tiotropio) + corticosteroides inhalados (beclometasona, fluticasona, budesonida) + inhibidor selectivo de PDE-4 (roflumilast).

Oxigenoterapia domiciliaria: Indicada si la saturación de O2 crónica es de 88% o la PaO2 es de 55%.

Medidas generales: Cese de tabaquismo y vacunas rutinarias contra influenza + neumococo.

Exacerbación de EPOC: Tratamiento con corticosteroides orales o IV adicionales; antibióticos si hay neumonía.

Diagnóstico diferencial: Obstructiva vs. Restrictiva

- **Enfermedad obstructiva:** Relación FEV1/FVC < 0.7 en pruebas de función pulmonar.
- **Enfermedad restrictiva:** Relación FEV1/FVC normal o aumentado (ej. enfermedad pulmonar fibrótica, deformidad de la pared torácica, enfermedad neuromuscular, obesidad).

Asma

Clínica: Sibilancias crónicas en niño alérgico (atópico) con alergias y eccema.

Tratamiento de ataques agudos: beta agonista + esteroides si es grave.

Profilaxis: Glucocorticoides inhalados, modificadores de LT (zafirlukast, montelukast, zileutón), LABA (advertencia: preocupación por mayor riesgo de muerte si se usan para asma), omalizumab y cromoglicato sódico. Inhibidores de PDE de uso infrecuente (teofilina, aminofilina).

Contraindicación: No dar βbloqueadores a pacientes con asma o EPOC.

Criterios de insuficiencia respiratoria e intubación: Si el paciente desarrolla fatiga, ya no hiperventila, o el CO2 es normal/está aumentando, realizar gasometría arterial. Si presenta pH < 7.30, CO2 > 50, O2 < 50 o Escala de Coma de Glasgow < 8, se debe intubar (recordar: el paciente con asma o EPOC vive con niveles más altos de CO2 y más bajos de O2). *Secuencia de soporte:* Primero intentar O2 nasal, mascarilla facial, BiPAP; si no mejora, intubar.

Enfermedad pulmonar restrictiva o fibrosante

Enfermedad pulmonar intersticial (EPI)

Pruebas de función pulmonar: Disminución de la capacidad de difusión (DLCO), aumento del gradiente alveoloarterial y volúmenes pulmonares reducidos (FVC, TLC).

TC de tórax: Panalización, vidrio despulido o mosaico.

Hallazgos y estudios complementarios: Estertores pulmonares, hipocratismo digital, lavado broncoalveolar. Perfil reumatológico/inmune: factor reumatofide, anti-CCP, ANA, anticuerpo antisintetasa, aldolasa, anticuerpos para esclerodermia y anticuerpos para Sjögren.

Neumoconiosis / exposiciones ocupacionales por inhalación

Asbestosis: Antecedente de plomería o construcción en astilleros. Muestra placas pleurales (conlleva mayor riesgo de carcinoma broncogénico vs. mesotelioma) y fibrosis pulmonar lentamente progresiva (se presenta 20-30 años después con disnea de esfuerzo). *Tto.:* De sostén, evitar exposición, cese de tabaquismo, vacunas antineumocócica + antigripal y suplementación de O2.

Beriliosis: Exposiciones en la industria aeroespacial.

Pulmón del minero del carbón: Exposición al polvo de carbón. Si coexiste con Artritis Reumatoide se denomina **síndrome de Caplan**.

Silicosis: Exposiciones por arenado; confiere alto riesgo de infección por *Mycobacterium tuberculosis*.

Otras etiologías de EPI

EPI asociada a enfermedad del tejido conectivo: Incluye AR, LES, síndrome de Sjögren, esclerosis sistémica, enfermedad mixta del tejido conectivo y miositis.

Sarcoidosis: Típico en mujer negra. Biopsia revela adenopatías con granulomas no caseificantes. Radiografía de tórax con adenopatía hiliar. Mnemotecnia **GRUELING** (Granulomas, AR, Uveítis, Eritema nudoso, Linfadenitis, Fibrosis intersticial, PPD negativo, Gammaglobulinemia). Presenta hipercalcemia y niveles elevados de ECA. Pruebas de función pulmonar pueden dar patrón restrictivo u obstructivo. *Diagnósticos a descartar:* Linfomas, tuberculosis, VIH, infección fúngica, FPI. *Tto.:* Prednisona para pacientes sintomáticos.

Neumonitis por hipersensibilidad: Exposición a mohos ("pulmón del granjero") o a aves ("pulmón del criador de aves").

Toxicidad por fármacos: Amiodarona, metotrexato, bleomicina, nitrofurantoína

Enfermedad vascular pulmonar

HTA pulmonar (HTP)

Definición: presión arterial pulmonar media elevada > 20 mm Hg en cateterismo cardíaco derecho

Grupo 1 (HTA arterial pulmonar)

Uso de drogas iv (metanfetamina), enfermedad del tejido conectivo, VIH;

Tto: Prostaciclinas (epoprostenol), antagonistas del receptor de endotelina (masitentan, bosentan), inhibidores de PDE-5 (sildenafilo, tadalafilo).

Grupo 2 (HTP por cardiopatía izquierda)

Presión capilar pulmonar enclavada elevada en cateterismo derecho, alteraciones en ecocardiograma.

Tto: Optimizar fármacos para insuficiencia cardíaca, diuresis.

Grupo 3 (HTP por enfermedad pulmonar hipóxica crónica)

Alteraciones en pruebas de función pulmonar y TC de alta resolución.

Tto: Suplementación de O2, cese de tabaquismo.

Grupo 4 (HTP tromboembólica crónica)

Diagnosticado por gammagrafía V/Q o angio-TC de tórax.

Tto: Anticoagulación o tromboendarterectomía pulmonar.

Grupo 5 (incierta / miscelánea)

Trastornos hematológicos, metabólicos o sistémicos.

Tto: Tratamiento del trastorno subyacente (tras descartar las causas anteriores).

Embolia pulmonar (TEP)

Factores de riesgo: TVP, parto obstétrico (embolia de líquido amniótico), fracturas de huesos largos (émbolos grasos), viaje largo en auto o en avión, inmovilización. Puede cursar con hipotensión, síncope o muerte en casos graves.

Estudios complementarios: TC de tórax con infarto en cuña. ECG con el patrón clásico **S1Q3T3**. Diagnóstico por angio-TC o gammagrafía V/Q; si resultan negativas, se recurre a la angiografía pulmonar invasiva convencional.

Tratamiento: Anticoagulación (heparina no fraccionada IV o heparina de bajo peso molecular) seguida de warfarina oral por 3-6 meses. Filtro de VCI o de Greenfield (indicado para coágulos recurrentes o contraindicaciones para anticoagulación). Embolectomía quirúrgica o por catéter vs. trombólisis con t-PA (reservado para TEP masivo).

Síndrome de dificultad respiratoria aguda (SDRA)

Definición: Lesión pulmonar aguda con edema pulmonar no cardiogénico, dificultad respiratoria e hipoxemia. Se desarrolla dentro de las 24-48 h de la agresión.

Factores de riesgo: Sepsis, neumonía, aspiración de contenido gástrico, traumatismo mayor, shock, pancreatitis, casi ahogamiento, sobredosis de fármacos, quemaduras mayores, transfusión sanguínea.

Radiografía de tórax: Muestra edema pulmonar y ausencia de cardiomegalia.

Tratamiento: Intubación y ventilación mecánica con control por volumen utilizando volúmenes corrientes bajos (6-8 cc/kg) y PEEP. Si la condición empeora, paralizar con cisatracurio + posición prona.

Trastornos de las vías respiratorias superiores

Rinitis

Viral: La más común, causada principalmente por Rinovirus (otros: influenza, parainfluenza, adenovirus, coxsackievirus, VSR, coronavirus, echovirus). *Tto.:* Vasoconstrictores (fenilefrina).

Alérgica (Fiebre del heno): Cursa con brotes estacionales, pólipos nasales, inicio < 20 años, aumento de IgE sérica y pruebas cutáneas positivas para alérgenos. *Tto.:* Evitar alérgenos (polen), antihistamínicos, esteroides nasales, cromoglicato sódico, desensibilización.

Bacteriana: Estreptococo del grupo A, neumococos, estafilococos. Coexiste frecuentemente con rinosinusitis bacteriana. Diagnóstico mediante cultivos faríngeos. *Tto.:* Antibióticos. *(Nota: Los senos frontales están bien desarrollados a los 10 años. Se realiza corrección quirúrgica para sinusitis bacteriana recurrente asociada a tabique nasal desviado [DNS]).*

Traumatismos y sangrados

Epistaxis (Sangrados nasales): Causado por trauma (hurgarse la nariz), tumores locales (angiofibroma nasofaríngeo), leucemia (por pancitopenia) o trombocitopenia (PTI o síndrome urémico hemolítico).

Fractura nasal: Es imperativo vigilar la presencia de un hematoma septal. *Tto.:* Extracción quirúrgica inmediata para prevenir la necrosis septal.

Faringitis estreptocócica

Faringitis estreptocócica: Dolor de garganta y exudado amigdalino. *Diagnóstico:* Cultivo faríngeo positivo para estreptococo o hisopados faríngeos para antígeno rápido. Los títulos de ASO y el anticuerpo anti-DNasa positivo son de utilidad retrospectiva en fiebre reumática, escarlatina o glomerulonefritis postinfecciosa. *Tto.:* Penicilina, amoxicilina, cefalosporina, macrólido o clindamicina.

Absceso periamigdalino (PTA): Diagnóstico por ecografía a pie de cama o TC de cuello con contraste IV (útil para descartar absceso retrofaríngeo). Hisopados para antígeno de estreptococo del grupo A o cultivo faríngeo. *Tto.:* Aspiración con aguja vs. incisión y drenaje, complementado con Unasyn o clindamicina.

Neoplasia pulmonares y nasofaríngeas

Nódulo pulmonar solitario

Manejo inicial: Comparación de la radiografía de tórax con radiografías previas; si no ha cambiado en 2-3 años, es muy probablemente benigno.

Estratificación de riesgo:

- *Baja probabilidad de malignidad:* TC seriadas.
- *Probabilidad intermedia:* PET.
- *Alta probabilidad:* Debe resecarse.

Etiologías benignas frecuentes:

- **Tuberculosis:** Común en inmigrantes. Realizar PPD o IGRA (Quantiferon). En caso de tuberculosis activa: aislamiento aéreo, frotis de BAAR + PCR para *Mycobacterium tuberculosis*.
- **Coccidioidomicosis:** Exposición al suroeste de EE. UU. (*Coccidiodes immitis*).
- **Histoplasmosis:** Común en el Medio Oeste, valles de los ríos Ohio y Misisipi; asociado a exploradores de cuevas y excrementos de aves.
- **Hamartoma:** Típico en menores de 40 años sin factores de riesgo adicionales.

Cáncer de pulmón

Perfil: Paciente fumador mayor de 50 años. Cursa con cambio en la tos crónica, elevado índice de paquetes-año de tabaquismo, hemoptisis, neumonía o pérdida de peso. Radiografía muestra masa o derrame pleural (el derrame requiere toracocentesis). Puede presentarse como neumonía recurrente o no resuelta en el contexto de un carcinoma broncogénico posobstructivo.

Diagnóstico: Broncoscopia si la lesión es central vs. biopsia guiada por TC o biopsia pulmonar abierta si es periférica.

Tratamiento por estirpe celular:

Cáncer de pulmón de células no pequeñas (NSCLC): Se trata inicialmente con cirugía. Si es extenso, quimioterapia (cisplatino + bevacizumab) + radioterapia.

Cáncer de pulmón de células pequeñas (SCLC): Quimioterapia (cisplatino) + radioterapia.

Complicaciones locales por extensión tumoral:

Tumor de Pancoast (apical): Se asocia a síndrome de Horner (ptosis + miosis + anhidrosis).

Síndrome de la VCS: Edema facial + plétora.

Parálisis diafragmática unilateral: Por afectación del nervio frénico (hemidiafragma elevado en la radiografía de tórax).

Ronquera: Por afectación del nervio laríngeo recurrente.

Síndromes paraneoplásicos:

Síndrome de Cushing (secreción de ACTH por SCLC).

SIADH (secreción de ADH por SCLC).

Síndrome miasténico de Lambert-Eaton (enfermedad similar a miastenia gravis que respeta músculos oculares y se fortalece con el estímulo repetitivo; asociado a SCLC).

Hipercalcemia (secreción de PTHrP por carcinoma escamocelular).

Otras neoplastias

Mesotelioma: Radiografía de tórax muestra un gran derrame pleural unilateral con borramiento del ángulo costofrénico. Conducta: Realizar toracocentesis para citología y biopsia pleural. (Otras pruebas en líquido pleural: tinción de Gram, cultivo y antibiograma, cultivo para tuberculosis, glucosa, proteínas, amilasa, triglicéridos, albúmina y LDH).

Cáncer nasofaríngeo: Frecuente en asiáticos; fuertemente asociado con el virus de Epstein-Barr.

Infecciones pulmonares (neumonía y otras entidades)

Clínica general: Fiebre, escalofríos, disnea, estertores y roncus.

Radiografía: Consolidación lobar (típica) vs. infiltrados intersticiales (atípica).

Clasificación y tratamikento de la neumonía

Neumonía típica

Adquirida en la comunidad (NAC): *Streptococcus pneumoniae, Staphylococcus aureus, H. influenzae. Tto.:* Ceftriaxona. Prevención mediante vacunación antineumocócica.

Intrahospitalaria (HAP / Nosocomial) y por Factores de Riesgo:

- *Fibrosis quística / SARM / Pseudomonas aeruginosa.*
- *Aspiración: E. coli*, polimicrobiana + anaerobios.
- *Alcohólicos: Klebsiella pneumoniae* (esputo característico en "jalea de grosella").

Tto. HAP/Factores: Vancomicina / linezolid / daptomicina / clindamicina + Zosyn / cefepima / ceftazidima / imipenem / aztreonam.

Neumonía atípica

Legionella pneumophila: Asociado a unidades de aire acondicionado y tanques de agua; causa diarrea, hiponatremia y transaminitis.

Mycoplasma pneumoniae: Común en estudiantes universitarios y soldados en barracones ("neumonía ambulante"); presenta aglutininas frías positivas.

Chlamydia pneumoniae: Adultos jóvenes; aglutininas frías negativas.

Chlamydia psittaci: Psitacosis por exposición a loros o aves exóticas.

Pacientes con EPOC: Frecuente por *H. influenzae* o *Moraxella catarrhalis*.

Tto. Atípicas: Azitromicina / doxiciclina / levofloxacino / moxifloxacino.

Infecciones pulmonares crónicas y oportunistas

Histoplasma capsulatum: Histoplasmosis por exposición a cuevas del valle del río Ohio y Misisipi o excrementos de aves.

Coccidioides immitis: Coccidioidomicosis en la región suroeste de California o Arizona.

Tto. Micóticas: Itraconazol / fluconazol / anfotericina-B.

Mycobacterium tuberculosis: Común en pacientes con silicosis e inmigrantes.

PPD negativo en contactos adultos: Sin Tto.

PPD negativo en niños < 5 años: Tto. con INH (isoniazida) por 3 meses + B6.

Viraje de PPD (de - a +): Tto. con INH por 9 meses + pruebas de función hepática.

Tuberculosis activa: INH + rifampicina + pirazinamida + etambutol por 2 meses, seguido de INH + rifampicina por 4 meses.

Oportunistas en pacientes con VIH:

Pneumocystis jirovecii: Tto. con Bactrim (TMP-SMX) + esteroides.

CMV: Tto. con Ganciclovir / valganciclovir.

Infecciones respiratorias específicas de la infancia

Bronquiolitis (< 1 año): Causado por el Virus Sincitial Respiratorio (VSR).

Laringotraqueobronquitis (Crup): Radiografía muestra el "signo del campanario". Causado por virus parainfluenza o virus influenza. *Tto.:* Dexametasona, epinefrina racémica y O2 humidificado.

Epiglotitis: Típico en niños de 2-5 años. Radiografía muestra el "signo del pulgar". Presenta las 3 D (disfagia, babeo -*drooling*-, dificultad respiratoria). Causado por *H. influenzae* tipo b (Hib), *Staphylococcus aureus*, *Streptococcus pyogenes* o *Streptococcus pneumoniae*. *Tto.:* Oxacilina / vancomicina / clindamicina + Ceftriaxona / cefotaxima.

Diphteria (*Corynebacterium diphtheriae*): Se caracteriza por pseudomembrana y riesgo de miocarditis. *Tto.:* Penicilina / azitromicina / eritromicina + Vacunación.

Tos ferina (*Bordetella pertussis*): *Tto.:* Penicilina / azitromicina / eritromicina + Vacunación.

Miscelánea

Casi ahogamiento

Fisiopatología: El ahogamiento en agua dulce es peor que en agua salada debido a la hipervolemia, desequilibrios electrolíticos y hemólisis; la muerte se produce por hipoxia y paro cardíaco.

Manejo: El paciente inconsciente debe ser intubado inmediatamente; en el paciente consciente se debe monitorizar estrechamente con gasometría arterial. Investigar siempre causas desencadenantes: traumatismo de cabeza y cuello, intoxicación, convulsión, síncope o intento de suicidio.

Lesiones torácicas rápidamente fatales

Obstrucción de la vía aérea: Ausencia de ruidos respiratorios audibles, gorgoteo, incapacidad para responder preguntas. *Tto.:* Intubación inmediata vs. cricotiroidotomía o traqueostomía.

Neumotórax abierto: Defecto abierto visible en la pared torácica con ruidos respiratorios disminuidos o ausentes. *Tto.:* Cierre del defecto con gasa y cinta adhesiva fijada solo en 3 lados, intubación y ventilación con presión positiva (VPP).

Neumotórax a tensión: Tras traumatismo torácico cerrado o penetrante; el aire entra al espacio pleural pero no puede escapar, colapsando el pulmón y desviando la tráquea y el mediastino al lado opuesto. Cursa con ruidos respiratorios ausentes, percusión hipertimpánica, hipotensión y venas del cuello distendidas. Radiografía muestra un hemitórax oscuro (hiperlúcido). *Tto.:* Toracostomía con aguja inmediata seguida de colocación de tubo de tórax.

Hemotórax masivo: Presencia de > 1 litro de sangre en la cavidad torácica. Cursa con ruidos respiratorios disminuidos, matidez a la percusión, hipotensión y venas del cuello colapsadas. *Tto.:* Administración de líquidos IV y sangre previo a la colocación del tubo de tórax; si el paciente empeora, realizar toracotomía.

Tórax inestable: Fractura de varias costillas adyacentes que genera un movimiento paradójico del segmento afectado; se asocia casi siempre a contusión pulmonar. *Tto.:* Intubación y VPP, además de evaluar minuciosamente una posible lesión aórtica.

Taponamiento cardiaco: *(Manejado operacionalmente según protocolo cardiológico).*

Rotura diafragmática: Ocurre predominantemente en el lado izquierdo (el hígado protege el lado derecho). Se auscultan ruidos intestinales en el tórax y la radiografía muestra asas intestinales herniadas en la cavidad torácica. *Tto.:* Reparación quirúrgica del diafragma.

Obstrucción de la vía aérea por cuerpo extraño (Atragantamiento)

Si un paciente de forma súbita deja de hablar, toser o respirar, se debe realizar inmediatamente la maniobra de Heimlich.

NEFROLOGÍA

Generalidades y fisiología renal

La unidad funcional

- **Riñón + nefrona:** Mecanismos de filtración, reabsorción y secreción a lo largo de sus segmentos tubulares.

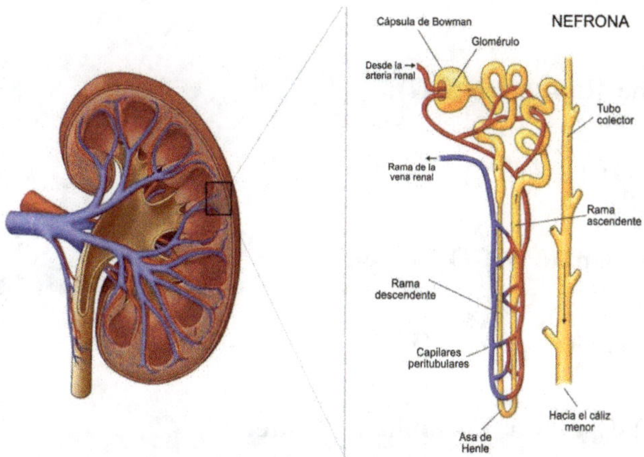

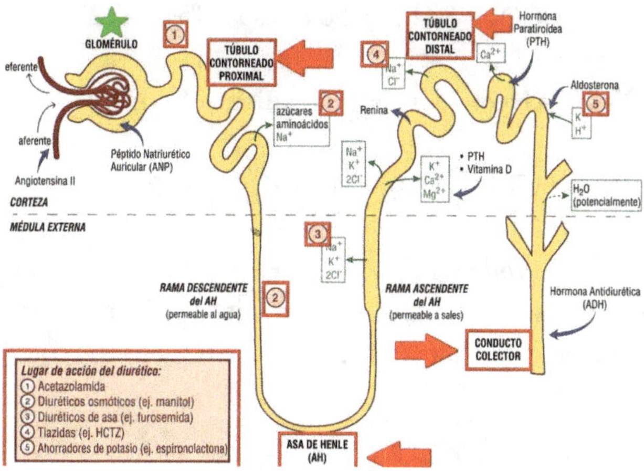

Cada riñón tiene alrededor de 1 - 2,5 millones de

nefronas

Dato fisiológico: Aproximadamente 120 cuartos de galón de sangre se convierten en 1 cuarto de galón de orina al día.

2. Líquidos, Electrolitos y Estado Ácido-Base

Evaluación Gasométrica y Fórmulas Cardinales

Gasometría arterial: El parámetro primordial para definir el estado de suficiencia es el pH($pH < 7.35$ = acidosis)

Para la caracterización de las acidosis metabólicas se aplican las siguientes ecuaciones:

- **Anión Gap sérico (AG):**

$AG = Na - (Cl + HCO_3)$

- **Bicarbonato (HCO_3) esperado:**

$HCO3 \text{ esperado} = 25 - \Delta AG$

- **CO2 esperado (Fórmula de Winter):**

$\Delta\, pCO2 = 1.5\, xHCO_3 + 8\ (+/-)\ 2$ ó $(HCO + 15)$

- **Gradiente Alveolo-arterial (Gradiente A-a):**

Gradiente A-a= $(150 - PaCO_2/0.8) - PaO_2$

- *Correlación clínica:* Permite diferenciar entidades como ataque de pánico vs. asma, o neumonitis por hipersensibilidad vs. embolia pulmonar.

Clasificación de las Acidosis Metabólicas según el Anión Gap

A. HAGMA (Acidosis Metabólica con Anión Gap Elevado)

Asociada a la mnemotecnia **MUDPILES**:

- **M**etanol (clásico por consumo de licor clandestino).
- **U**remia.
- **D**iabetes (Cetoacidosis diabética - CAD).
- **P**aradehído.
- **I**nH-hierro (Isoniazida / Hierro).
- **L**actato (Acidosis láctica y acidosis D-láctica, esta última común en el síndrome de intestino corto).
- **E**tanol o etilenglicol.
- **S**alicilatos (asocia característicamente alcalosis respiratoria primaria).

B. NAGMA (Acidosis Metabólica con Anión Gap Normal / Hiperclorémica)

Asociada a la mnemotecnia **DURHAM**:

- **D**iarrea.
- **U**reterosigmoidostomía (derivación ureteral).
- **R**enal (Acidosis Tubular Renal - ATR).
- **H**iperalimentación.
- **A**nhidrasa carbónica (uso de inhibidores).
- **M**asiva infusión de solución salina isotónica.
- *Otras causas:* Toxicidad por tolueno (inhalación de pegamento), ingesta de cloruro de calcio ($CaCl_2$) o cloruro de magnesio ($MgCl_2$).

C. LAGMA (Acidosis Metabólica con Anión Gap Bajo)

Toxicidad por litio, mieloma múltiple e ingesta de bromuro.

Criterios de Compensación e Interacciones Mixtas

Acidosis metabólica simple: HCO3 < 24 mEq/L acompañado de su compensación respiratoria esperada (CO2 < 40mmHg).

Acidosis metabólica combinada con compensación respiratoria: Evaluada estrictamente mediante la fórmula de Winter.

Acidosis respiratoria simple: CO2 > 40 mmHg acompañado de su compensación metabólica esperada (HCO3 > 24 mEq/L).

Acidosis respiratoria combinada con alcalosis metabólica: Se manifiesta con un aumento desproporcionado en la relación $HCO_3:CO_2$.

Variación temporal:

Acidosis respiratoria crónica: Relación de cambio 3.5 : 10.

Acidosis respiratoria aguda: Relación de cambio 1 : 10.

Análisis del Delta Gap (DG)

$DG = \Delta AG - \Delta HCO_3$

Donde:

$\Delta AG = AG\ actual - AG\ normal$

$\Delta HCO3 = HCO_3\ normal - HCO3\ actual$

- *Interpretación:* Una relación Δ = 1:1 se considera normal.

Análisis del Delta Gap según Relación de Proporcionalidad (Δ)

1. Relación Δ = > 2:1 → Alcalosis Metabólica con NAG

Requiere la medición del **Cloro (Cl) urinario** para determinar la etiología:

Alcalosis metabólica resistente al cloruro (Origen Renal / Cl urinario > 10 mEq/L):

Estado de hiperaldosteronismo: Cursa con la tríada de alcalosis metabólica, hipopotasemia e HTA.

Síndrome de Conn primario (Renina baja, aldosterona alta = hiperaldosteronismo hiporreninémico): Secundario a un adenoma suprarrenal unilateral o hiperplasia suprarrenal bilateral.

Causas secundarias: Hiperaldosteronismo corregible con glucocorticoides; deficiencia de 11-beta-hidroxilasa con hiperplasia suprarrenal congénita; HTA renovascular (estenosis de la arteria renal que cursa con renina alta, aldosterona alta, HTA, hipopotasemia y alcalosis metabólica); HTA esencial con uso concomitante de diuréticos.

Seudohiperaldosteronismo (Síndrome de Liddle): Defecto genético sensible a amilorida, donde el canal epitelial de sodio (ENaC) permanece persistentemente abierto (aumento de la función de ENaC), lo que genera una disminución de la aldosterona plasmática.

Defecto genético con pérdida renal de sodio (Alcalosis metabólica, hipopotasemia, pero con PA normal o baja):

Síndrome de Bartter ("Efecto tipo Lasix"): Mutación del cotransportadorNa-K-2Cl en la rama ascendente gruesa del asa de Henle; asocia hipomagnesemia e hipercalciuria.

Síndrome de Gitelman ("Efecto tipo tiazida"): Defecto en el cotransportador Na-Cl sensible a tiazidas en el túbulo contorneado distal; asocia hipomagnesemia, hipocalciuria e hipercalcemia.

Diagnóstico diferencial: Uso encubierto continuo de diuréticos.

Alcalosis metabólica sensible al cloruro (Origen Extrarrenal / Cl urinario < 10 mEq/L):

Se caracteriza por cursar con depleción de volumen y pérdida neta de Cl. Provocada por contracción de volumen, vómitos, alcalosis posthipercápnica y el uso remoto de diuréticos.

2. Relación Δ = < 1:1 →Acidosis Metabólica Hiperclorémica con NAG

Requiere calcular el **Anión Gap urinario** para evaluar la excreción de amonio $NH4^+$:

AG urinario = Na + K - Cl

Origen Renal (+ Renal) = Acidosis Tubular Renal (ATR):

ATR Tipo 4 (Hipoaldosteronismo hiporreninémico): Caracterizada por la combinación de hiperpotasemia, acidosis metabólica y PA normal o baja. Causas: diabetes mellitus, uropatía obstructiva (secundaria a HBP o cáncer) u otra enfermedad tubulointersticial crónica. *Tratamiento:* Administración de HCO_3, fludrocortisona y furosemida.

Seudohipoaldosteronismo Tipo 1 (Autosómico Recesivo): Cursa con hiperpotasemia, acidosis metabólica y PA normal o baja. Se debe a un defecto sensible a amilorida donde el canal epitelial de sodio (ENaC) permanece persistentemente cerrado (disminución de la función de ENaC), generando resistencia periférica a la aldosterona con aumento secundario de la aldosterona plasmática.

Enfermedad de Addison: Deficiencia primaria de mineralocorticoides que cursa con renina alta, aldosterona baja, PA normal o baja, hiperpotasemia y acidosis metabólica.

ATR Tipo 1 Distal: Defecto intrínseco en la excreción distal de ácido. Se caracteriza por un pH urinario persistentemente alto, alteraciones en el AG y brecha osmolar (OG), hipercalciuria y desarrollo de nefrocalcinosis. Puede ser congénito familiar (asocia sordera) o adquirido (secundario a síndrome de Sjögren, anfotericina B, ifosfamida, litio, hiperparatiroidismo o hipergammaglobulinemia). *Tratamiento:* Administración de HCO_3 y potasio (K).

ATR Tipo 2 Proximal: Alteración en la reabsorción proximal de bicarbonato ("desperdicio" de HCO_3). Muestra un pH urinario alto inicialmente, pero se vuelve más ácido conforme progresa. Se asocia al **Síndrome de Fanconi** (caracterizado por la presencia de glucosuria con glucemia normal, fosfaturia, uricosuria y aminoaciduria). Su forma adquirida se vincula a mieloma múltiple, aminoglucósidos y exposición a metales pesados. *Tratamiento:* Requiere la administración de grandes cantidades de HCO3.

Origen Extrarrenal (- Renal normal):

Diarrea crónica: Cursa con NAGMA por pérdida directa de HCO_3, pero mantiene una capacidad de acidificación urinaria normal, con un AG urinario normal y de valor negativo.

Diagnóstico diferencial: Abuso encubierto de laxantes.

3. Brecha Osmolar (OG) y Trastornos de la Osmolalidad

Cálculo de la Osmolalidad

$OG = Osm_m - Osm_c$

Donde la Osmolalidad calculada Osm_c se obtiene mediante:

$Osm_c = 2(Na) + BUN/2.8 + glucosa/18$

Valores de Referencia Normales:

Osmolalidad sérica: 275 – 295 mOsm/kg.

Osmolalidad urinaria: 300-900 mOsm/kg.

Correlaciones Clínicas de la Brecha Osmolar

HAGMA + OG elevada: Indicativo de intoxicación por etilenglicol (se identifican cristales de oxalato de calcio en orina) o metanol (asocia ceguera).

NAGMA + OG elevada: Indicativo de intoxicación por alcohol isopropílico (componente de anticongelantes y alcohol de fricción).

4. Disnatremias y Estados de Hidratación

Escenarios Clínicos en Hipernatremia ($Na \geq 150mEq/L$)

Hipernatremia + Orina Hipoosmolal (≤150 mOsm/kg): Diagnóstico de **Diabetes Insípida (DI)**.

DI Central: Tratamiento con desmopresina (DDAVP).

DI Nefrogénica, Dipsogénica o Gestacional: Tratamiento de elección con diuréticos tiazídicos.

Hipernatremia + Orina Isoosmolal (-firulete- 300 mOsm/kg): Indicativo de DI parcial o secundario al uso de diuréticos.

Hipernatremia + Orina Hiperosmolal (≤ 950 mOsm/kg): Secundario a esfuerzo físico excesivo acompañado de ausencia de ingesta de agua.

Escenarios Clínicos en Hiponatremia (Na ≤ 125 mEq/L)

Hiponatremia + Orina Hipoosmolal (≤150 mOsm/kg): Diagnóstico de polidipsia psicógena o potomanía por cerveza.

Hiponatremia + Orina Hiperosmolal (950 ≥ mOsm/kg): Diagnóstico de **SIADH**.

Tratamiento de urgencia: Administración de solución salina hipertónica para elevar el sodio sérico a razón de **4-6 mEq/L en las primeras 6 horas**, con un límite estricto de **no más de 9 mEq/L en las primeras 24 horas** (prevención de mielinólisis pontina).

Algoritmo Diagnóstico y Clasificación de la Hiponatremia

1. Clasificación General

Temporalidad: Aguda (< 48 horas) vs. Crónica (> 48 horas).

Severidad: Leve (130-134 mEq/L), Moderada (120-129 mEq/L), Grave (< 120 mEq/L).

2. Clasificación según la Osmolalidad Tónica

Hiperosmolar (Hiponatremia Hipertónica): Inducida por la presencia de manitol, inmunoglobulina IV (IVIG), o secundaria a procedimientos como la RTUP o la histeroscopia.

Isoosmolar (Hiponatremia Isotónica): Corresponde a una **seudohiponatremia** provocada por estados de lipemia, ictericia severa o discrasias de células plasmáticas.

Hipoosmolar (Hiponatremia Hipotónica): Requiere evaluar el estado del volumen extracelular y la PA:

Asociada a daño estructural o bloqueo: Presencia de insuficiencia renal o secundaria al uso de diuréticos tiazídicos; insuficiencia cardíaca o cirrosis hepática.

Con Presión Arterial Baja (< PA / Hipovolémica): Se subdivide según el **Sodio (Na) urinario**:

Na urinario < 25 mEq/L: Pérdidas extrarrenales por diuréticos previos, acumulación en un tercer espacio o pérdidas gastrointestinales (GI).

Na urinario 25–40 mEq/L: Requiere la infusión de solución salina isotónica.

Na urinario > 40 mEq/L: Pérdida de origen renal, diuréticos activos, hipopituitarismo con uso de glucocorticoides, insuficiencia suprarrenal primaria o síndrome de pérdida cerebral de sal.

Con Presión Arterial Elevada o Normal (> PA / Normo-Hipervolémica): Se subdivide según la **Osmolalidad urinaria**:

Osmolalidad urinaria < 100 mOsm/kg: Potomanía por cerveza, desnutrición por dieta de "té y tostadas", polidipsia psicógena, esfuerzo extremo en maratón o consumo de éxtasis.

Osmolalidad urinaria > 100 mOsm/kg + Na urinario > 40 mEq/L: Evaluar deficiencia de glucocorticoides (medición de cortisol matutino + prueba de estimulación con ACTH), diagnóstico de SIADH, o presencia de hipotiroidismo (medición de TSH).

Fórmulas de Corrección de Electrolitos

- **Sodio Corregido por Glucemia (para valores de glucosa > 100 mg/dL):**

Na corregido = Na medido + glucosa – 100/100

- **Calcio corregido por Albúmina:**

$Ca_{corregido}$ = 0.8 x (albúmina normal – albúmina paciente) + $Ca_{sérico}$

5. Endocrinología Adrenal y Regulación de Vasopresina

El Eje Hipotálamo-Hipófisis-Suprasensorial (H-H-S)

- **Casada de activación:** CRH ➔ACTH ➔ cortisol.

Anatomía Funcional de la Glándula Suprarrenal

- **Corteza Suprarrenal (Zonas GFR):**
  - Glomerulosa: Síntesis de mineralocorticoides.
  - Fasciculada: Síntesis de glucocorticoides.
  - Reticular: Síntesis de andrógenos suprarrenales y DHEAS.
- **Médula Suprarrenal:** Encargada de la síntesis de catecolaminas.

Protocolo Diagnóstico de Patología Adrenal y del Eje

Insuficiencia suprarrenal: Diferenciar entre su forma Primaria (Enfermedad de Addison) y su forma Secundaria.

Cortisol urinario de 24 horas: Herramienta para evaluar el Síndrome de Cushing o la Enfermedad de Cushing (diferenciando causas por ACTH primaria, de origen ectópico o por uso de esteroides exógenos).

Renina y Aldosterona plasmáticas (Evaluación del SRAA): Indicado ante la sospecha de Síndrome de Conn o hiperaldosteronismo primario; se caracteriza por un **cociente PAC: PRA > 30**.

DHEAS plasmático: Herramienta para el abordaje de la hiperplasia suprarrenal congénita.

Metanefrinas urinarias de 24 horas: Prueba de elección para el diagnóstico de feocromocitoma y paraganglioma (tumores derivados de las células de la cresta neural).

Manejo Oncológico: Abordaje del cáncer suprarrenal, ya sea de origen primario o metastásico.

Eje Hipotálamo-Hipófisis-ADH

Diagnóstico diferencial de Poliuria: Diabetes mellitus vs. Diabetes insípida (clásicamente diferenciadas como "orina dulce" vs. "orina insípida").

Formas de la Diabetes Insípida: Central, nefrogénica, dipsogénica y gestacional.

SIADH: Clasificado en primario o de origen ectópico.

Asociación genética: Integración en los síndromes de Neoplasia Endocrina Múltiple (**MEN**).

6. Insuficiencia Renal / Lesión Renal Aguda (LRA)

Clasificación Etiológica de la Insuficiencia Renal

A. Prerrenal (Hipoperfusión sin daño estructural inicial)

- Hipovolemia intravascular neta.
- Estados de bajo gasto cardíaco.
- Estenosis bilateral de las arterias renales precipitada por el uso de IECA.

- Uso de AINEs (bloqueo de la vasodilatación mediada por prostaglandinas).
- Síndrome hepatorrenal (SHR).
- Disección aórtica con extensión y afectación directa de la arteria renal.

B. Intrínseca / Parenquimatosa (Daño estructural localizado)

Glomerular: Glomerulonefritis postinfecciosa, Glomerulonefritis Rápidamente Progresiva (GNRP).

Tubulointersticial: Necrosis Tubular Aguda (NTA), Nefritis Intersticial Aguda (NIA). Obstrucción intratubular mecánica provocada por cristales de ácido úrico o en el contexto de un riñón de mieloma.

Vascular: Enfermedad ateroembólica, vasculitis de vasos renales e HTA maligna.

C. Posrenal (Fenómenos obstructivos del tracto urinario)

Obstrucción Ureteral: Nefrolitiasis obstructiva, necrosis papilar, compromiso por fibrosis retroperitoneal o infiltración por cáncer.

Obstrucción Uretral: Hiperplasia Benigna de Próstata (HBP), disfunción por vejiga neurógena o impactación por un coágulo de sangre.

7. Síndromes Glomerulares y Nefropatías

Síndrome Nefrítico (Definido por hematuria + proteinuria variable)

Nefropatía por IgA (Enfermedad de Berger): Caracterizada por la ausencia de hallazgos sistémicos y niveles de activación del complemento normales.

Glomerulonefritis (GN) Postinfecciosa: Cursa con niveles de complemento **C3 bajo** y títulos de ASO positivos (+).

Glomerulonefritis Membranoproliferativa (GNMP): Muestra

niveles bajos de complemento y una fuerte asociación con infección por **VHC positiva (+)**.

Púrpura de Henoch-Schönlein: Cuadro sistémico que asocia la tétrada de púrpura palpable, artritis, dolor abdominal y GNRP.

Poliangeítis microscópica: Caracterizada por positividad para anticuerpos **ANCA (+)**.

Síndrome de Goodpasture: Presencia de anticuerpos anti-MBG positivos (+) con un patrón histológico de depósitos lineales de IgG.

Síndrome de Alport: Trastorno hereditario que asocia nefropatía y sordera neurosensorial.

Síndrome Nefrótico (Proteinuria masiva, edema bilateral, hipoalbuminemia)

Riesgos sistémicos: Estado de hipercoagulabilidad con un riesgo marcadamente mayor de desarrollar TVP / TEP y trombosis de la vena renal.

Enfermedad de cambios mínimos: Revela borramiento difuso de podocitos bajo microscopía electrónica (ME). *Tratamiento de elección:* Prednisona.

Glomerulopatía membranosa: Caracterizada por la presencia de anticuerpos contra el receptor **PLA2**; fuertemente asociada a serología para **VHB y VHC positiva (+)**.

Glomeruloesclerosis Focal y Segmentaria (GEFS): Asociada epidemiológicamente a infecciones por **VIH y VHB positiva (+)**.

Lupus Eritematoso Sistémico (LES): Cursa con perfil de anticuerpos ANA positivos (+), anti-ADN bicatenario positivos (+) y consumo de complemento con **C3 y C4 bajos**.

Otras Alteraciones Estructurales y Vasculitis

Síndrome de Alport: Variante clásica con patrón de herencia ligado al X.

Enfermedad de membrana basal fina: Variante con patrón de herencia autosómico dominante.

Enfermedad renal poliquística: Presenta formas con herencia autosómica dominante (AD) y autosómica recesiva (AR).

Vasculitis Sistémicas con compromiso renal: Incluye LES, Púrpura de Henoch-Schönlein, PAN (Poliarteritis nodosa) y Granulomatosis con Poliangeítis. Su protocolo incluye la determinación de ANA, serologías para VHB y VHC, ANCA y niveles del complemento.

8. Cuadros de Nefrotoxicidad Específica

Toxicidad por Aminoglucósidos y Cisplatino: Provocan un defecto tubular que causa hipomagnesemia e hipopotasemia severas.

Necrosis Tubular Aguda (NTA): Secundaria a toxicidad por aminoglucósidos o shocks de origen hipotensivo. El sedimento urinario revela característicamente **cilindros granulosos parduzcos** (lodosos) y cursa con una Fracción de Excreción de Sodio (**FENa**) alta.

Nefritis Intersticial Aguda (NIA): Se manifiesta clínicamente con la tríada de fiebre, exantema cutáneo y eosinofilia, acompañado de piuria en el sedimento. Antecedente clave: exposición reciente a antibióticos.

Necrosis Papilar: Asociada al abuso crónico de analgésicos combinados (paracetamol, salicilatos, AINEs). Se caracteriza por presentar **piuria estéril** en los cultivos.

Rabdomiólisis: Muestra macroscópicamente orina roja; la tira reactiva revela una lectura de "sangre aumentada" debido a la presencia de **mioglobinuria**, pero el análisis microscópico demuestra una **ausencia de eritrocitos** en el sedimento; cursa con hipofosfatemia concomitante.

Hemoglobinuria Paroxística Nocturna (HPN): Presenta orina roja con tira reactiva positiva para "sangre aumentada" secundaria a **hemoglobinuria**, en ausencia de eritrocitos en el examen directo; clínicamente cursa con fatiga crónica e ictericia.

Síndrome Hepatorrenal (SHR): Complicación terminal de la cirrosis hepática que cursa con hipertensión portal, ascitis refractaria e insuficiencia renal funcional establecida.

9. Enfermedad Renal Crónica (ERC)

Estadificación según la Tasa de Filtración Glomerular (TFG)

- **Estadio 1:** TFG normal > 90 ml/min/1.73 m² acompañado de evidencia de albuminuria de forma persistente.
- **Estadio 2:** TFG de 60-89 ml/min/1.73 m².
- **Estadio 3:** TFG de 30–59 ml/min/1.73 m².
- **Estadio 4:** TFG de 15-29 ml/min/1.73 m².
- **Estadio 5:** TFG < 15 ml/min/1.73 m² → Enfermedad Renal Terminal (ERCT).

Directrices de Manejo Clínico y Progresión

Etiología principal: Secundaria a HTA crónica o nefroesclerosis diabética.

Tratamiento nefroprotector: Uso de **IECA o ARA-II**, estando completamente **prohibida su combinación**. Su objetivo es disminuir la proteinuria y la microalbuminuria y ralentizar la progresión hacia ERCT (la cual se define por una TFG < 10 ml/min/1.73 m²).

Planificación de Terapia de Reemplazo Renal (TRR): Debe considerarse formalmente cuando la TFG sea < 30 ml/min/1.73 m², evaluando opciones de trasplante renal y pancreático, o la confección de una FAV (fístula arteriovenosa) para hemodiálisis (HD) o preparación para diálisis peritoneal (DP).

Manejo de Complicaciones de la DPCA (Diálisis Peritoneal Ambulatoria Continua): Ante el desarrollo de peritonitis, el tratamiento empírico de elección es la administración de **vancomicina y ceftazidima por vía intraperitoneal**.

Manejo del Metabolismo Mineral y de la Anemia en ERC Estadio 3

Osteoartropatía hipertrófica: Secundaria al desarrollo de hiperparatiroidismo secundario. Requiere la determinación anual de los niveles de **PTH y 25-OH vitamina D**.

Tratamiento: Administración de 25-OH vitamina D, uso de quelantes de fosfato en las comidas, indicación de una dieta baja en fosfato y suplementación con 1,25-dihidroxi vitamina D (calcitriol).

Manejo de la Anemia: Considerar el inicio de agentes estimulantes de la eritropoyesis (AEE) únicamente si los niveles de **Hb son < 10 g/dL; se establece como directriz de seguridad que el objetivo terapéutico no debe exceder una Hb > 13 g/dL**.

Profilaxis: La nefropatía inducida por contraste se reduce significativamente mediante protocolos de hidratación endovenosa previa.

Criterios de Gravedad por Hiperpotasemia en el ECG

Nivel > 7 mEq/L: Provoca prolongación del complejo QRS (QRS largo), desarrollo de onda sinusoidal, bloqueos AV de alto grado y ritmos de FA lenta.

Nivel > 9 mEq/L: Conlleva el riesgo inminente de asistolia, fibrilación ventricular (FV) y actividad eléctrica sin pulso (AESP).

10. Litiasis Renal / Cálculos Renales

Medida General Preventiva: Recomendar un aumento en la ingesta de líquidos para mantener de forma constante una diuresis diurna de al menos 2 L/día.

11. Farmacología de Diuréticos y Antagonistas

Clasificación según Sitio de Acción y Mecanismo

Inhibidores de la anhidrasa carbónica: Actúan a nivel del túbulo contorneado proximal (TCP). Fármaco representativo: acetazolamida (Diamox).

Diuréticos de Asa: Actúan en la **Rama Ascendente Gruesa del Asa de Henle**. Mecanismo: inhiben el cotransportador apical Na-2Cl-K. Fármacos representativos: furosemida (Lasix), bumetanida y ácido etacrínico.

Tiazídicos: Actúan a nivel del **túbulo contorneado Distal (TCD)**. Provocan una pérdida neta coordinada de Na y K. Fármacos representativos: hidroclorotiazida, clortalidona, metolazona e indapamida.

Diuréticos Ahorradores de Potasio: Actúan a nivel del **Conducto Colector Cortical**. Mecanismo: bloqueo directo de los canales epiteliales de sodio (ENaC) "inhibibles por amilorida" o mediante antagonismo competitivo mediados por el receptor de aldosterona. Fármacos representativos: amilorida, triamtereno y espironolactona.

Antagonistas de la ADH (vaptanes): Actúan a nivel del **Conducto Colector Cortical** bloqueando los receptores de vasopresina. Fármacos representativos: tolvaptán y conivaptán.

ESCENARIOS ADICIONALES

Tracto urinario inferior

Enuresis nocturna

Definición: Episodios discretos de incontinencia urinaria durante el sueño en niños de al menos 5 años de edad. La prevalencia es del 5% incluso a los 10 años de edad.

Abordaje inicial: Descartar entidades como infección urinaria (ITU) y diabetes. Uso de un diario miccional.

Evaluación: Ecografía (antecedentes de ITU o si hay anomalías urológicas estructurales). Estimación de la capacidad vesical y del volumen residual posmiccional.

Tratamiento (Tto):

Educación sobre el curso natural de la enuresis.

Entrenamiento vesical, orinar antes de acostarse y limitar los líquidos antes de acostarse.

Alarmas de enuresis.

Desmopresina.

Obstrucción vesical

Clínica: Dolor abdominal, disminución de la producción de orina y una masa en el abdomen inferior (por una vejiga distendida).

Laboratorio: El análisis de orina puede mostrar hematuria. La creatinina sérica puede estar elevada.

Causas más comunes: Aumento de tamaño prostático, las válvulas uretrales posteriores y la vejiga neurógena. En mujeres, considerar cáncer cervicouterino, uterino y de ovario, cálculos renales, carcinoma de células transicionales, compresión vesical externa por tumores.

Diagnóstico: Se prefiere ecografía o TC si se sospecha un cálculo obstructivo.

Tratamiento (Tto): Descompresión vesical con sonda uretral (lo típico es que la sonda pueda retirarse en aproximadamente una semana).

Si hay HBP considerar: Alfabloqueador (tamsulosina) o inhibidor de la 5-α-reductasa (finasterida).

Vejiga neurógena

Definición: Dificultad para controlar la vejiga y para orinar debido a problemas del cerebro, la médula espinal o los nervios periféricos.

Causas/Antecedentes: Antecedentes de enfermedad de la médula espinal (lesión medular, esclerosis múltiple, espina bífida o siringomielia), tumor cerebral o enfermedades de los nervios periféricos por diabetes, o complicación de cirugía pélvica.

Manejo: Vigilar infecciones urinarias.

Tratamiento (Tto):

La oxibutinina puede ayudar.

Cateterización intermitente varias veces al día.

Sonda permanente.

Cáncer de vejiga

Clínica: Hematuria persistente e indolora.

Perfil de riesgo: Mayores de 40 años que fuman o trabajan en la industria del caucho o de los tintes (exposición a tintes de anilina).

Evaluación: TC para evaluar el tracto urinario superior y cistoscopia para evaluar posible cáncer de vejiga (así como otras causas de hematuria, incluido el carcinoma de células renales).

Tracto urinario superior (Glomerulonefritis)

Glomerulonefritis (GN) - Generalidades

Clínica: HTA de inicio reciente, edema, hematuria y disminución de la producción de orina.

Estudios iniciales: Solicitar análisis de orina, medición de creatinina sérica, albúmina sérica y cociente proteína/creatinina urinario (para estimar la excreción de proteínas en la orina).

Causas de GN: Glomerulonefritis postinfecciosa, nefropatía por inmunoglobulina A [IgA], glomerulonefritis membranoproliferativa (GNMP), glomerulonefritis rápidamente progresiva (GNRP), nefritis lúpica.

Pruebas serológicas: Niveles de complemento, anticuerpo anticitoplasma de neutrófilos (ANCA), virus de la hepatitis B (VHB), virus de la hepatitis C (VHC), antiestreptolisina O, crioglobulina, anticuerpos contra la membrana basal glomerular.

Diagnóstico definitivo: Biopsia renal (para confirmar el diagnóstico).

Diferenciación de Patrones Glomerulares

Patrón nefrótico: Típicamente tiene proteinuria mayor de 3.5 g/día y lípidos en la orina, pero pocas células o cilindros.

Patrón nefrítico: Definido por eritrocitos, ocasionalmente leucocitos, y presencia o ausencia de cilindros eritrocitarios o celulares mixtos.

Síndrome nefrótico

Características: Proteinuria (>3.5 g/día), hipoalbuminemia, edema (el patrón clásico es edema periorbitario matutino) e hiperlipidemia con lipiduria.

Diagnóstico: Medir proteínas en orina de 24 horas o cociente proteína/creatinina en muestra aislada de orina (para confirmar el diagnóstico).

Etiología por grupo de edad:

En niños: Suele deberse a enfermedad de cambios mínimos (podocitos con "pies" ausentes en microscopía electrónica; con mayor frecuencia es idiopática, pero también sigue a infecciones o se asocia con una malignidad subyacente). *Tto:* Corticoides.

En adultos: Las causas incluyen nefropatía membranosa, diabetes, hepatitis B y C, VIH, amiloidosis, lupus eritematoso y fármacos (penicilamina, captopril).

Síndrome nefrítico

Características: Oliguria, azoemia (aumento del nitrógeno ureico en sangre [BUN] y de la creatinina), HTA y hematuria. Hay algún grado de proteinuria, pero no en el rango nefrótico.

Tratamiento (Tto): De sostén (control de la HTA y mantenimiento de la diuresis con líquidos intravenosos [IV] y diuréticos).

Glomerulonefritis postestreptocócica (GNPE) vs. Nefropatía por IgA

GNPE (causa clásica de síndrome nefrítico):

Perfil: Ocurre con mayor frecuencia después de una infección cutánea estreptocócica, pero también puede ocurrir después de faringitis. Por lo general en niños (aunque la mayor edad es un predictor de peores desenlaces).

Clínica: Antecedente de infección por una cepa nefritógena de *Streptococcus sp.* **1 a 3 semanas antes**. Inicio brusco de edema (especialmente periorbitario), HTA, proteinuria (leve, no en el rango nefrótico), hematuria (los **cilindros eritrocitarios** en el análisis de orina confirman el diagnóstico) y elevación de BUN y creatinina.

Laboratorio: Evidencia de infección estreptocócica reciente (+ antiestreptolisina O, + títulos de antiDNasa B) e inflamación glomerular mediada por complemento (niveles bajos de C3 y C4).

Tto: De sostén (controlar la presión arterial y usar diuréticos para edema grave, antibióticos).

Nefropatía por IgA (Síndrome de Berger):

Diferencia temporal: Ocurre dentro de **1 a 2 días** de una infección de vías respiratorias superiores o faringitis viral (sinfaríngica). Hay un retraso de solo unos días desde la faringitis hasta el síndrome nefrítico en la nefropatía por IgA frente al retraso de unas semanas en la GNPE.

Síndrome de Goodpasture (causa de GNRP)

Inmunopatología: Anticuerpos contra la membrana basal glomerular + (causan un patrón lineal de inmunofluorescencia en la biopsia renal). Estos anticuerpos reaccionan contra y dañan tanto los riñones como los pulmones.

Presentación clásica: Varón joven con hemoptisis, disnea e insuficiencia renal.

Tratamiento: Esteroides y ciclofosfamida.

Granulomatosis con poliangeítis

Definición: Vasculitis que también afecta los pulmones y los riñones.

Clínica: Afectación nasal (sangrado nasal, perforación nasal, deformidad en silla de montar), hemoptisis y pleuritis, junto con enfermedad renal.

Laboratorio: Títulos de anticuerpos citoplasmáticos antineutrófilos (c-ANCA/PR3-ANCA +).

Tratamiento: Ciclofosfamida y glucocorticoides. El metotrexato es una alternativa

Lupus eritematoso

Es una causa conocida de glomerulonefritis (nefritis lúpica). La insuficiencia renal es una causa importante de morbilidad y mortalidad en los pacientes con lupus.

Lesión renal aguda (LRA)

Manifestaciones clínicas

Signos:

Signos: Aumento de los niveles de BUN y creatinina, acidosis metabólica, hiperkalemia, taquipnea (causada por acidosis e hipervolemia) e hipervolemia (estertores bilaterales en la exploración pulmonar, elevación de la presión venosa yugular, hiponatremia dilucional).

Síntomas: Fatiga, náuseas y vómitos, anorexia, disnea, cambios del estado mental, oliguria.

Clasificación Etiológica de la LRA

Insuficiencia Prerrenal

Mecanismo: El riñón no está adecuadamente perfundido.

Causas comunes: Hipovolemia por deshidratación o hemorragia (causa más común); sepsis; insuficiencia cardíaca; insuficiencia hepática (síndrome hepatorrenal); estenosis de la arteria renal.

Diagnóstico: Relación BUN/creatinina mayor de 20. Signos de hipovolemia (taquicardia, pulso débil, fontanela hundida). La **excreción fraccional de sodio (FeNa) será menor del 1%** (ya que el cuerpo intenta retener sodio).

Tratamiento: Líquidos IV y sangre si hay hipovolemia. Si es por sepsis, tratar la sepsis y dar líquidos IV; si es por insuficiencia cardíaca, dar inotrópicos y diuréticos; si es por síndrome hepatorrenal, hacer una prueba terapéutica con albúmina seguida de octreótido/midodrina para mantener la perfusión renal.

Insuficiencia Posrenal

Mecanismo: La orina está bloqueada para su excreción en algún punto más allá de los riñones (uréteres, próstata, uretra).

Causas comunes: Hiperplasia benigna de próstata (HBP) en hombres mayores de 50 años (con síntomas de dificultad para iniciar la micción, goteo, chorro débil, nicturia); antecedentes ginecológicos complicados en mujeres (cesárea reciente con sección del uréter); nefrolitiasis (por lo general, los cálculos tienen que ser bilaterales para causar insuficiencia renal); fibrosis retroperitoneal (buscar antecedente de radioterapia o uso de metisergida, bromocriptina, metildopa o hidralazina); neoplasias pélvicas/intraabdominales.

Diagnóstico: La ecografía muestra hidronefrosis bilateral.

Tratamiento: Cateterización (suprapúbica, si es necesario) o intervención urológica (tubo de nefrostomía) para aliviar la obstrucción y prevenir mayor daño renal. Alfabloqueadores (terazosina) o un inhibidor de la 5-alfa-reductasa (finasterida) pueden mejorar los síntomas. Cirugía (resección transuretral de la próstata).

Insuficiencia Intrínseca

Mecanismo: Resulta de un problema dentro del propio riñón, y con mayor frecuencia se debe a necrosis tubular aguda (NTA) por diversas causas.

Nefropatía por contraste IV: Puede desencadenar LRA, por lo general en pacientes con enfermedad renal preexistente. Evitar el contraste en estos pacientes si es posible. Si debe administrarse, dar hidratación IV antes y después, y evitar el uso de antiinflamatorios no esteroideos (AINEs). Los datos sobre el uso de acetilcisteína son contradictorios.

Medicamentos relacionados: Uso crónico de AINEs (puede causar necrosis tubular aguda, nefritis intersticial aguda o necrosis papilar), ciclosporina, aminoglucósidos, meticilina.

Mioglobinuria o rabdomiólisis (Causa de LRA intrínseca)

Causas: Ejercicio extenuante (correr maratones), alcohol, quemaduras, traumatismo muscular, compresión muscular (inmovilización prolongada tras una caída), actividad convulsiva, golpe de calor y síndrome neuroléptico maligno.

Laboratorio: Niveles muy elevados de creatina fosfoquinasa (CPK). El análisis de orina muestra **orina roja positiva para sangre en la tira reactiva** (por el grupo hemo de la mioglobina) **pero sin eritrocitos**.

Tratamiento: Hidratación agresiva. La alcalinización de la orina (con bicarbonato) puede ser útil en casos graves. Los diuréticos pueden ser útiles si el paciente desarrolla sobrecarga de volumen. Vigilar cuidadosamente los niveles de calcio y potasio durante el tratamiento

Indicaciones de diálisis de urgencia (Mnemotecnia AEIOU)

- **A** Acidosis: Metabólica grave, aproximadamente pH < 7.2.
- **E** Electrolitos: Hiperkalemia, típicamente > 6.5 mEq/L o niveles de potasio en rápido ascenso.
- **I** Ingestión: De un fármaco o toxina dializable.
- **O** Overload (Sobrecarga de volumen).
- **U** Uremia: Incluye pericarditis urémica o encefalopatía.

Enfermedad renal crónica (ERC)

Etiología: Cualquier causa de LRA si la agresión es grave o prolongada. La mayoría de los casos se deben a **diabetes mellitus (causa**

principal) o **hipertensión (segunda causa más frecuente)**. Otra causa es la poliquistosis renal (PKD).

Enfermedad Renal Crónica Terminal (ERCT) - Manifestaciones

Azotemia (niveles altos de BUN y creatinina).

Acidosis metabólica e hiperkalemia.

Retención de líquidos (puede causar hipertensión, edema, insuficiencia cardíaca congestiva y edema pulmonar).

Hipocalcemia e hiperfosfatemia: Por disminución de la producción de vitamina D con hiperparatiroidismo secundario; la pérdida ósea conduce a osteodistrofia renal. *Tto:* Quelantes de fósforo (sevelámero), reposición de vitamina D (calcitriol) y terapia para disminuir la PTH (cinacalcet).

Anemia: Debida a falta de eritropoyetina. *Tto:* Administrar eritropoyetina sintética.

Anorexia, náuseas, vómitos (por acumulación de toxinas).

Alteraciones del SNC: Cambios del estado mental, convulsiones o coma por toxinas. *(Nota: El síndrome de desequilibrio de diálisis con convulsiones puede ocurrir por corrección rápida del BUN durante la hemodiálisis).*

Sangrado (debido a disfunción plaquetaria urémica).

Pericarditis urémica (puede auscultarse un roce pericárdico).

Pigmentación cutánea y prurito: La piel se vuelve de color amarillo parduzco y pica por los productos metabólicos de desecho.

Mayor susceptibilidad a infecciones (debido a la disminución de la inmunidad celular).

Tx de la ERCT: Hemodiálisis regular (por lo general tres veces por semana), vitaminas hidrosolubles (se eliminan en diálisis), restricción de fosfato y captores de fosfato (carbonato de calcio, acetato de calcio o sevelámero), eritropoyetina según se necesite y control de la HTA. La única cura es el trasplante renal.

Trasplante renal

Indicación: Para pacientes con ERCT (tasa de filtración glomerular < 10–15 mg/min), a menos que tengan infecciones activas u otras afecciones potencialmente mortales (SIDA, neoplasia maligna). El lupus eritematoso y la diabetes no son contraindicaciones.

Donantes: Los donantes vivos emparentados son los mejores (hermanos o padres), especialmente cuando los antígenos leucocitarios humanos (HLA) son similares. Los riñones cadavéricos se usan con más frecuencia por disponibilidad.

Estudios pretrasplante: Realizar tipificación sanguínea ABO y prueba cruzada linfocitotóxica (HLA).

Donantes inaceptables: Recién nacidos (edad < 18 años como criterio de exclusión) y pacientes con antecedente de sepsis generalizada o intraabdominal, neoplasia maligna o cualquier enfermedad con posible afectación renal (diabetes, HTA, lupus).

Técnica: El riñón trasplantado se coloca en la fosa ilíaca o la pelvis (para facilitar el acceso para biopsia y por razones técnicas). Por lo general, los riñones del receptor se dejan en su lugar.

Tipos de rechazo de injerto renal

Rechazo hiperagudo: Mediado por anticuerpos citotóxicos preformados contra el riñón del donante (ocurre con incompatibilidad ABO o anticuerpos preformados). *Clínica:* Se completa la cirugía, se liberan las pinzas vasculares y el riñón rápidamente se vuelve negro azulado. *Tx:* Retirar el riñón.

Rechazo agudo: Mediado por células T. Se presenta de días a semanas después del trasplante con fiebre, oliguria, aumento de peso, dolor a la palpación y aumento de tamaño del injerto, HTA y alteraciones de laboratorio (los aumentos de creatinina son más fiables que el BUN). *Tx:* Corticoesteroides en pulsos, terapias con anticuerpos anti-células T (policlonales, OKT3), otras terapias con anticuerpos (basiliximab, daclizumab) y otros inmunosupresores (tacrolimus, micofenolato, ciclosporina). *(Nota: El rechazo acelerado ocurre en los primeros días por reactivación de células T previamente sensibilizadas).*

Rechazo crónico: Mediado por células T o anticuerpos. Causa tardía (meses a años) con disminución gradual de la función renal, proteinuria e HTA. *Tx:* De sostén (no es eficaz), pero el injerto puede durar varios años antes de fallar por completo y requerir un nuevo trasplante.

Diagnóstico diferencial: rechazo agudo vs. toxicidad por ciclosporina

La ciclosporina causa nefrotoxicidad y es difícil de distinguir clínicamente del rechazo. Debe realizarse una **biopsia percutánea con aguja del injerto** y ecografía renal.

Regla diagnóstica: Si se aumenta la dosis de inmunosupresores, el rechazo agudo debería disminuir, mientras que la toxicidad por ciclosporina permanece igual o empeora.

Enfermedad renal poliquística (PKD)

Clasificación y perfil:

Poliquistosis renal autosómica dominante (PQRAD): Responsable de aproximadamente el 10% de todos los casos de ERCT. Buscar quistes múltiples bilaterales, antecedentes familiares positivos, HTA, hematuria y masas renales palpables.

Poliquistosis renal autosómica recesiva (PQRAR): Menos frecuente porque la mayoría muere *in utero* o poco después del nacimiento por oligohidramnios grave y problemas asociados.

Manifestaciones extrarrenales: Aneurismas cerebrales (en baya en el círculo de Willis), quistes pancreáticos, quistes hepáticos, enfermedad valvular cardiaca y dilatación de la raíz aórtica.

Nefrolitiasis y tumores

Cálculos renales (nefrolitiasis)

Clínica: Dolor intenso, intermitente y unilateral en flanco e ingle cuando el cálculo se desprende y queda atascado en el uréter (ureterolitiasis). Enviar cualquier cálculo recuperado al laboratorio para análisis.

Diagnóstico por imagen: La mayoría se ve en radiografías abdominales y están compuestos de calcio. *(Nota: Los cálculos renales [85%] se calcifican y ven más en radiografía simple que los cálculos biliares [15%]).* Si la radiografía es negativa, usar ecografía renal o TC.

Tipos de cálculos según su composición

Cálculos de Calcio (75% - 85%): Cristales en **forma de sobre**. Asociados a hipercalcemia (por lo general debida a hiperparatiroidismo), bypass de intestino delgado (aumenta la absorción de oxalato) o neoplasia maligna.

Cálculos de Estruvita (10% - 15%): Compuestos de magnesio-amonio-fosfato. Cristales en **forma de tapa de ataúd**. Causados por infección urinaria por gérmenes productores de amoníaco (*Proteus spp.*, estafilococos). El ejemplo clásico es el **cálculo coraliforme** (llena todo el sistema calicial).

Cálculos de Ácido Úrico (5% - 10%): Cristales en **forma romboidal**. Asociados a gota o leucemia. *(Se administran alopurinol e hidratación*

IV antes de la quimioterapia para leucemia para prevenir esta complicación).

Cálculos de Cistina (1% - 3%): Cristales en **forma hexagonal**. Indican cistinuria hereditaria. Sospechar en pacientes formadores recurrentes de cálculos.

Manejo según el diámetro del cálculo:

≤ 4 mm: La mayoría se expulsa espontáneamente.

4 a 10 mm: Pueden o no expulsarse espontáneamente.

≥ 10 mm: La expulsión espontánea es improbable.

Tratamiento general: Hidratación abundante con líquidos, opioides para el dolor, un bloqueador alfa (tamsulosina) para reducir el espasmo ureteral y observación. Si no se expulsa, tratar con litotricia, ureteroscopia endoscópica con extracción del cálculo o cirugía abierta (último recurso).

Carcinoma de células renales (CCR)

Clínica: La hematuria indolora (macroscópica o microscópica) es el signo más típico. Tríada clásica: hematuria, dolor en el flanco y masa palpable en el flanco.

Diagnóstico: TC (preferida sobre la pielografía intravenosa) como prueba inicial.

Tratamiento (Tto):

- *Enfermedad confinada o con extensión limitada a la vena renal (clásica):* Resección quirúrgica.
- *Invasión de otros órganos o enfermedad metastásica a distancia (pulmón o hueso):* Inmunoterapia (interleucina-2).

Trastornos de líquidos, electrolitos y ácido-base

Reglas de análisis de gasometría arterial

1. **pH:** Indica si el proceso primario es una acidemia o una alcalemia. El organismo compensará tanto como pueda (proceso secundario), pero nunca compensará por completo ni en exceso (no ocurre sobrecorrección más allá de un pH de 7.4).
2. **Dióxido de carbono (CO_2):** * Elevado: Acidosis respiratoria (pH < 7.4) o compensación de una alcalosis metabólica (pH > 7.4).
   - Bajo: Alcalosis respiratoria (pH > 7.4) o compensación de una acidosis metabólica (pH < 7.4).
3. **Bicarbonato (HCO_3):**
   - Elevado: Alcalosis metabólica (pH > 7.4) o compensación de una acidosis respiratoria (pH < 7.4).
   - Bajo: Acidosis metabólica (pH < 7.4) o compensación de una alcalosis respiratoria (pH > 7.4).

Causas comunes de acidosis

Acidosis respiratoria (Hipoventilación): EPOC, asma, fármacos (opioides, benzodiazepinas, barbitúricos, alcohol, otros depresores respiratorios), problemas de la pared torácica, trastornos neuromusculares (parálisis, dolor) y apnea del sueño.

Acidosis metabólica: Etanol, cetoacidosis diabética, uremia, acidosis láctica (sepsis, shock, isquemia intestinal), toxicidad por metanol/etilenglicol, sobredosis de aspirina/salicilatos, isoniazida, diarrea e inhibidores de la anhidrasa carbónica.

Evaluación de la acidosis metabólica (anión gap)

Fórmula: *[Na+] – ([HCO3−] + [Cl−]).*

Valor normal: 8 a 12 mEq/L.

Anión gap elevado > 12 mEq/L (HAGMA) - Mnemotecnia MUDPILES: Metanol (toxicidad), Uremia, Cetoacidosis diabética, Propilenglicol (toxicidad), Hierro o isoniazida (toxicidad), Acidosis láctica, Etilenglicol (toxicidad), Salicilatos (toxicidad tardía).

Anión gap normal (NAGMA) - Mnemotecnia HARDASS: Hiperalimentación, Enfermedad de Addison, Acidosis tubular renal, Diarrea, Acetazolamida, Espironolactona, Infusión de solución salina.

Causas Comunes de Alcalosis

- **Alcalosis respiratoria:** ansiedad/hiperventilación, sobredosis de aspirina/salicilatos.
- **Alcalosis metabólica:** Diuréticos (excepto inhibidores de la anhidrasa carbónica), vómitos, contracción de volumen, abuso de antiácidos/síndrome leche-álcali, hiperaldosteronismo.

Interacciones Electrolíticas (Efecto de Desplazamiento Celular)

- La **alcalosis** puede causar **hipopotasemia + hipocalcemia** (con síntomas de entumecimiento perioral, tetania).
- La **acidosis** puede causar **hiperpotasemia**.
- *Nota*: La corrección del estado ácido-base corregirá estas alteraciones del potasio y del calcio

Escenarios clínicos especiales

Sobredosis de aspirina (Trastorno mixto): Presenta de forma simultánea **alcalosis respiratoria y acidosis metabólica con anión gap elevado** (dos trastornos primarios diferentes). Clínicamente cursa con acúfenos, hipoglucemia, vómitos y antecedente de ingesta masiva de pastillas.

- *Tto:* Alcalinización de la orina con bicarbonato para acelerar la excreción. *Considere diálisis por salicilatos:* pH < 7.1, alteración del estado mental, edema pulmonar, nivel inicial de salicilato > 100, insuficiencia renal o acidosis refractaria al manejo médico.

Enfermedades pulmonares crónicas (EPOC/apnea del sueño): Desarrollan acidosis respiratoria crónica por retención de CO2. Durante una exacerbación, la acidosis respiratoria empeora y se desarrolla una alcalosis metabólica compensatoria. Al mejorar la exacerbación con el tratamiento, la alcalosis metabólica deja de ser un mecanismo compensatorio y se convierte en un trastorno primario. En ciertas personas (especialmente con apnea del sueño), el pH puede ser alcalino durante el día porque la respiración mejora al estar despiertas. La apnea del sueño puede causar hipertensión pulmonar e insuficiencia cardíaca derecha (cor pulmonale).

Trastornos del sodio (Na)

Hiponatremia

Clínica: letargo, convulsiones, cambios del estado mental o confusión, calambres, anorexia, coma.

Evalúe el estado de volumen del paciente para determinar la causa:

Hipovolémico: Euvulémico

Hipervolémico

Piensa en Deshidratación, diuréticos, diabetes, enfermedad de Addison/hipoaldosteronismo (potasio alto)

SIADH, polidipsia psicógena, uso de oxitocina, hipotiroidismo

Insuficiencia cardíaca, síndrome cirrosis, toxemia, insuficiencia renal

SIADH: Síndrome de secreción inadecuada de hormona antidiurética

Tratamiento (Tto):

Hiponatremia hipovolémica: administre solución salina normal para restaurar el volumen intravascular.

Hiponatremia euvolémica e hipervolémica: restricción de agua/líquidos.

Hiponatremia hipervolémica: pueden ser necesarios diuréticos.

Síndrome de secreción inapropiada de hormona antidiurética (SIADH)

Definición: La ADH se libera de forma inapropiada, generando hiponatremia y un estado de volumen normal (euvolémico).

Laboratorio: La osmolaridad sérica es baja, pero la osmolaridad urinaria es alta (concentración urinaria inapropiada). Valores de todos los electrolitos y pruebas de laboratorio bajos (ejemplo clásico: ácido úrico) debido a la dilución del suero con agua libre.

Causas:

Sistema nervioso central: Ictus, hemorragia, infección, traumatismo.

Medicamentos: Narcóticos, oxitocina, clorpropamida, antiepilépticos, ISRS.

Traumatismo/Dolor: El dolor es un poderoso estímulo para la ADH. Vigilar al paciente posoperatorio que recibe líquidos, narcóticos y tiene dolor.

Problemas pulmonares: Neumonía simple o cáncer microcítico de pulmón secretor de ADH.

Tratamiento: Restricción hídrica. Suspender líquidos IV (la solución salina normal empeorará la hiponatremia por aumento de la retención de agua libre) y restringir la ingesta oral de líquidos. Demeclociclina se usa a veces si la restricción hídrica falla porque induce diabetes insípida nefrogénica.

Síndrome de desmielinización osmótica (ODS – Mielinósis pontina central)

Mecanismo**:** Ocurre si el sodio bajo se corrige demasiado rápido *(Mnemotecnia: "de sodio bajo a alto, el puente muere").*

Clínica: Puede producir síntomas neurológicos irreversibles o solo parcialmente reversibles, como disartria, paresia, alteraciones conductuales, letargo, confusión y coma.

Manejo de seguridad: No administre solución salina hipertónica a menos que el paciente tenga convulsiones activas delante de sus ojos (por lo general Na < 120 mEq/L), e incluso entonces, solo de manera breve y cautelosa. La solución salina normal es una mejor opción el 99% de las veces. En la hiponatremia crónica grave sintomática, la velocidad de corrección no debe exceder 0.5 a 1 mEq/L/h.

Hiponatremia espuria (falsa o pseudo)

Causas: Hiperglucemia (si la glucosa es > 200 mg/dL, el sodio disminuye 1.6 mEq/L por cada aumento de 100 mg/dL de glucosa), hiperproteinemia, hiperlipidemia, manitol.

Nota: *El valor de laboratorio es bajo, pero el sodio corporal total es normal. No administre al paciente sal adicional ni solución salina.*

Escenarios específicos de hiponatremia

Pacientes posoperatorios: Combinación de dolor y narcóticos (SIADH) con administración excesivamente agresiva de líquidos IV.

Insuficiencia suprarrenal: Paciente que usa esteroides crónicamente y a quien se le suspendieron los medicamentos antes de la cirugía. Presenta potasio alto y presión arterial baja.

Pacientes embarazadas (antes de dar a luz): Causa clásica por oxitocina, que tiene un efecto similar a la ADH.

Hipernatremia

Clínica: Mismos signos y síntomas que la hiponatremia (alteraciones del estado mental o confusión, convulsiones, hiperreflexia, coma).

Causas: La causa más frecuente es la deshidratación (pérdida de agua libre) por ingesta insuficiente de líquidos en relación con las necesidades (diuréticos, diabetes insípida, diarrea y enfermedad renal; causa iatrogénica: administración de demasiado líquido IV hipertónico).

Causas raras/endocrinas: Enfermedad de células falciformes (provoca daño renal e isostenuria - incapacidad para concentrar la orina), hipopotasemia e hipercalcemia (alteran la capacidad del riñón para concentrar la orina), síndrome de Cushing e hiperaldosteronismo primario.

Tratamiento: Reposición de agua. Al estar gravemente deshidratado, la solución salina normal es la que se usa con mayor frecuencia inicialmente para estabilización hemodinámica. Una vez estable, se cambia a dextrosa al 5% (D5) con media solución salina normal.

Contraindicación: La dextrosa al 5% en agua (D5W) no debe usarse sola de inicio para la hipernatremia, ya que la dextrosa no es un osmólito eficaz y solo empeoraría la hipernatremia.

Diabetes insípida

Definición: Lo opuesto al SIADH. Hay falta del efecto de la ADH (vasopresina) en el organismo, lo que puede llevar a deshidratación e hipernatremia. Existen 2 tipos: central y nefrogénica.

Trastorno del potasio (K)

Hipopotasemia

Clínica: Causa debilidad muscular (puede llevar a parálisis e insuficiencia ventilatoria). Si afecta al músculo liso, provoca íleo e hipotensión.

Hallazgos en el ECG: Pérdida de la onda T o aplanamiento de la onda T, depresiones del ST, presencia de ondas U, complejos ventriculares y auriculares prematuros, y taquicariandias ventriculares y auriculares.

Interacción con Digoxina: El corazón es sensible a la hipopotasemia bajo tratamiento con digoxina. La digoxina se une al sitio de K+ en la Na+/K+ ATPasa; la hipopotasemia conduce a una mayor unión. Vigilar niveles de potasio, especialmente si toman diuréticos de forma concomitante.

Reposición de potasio: Debe corregirse lentamente. Se prefiere la vía oral. Si es por vía IV debido a alteración grave, no administre más de 20 mEq/h y mantenga monitorización ECG por riesgo de arritmias potencialmente mortales.

Nota: Revise el nivel de magnesio; si está bajo, el organismo no puede retener el potasio eficazmente. La corrección de la hipomagnesemia permite que el potasio vuelva a la normalidad.

Hiperpotasemia

Clínica: Debilidad y parálisis.

Cambios en el ECG (en orden de aumento del potasio): Ondas T altas y picudas, ensanchamiento del QRS, prolongación del intervalo PR, pérdida de las ondas P y patrón de onda sinusoidal. Arritmias asociadas: asistolia y fibrilación ventricular.

Causas: Insuficiencia renal (aguda o crónica), destrucción tisular grave (rabdomiólisis o hemólisis debido a la alta concentración intracelular de potasio), hipoaldosteronismo (vigilar hipoaldosteronismo hiporreninémico en la diabetes), insuficiencia suprarrenal (asociada con sodio bajo y PA baja) y déficit de insulina.

Medicamentos a suspender: Diuréticos ahorradores de potasio, betabloqueadores, AINEs, IECA, ARA-II, trimetoprima-sulfametoxazol, ciclosporina, digoxina y succinilcolina.

Pseudohiperpotasemia (Hiperpotasemia falsa): Primera consideración ante paciente asintomático y ECG normal. Se debe a una muestra de laboratorio hemolizada (liberación de potasio intracelular). Repetir la prueba.

Tratamiento:

Obtenga primero un ECG para buscar cardiotoxicidad. En casos leves/moderados, disminuir ingesta y administrar un intercambiador catiónico gastrointestinal (patiromer o ciclosilicato de zirconio). La resina Kayexalate oral se usa rara vez por riesgo de necrosis intestinal.

Si el potasio es > 6.5 o hay toxicidad cardíaca evidente (más que ondas T picudas), iniciar tratamiento IV inmediato:

Primero: Gluconato de calcio (cardioprotector, no cambia los niveles de potasio).

Luego: Bicarbonato de sodio (la alcalosis desplaza el potasio al interior celular).

Seguido de: Glucosa con insulina (la insulina introduce el potasio en las células; la glucosa previene la hipoglucemia).

Adicional: Agonistas β2 (introducen potasio en las células).

Si el paciente tiene insuficiencia renal (creatinina alta) o el tratamiento inicial es ineficaz, prepárese para iniciar diálisis de urgencia.

Trastorno del calcio (Ca)

Hipocalcemia

Clínica: Hallazgos neurológicos, siendo el más común la tetania.

Signo de Chvostek: Percusión del nervio facial en el ángulo de la mandíbula provoca contracción de los músculos faciales.

Signo de Trousseau: Insuflación de un manguito de PA provoca espasmos musculares carpopedales (manos y pies).

Otros: hormigueo peribucal, hiperreflexia, depresión, encefalopatía, demencia, laringoespasmo y convulsiones/crisis epilépticas.

ECG: Prolongación del intervalo QT.

Causas: Síndrome de DiGeorge (tetania 24–48 h posparto, ausencia de sombra tímica, anomalías cardiofaciales), insuficiencia renal (metabolismo de la vitamina D), hipoparatiroidismo (común postirroidectomía por extirpación accidental de las cuatro glándulas), deficiencia de vitamina D, pseudohipoparatiroidismo (dedos cortos, talla baja, discapacidad intelectual, PTH elevada con falta de respuesta del órgano diana), pancreatitis aguda y acidosis tubular renal.

Consideración analítica (Albúmina): La hipoalbuminemia disminuye la fracción de calcio unida a proteínas, pero el paciente está asintomático porque la fracción ionizada (fisiológicamente activa) no cambia. Primero, revisar albúmina y calcio ionizado para asegurar una hipocalcemia "verdadera".

Fórmula de corrección: Por cada disminución de 1 g/dL de albúmina por debajo de 4 g/dL, sumar 0.8 mg/dL al valor de calcio reportado.

Relación Ca y Mg: Es difícil corregir la hipocalcemia hasta corregir la hipomagnesemia, ya que el magnesio es necesario para producir hormona paratiroidea.

Relación pH y Ca: La alcalosis induce la disociación de los iones hidrógeno de la albúmina, permitiendo mayor unión del Ca2+ libre y disminuyendo el calcio ionizado. Común en síndromes de hiperventilación/ansiedad (se elimina demasiado CO2, genera alcalosis, hormigueo peribucal y en extremidades). Tto: Corregir el pH o la ansiedad.

Relación Ca y Po4: Los niveles de fósforo y calcio van en direcciones opuestas. Es clínicamente importante en insuficiencia renal crónica, donde se debe elevar el calcio (con vitamina D y suplementos) y restringir/reducir el fósforo.

Hipercalcemia

Clínica: A menudo asintomática. Sintomática se asocia a la rima:

- **Huesos:** Osteopenia, fracturas patológicas y osteítis fibrosa quística.
- **Cálculos:** Cálculos renales y poliuria.
- **Quejidos:** Dolor abdominal, anorexia, estreñimiento, íleo, náuseas, vómitos (asociado también a enfermedad ulcerosa péptica y/o pancreatitis).
- **Manifestaciones psiquiátricas:** Depresión/ansiedad, psicosis, delirio/confusión.

ECG: Acortamiento del intervalo QT.

Causas: Hiperparatiroidismo primario (causa más común en pacientes ambulatorios; medir PTH; cirugía de elección). Neoplasia maligna (causa más común en hospitalizados). Otras: Intoxicación por vitamina A o D, sarcoidosis, diuréticos tiazídicos, hipercalcemia hipocalciúrica familiar (calcio urinario bajo), inmovilización. La hiperproteinemia (albúmina alta) eleva el calcio unido a proteínas, pero el paciente está asintomático por la fracción ionizada normal.

Consecuencias crónicas: Nefrocalcinosis, urolitiasis, insuficiencia renal por depósitos de sales de calcio y enfermedad ósea secundaria.

Tratamiento: La hipercalcemia asintomática suele tratarse.

Primero, administre líquidos intravenosos.

Una vez bien hidratado, administre furosemida (diurético de asa) para producir calciuresis. *(Diuréticos tiazídicos contraindicados porque aumentan el calcio sérico).*

Otros tratamientos: Fósforo oral (evitar vía IV por peligrosidad), calcitonina, bisfosfonatos (etidronato, usado en enfermedad de Paget ósea), plicamicina o prednisona (especialmente para hipercalcemia inducida por neoplasia maligna).

Otros trastornos electrolíticos (Mg y P)

Hipomagnesemia

Causas: Alcoholismo, pérdida de magnesio por vía renal.

Clínica: Signos y síntomas similares a los de la hipocalcemia (intervalo QT prolongado en el ECG y posiblemente tetania).

Hipermagnesemia

Causas: Clásicamente iatrogénica en embarazadas tratadas por preeclampsia con sulfato de magnesio. También ocurre en pacientes con insuficiencia renal.

Clínica (Evolución progresiva): Disminución de los reflejos osteotendinosos profundos, seguido secuencialmente por hipotensión e insuficiencia respiratoria.

Tratamiento:

Primero, ¡suspenda cualquier infusión de magnesio!

Evaluar ABC; intubar si la insuficiencia respiratoria es inminente.

Si el paciente está estable, iniciar líquidos intravenosos.

Administrar furosemida si es necesario para producir magnesiuresis.

Último recurso: Diálisis.

Hipofosfatemia

Causas: Diabetes mellitus no controlada (especialmente cetoacidosis diabética), alcoholismo.

Clínica: Alteraciones neuromusculares (encefalopatía, debilidad), rabdomiólisis (especialmente en alcohólicos), anemia y disfunción leucocitaria y plaquetaria.

Protocolos de Fluidoterapia Intravenosa

Solución de elección para pacientes hipovolémicos

Fármaco: Solución salina normal o solución de Ringer lactato (independientemente de otros problemas electrolíticos).

Principio rector: Primero, llene el tanque. Luego corrija los desequilibrios que el riñón no puede resolver por sí mismo.

Solución de mantenimiento (Pacientes en ayuno)

- **Adultos:** Solución salina 1/2 normal con D5.
- **Niños < 10 kg:** Solución salina 1/4 normal con D5.
- **Niños > 10 kg:** Solución salina 1/3 o 1/2 normal con D5.
- **Adición de rutina:** Generalmente se agrega cloruro de

potasio (10 o 20 mEq) a un litro de líquido IV cada día para preven

Infecciones

Infecciones del Tracto Urinario (IVU / ITU)

Signos y síntomas

Urgencia miccional, disuria, dolor suprapúbico y lumbar bajo, y febrícula.

Etiología y Microbiología

Causa principal: *Escherichia coli* (75%–85% de los casos).

Otros patógenos: *Staphylococcus saprophyticus*, *Proteus*, *Pseudomonas*, *Klebsiella*, *Enterobacter* y *Enterococcus spp.* (u otros organismos entéricos).

IVU Intrahospitalaria / Foley: Pacientes que adquieren la IVU en el hospital o por un catéter de Foley permanente de larga duración tienen mayor probabilidad de tener microorganismos distintos de *E. coli*.

Alerta por *Staphylococcus aureus*: Aunque es raro, si los cultivos urinarios aíslan *S. aureus*, deben repetirse los cultivos urinarios, así como evaluar bacteriemia/endocarditis con hemocultivos y ecocardiografía transtorácica.

Factores de riesgo

Sexo femenino.

Condiciones que favorecen la estasis urinaria: HBP, embarazo, cálculos, vejiga neurógena, reflujo vesicoureteral.

Colonización bacteriana: Catéter permanente, incontinencia fecal, instrumentación quirúrgica.

Diagnóstico

Estándar de oro: Urocultivo positivo (con al menos 100,000 unidades formadoras de colonias —medida de carga bacteriana— de bacterias específicas).

Obtención de la muestra: Como mínimo, obtenga una muestra de chorro medio. El mejor método es una muestra obtenida por cateterismo o una punción suprapúbica.

Análisis de orina: Muestra leucocitos, bacterias (en la tinción de Gram de la orina), esterasa leucocitaria positiva y nitritos positivos.

Tratamiento empírico

Trimetoprima-sulfametoxazol, amoxicilina, nitrofurantoína, ciprofloxacino o una cefalosporina de primera generación de forma empírica durante unos 5 días.

IVU en poblaciones especiales (niños y varones)

IVU en niños

Enfoque clínico: La IVU en niños es motivo de preocupación porque puede ser el síntoma de presentación de una malformación genitourinaria (reflujo vesicoureteral y válvulas uretrales posteriores). Debe obtenerse un urocultivo.

Evaluación por imagen: Solicite una ecografía y una cistouretrografía miccional (VCUG) o un cistograma con radionúclidos (RNC) para evaluar el tracto urinario en cualquier niño de 2 meses a 2 años con una primera IVU.

IVU en varones / Prostatitis

Enfoque clínico: Si un varón tiene síntomas y un análisis de orina sugestivo de IVU, considere la posibilidad de prostatitis (la próstata puede estar dolorosa y blanda al examen).

Tratamiento: La prostatitis bacteriana requiere 6 semanas de antibióticos para asegurar la erradicación.

Bacteriuria asintomática

Regla general: No tratar.

Excepciones donde SÍ se debe tratar:

Paciente embarazada: Debido al alto riesgo de progresión a pielonefritis. Use antibióticos que sean seguros en el embarazo, como las penicilinas.

Procedimientos urológicos: Deben tratarse para evitar la translocación de bacterias por daño de la mucosa.

Pielonefritis

Etiología: Con mayor frecuencia se debe a una ITU ascendente causada por *E. coli* (>80% de los casos).

Clínica: Fiebre alta, escalofríos intensos, dolor a la palpación del ángulo costovertebral, dolor en el flanco o síntomas de ITU.

Diagnóstico: Solicite análisis de orina y cultivos de orina y sangre para establecer el diagnóstico.

Tratamiento según severidad:

Ingreso hospitalario (Vía IV): Si el paciente no puede tolerar antibióticos por vía oral, debe ingresarse para antibióticos IV, típicamente ceftriaxona IV o fluoroquinolonas.

Manejo ambulatorio: La pielonefritis no complicada típicamente consiste en una fluoroquinolona oral. Siempre elija un régimen antibiótico con buena cobertura contra *E. coli.*

Alerta por complicaciones: Si el paciente continúa con fiebre, leucocitosis o inestabilidad hemodinámica durante 48 a 72 horas de tratamiento, considere una evaluación por imagen en busca de un absceso perinéfrico.

Secuelas de las quemaduras eléctricas

Fisiopatología: Como la mayor parte de la destrucción tisular debida a las quemaduras eléctricas es interna, las secuelas incluyen necrosis muscular, mioglobinuria, acidosis e insuficiencia renal.

Tratamiento: Use grandes cantidades de hidratación IV para prevenir el cese de la función renal.

Riesgo inmediato vital: El riesgo inmediato que amenaza la vida con la exposición a la electricidad y las quemaduras (incluidos los rayos y un niño que mete un dedo en un enchufe eléctrico) es la arritmia cardíaca. **Realice un ECG de inmediato**.

ENDOCRINOLOGÍA

Eje hipotálamo ➔ hipófisis ➔ órgano diana:

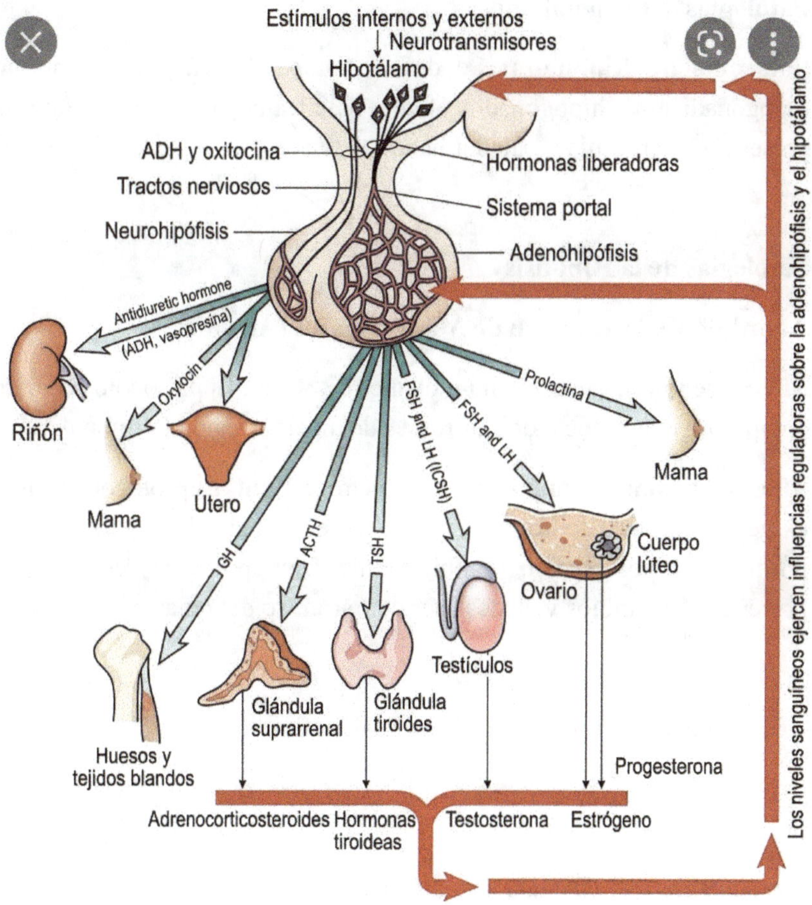

Dinámica de Disfunción: Evaluación de estados de hipofunción (**Hipo**) frente a hiperfunción (**Hiper**).

Clasificación según el nivel del defecto:

Primario: Alteración localizada directamente en la glándula periférica u órgano diana.

Secundario: Alteración localizada a nivel de la hipófisis o el hipotálamo.

Patologías del Hipotálamo

Síndrome de Kallmann: Se define fisiopatológicamente como un hipogonadismo hipogonadotrófico. Clínicamente cursa con la presencia de anosmia y paladar hendido.

Patologías de la Hipófisis

Abordaje y Clasificación de Masas Selares (Adenomas)

Microadenoma: Tumor con un diámetro **< 1 cm**. El protocolo requiere comprobar la presencia de síndromes de hipersecreción hormonal.

Macroadenoma: Tumor con un diámetro **> 1 cm**. El protocolo clínico exige comprobar de forma integral la existencia de hipersecreción hormonal, hiposecreción (panhipopituitarismo por compresión) y la presencia de cambios visuales (por compromiso del quiasma óptico).

Adenomas Específicos y Síndromes Hipofisarios

Prolactinoma: *Tratamiento (Tto):* Agonistas dopaminérgicos como primera línea.

Acromegalia: * *Cribado inicial:* Evidencia de un nivel de IGF-1 aumentado para la edad y sexo.

Prueba confirmatoria: Medición cuantitativa del nivel de GH a la 1 h y 2 h tras una carga oral de glucosa de 75 g. Se confirma el diagnóstico ante la falta de supresión fisiológica, registrando valores > **1 ng/ml**.

Síndrome de la silla turca vacía.

Síndrome de Sheehan: Infarto isquémico de la glándula hipófisis secundario a una hemorragia posparto severa.

Trastornos de la Neurohipófisis

Espectro de la Osmolalidad y el Agua: Diagnóstico diferencial y equilibrio entre el **SIADH** (Síndrome de Secreción Inadecuada de ADH) frente a la **DI** (Diabetes Insípida).

Tiroides

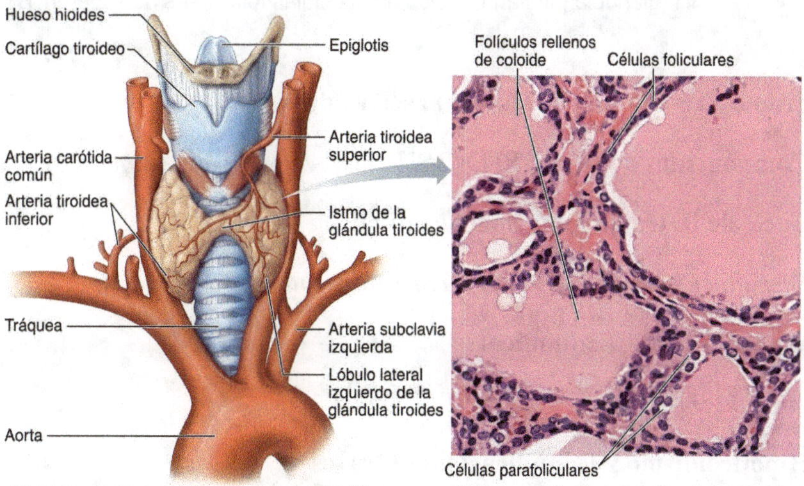

(a) Anatomía macroscópica de la glándula tiroides, vista anterior

(b) Fotomicrografía de folículos de la glándula tiroides (145x)

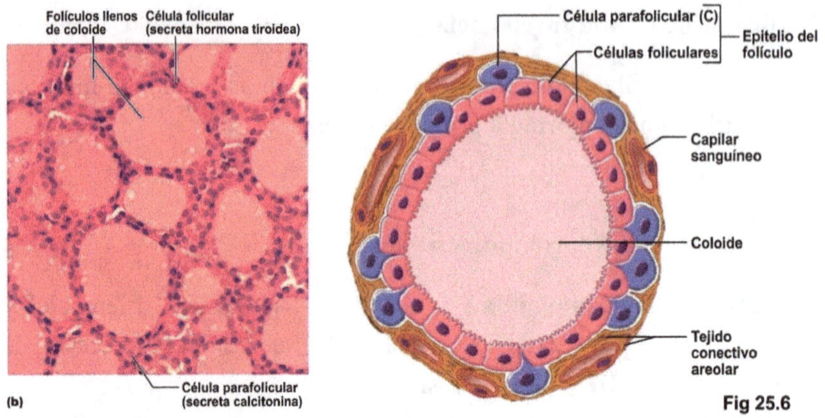

Fig 25.6

- Las células foliculares sintetizan continamente tiroglobulina y la secretan en la luz folicular para su iodación y almacenamiento.
- La TSH (glándula pituitaria) indica a las células foliculares que liberen TH.

Fisiología y Síntesis de Hormonas Tiroideas

Componentes del Eje: TRH ~ TSH ~ T4 ~ T3 ~ rT3 inactiva

Bucle de Retroalimentación Negativa:

Disminución de T3/T4➔TRH➔TSH➔aumento de T3/T4

Vía de Síntesis Bioquímica:

Tirosina➔MIT➔DIT➔ T3 (MIT+DIT)

Hipotiroidismo y Complicaciones Graves

Hipotiroidismo Genérico: Tratamiento (Tto): Administración de T3 T4 o una combinación de ambas.

Tirodes desecada: Mezcla biológica de T4 y T3 .

Bocio por deficiencia de yodo: Hipertrofia glandular secundaria a déficit nutricional.

Síndrome del enfermo eutiroideo: Alteración de las pruebas tiroideas en pacientes con enfermedades sistémicas graves sin patología tiroidea intrínseca.

Síndrome de Sheehan: Causa secundaria de hipotiroidismo por necrosis hipofisaria posparto.

Coma mixedematoso (Urgencia Extrema): El protocolo exige administrar **primero hidrocortisona IV y posteriormente levotiroxina IV** para prevenir una crisis suprarrenal aguda y la muerte del paciente.

Hipertiroidismo y Tiroiditis

Formas Clínicas Comunes: Enfermedad de Graves autoinmunitaria, bocio nodular tóxico y tormenta tiroidea.

Hipertiroidismo apático: Manifestación atípica que mimetiza un cuadro de depresión en pacientes ancianos.

Hipertiroidismo inducido por amiodarona: Disfunción tiroidea secundaria al contenido de yodo del antiarrítmico.

Arsenal Terapéutico General en Hipertiroidismo:

Metimazol, PTU (propiltiouracilo) o ablación definitiva con yodo radiactivo.

Solución de Lugol con yoduro.

Inhibidores aniónicos: tiocianato, perclorato, fluoroborato.

Yodo radiactivo I^{131}.

Tionamidas (PTU, metimazol).

Betabloqueadores (para el control de los síntomas adrenérgicos).

Pruebas Diagnósticas y Patrones de Captación (RAIU)

Aumentada (>)

Patologias asociadas: Enfermedad de Graves, bocio multinodular tóxico, nódulo tóxico solitario.

Disminuida (<)

Patologias asociadas: Tiroiditis crónica de Hashimoto, tiroiditis subaguda silenciosa de De Quervain (tiroiditis granulomatosa), tiroiditis linfocítica crónica (tiroiditis indolora), *struma ovarii.*

Nódulos fríos: Requieren evaluación estricta mediante ecografía tiroidea y punción aspiración con aguja fina (PAAF).

Perfil de Anticuerpos y Marcadores Tiroideos

Anticuerpos contra el receptor de TSH (TRAb): Específicos para la enfermedad de Graves.

Anticuerpos antitiroglobulina: Se encuentran disminuidos (<) en casos de tirotoxicosis facticia por uso subrepticio de hormona tiroidea.

Anticuerpos anti-TPO: Presentes en la **tiroiditis posparto**; cursa característicamente con una fase inicial de hipertiroidismo seguida de hipotiroidismo permanente o transitorio.

Tiroglobulina sérica: Utilizada exclusivamente como marcador tumoral para la monitorización de la recurrencia del cáncer tiroideo diferenciado.

Manejo de la Tormenta Tiroidea

Tratamiento de la Tormenta Tiroidea: Esquema combinado de **PTU + solución de Lugol + glucocorticoides**. Este esquema actúa de forma coordinada disminuyendo la síntesis, la liberación y la conversión periférica de T4 a T3 .

Alerta de seguridad: El **PTU causa hepatotoxicidad grave**, un efecto adverso que no comparte el metimazol.

PARATIROIDES

Homeostasis del Calcio

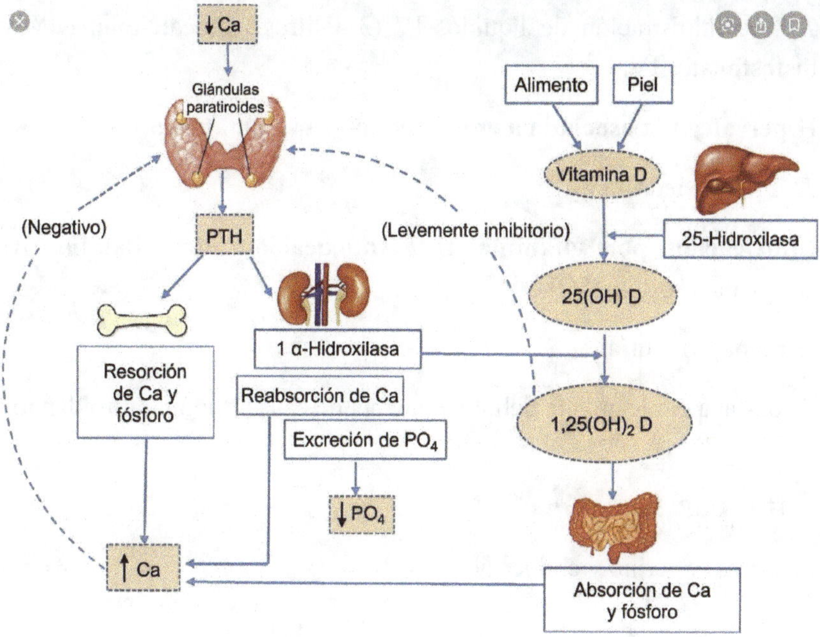

Trastornos de las Glándulas Paratiroides

Hipoparatiroidismo primario

Pseudopseudohipoparatiroidismo

Hipercalcemia hipocalciúrica familiar (FHH)

Hiperparatiroidismo primario

Hiperparatiroidismo secundario

Hiperparatiroidismo terciario: Caracterizado por una función paratiroidea autónoma en pacientes con ERCT (enfermedad renal crónica terminal) y osteítis fibrosa. *Tto:* Quelantes de fosfato no alumínicos.

Alteraciones del Calcio y Toxicidades

Hipercalcemia relacionada con cáncer:

Tto: Administración de líquidos IV (3-4 litros), tirocalcitonina IV y bisfosfonatos IV.

Hipercalcemia asociada a enfermedad granulomatosa:

Tto: Solu-Medrol IV.

Intoxicación por vitamina D / Intoxicación por vitamina A: Asociada a solo > 25OH.

Hipomagnesemia:

Se destaca clínicamente debido a que puede causar hipoparatiroidismo.

Páncreas

Páncreas exocrino y endocrino

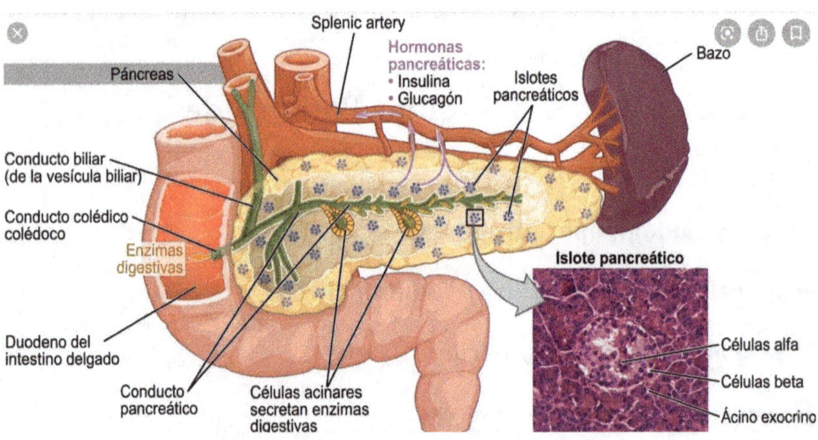

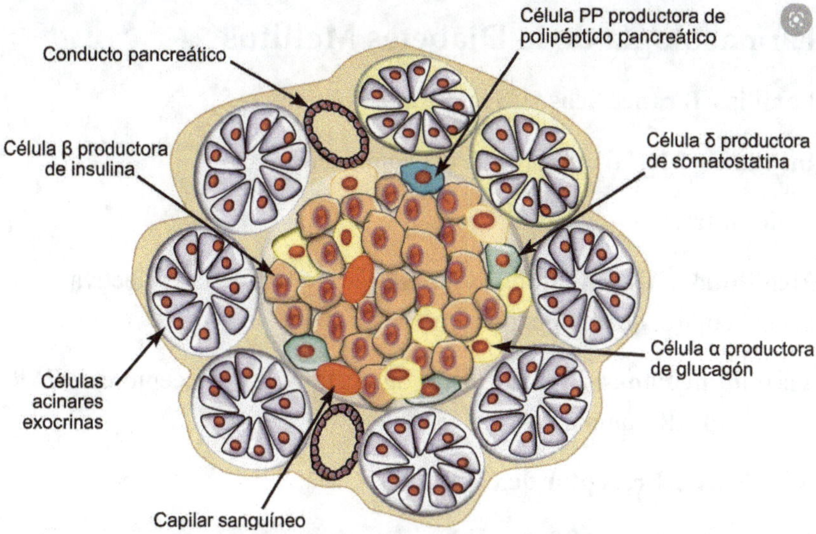

Diabetes Mellitus

Criterios Diagnósticos de Glucosa Sérica

Hipoglucemia: < 70 mg/dL

Normal: 70-100 mg/dL

Prediabetes (Glucosa en ayunas alterada): 100-125 mg/dL

Diabetes Mellitus: 126 mg/dL en ayunas.

Evaluación posprandial: Prueba de Tolerancia Oral a la Glucosa (PTOG) con carga de 75 g evaluada a las 2 horas.

Pilares del Tratamiento y Manejo Estilo de Vida

Modificación del estilo de vida: Pérdida de peso del 5-10% y realización de ejercicio moderado 5 veces por semana.

Efecto Fisiológico: La dieta y el ejercicio físico inducen un efecto insulinogénico directo.

Farmacología de la Diabetes Mellitus

Familias Terapéuticas y Mecanismos

Insulina + Metformina (esquema combinado).

Sulfonilureas.

Meglitinidas (Repaglinida o nateglinida): Utilizadas selectivamente para el control de la hiperglucemia posprandial.

Tiazolidinedionas: Actúan como agonistas de los receptores PPAR-alpha y PPAR-gamma.

Agonistas del receptor de GLP-1.

Inhibidores de la DPP-4.

Inhibidores de SGLT-2.

Inhibidores de la alfa-glucosidasa.

© **Contraindicaciones y Alertas de Seguridad Absolutas**

Metformina: Contraindicada estrictamente si la **TFG es < 30 mL/min** (insuficiencia renal avanzada), debido al riesgo de precipitar acidosis láctica.

Pioglitazona: Contraindicada en pacientes con **insuficiencia cardíaca**; su uso se asocia con el desarrollo de fracturas óseas y riesgo de cáncer de vejiga.

Protocolo de Manejo de la Cetoacidosis Diabética (CAD)

Criterio de Perfusión: Mantener la infusión de insulina endovenosa de forma continua hasta lograr el cierre definitivo del anión gap.

1. **Transición de Soluciones:** Cambiar la fluidoterapia a solución glucosada al 5% en media solución salina normal

(D5 ½ SSN) en cuanto los niveles de glucosa sérica disminuyan a < 250 mg/dL.

2. **Manejo Electrolítico:** Reponer la hipopotasemia antes o en paralelo con la terapia insulínica.
3. **Protocolo de Transición (Destete):** Iniciar el esquema de insulina de acción prolongada basal; posteriormente, iniciar la escala móvil (RISS) y suspender la perfusión de insulina endovenosa exactamente 2 horas después.

Complicaciones Especiales, Cribado y Prevención

Diabetes Gestacional: Es obligatorio realizar un seguimiento protocolario de la glucosa de 6-12 semanas posparto para reclasificar a la paciente.

Nefropatía Diabética (Cribado de Microalbuminuria): Evaluación anual mediante la relación albúmina:creatinina en una muestra aislada de orina. Rango microalbuminúrico: **30-300 mg/g**.

Retraso de la Progresión hacia ERCT: Indicación mandatoria de protección renal mediante el uso de **IECA o ARA-II**.

Manejo del Riesgo Cardiovascular (Hiperlipidemia asociada): Tratamiento agresivo con estatinas (inhibidores de la HMG-CoA reductasa) **e** inhibidores de PCSK-9.

Suprarrenal

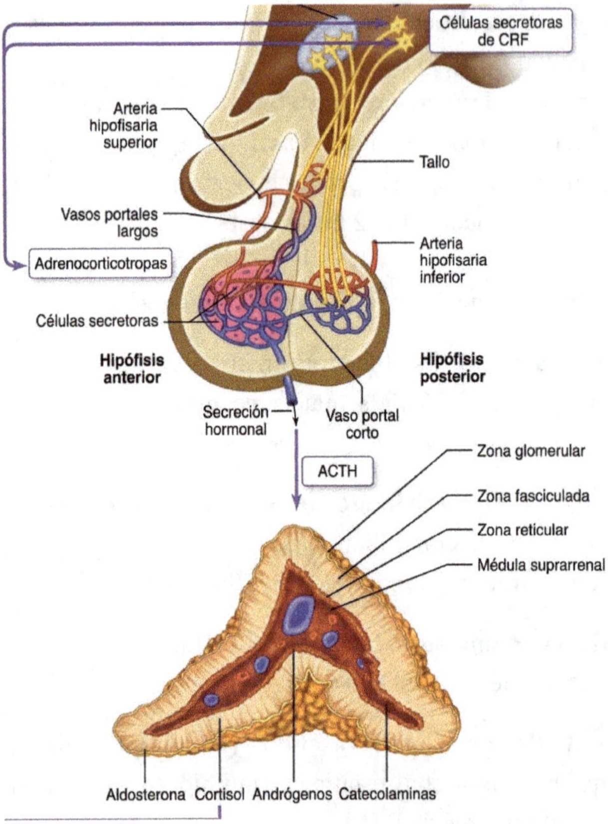

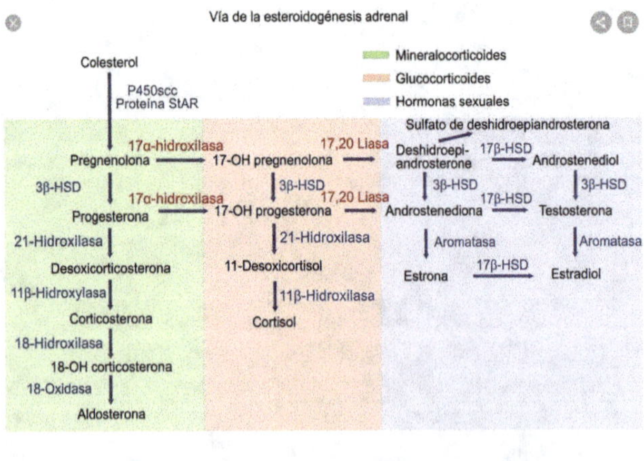

. . .

Farmacología de Corticoesteroides

Prednisona, metilprednisolona, dexametasona, hidrocortisona, fludrocortisona.

Insuficiencia Suprarrenal

Protocolo de Evaluación: Dexametasona + prueba de esitmulación con ACTH.

Estrategia de Reposición según Nivel:

Primaria: Requiere reponer tanto glucocorticoides **y** mineralocorticoide.

Secundaria: Requiere reponer únicamente glucocorticoides.

Síndrome de Cushing

Clasificación Fisiopatológica: ACTH-independiente frente a (~) ACTH-dependiente.

Algoritmo de Supresión: Prueba nocturna de supresión con dexametasona a dosis baja frente a (~) prueba con dosis alta.

GÓNADAS

Síndrome de Klinefelter

- **Definición:** Hipogonadismo primario congénito caracterizado por el cariotipo **XXY**.

SOP (Síndrome de Ovario Poliquístico)

- **Perfil Hormonal Típico:** Elevación (>) de estrógenos **y** andrógenos, disminución (<) de FSH y de la ovulación, con elevación (>) de LH.
- **Tratamiento del Hirsutismo:** Uso de espironolactona actuando como antiandrógeno.

SÍNDROMES MEN (NEOPLASIA ENDOCRINA MÚLTIPLE)

MEN-1

Hipófisis, paratiroides, páncreas.

Incluye el *Síndrome de Zollinger-Ellison* (diagnóstico mediante determinación de gastrina sérica tras la administración de calcio).

MEN-2a

Cáncer medular de tiroides, feocromocitoma, paratiroides.

MEN-2b

Cáncer medular de tiroides, feocromocitoma, neuromas mucosos.

Nota para Cáncer Medular de Tiroides (CMT): Vinculado directamente a la mutación del protooncogén RET y sus pruebas específicas.

Síndrome de Schmidt

Definido clínicamente por la coexistencia de la tríada endocrina: hipotiroidismo primario, insuficiencia suprarrenal primaria y diabetes mellitus.

ESCENARIOS ADICIONALES

Trastorno endocrino primario vs secundario

Trastornos primarios: El problema está en la glándula. El eje hipotálamo-hipofisario funciona adecuadamente.

Ejemplo (Hipotiroidismo primario): La glándula tiroides no funciona adecuadamente por cualquier motivo, pero la hipófisis y el hipotálamo responden apropiadamente. Por lo tanto, la hormona tiroidea está baja, pero la TSH y la TRH están altas.

Trastornos secundarios: La verdadera disfunción está fuera de la glándula misma.

Ejemplo (Hipotiroidismo secundario): La hormona tiroidea está baja, pero la TSH o la TRH también están bajas (lo cual es inapropiado en el contexto de hormona tiroidea baja). Si la hipófisis está destruida o se extirpa quirúrgicamente, el hipotiroidismo secundario resulta de TSH baja; la glándula tiroides funciona bien, pero no hay TSH disponible para estimularla.

Otras variantes: La disfunción también puede estar completamente fuera del eje endocrino (ej. insuficiencia cardíaca que causa hiperaldosteronismo secundario).

Diagnóstico: Se realiza leyendo los diversos valores de hormonas y factores liberadores hormonales y determinando en qué punto del eje hipotálamo-hipófisis-glándula diana se encuentra el problema.

Trastornos tiroideos

Cáncer de tiroides

Clínica: Nódulo o masa única, pétrea, en la glándula tiroides, que puede estar aumentando de tamaño rápidamente. El nódulo es "frío" en una gammagrafía (no capta trazador radiactivo).

Tipos y variantes: El tipo más común es el **cáncer papilar de tiroides**. Otros hallazgos preocupantes son la ronquera (indica invasión del nervio laríngeo recurrente) y el aumento del nivel de calcitonina (indica el raro **cáncer medular de tiroides**, cuyos pacientes pueden tener un síndrome MEN).

Antecedentes de riesgo: Históricamente, la irradiación de cabeza o cuello está asociada con cáncer de tiroides.

Algoritmo de evaluación de nódulo tiroideo:

Solicite pruebas de función tiroidea (la TSH es la mejor prueba de cribado) y una ecografía tiroidea. *(Nota: Es poco probable que los nódulos tóxicos o funcionales sean cáncer).*

Si la TSH es normal/elevada o la ecografía tiene hallazgos sospechosos \rightarrow Obtenga una aspiración con aguja fina (PAAF) de la masa.

Si la TSH está disminuida \rightarrow Solicite una gammagrafía. Un nódulo frío o un área de captación disminuida es más sospechoso que un nódulo con captación normal o aumentada (nódulo caliente).

Regla general: La aspiración con aguja fina y la biopsia deben realizarse para casi todos los nódulos tiroideos.

Hipertiroidismo

Signos: Glándula tiroides agrandada, piel caliente, mirada tiroidea/retraso palpebral, exoftalmos, proptosis, oftalmoplejía (enfermedad de Graves), mixedema pretibial (enfermedad de Graves), temblor, taquicardia y fibrilación auricular. *(Nota: Verifique TSH cuando los pacientes se presenten con fibrilación auricular de nueva aparición).*

Síntomas: Nerviosismo, ansiedad, irritabilidad, insomnio, intolerancia al calor, sudoración, palpitaciones, temblores, pérdida de peso con aumento del apetito, fatiga, debilidad, caída del cabello, labilidad emocional, amenorrea y diarrea.

Etiologías:

Enfermedad de graves (causa más común): Glándula tiroides difusamente agrandada, presencia de anticuerpos contra el receptor de tirotropina (TRAb), exoftalmos, proptosis, oftalmoplejía y mixedema pretibial.

Bocio multinodular tóxico: Típico en pacientes de edad avanzada (nódulos individuales en lugar de agrandamiento difuso de la glándula y nódulos calientes en la gammagrafía).

Adenoma / Bocio multinodular: Nódulo único (adenoma) o múltiples nódulos que son calientes en la gammagrafía.

Tiroiditis subaguda: Infección viral con glándula tiroides sensible y dolorosa.

Otras causas: Tiroiditis indolora, hipertiroidismo facticio (el paciente toma hormona tiroidea), amiodarona (puede causar hipo o hipertiroidismo), tumor hipofisario productor de TSH, carcinoma tiroideo y *struma ovarii* (un teratoma ovárico que secreta hormona tiroidea).

Laboratorio: TSH baja (a menos que el paciente tenga un tumor secretor de TSH) con triyodotironina (T_3) y tiroxina (T_4) aumentadas.

Tratamiento:

A corto plazo (estabilización): Propiltiouracilo (PTU) y metimazol/carbimazol como agentes supresores. En el embarazo, se recomienda PTU en el primer trimestre, con transición a metimazol al inicio del segundo trimestre. Los betabloqueadores se usan en la **tormenta tiroidea** (urgencia médica) para control de síntomas adrenérgicos. El yodo puede suprimir la glándula por retroalimentación negativa, pero solo tras administrar medicación antitiroidea y esteroides (para reducir la conversión de T_4 a T_3) durante la tormenta tiroidea.

Definitivo (curativo): La ablación con yodo radiactivo es la que se usa típicamente. En pacientes con oftalmoplejía de Graves, pueden usarse glucocorticoides para prevenir el empeoramiento de la oftalmopatía durante el yodo radiactivo. La cirugía se prefiere en pacientes embarazadas.

Secuela: El hipotiroidismo puede resultar de cualquiera de los dos tratamientos definitivos; si es así, se trata con reemplazo de hormona tiroidea de por vida.

Hipotiroidismo

Signos: Bradicardia; piel seca, áspera, fría y pálida; edema periorbitario y periférico; cabello áspero y ralo; lengua gruesa; habla lenta; reflejos disminuidos y retardados; hipertensión; síndrome del túnel carpiano y parestesias; vitíligo, anemia perniciosa y diabetes (asociación autoinmunitaria con la enfermedad de Hashimoto); coma en casos graves. En niños puede presentarse hipotiroidismo congénito (retraso mental, motor y del crecimiento).

Síntomas: Debilidad, letargo, fatiga, intolerancia al frío, aumento de peso con anorexia, estreñimiento, pérdida de cabello, ronquera, irregularidad menstrual (la menorragia es clásica), mialgias, artralgias, deterioro de la memoria y demencia. *(Nota: Siempre descarte el hipotiroidismo como causa de demencia).*

Etiologías:

Tiroiditis de Hashimoto (causa más común): tiroiditis autoinmunitaria crónica. Proporción mujer:hombre de 8:1 en edad reproductiva. La histología revela linfocitos en la glándula tiroides, así como anticuerpos antiperoxidasa tiroidea (anti-TPO), antitiroglobulina y antimicrosomales. El bocio es indoloro y pueden coexistir otras enfermedades autoinmunitarias.

Iatrogénica (segunda causa más común): Después del tratamiento del hipertiroidismo.

Otras causas: deficiencia de yodo, amiodarona, litio e hipotiroidismo secundario por insuficiencia hipofisaria o hipotalámica con TSH disminuida (ej. **síndrome de Sheehan**: hipopituitarismo por necrosis hipofisaria secundaria a pérdida de sangre y choque hipovolémico durante o después del parto).

Laboratorio en hipotiroidismo primario: TSH elevada (salvo causas secundarias), T_3 y T_4 disminuidas, anticuerpos antitiroideos/antimicrosomales (si es Hashimoto), hipercolesterolemia y anemia (por enfermedad crónica o anemia perniciosa coexistente).

. . .

Dinámica de la TBG (Globulina Fijadora de Tiroxina)

La T4 libre mide la forma activa de la hormona. Diversas afecciones alteran los niveles de TBG y, por ende, de T_4 total, en ausencia de disfunción tiroidea real:

Aumentan la TBG: Embarazo, terapia con estrógenos y anticonceptivos orales.

Disminuyen la TBG: Síndrome nefrótico, cirrosis y tratamiento con corticosteroides.

Nota: La captación de resina de T_3 aumenta o disminuye de la misma manera que la T_4 libre.

Tratamiento: T_4 o tiroxina. **No debe usarse T_3.** En ancianos es importante "comenzar con dosis bajas y aumentar lentamente" por riesgo de sobretratamiento peligroso.

Síndrome del enfermo eutiroideo

Definición: Alteraciones transitorias en las pruebas tiroideas que se asemejan al hipotiroidismo, gatilladas por cualquier enfermedad grave. No debe evaluarse la función tiroidea en estos pacientes a menos que haya una fuerte sospecha.

Laboratorio: TSH de normal a levemente elevada, T_4 sérica de normal a levemente disminuida y niveles de T_3 bajos.

Manejo: Tratar la enfermedad subyacente. Si el diagnóstico es dudoso, volver a medir las pruebas tras la recuperación (preferido) o probar una dosis empírica de levotiroxina si no hay respuesta al tratamiento de la enfermedad base.

Clasificación de Tiroiditis

Aguda dolorosa:

Tiroiditis subaguda: Manifiesta dolor cervical, bocio doloroso y niveles elevados de T_4 o T_3 en su fase hipertiroidea. Los pacientes pasan típicamente de un estado hipertiroideo a uno hipotiroideo y luego a la recuperación.

Tiroiditis infecciosa aguda: Causada con mayor frecuencia por *Staphylococcus* y *Streptococcus*, frecuentemente con formación de abscesos. Cursa con fiebre, dolor cervical de inicio rápido y sensibilidad generalmente unilateral. *(La ecografía tiroidea diferencia la tiroiditis subaguda de la infecciosa). Tto:* Antibióticos IV.

Infecciosa crónica: Suele ser bilateral, con menos dolor y sensibilidad; causada por micobacterias, hongos y *Pneumocystis*. Requiere aspiración con aguja para identificar el microorganismo.

Otras formas: Tiroiditis indolora (indolora con hipertiroidismo transitorio y a veces hipotiroidismo antes de recuperar), tiroiditis posparto (similar a la indolora pero dentro del año postparto), tiroiditis inducida por fármacos (litio, amiodarona o interferón-alfa), tiroiditis por radiación y tiroiditis fibrosa.

Trastornos paratiroideos y del calcio

Hiperparatiroidismo

Fisiología: La PTH aumenta el calcio sérico; por ende, sus síntomas son los mismos de la hipercalcemia.

Laboratorio:

Casos primarios: Calcio sérico alto, fósforo normal o bajo, y PTH aumentada.

Casos secundarios: Calcio bajo.

Etiologías:

Primario: 90% de los casos se deben a un adenoma paratiroideo (confirmado con gammagrafía de medicina nuclear). Otras: hiperplasia paratiroidea, raramente carcinoma paratiroideo.

Secundario: Niveles bajos de calcio (ej. por insuficiencia renal), ante los cuales el aumento de PTH es una respuesta fisiológica normal.

Terciario: Ocurre cuando la PTH ha estado elevada demasiado tiempo (secundaria a hipocalcemia de larga evolución) y continúa hipersecretándose por hiperplasia paratiroidea incluso si el calcio se normaliza con el tratamiento. Conducta: Poner a todos los pacientes con insuficiencia renal en suplementos de calcio para prevenir esta complicación.

Hipoparatiroidismo

Clínica: Signos iguales a la hipocalcemia (tetania, intervalo QT prolongado en el ECG). Calcio bajo, fósforo alto y PTH baja.

Causas: La más común es la resección accidental o lesión durante una cirugía tiroidea (es clave vigilar la tetania posquirúrgica).

Causas genéticas (niños): Síndrome de DiGeorge (deleción 22q11.2) que presenta ausencia congénita de glándulas paratiroides, tetania en las primeras 48 horas de vida, ausencia del timo, inmunodeficiencia, anomalías cardíacas y defectos faciales de la línea media.

Hipercalcemia

Signos: Intervalo QT acortado en el ECG, debilidad, poliuria, cambios óseos y cálculos renales en radiografía, insuficiencia renal.

Síntomas ("Huesos, piedras, quejidos, tronos y trastornos psiquiátricos"):

Huesos: Resorción ósea con osteomalacia y osteítis fibrosa quística (porciones calcificadas reemplazadas por fibrosis y tumores pardos seudoquísticos, masas de fibrosis).

Piedras: cálculos renales.

Quejidos: Dolor abdominal secundario a náuseas, vómitos, íleo, nefrolitiasis, úlcera péptica, estreñimiento o pancreatitis (todos con incidencia aumentada por el calcio alto).

Tronos: Poliuria (aumento de la micción).

Trastornos psiquiátricos: Labilidad emocional, delirium, depresión o psicosis.

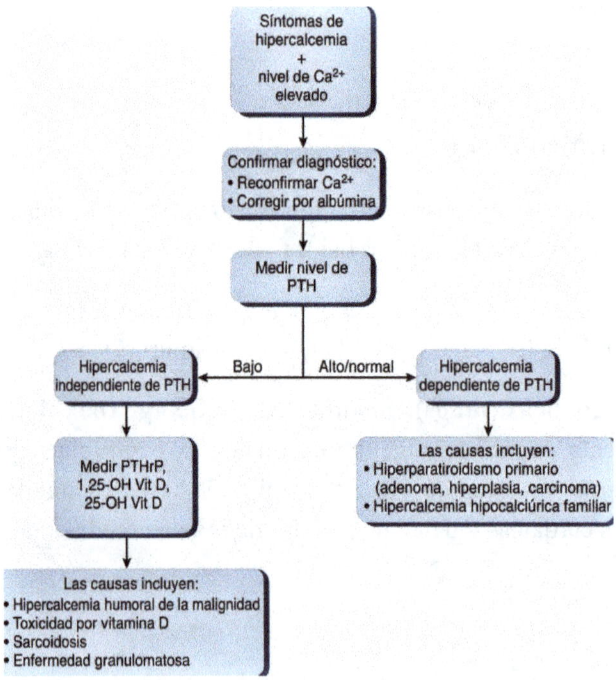

Etiologías: hiperparatiroidismo(más común en ambulatorios) y malignidad (más común en hospitalizados).

Diagnóstico diferencial (Prueba inicial - PTH): * *PTH alta:* Hiperparatiroidismo.

PTH baja: malignidad (mieloma múltiple o secreción paraneoplásica de PTHrP por carcinoma escamocelular, especialmente en pulmón), intoxicación por vitamina D o uso de diuréticos tiazídicos.

Otras causas: Hipercalcemia hipocalciúrica familiar (calcio urinario bajo), intoxicación por vitamina A o D, sarcoidosis u otras enfermedades granulomatosas, ingesta excesiva de calcio (síndrome leche-álcali).

Manejo de hipercalcemia prolongada o asintomática/leve (<12 mg/dL): No requiere tratamiento inmediato, pero puede causar nefrocalcinosis, urolitiasis e insuficiencia renal por depósitos de sales de calcio, además de enfermedad ósea secundaria. Evitar tiazídicos, suplementos de calcio, dieta alta en calcio y depleción de volumen.

Tratamiento de hipercalcemia grave (>14 mg/dL) o sintomática:

1. Líquidos intravenosos (primera línea).
2. Una vez hidratado, dar furosemida (diurético de asa) para producir calciuresis. *(Las tiazidas están contraindicadas).*
3. Otros: Fósforo oral (evitar vía IV por peligrosidad), calcitonina, bisfosfonatos (ácido zoledrónico o pamidronato), plicamicina o prednisona (para hipercalcemia inducida por malignidad). Para el hiperparatiroidismo, la cirugía es la elección.

Hipocalcemia

Signos: Intervalo QT prolongado en el ECG, tetania, signo de Chvostek (contracción facial al percutir el nervio facial), signo de Trousseau (espasmo carpopedal al inflar el manguito de PA), demencia, depresión, psicosis, convulsiones y papiledema.

Síntomas: Parestesias (patrón clásico perioral o distal en extremidades), mialgias, demencia, depresión y psicosis.

Causas: Hipoparatiroidismo (poscirugía tiroidea), pseudohipoparatiroidismo (falta de respuesta genética a la PTH con PTH normal, metacarpianos cortos, talla baja, discapacidad intelectual), síndrome de DiGeorge, deficiencia de vitamina D (osteomalacia, raquitismo), insuficiencia renal, ciertos problemas tubulares, pancreatitis aguda (uno de los criterios de Ranson) o secundaria a hipomagnesemia.

Nota sobre la Hipoproteinemia: Causa niveles bajos de calcio sérico total, pero el calcio ionizado (forma activa) es normal. El paciente estará asintomático. *Conducta:* Ante calcio sérico bajo, el primer paso es determinar el nivel de albúmina sérica; si está disminuida, no se requiere tratamiento.

Diabetes mellitus

Clasificación por Tipos

- **Tipo 1:** 10% de los casos, <30 años, dependiente de insulina, por falta de producción de insulina por las células de los islotes.
- **Tipo 2:** 90% de los casos, >30 años, debida a resistencia a la insulina.

Criterios diagnósticos

Glucemia en ayunas (FBS) > 126 mg/dL.

Glucemia al azar (RBS) o prueba de tolerancia oral a la glucosa a las 2 h > 200 mg/dL.

Hemoglobina glucosilada A1c > 6.5%

Clínica de inicio reciente

Poliuria, polidipsia y polifagia.

Infecciones por *Candida* (candidiasis oral, infecciones vaginales por levaduras).

Pérdida de peso (por micción excesiva) y visión borrosa.

Presbicia corregida temporalmente por edema del cristalino (el paciente refiere que ya no necesita gafas para leer).

Complicaciones

Agudas: Cetoacidosis diabética (CAD) y Estado hiperglucémico hiperosmolar no cetósico (HHNK).

Crónicas micro y macrovasculares: Infarto de miocardio (aterosclerosis, enfermedad arterial coronaria), ictus y amputaciones de extremidades.

Tratamiento y objetivos

Objetivos terapéuticos: Glucemia en ayunas (FBS) 70-130 mg/dL y Glucemia al azar (RBS) <180 mg/dL.

Manejo inicial: Pérdida de peso (dieta + ejercicio).

Arsenal farmacológico:

Metformina.

Secretagogos: Sulfonilureas (glipizida, gliburida, glimepirida, nateglinida, repaglinida).

Tiazolidinedionas: Rosiglitazona (riesgo de infarto de miocardio) y pioglitazona (riesgo de cáncer de vejiga). *Advertencia:* Ambas causan insuficiencia cardíaca congestiva.

Inhibidores de la alfa-glucosidasa: Acarbosa, miglitol.

Agonistas de GLP-1: Exenatida, liraglutida.

Inhibidores de DPP-IV: Saxagliptina, sitagliptina, linagliptina.

Análogos de amilina: Pramlintida.

Inhibidores de SGLT2: Canagliflozina, dapagliflozina, empagliflozina, ertugliflozina, bexagliflozina.

Tipos de Insulina (Esquema Basal-Bolo)

- **Ultracorta:** Aspart, lispro, glulisina.
- **Corta:** Regular.
- **Intermedia:** NPH.
- **Larga:** Glargina, detemir.

Fenómenos Glucémicos Nocturnos

Efecto Somogyi: Reacción a una hipoglucemia nocturna con liberación compensatoria de hormonas del estrés. *Tratamiento:* Disminuir (<) la dosis de NPH nocturna.

Fenómeno del alba: Hiperglucemia matutina secundaria a la secreción fisiológica de hormona del crecimiento (GH). *Tratamiento:* Aumentar (>) la dosis de NPH nocturna.

Utilidad del Péptido C

Se utiliza para distinguir entre un trastorno facticio por administración de insulina exógena (donde el péptido C está bajo) frente a un insulinoma productor de insulina endógena (donde el péptido C está elevado)

Trastornos suprarrenales

Tumores suprarrenales

La mayoría son benignos, pero pueden ser funcionales y causar hiperaldosteronismo primario (síndrome de Conn) o hipercortisolismo (síndrome de Cushing).

Otra posibilidad es el **feocromocitoma**, el cual se asocia con hipertensión intermitente y grave, cambios del estado mental, cefaleas y diaforesis.

Tumor de Wilms vs neuroblastoma

Ambos se presentan como masas en el flanco en niños (edad pico: alrededor de los 2 años). Los estudios de imagen (TC) generalmente pueden distinguir los dos.

Neuroblastomas: Surgen con mayor frecuencia de la glándula suprarrenal, a menudo contienen calcificaciones y pueden cruzar la línea media.

Tumores de Wilms: Surgen del riñón, rara vez se calcifican y son siempre unilaterales.

Neuroblastomas

Definición: Grupo heterogéneo de tumores que surgen de las células de la cresta neural. Pueden surgir en cualquier parte del sistema nervioso simpático, siendo la glándula suprarrenal y el abdomen los dos sitios más comunes. El neuroblastoma metastatiza ampliamente, incluso a ganglios linfáticos, médula ósea, hígado y piel. En casos raros, los neuroblastomas regresan espontáneamente (por razones desconocidas).

Clínica: Dolor abdominal, masa abdominal (hepática o retroperitoneal), anorexia, pérdida de peso, dolor de espalda, dolor óseo, diarrea secretora, hipertensión y edema de piernas.

Laboratorio: Ferritina y lactato deshidrogenasa (LDH) elevadas. Se deben solicitar una biometría hemática completa, química sérica y pruebas de función hepática y renal. Los niveles de catecolaminas en orina o suero (ácido vanilmandélico [VMA] y ácido homovanílico [HVA]) ayudan en el diagnóstico.

Diagnóstico y Estadificación: Biopsia de médula ósea, radiografías óseas, gammagrafía ósea, TC abdominal o resonancia magnética (RM), radiografía de tórax y TC de cráneo. Se requiere biopsia de tejido para el diagnóstico definitivo.

Tratamiento: Cirugía, quimioterapia + radioterapia. Los lactantes menores de 1 año tienen mejor pronóstico que los niños mayores.

Hiperaldosteronismo primario (síndrome de Conn)

Clínica: Signos de hipertensión, hipopotasemia, hipernatremia y edema. Síntomas de debilidad y edema.

Fisiopatología: Causado por una neoplasia suprarrenal secretora de aldosterona. Como es una enfermedad primaria, los niveles de renina son bajos; el resto del eje endocrino responde adecuadamente a la disfunción glandular.

Diagnóstico: Evaluación de la concentración plasmática de aldosterona (PAC) y actividad de renina plasmática (PRA). La relación PAC:PRA debe ser mayor de 20 con PRA disminuida y PAC de 15 o más. Luego solicitar una TC de abdomen para buscar una masa suprarrenal.

Tratamiento: Extirpación quirúrgica del tumor. Si es causado por hiperplasia suprarrenal unilateral o bilateral, dar antagonistas del receptor mineralocorticoide (espironolactona o eplerenona).

Hiperaldosteronismo secundario

Contexto: Mucho más común que la enfermedad primaria. Se debe a baja perfusión del riñón, como en la insuficiencia cardíaca congestiva, la estenosis de la arteria renal (presencia de soplo), la deshidratación, el síndrome nefrótico y la cirrosis. Otras causas incluyen diuréticos, tumores secretores de renina y coartación de la aorta.

Mecanismo clave: El riñón percibe hipoperfusión y secreta renina; por lo tanto, el nivel de renina es alto. Tanto la PAC como la PRA están elevadas, con una relación PAC:PRA aproximadamente igual a 10.

Laboratorio: Los niveles de potasio pueden ser normales o incluso altos. Cabe destacar que la hiperpotasemia puede ser la causa del aumento de la liberación de aldosterona, así como la hipocalcemia causa aumento de la liberación de hormona paratiroidea (PTH). Ambas son respuestas fisiológicas normales.

Tratamiento: Tratar el trastorno subyacente (si es posible) resuelve el hiperaldosteronismo.

Síndrome de Cushing (hipercortisolismo)

Signos: Giba de búfalo, obesidad troncal y central con adelgazamiento de las extremidades, facies redonda y pletórica (cara de luna), estrías cutáneas violáceas, acné, hirsutismo, debilidad (especialmente de los músculos proximales), hipertensión, depresión, psicosis, edema periférico, mala cicatrización, intolerancia a la glucosa o diabetes, osteoporosis y alcalosis metabólica hipopotasémica (debida a efectos mineralocorticoides de ciertos corticosteroides). El crecimiento puede verse frenado en los niños.

Síntomas: Aumento de peso, cambios en la apariencia, aparición fácil de hematomas, acné, hirsutismo, labilidad emocional, depresión, psicosis, debilidad, cambios menstruales, disfunción sexual, insomnio y pérdida de memoria.

Etiologías:

Iatrogénica: La causa más común, ya que los esteroides se prescriben con frecuencia.

Enfermedad de Cushing: Segunda causa más común. Un adenoma hipofisario que secreta hormona adrenocorticotropa (ACTH), responsable de aproximadamente el 60% de los casos no iatrogénicos. Las mujeres en edad reproductiva superan a los hombres en una proporción de 5:1.

Otras causas: Producción ectópica de ACTH (clásicamente por cáncer microcítico de pulmón, más común en hombres) o adenomas/carcinomas suprarrenales (más comunes en niños).

Diagnóstico:

Pruebas iniciales: Medición de cortisol libre en orina de 24 horas (los niveles están anormalmente elevados), cortisol salival nocturno tardío o prueba de supresión con dexametasona nocturna en dosis baja (1 mg), donde los niveles de cortisol no se suprimen adecuadamente. *(El nivel aleatorio de cortisol es una prueba inapropiada debido a las variaciones circadianas e inter/intrapaciente).*

Diferenciación: La ACTH está elevada en la enfermedad de Cushing, pero disminuida con un adenoma suprarrenal. Si la ACTH está aumentada, se debe solicitar una prueba de dexametasona en dosis alta (8 mg) para distinguir la enfermedad de Cushing (suprime) de la producción ectópica de ACTH o adenoma suprarrenal (no suprime).

Alternativas y localización: Puede usarse una prueba de hormona liberadora de corticotropina (CRH); una respuesta positiva indica enfermedad de Cushing, mientras que la ausencia de respuesta indica una fuente ectópica. Si se sospecha enfermedad de Cushing, obtener una RM cerebral. Si la ACTH está disminuida y no hay antecedente de uso de esteroides, obtener una TC abdominal o RM suprarrenal. El cáncer primario suele ser evidente cuando la ACTH ectópica es la causa (pérdida de peso, hemoptisis con masa pulmonar en la radiografía de tórax en pacientes con cáncer de pulmón de células pequeñas).

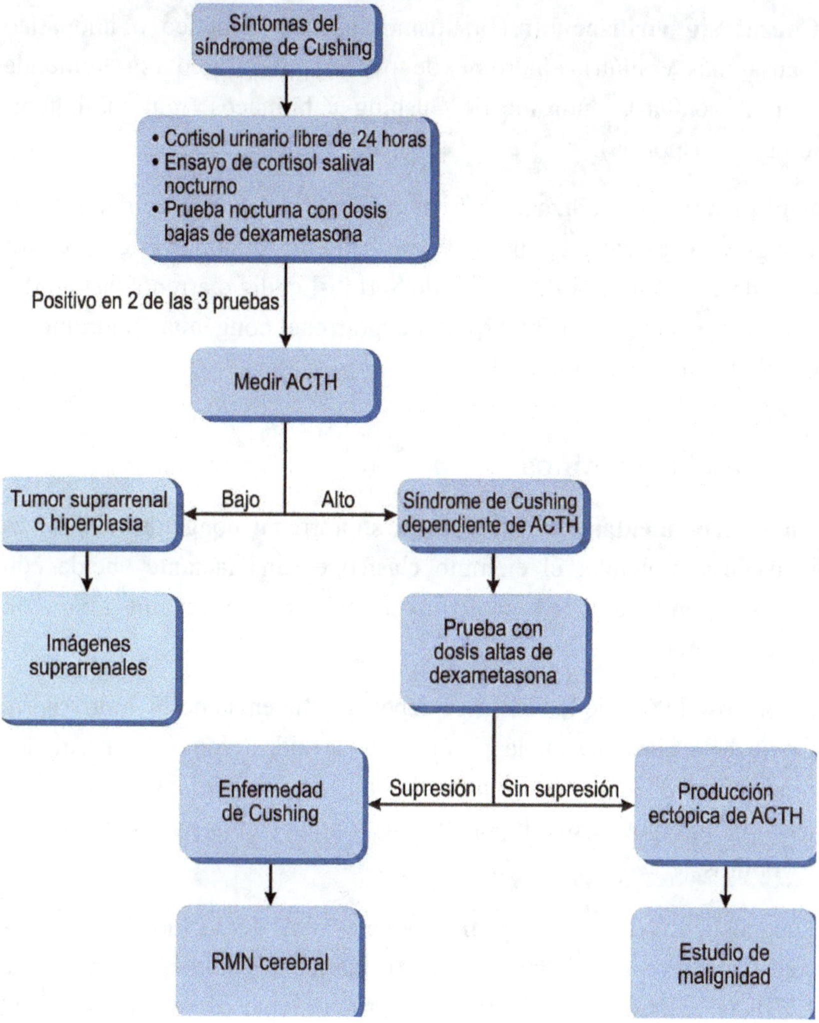

Tratamiento: Se basa en la causa y por lo general implica cirugía.

Hirsutismo

Definición: Crecimiento de vello de patrón masculino en mujeres o niños prepúberes.

Causas sin virilización: Hirsutismo familiar, genético o idiopático (causa más común), síndrome de ovario poliquístico (síndrome de Stein-Leventhal), síndrome de Cushing y fármacos (minoxidil, fenitoína, ciclosporina).

Hirsutismo con virilización: Si se acompaña de aumento del clítoris, voz grave o calvicie temporal, es probable un tumor ovárico secretor de andrógenos (tumor de células de Sertoli-Leydig o arrenoblastoma) o una fuente suprarrenal (hiperplasia suprarrenal congénita, síndrome de Cushing o tumor suprarrenal).

Virilización en niños

En recién nacidas: La hiperplasia suprarrenal congénita (HSC) es una causa probable; el ejemplo clásico es una lactante nacida con genitales ambiguos. El paciente también puede ser un niño con pubertad precoz.

Al menos el 90% de los casos se deben a deficiencia de 21-hidroxilasa. Como esta participa en la producción de aldosterona y cortisol, los niños desarrollan signos de hipoadrenalismo con pérdida de sal, hipotensión, hiperpotasemia, hiponatremia, hipoglucemia, acidosis, náuseas y vómitos.

Diagnóstico: Niveles anormalmente elevados de 17-hidroxiprogesterona sérica o de 17-cetosteroides urinarios (dehidroepiandrosterona [DHEA], sulfato de DHEA y androsterona), junto con disminución del cortisol libre en suero.

Tto: Administrar corticosteroides de inmediato para prevenir la muerte.

En niños mayores: Preocuparse por una neoplasia gonadal secretora de testosterona, como un tumor de Sertoli-Leydig. Los niños con deficiencia de 5-alfa reductasa pueden presentarse con virilización durante la pubertad; inicialmente son fenotípicamente femeninos ya que la dihidrotestosterona (convertida por la 5-alfa reductasa) es necesaria para el desarrollo de los genitales externos masculinos. El aumento de testosterona en la pubertad causará clitoromegalia, voz grave y aumento de la masa muscular.

Síndrome adrenogenital (hiperplasia suprarrenal congénita)

Causa clásica de genitales ambiguos. El 90% de los casos son por deficiencia de 21-hidroxilasa. Los pacientes clínicamente evidentes suelen ser mujeres, porque los varones afectados presentan desarrollo sexual precoz.

Presentan pérdida de sal (sodio bajo), hiperpotasemia, hipotensión y elevación de la 17-hidroxiprogesterona.

Tratamiento: Esteroides y líquidos intravenosos de inmediato para prevenir la muerte.

Conducta profesional: Dígales la verdad a los padres: usted no conoce el sexo del niño. No debe asignarse sexo a ningún paciente con genitales ambiguos hasta que se complete el estudio, el cual debe incluir un cariotipo.

Insuficiencia suprarrenal (hipoadrenalismo)

Signos: Hipotensión, hiperpotasemia, hiponatremia, hiperpigmentación (solo si la hipófisis funciona, debido a la hormona estimulante de melanocitos), náuseas y vómitos, diarrea, dolor abdominal, fiebre leve, hipoglucemia, acidosis, eosinofilia, hipotensión ortostática y shock.

Síntomas: Anorexia, pérdida de peso, debilidad, mareo, apatía.

Etiologías:

Insuficiencia suprarrenal terciaria (iatrogénica): El tipo más común, debido a tratamiento con esteroides, donde los esteroides exógenos inhiben la secreción de CRH por el hipotálamo. Las personas a quienes se les suspende bruscamente una terapia prolongada pueden ser incapaces de secretar corticosteroides ante el estrés hasta por 1 año. Es el paciente posoperatorio clásico que se deteriora (hipotensión, shock e hiperpotasemia) con antecedente de uso de esteroides.

Otras causas: En el mundo desarrollado, la causa primaria (no iatrogénica) más común es la enfermedad autoinmitaria (idiopática), pudiendo coexistir con hipotiroidismo, anemia perniciosa, vitíligo, diabetes o hipoparatiroidismo. En el mundo en desarrollo, la tuberculosis es la causa más común. La insuficiencia suprarrenal secundaria puede deberse a un adenoma hipofisario (disminuye ACTH) o al síndrome de Sheehan. Otras causas incluyen cáncer metastásico (especialmente de pulmón), infecciones fúngicas u oportunistas en SIDA, ketoconazol e insuficiencia hipofisaria/hipotalámica.

Diagnóstico: El cortisol matutino poco después de despertar puede sugerir el diagnóstico. La prueba de estimulación con ACTH en dosis altas (cosintropina) es la forma más exacta: se mide el cortisol plasmático, se administra ACTH IV o IM, y se vuelve a medir a los 30 minutos o a los 30 y 60 minutos. Si el nivel de cortisol aumenta apropiadamente ≥18–20 mcg/dL para IV o ≥16 mcg/dL para IM), la función suprarrenal es normal e indica una insuficiencia secundaria o terciaria. Una respuesta inapropiada indica insuficiencia suprarrenal primaria.

Tratamiento: No retrase el tratamiento para hacer un diagnóstico si el paciente se está deteriorando (puede morir). Administre dosis profilácticas de estrés de corticosteroides ante enfermedades, operaciones u otros factores de estrés para prevenir una crisis suprarrenal.

Feocromocitoma

Clínica: Grandes oscilaciones de la presión arterial (algunas peligrosamente altas), taquicardia, hipotensión ortostática, cefaleas, sudoración, rubor, mareo, cambios del estado mental y una sensación de muerte inminente (similar a un ataque de pánico).

Mnemotecnia (Las cinco P paroxísticas):

- Presión (hipertensión)
- Palidez
- Palpitaciones
- Perspiración (transpiración/sudoración)
- Pain (dolor/cefalea)

Diagnóstico: Recolección de orina de 24 horas para metanefrinas, HVA o VMA (productos de degradación de catecolaminas anormalmente elevados). Una alternativa es el análisis plasmático de metanefrinas fraccionadas. Si los niveles son altos, solicitar una TC abdominal para buscar la masa suprarrenal.

Tratamiento: La extirpación quirúrgica del tumor es el tratamiento de elección, **después de la estabilización** utilizando primero bloqueadores alfa (fenoxibenzamina) y posteriormente betabloqueadores.

Trastornos hipofisarios

Prolactinoma

Manifestaciones de niveles elevados de prolactina:

Mujeres premenopáusicas: Infertilidad, amenorrea o galactorrea.

Mujeres posmenopáusicas: Ya presentan amenorrea y por lo general no tienen galactorrea; el tumor suele hacerse grande y causar cefalea o cambios visuales.

Hombres: Disminución de la libido, impotencia, infertilidad o ginecomastia.

Diagnóstico: Medir el nivel de prolactina. Si está elevado, se debe realizar una RM cerebral.

Tratamiento: Agonista dopaminérgico como cabergolina o bromocriptina. Si el tratamiento médico no tiene éxito o si el prolactinoma es grande, están indicadas la cirugía transesfenoidal y la radioterapia.

Acromegalia

Fisiopatología: Causada por secreción excesiva de GH, con frecuencia por un adenoma hipofisario secretor de GH.

Clínica: Manos, pies, arcos superciliares y mandíbula grandes, órganos agrandados (organomegalia) e intolerancia a la glucosa. Produce además miocardiopatía concéntrica, la cual resulta en insuficiencia cardíaca.

Diagnóstico: El cribado inicial se hace midiendo el nivel sérico de factor de crecimiento similar a la insulina 1 (IGF-1), el cual estará elevado. Se confirma con una prueba de supresión con glucosa, donde la glucosa no logra suprimir la secreción de GH.

Tratamiento: Habitualmente resección quirúrgica. También puede tratarse médicamente con octreótido (un análogo de la somatostatina).

Diabetes insípida (DI)

Definición: Falta de efecto de la hormona antidiurética (ADH o vasopresina) en el organismo. Los pacientes secretan orina inapropiadamente diluida y pueden eliminar hasta 25 L al día, lo que provoca deshidratación e hipernatremia. La osmolalidad plasmática suele ser mayor de 295 mOsm/kg. Estos pacientes mueren rápidamente si no pueden beber agua.

Fisiopatología diagnóstica: Normalmente, ante la deshidratación, la ADH concentra la orina reteniendo agua libre. En la DI, la orina permanece diluida aunque la osmolaridad sérica sea alta por la deshidratación.

Clasificación:

DI central: Falta de producción de ADH por la hipófisis posterior. Aunque a menudo es idiopática, buscar causas como traumatismo, neoplasia, sarcoidosis/enfermedad granulomatosa o encefalopatía isquémica. Solicitar TC o RM de cráneo si está indicado. *Tto:* Reemplazo de ADH con desmopresina (vía oral o aerosol nasal). Los pacientes tienden a ser hipernatrémicos.

DI nefrogénica: Falta de respuesta renal a la ADH. Buscar causas como fármacos (litio y demeclociclina), hipercalcemia o mutaciones hereditarias. *Tto:* Suspender el fármaco causal y administrar un diurético tiazídico (tiene el efecto paradójico de disminuir la diuresis); la ADH no ayuda. Los pacientes suelen estar euvolémicos porque mantienen el mecanismo de la sed intacto, compensando la pérdida renal.

Prueba diagnóstica diferencial: Administrar una dosis de ADH o desmopresina y medir la osmolalidad urinaria:

Si es **DI central**, la osmolalidad urinaria **aumenta** tras la ADH.

En la **DI nefrogénica**, la orina **permanece inapropiadamente diluida** después de administrar ADH.

Miscelánea

Hipertermia

Definición: Temperatura corporal mayor de 104°F (40°C). Las tres causas primarias son infecciones, medicamentos y golpe de calor.

Golpe de calor: Buscar antecedente de exposición prolongada al calor y una temperatura alta (>104°F [40°C]) sin pistas de otros causantes. *Tto:* Enfriamiento inmediato (mantas húmedas, hielo, agua fría). Las amenazas inmediatas para la vida son las convulsiones (tratar con diazepam) y el colapso cardiovascular. Siempre descarte infección y medicamentos (especialmente con actividad anticolinérgica como antihistamínicos, antipsicóticos y antidepresivos).

Hipertermia causada por medicamentos (Ejemplos clásicos)

Hipertermia maligna: Reacción rara, idiosincrásica y de base genética a medicamentos, generalmente causada por anestésicos inhalados (halotano) o exposición a succinilcolina. *Tratamiento:* Dantroleno.

Síndrome neuroléptico maligno: Reacción idiosincrásica y de base genética a un antipsicótico. Muestra niveles extremadamente altos de creatina fosfoquinasa (CPK) y cambios del estado mental. *Tratamiento:* El primer paso es suspender el medicamento; el segundo paso es el tratamiento de sostén (abundantes líquidos IV para prevenir la insuficiencia renal por rabdomiólisis); el tercer paso, si es necesario, es tratar con dantroleno.

Fiebre por fármacos: Reacciones idiosincrásicas a un medicamento iniciado típicamente dentro de la semana previa. Rara vez causan fiebre por encima de 104°F (40°C).

Alcohol e hipoglucemia

El alcohol puede precipitar hipoglucemia. *Tratamiento:* Administrar **tiamina primero**, y luego glucosa en pacientes con trastorno por consumo de alcohol.

Hipotermia

Definición: Temperatura corporal menor de 95°F (35°C), generalmente acompañada de alteraciones del estado mental y díficits neurológicos generalizados.

Tratamiento: Si el paciente está consciente, recalentar lentamente con mantas. Si está inconsciente, considerar lavado gástrico y vesical con agua tibia, así como líquidos IV tibios.

Monitoreo: Evaluar el ECG en busca de arritmias (frecuentes). Puede verse la **onda J clásica** (una pequeña deflexión positiva después del complejo QRS). Monitorizar también electrolitos, función renal y estado ácido-base.

Criterio de reanimación: No se deben abandonar los esfuerzos de reanimación hasta que el paciente esté completamente recalentado en el contexto de un paro cardíaco hipotérmico.

Según un viejo dicho en medicina: no se considera muerto al paciente "hasta que esté caliente y muerto". La hipotermia puede enlentecer la función corporal de manera notable, existiendo reportes de reanimación exitosa horas después de los intentos iniciales una vez calentado el cuerpo.

GASTROENTEROLOGÍA

El esmalte dental es la parte más dura del cuerpo humano

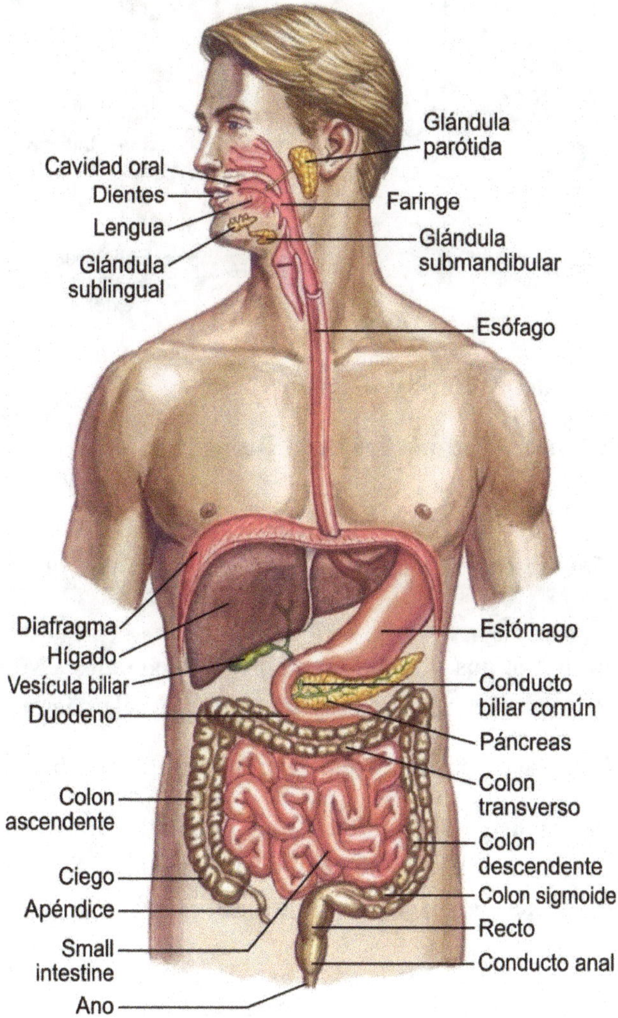

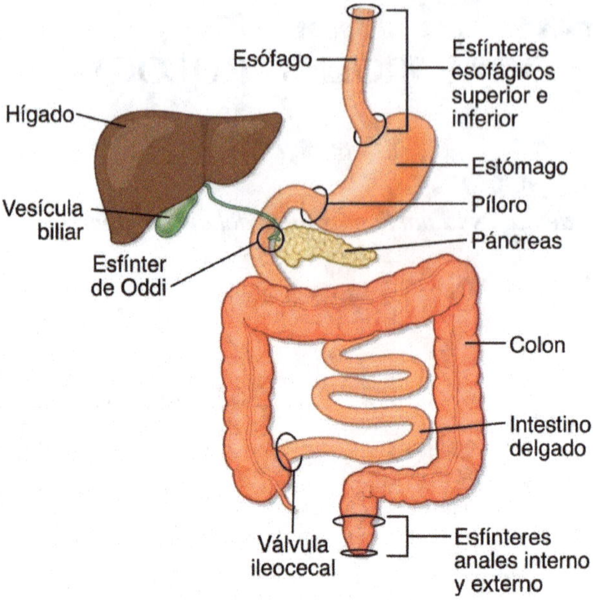

1. Trastornos del Esófago y Disfagia

Enfoque Clínico y Diagnóstico de la Disfagia

Disfagia Orofaríngea

Disfagia Esofágica: Se clasifica según los alimentos que la desencadenan:

Afectación de Sólidos y Líquidos (Tipos Funcionales / Motores): * *Patologías:* Acalasia, espasmo esofágico difuso, esclerodermia.

Diagnóstico: Manometría esofágica y monitorización de pH.

Afectación Exclusiva de Sólidos (Tipos Estructurales / Mecánicos): * *Patologías:* Cáncer adeno o escamocelular, anillo de Schatzki, divertículo de Zenker, esofagitis eosinofílica, esofagitis inducida por píldoras.

Diagnóstico: Endoscopia digestiva alta (EDA).

. . .

Patologías Esofágicas Específicas

Espasmo esofágico difuso

Diagnóstico: Muestra un patrón característico en "sacacorchos" en el esofagograma con bario. Se evalúa mediante estudio de motilidad esofágica y sonda de pH de 24 horas.

Tratamiento (Tto): Antagonistas de los canales de calcio (diltiazem BID) o antidepresivos tricíclicos (imipramina). Como segunda línea se utilizan inhibidores de la PDE-5 (sildenafilo) y tratamiento antirreflujo.

Acalasia

Diagnóstico: Serie digestiva alta como abordaje inicial para la disfagia.

Tratamiento (Tto): Inyección de toxina botulínica en el esfínter esofágico inferior (EEI); dilatación neumática (asocia un 5% de riesgo de ruptura esofágica); o abordaje quirúrgico mediante miotomía laparoscópica o POEM (Miotomía Endoscópica Peroral).

Variantes según la edad:

En pacientes jóvenes: Se puede manifestar atípicamente con reflujo y pirosis, requiriéndose una prueba empírica con IBP.

En ancianos (Seudoacalasia o acalasia secundaria): Sospechar de una neoplasia subyacente; requiere obligatoriamente endoscopia digestiva alta.

Esclerodermia (Compromiso esofágico)

Clínica: Cursa con disfagia acompañada de reflujo gástrico severo, esofagitis ulcerativa, estenosis y evolución a esófago de Barrett.

Diagnóstico: Endoscopia digestiva alta.

Síndrome de sobrecrecimiento bacteriano (SIBO) asociado: Secundario a la disminución (<) del peristaltismo esofágico, disminución (<) del tono del EEI, reflujo severo, esofagitis, Barrett y disminución (<) del peristaltismo gástrico.

Tratamiento: Antibióticos de amplio espectro como rifaximina, Augmentin (amoxicilina/clavulanato), norfloxacino, o la combinación de Flagyl (metronidazol) con una cefalosporina, Bactrim o gentamicina.

Esofagitis inducida por píldoras

Etiología común: Inducida por doxiciclina.

Tratamiento (Tto): De soporte.

Enfermedad por Reflujo Gastroesofágico (ERGE) y hernia hiatal

Tratamiento Quirúrgico: Funduplicatura de Nissen.

Esófago de Barrett con Displasia de Alto Grado

Tratamiento (Tto): Resección mucosa endoscópica, ablación por radiofrecuencia, crioablación o terapia fotodinámica del nódulo displásico.

2. Patología Gástrica y Duodenal

Úlcera péptica con vaso visible: Requiere terapia endoscópica mediante sonda térmica o colocación de hemoclip, seguido obligatoriamente del tratamiento de erradicación para *H. pylori*.

Abordaje de *Helicobacter pylori*: Las pruebas no invasivas se reservan para pacientes < 55 años que no presenten síntomas de alarma. Si el paciente es > 55 años, está indicada una endoscopia digestiva alta invasiva o la prueba rápida de la ureasa.

Estenosis péptica: Constituye una causa frecuente de dispepsia en pacientes jóvenes. *Tratamiento:* IBP (deben tomarse estrictamente antes del desayuno).

Trastorno del vaciamiento gástrico (Gastroparesia): *Diagnóstico:* Confirmación mediante una prueba de vaciamiento gástrico con radionúclidos para sólidos y líquidos.

Carcinoma gástrico: * *Factores de riesgo:* Infección por *H. pylori*, tabaquismo, consumo de alcohol, obesidad, anemia perniciosa, grupo sanguíneo A, y una dieta baja en fibra o alta en alimentos desecados, ahumados y salados.

3. Síndromes Neuroendocrinos y Malformaciones

Síndrome de Zollinger-Ellison (Gastrinoma): Se caracteriza por niveles séricos de gastrina críticamente elevados, presencia de úlceras posbulbares múltiples y diarrea acuosa. *Diagnóstico:* Ecoendoscopia (USE) e imagen de receptores de somatostatina.

Octreótido: Indicado como tratamiento para el control de la acromegalia, tirotropinoma, tumor carcinoide y VIPomas.

Tumor Carcinoide: Localización anatómica mayoritaria en el íleon. *Diagnóstico:* Determinación de 5-HIAA (ácido 5-hidroxiindoleacético) urinario.

Divertículo de Meckel: *Diagnóstico:* Gammagrafía de Meckel utilizando tecnecio-99 (Tc-99) radiactivo.

Síndrome de Osler-Weber-Rendu (Telangiectasia Hemorrágica Hereditaria - THH): Cursa clínicamente con malformaciones arteriovenosas (MAV) múltiples y episodios de sangrado mucocutáneo.

Síndrome de Peutz-Jeghers: Trastorno caracterizado por la presencia de pólipos hamartomatosos en el tracto digestivo y pigmentación melánica labial (pecas).

Síndrome CREST (Esclerodermia limitada): Esclerosis sistémica caracterizada por la positividad de anticuerpos anticentrómero. *(Nota diferencial: el exantema en mariposa es característico del LES).*

4. Enfermedades Malabsortivas e Intestinales

Enfermedad Celíaca

Clínica y Marcadores: Se asocia al exantema de la dermatitis herpetiforme. El perfil serológico incluye anticuerpos (Ac) antigliadina, Ac antiendomisio y Ac antitransglutaminasa tisular.

Diagnóstico de certeza: Endoscopia digestiva alta con toma de biopsia duodenal.

Tratamiento (Tto): Dieta estricta sin gluten, evitando el consumo de centeno, trigo y cebada.

Complicaciones del Esprúe Celíaco: Conlleva un riesgo aumentado de sobrecrecimiento bacteriano del intestino delgado (SIBO), enfermedad de Addison, diabetes mellitus tipo 1, Linfoma No Hodgkin (LNH), cáncer tiroideo, cáncer esofágico, osteoporosis y neuropatía periférica.

Esprúe Tropical

- **Tratamiento (Tto):** Régimen de tetraciclina combinado con reposición de folato.

5. Enfermedad Inflamatoria Intestinal (EII)

Enfermedad de Crohn

Fisiopatología y Distribución: Afectación transmural que se extiende desde la boca hasta el ano en forma de lesiones salteadas. La resección ileal debida a una ileítis terminal causa anemia macrocítica secundaria al déficit de vitamina B12.

Manifestaciones extraintestinales: Presencia de pioderma gangrenoso o eritema nudoso.

Evaluación inicial y Hallazgos: EDA y colonoscopia. Revelan pliegues mucosos engrosados, úlceras aftosas, aspecto en "empedrado" secundario a las ulceraciones, estenosis, fístulas y afectación perianal compleja.

Tratamiento del Brote Agudo: Budesonida.

Colitis Ulcerosa (CU) y Manejo General de la EII

Embarazo: El uso de mesalamina es un tratamiento aceptable y seguro durante la gestación para pacientes con CU.

Displasia de Alto Grado en CU: Constituye una indicación absoluta de derivación a cirugía para una colectomía total.

Manejo Corticoideo de la EII: Los corticoesteroides son útiles exclusivamente para el control de los brotes agudos; la remisión inducida por esteroides debe mantenerse a largo plazo con 5-ASA, azatioprina, 6-mercaptopurina (6-MP), terapia anti-TNF o inhibidores de integrinas.

Efectos adversos del uso prolongado de glucocorticoides: Supresión del eje suprarrenal, osteoporosis, necrosis avascular, infecciones oportunistas e intolerancia a la glucosa.

Sulfasalazina: Se metaboliza y se convierte en sulfapiridina y mesalamina. La fracción de sulfapiridina causa infertilidad masculina reversible.

6. Hemorragia Digestiva

Sangrado digestivo oculto: Manifestado como una anemia microcítica con estudios de endoscopia digestiva alta y colonoscopia iniciales negativas; requiere estudio extendido mediante tránsito de intestino delgado y videocápsula endoscópica.

Sangrado digestivo con inestabilidad hemodinámica: Protocolo de urgencia: exige la realización de intubación endotraqueal para la protección de la vía aérea antes de proceder con cualquier intento de endoscopia.

7. Cribado Oncológico en Gastroenterología

Cribado de Cáncer Colorrectal (CCR) y Síndromes Hereditarios

Población General / Riesgo Estándar: Sangre oculta en heces (SOH) combinada con sigmoidoscopia.

Antecedente familiar de primer grado: Colonoscopia inicial a los 40 años de edad, o 10 años antes de la edad al diagnóstico del familiar de primer grado afectado.

Dos o más familiares de primer grado afectados: Requiere la realización de una colonoscopia de seguimiento de forma estricta cada 5 años.

Síndrome de Lynch (CCHNP): Inicio de colonoscopia de cribado a los 25 años de edad. Si se documenta la presencia de displasia de alto grado, el tratamiento de elección es la colectomía total.

Poliposis Adenomatosa Familiar (PAF):

Cribado general: Realización de endoscopia digestiva alta dirigida a la detección de adenocarcinoma de intestino delgado localizados en el duodeno y en la región periampular.

Cribado postcolectomía: Endoscopia digestiva alta con visión frontal y lateral cada 1-3 años junto con una sigmoidoscopia anual, orientadas a detectar pólipos displásicos de alto grado o cáncer en el estómago, duodeno, ampolla de Vater y en la zona de la anastomosis ileorrectal. Estos pacientes pueden beneficiarse del uso profiláctico de inhibidores de la COX-2.

Tratamiento del Cáncer de Colon Avanzado: Esquemas quimioterapéuticos basados en 5-Fluorouracilo (5-FU).

8. Patología Isquémica Intestinal

Colitis Isquémica

Diagnóstico: Tomografía Computarizada (TC) con protocolo de doble contraste (oral + IV).

Tratamiento: Fluidoterapia con líquidos IV y cobertura antibiótica con Flagyl (metronidazol).

Isquemia Mesentérica Aguda o Isquemia Colónica Derecha

Diagnóstico: Considerado el patrón de oro la realización de una angiografía mesentérica de urgencia.

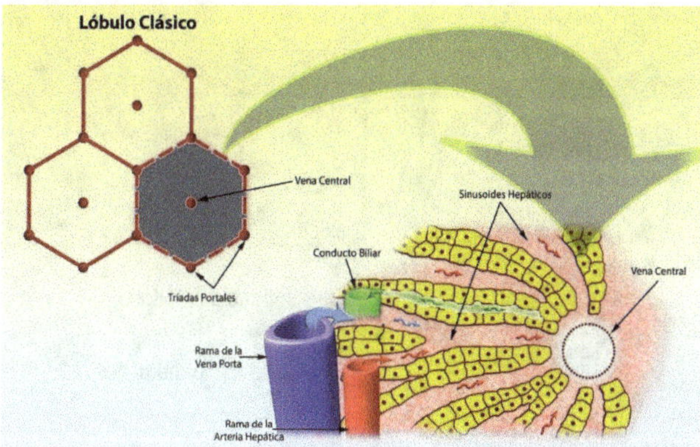

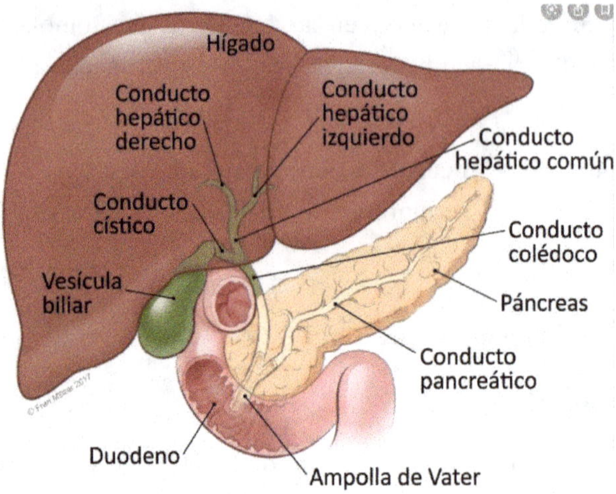

Hígado, vía biliar y páncreas:

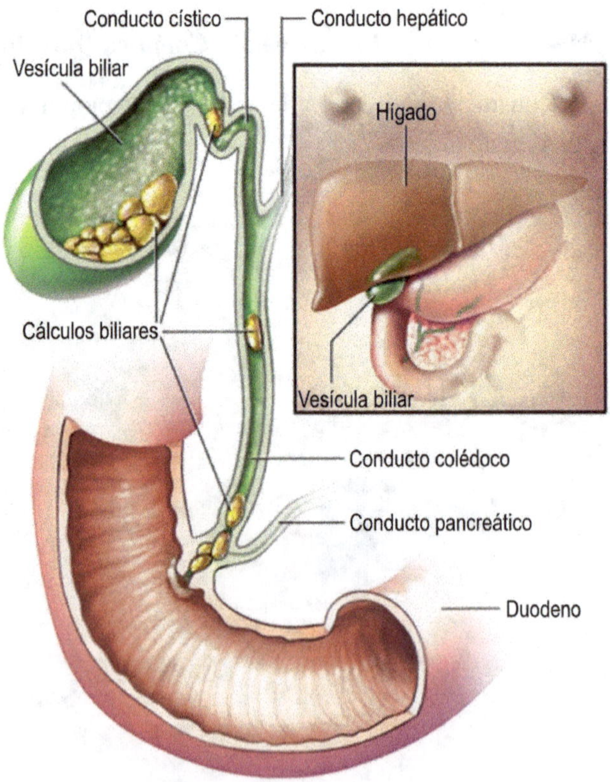

Evaluación de la Ictericia (Hiperbilirrubinemia)

Ictericia por Bilirrubina Indirecta (No Conjugada)

Sobreproducción (Hemólisis): Anemia hemolítica (eritroblastosis, diseritropoyesis, hemólisis inmunitaria, anomalías congénitas del eritrocito como drepanocitosis/anemia falciforme, talasemia y esferocitosis).

Alteración de la captación hepática: Lesión hepatocelular severa (hepatitis viral, toxicidad por fármacos).

Actividad reducida de la glucuronil transferasa: Fisiológica en el recién nacido, Síndrome de Gilbert (gatillado por episodios como gastroenteritis viral por VHA, manifestando transaminitis y elevación aislada de la forma no conjugada) y Síndrome de Crigler-Najjar.

Ictericia por Bilirrubina Directa (Conjugada)

Alteración del transporte hacia el canalículo: Síndrome de Dubin-Johnson y Síndrome de Rotor.

Lesión hepatocelular: Hepatitis viral o alcohólica, fármacos y toxinas.

Colestasis canalicular / Obstrucción biliar extrahepática: Coledocolitiasis, estenosis biliar, neoplasias malignas, compresión extrínseca y colestasis del embarazo.

Perfil Serológico e Interpretación en Hepatitis B y A

anti-VHA IgG (+): Infección pasada o inmunidad frente a Hepatitis A.

HBc IgG o IgM (+): Exposición al antígeno del núcleo (core) de la Hepatitis B; diferencia fase aguda (IgM) de crónica/pasada (IgG).

HBsAg (+): Infección activa por Hepatitis B (aguda o crónica).

Anti-VHD IgM (+): Sugiere coinfección o sobreinfección por el virus de la Hepatitis D en un paciente con virus B.

HBsAb (+): Infección pasada curada o estado de vacunación efectiva contra Hepatitis B.

Patrones de Lesión Hepática Aguda y Crónica

1. Patrón Hepatocelular (Elevación predominante de AST + ALT)

Hepatitis viral aguda (A, B, C, D, E) y crónica.

Enfermedad hepática alcohólica y EHNA / EHGNA (Esteatohepatitis no alcohólica / Enfermedad por hígado graso no alcohólico; *Tx:* modificación del estilo de vida con dieta y ejercicio).

Toxinas e injurias hereditarias: Enfermedad de Wilson (degeneración hepatolenticular; *Tx:* penicilamina); Hemocromatosis hereditaria (HHC; genera sobrecarga tisular; *Tx:* restricción de hierro en la dieta y flebotomías terapéuticas repetidas. *Alerta:* tienen un riesgo crítico de infección grave por *Vibrio vulnificus*, por lo que deben evitar estrictamente los mariscos crudos); déficit de alfa-1-antitripsina.

Origen congestivo / isquémico: Insuficiencia cardíaca congestiva avanzada, hipotensión severa (hígado de shock), síndrome de Budd-Chiari, oclusión de la vena cava inferior (VCI) y enfermedad venooclusiva.

Infiltración neoplásica o granulomatosa: Carcinoma hepatocelular (CHC; con factores de riesgo como VHC, cirrosis alcohólica o HHC), linfoma, leucemia, enfermedad metastásica masiva; tuberculosis, sarcoidosis, histoplasmosis y fármacos.

Falla hepática fulminante: Una sobredosis de Tylenol (acetaminofén) con insuficiencia aguda requiere el traslado inmediato a un centro de trasplante hepático.

2. Patrón Colestásico (Elevación predominante de FA + GGT)

Intrahepática: CBP (Colangitis Biliar Primaria; asociada de forma característica a anticuerpos antimitocondriales positivos [+]; *Tx:* ácido ursodesoxicólico); Síndrome de Dubin-Johnson, colestasis del embarazo, sepsis sistémica y fármacos.

Obstructiva / Extrahepática: CEP (Colangitis Esclerosante Primaria; se caracteriza en la colangiografía por estenosis multifocales y conductos biliares intrahepáticos dilatados, fuertemente asociada a Enfermedad Inflamatoria Intestinal [EII]); estenosis biliar benigna, coledocolitiasis y neoplasias malignas.

Hepatitis Autoinmunitaria

Histopatología: Presencia típica de hepatitis de interfase.

Tratamiento: Prednisona combinada con azatioprina.

Hipertensión Portal y Cirrosis Hepática

Clasificación Anatomo-Hemodinámica

Presinusoidal: Trombosis de la vena porta o esplénica (clásicamente debuta con arañas vasculares o cabeza de Medusa) y esquistosomiasis.

Sinusoidal: Cirrosis hepática (causa principal) y hepatitis aguda grave o fulminante.

Postsinusoidal: Insuficiencia cardíaca derecha grave, pericarditis constrictiva y regurgitación tricuspídea.

Complicaciones de la Insuficiencia Hepática Descompensada

Hemorragia varicosa (gástrica o esofágica; *Tx de elección:* ligadura endoscópica con bandas realizada cada 3 semanas).

Ascites y PBE (Peritonitis Bacteriana Espontánea).

Síndrome hepatorrenal (SHR).

Encefalopatía hepática acompañada de asterixis (flapping).

. . .

Estigmas Clínicos Sistémicos de la Cirrosis:

Acropaquias (dedos en palillo de tambor) y osteoartropatía hipertrófica.

Soplo de Cruveilhier-Baumgarten.

Contractura de Dupuytren.

Fetor hepático, uñas de Muehrcke y uñas de Terry.

Ginecomastia y atrofia testicular (por alteración del metabolismo de estrógenos).

Criterios de Trasplante Hepático (MELD)

Puntajes de Child-Pugh y MELD (*Model for End-Stage Liver Disease*) dirigen la prioridad. La ecuación del MELD se calcula mediante la siguiente fórmula logarítmica:

MELD = 3.78 x ln(bilirrubina sérica) + 11.2 x ln(INR) + 9.57 xln(creatinina sérica) + 6.43

Umbral de trasplante: Un puntaje de **MELD > 26** constituye una indicación formal para el listado de trasplante hepático.

Patología de la Vía Biliar y del Páncreas

Colecistitis acalculosa en paciente crítico (UCI): El abordaje terapéutico de elección consiste en la colocación de un tubo de drenaje de colecistostomía percutánea guiada por radiología intervencionista.

Pancreatitis Aguda: Criterios de Ranson para Estratificación de Riesgo

Evaluación al ingreso (AWGAL)

Edad > 55 años

Leucocitos > 16,000/μL

Glucosa > 200 mg/dL

AST > 250 U/L

LDH > 350 U/L

Evaluación a las 48 horas (HBCPBF)

Descenso del Hematocrito > 10%

Aumento del BUN > 5 mg/dL

Calcio sérico < 8 mg/dL

PaO2 < 60 mmHg

Déficit de base > 4 mEq/L

Secuestro de líquidos > 6 L

Correlación de Mortalidad según número de Factores de Riesgo:

0-2 factores: <1% de mortalidad.

3-4 factores: 15% de mortalidad.

5-6 factores: 40% de mortalidad.

Pancreatitis necrotizante aguda: Se asocia clínicamente al signo de Cullen (equimosis periumbilical); requiere confirmación urgente mediante TC abdominal con contraste.

Indicación de CPRE: Reservada para casos de pancreatitis de origen biliar con colangitis u obstrucción persistente.

Lesiones Quísticas y Tumores Pancreáticos: Monitorización con el marcador tumoral **CA19-9**. Ante una lesión quística pancreática >3 cm, el método diagnóstico de elección es la ecoendoscopia (USE) con PAAF, demostrando mayor rendimiento que la aspiración con aguja guiada por TC.

. . .

Miscelánea Gastrointestinal e Infecciosa

Enfermedad de Whipple: Causada por *Tropheryma whipplei. Tratamiento:* Ciclo inicial de ceftriaxona IV seguido de Bactrim (trimetoprima/sulfametoxazol) por vía oral durante un año completo.

Linfangiectasia intestinal: *Tratamiento:* Restricción dietética estricta y reducción de ácidos grasos (AG) de cadena larga para disminuir la pérdida entérica de proteínas.

***E. coli* O157:H7:** Los antibióticos están **absolutamente contraindicados** debido a que su uso aumenta drásticamente el riesgo de desencadenar un Síndrome Urémico Hemorroidal / Hemolítico (SUH).

Enteropatía inducida por fármacos: Cuadro de malabsorción secundario al uso de olmesartán.

Apendicitis en el anciano: Presentación clínica frecuentemente atípica que mimetiza una ileítis aguda en la enfermedad de Crohn.

ESCENARIOS ADICIONALES

Boca, glándulas salivales y esófago

Tumefacción de la glándula parótida

Multifocal: Paperas (tumefacción parotídea, infertilidad, la mejor prevención es la inmunización), síndrome de Sjögren, sarcoidosis, bulimia, alcoholismo.

Unifocal: Infección bacteriana, sialolitiasis (cálculo en el conducto parotídeo), neoplasia (adenoma pleomorfo).

Nota anatómica: La característica única de la glándula parótida es que tiene ganglios linfáticos en su parénquima.

Estomatitis

Definición: Inflamación de la membrana mucosa de la boca.

Causas: Estomatitis angular, deficiencia de vitamina B (riboflavina, niacina, piridoxina), deficiencia de vitamina C, fármacos (metotrexato, sulfasalazina).

Cánceres orales

Factores de riesgo: Fumar o mascar tabaco, alcohol, VPH, mala higiene oral.

Lesiones: Leucoplasia (parche blanco), malacoplaquia (parche rojo).

Variante: Leucoplasia oral vellosa (infección por VEB en VIH +, riesgo de carcinoma nasofaríngeo).

Masa cervical

Niños: * Quiste del conducto tirogloso (línea media).

Quistes de hendidura branquial (lateral).

Higroma quístico o linfangioma (asociado con síndrome de Turner, benigno, tratamiento quirúrgico).

Linfadenitis cervical (con faringitis estreptocócica).

Virus de Epstein-Barr (VEB) (20-30 años).

Enfermedad por arañazo de gato, infección micobacteriana (escrofula).

Malignidad (leucemia o linfoma).

Adultos: Malignidad (linfoma, carcinoma escamocelular, cáncer de tiroides).

Conducta en adultos: El cáncer cervical de origen desconocido necesita endoscopia triple (laringoscopia, broncoscopia, esofagoscopia) + biopsia triple (nasofaringe, amígdalas palatinas, base de la lengua).

Várices esofágicas

Tratamiento con sangrado: ABC, líquidos IV, sangre según necesidad, PFC, vitamina K, antibióticos profilácticos (para reducir la mortalidad por todas las causas). Análogo de somatostatina (octreótido - vasoconstricción esplácnica), endoscopia digestiva alta con escleroterapia (cauterización, ligadura o vasopresina). Shunt portosistémico intrahepático transyugular (TIPS) o shunt portocava quirúrgico abierto (shunt esplenorrenal).

Tratamiento sin sangrado: Betabloqueadores (propranolol, nadolol, timolol - para reducir la hipertensión portal).

Enfermedad por reflujo gastroesofágico (ERGE)

Asociación: Incidencia mucho mayor con hernia hiatal.

Clínica: "Pirosis", tos, dolor torácico o abdominal.

Tratamiento Conductual: Modificaciones del estilo de vida (elevar la cabecera de la cama, evitar café, alcohol, tabaco, alimentos picantes y grasos, chocolate o fármacos con propiedades anticolinérgicas).

Tratamiento Farmacológico y Quirúrgico: Antiácidos, bloqueadores H2, IBP. Cirugía (funduplicatura de Nissen).

Síntomas de alarma (Justifican endoscopia digestiva alta): Disfagia, odinofagia, anemia, melena, hematemesis, pérdida de peso, neumonía. También en hombres > 50 años o síntomas > 5 años sin respuesta a IBP.

Secuelas: Esofagitis, estenosis esofágica, úlcera esofágica, esófago de Barrett, adenocarcinoma esofágico.

Hernia hiatal

Hernia deslizante: Arrastra el estómago con la unión gastroesofágica; riesgo de ERGE.

Hernia paraesofágica: La unión gastroesofágica queda por debajo del diafragma pero el estómago se hernia hacia el tórax. Es el tipo más grave y necesita reparación quirúrgica, ya que puede estrangularse.

Radiografía de tórax (Ambas): Muestra una densidad retrocardíaca redondeada.

Trastornos motores y estructurales del esófago

Sintomatología general: Disfagia + odinofagia + dolor torácico atípico.

Acalasia: Relajación incompleta del esfínter esofágico inferior (EEI) hipertenso. Etiología idiopática o por enfermedad de Chagas (*Trypanosoma cruzi* en Sudamérica). Presenta disfagia intermitente para sólidos + líquidos pero sin pirosis. *Diagnóstico:* Esofagograma baritado con estrechamiento distal en "pico de pájaro" y manometría esofágica. *Tto:* Calcioantagonistas, nitratos, dilatación neumática con balón, inyección de toxina botulínica, miotomía endoscópica peroral, o miotomía quirúrgica con funduplicatura. Riesgo aumentado de carcinoma esofágico.

Espasmo esofágico: Difuso vs. esófago en cascanueces. Contracciones esofágicas irregulares y dolorosas. *Diagnóstico:* Manometría esofágica (< presión del EEI) y esofagograma baritado ("esófago en sacacorchos"). *Tto:* Calcioantagonistas, nitratos, cirugía (miotomía).

Esclerodermia: Aperistaltismo con fibrosis esofágica y atrofia del músculo liso. EEI incompetente con presencia de pirosis (lo opuesto de la acalasia). Muestra ANA +, facies en máscara. Asociado a síndrome CREST (Calcinosis, Raynaud, Dismotilidad esofágica, Esclerodactilia, Telangiectasias).

Carcinoma esofágico

El **adenocarcinoma** es más frecuente que el **carcinoma escamocelular**.

Adenocarcinoma: Asociado a ERGE de larga evolución (reflujo ácido + pirosis). Ocurre en el esófago distal; su precursor es el esófago de Barrett (metaplasia columnar de la mucosa escamosa normal; necesita biopsia periódica).

Carcinoma escamocelular: Localización más proximal. Factores de riesgo: tabaco + alcohol, personas negras > 40 años.

Clínica: Los alimentos sólidos y luego líquidos se "quedan atorados" en el pecho, pérdida de peso, anemia.

Desgarros de Mallory-Weiss vs. rotura de Boerhaave

Común en ambos: Causan hemorragia digestiva, náuseas/vómitos con arcadas (alcohólicos, bulímicos) o post-endoscopia.

Desgarros de Mallory-Weiss: Erosiones superficiales de la mucosa esofágica. *Diagnóstico:* Por endoscopia o radiografías con contraste; pueden esclerosarse.

Rotura de Boerhaave: Ruptura de espesor completo. Se manifiesta como neumotórax, neumomediastino o derrame pleural en la radiografía de tórax. Presenta crépitos epigástricos (crujido de Hamman). *Diagnóstico:* Con esofagograma con contraste Gastrografin o TC. *Tx:* Reparación quirúrgica inmediata y drenaje.

Advertencia de contraste radiológico: El contraste con bario causa peritonitis química o mediastinitis, así que usar Gastrografin hidrosoluble. Los pulmones toleran el bario, pero desarrollan peritonitis química con contraste hidrosoluble; por lo tanto, en caso de duda, dar primero contraste hidrosoluble seguido de contraste con bario.

Estómago

Cáncer de estómago

Factores de riesgo: Raza asiática, mayor edad, tabaquismo, ingesta de carnes ahumadas, infección por *Helicobacter pylori.*

Diagnóstico: Pérdida de peso, saciedad temprana, anemia y úlcera gástrica que no cicatriza (todas requieren biopsia y endoscopia de control).

Signo de diseminación: Ganglio de Virchow (ganglio supraclavicular izquierdo aumentado de tamaño, con diseminación de cáncer visceral o gástrico).

Úlcera péptica

Clínica: Dolor epigástrico crónico, intermitente (ardor, roedura, dolorimiento), aliviado por antiácidos o leche. Sangre oculta en heces, más común en varones. Es la causa más común de hemorragia digestiva alta en pacientes no cirróticos.

Tipos de úlceras y sus características clínicas:

Úlceras gástricas (25%): bajo ácido, uso de AINEs o aspirina, pico en los 50 años, grupo sanguíneo A, comer empeora el dolor

Úlceras duodenales (75%): alto ácido, *Helicobacter pylori*, pico en los 40 años, grupo sanguíneo O, comer mejora el dolor y empeora 2-3 h después)

Diagnóstico: Visualización endoscópica y biopsia (esencial en úlceras gástricas para descartar malignidad, pero no en úlceras duodenales).

Complicación grave: Perforación (presencia de aire libre en la radiografía de abdomen). *Tx:* Ceftriaxona IV + metronidazol + laparotomía para reparación.

Nota: Si las úlceras son graves, atípicas (en yeyuno), o no cicatrizan, pensar en cáncer de estómago, síndrome de Zollinger-Ellison o gastrinoma (medir nivel de gastrina).

Tratamiento (Tx) médico: Reducir tabaquismo y alcohol, suspender todos los AINEs e iniciar IBP. Buscar *H. pylori* (antígeno en heces, prueba del aliento con urea):

- *Terapia triple:* IBP + claritromicina + amoxicilina.
- *Terapia cuádruple:* IBP + subsalicilato de bismuto + metronidazol + tetraciclina.

Tratamiento quirúrgico: Antrectomía + vagotomía + Billroth I o II.

Complicaciones de la cirugía: Síndrome de vaciamiento rápido, hipoglucemia, síndrome de asa aferente, sobrecrecimiento bacteriano, anemia con déficit vitamínico (B6, hierro).

Síndrome de Zollinger-Ellison

Definición: Gastrinoma que causa hipersecreción ácida. Más de la mitad son malignos.

Clínica: Las úlceras pépticas son múltiples y en localizaciones inusuales (duodeno o yeyuno).

Diagnóstico: Aumento de la gastrina sérica o prueba de estimulación con secretina.

Aclorhidria

Definición: Ausencia de secreción de ácido clorhídrico.

Etiología: La más común es la anemia perniciosa (déficit de vit-B12 + aclorhidria). Otros trastornos autoinmunes relacionados: hipotiroidismo, vitíligo, diabetes, hipoadrenalismo. Ocurre también por resección gástrica o VIPoma.

Hemorragia digestiva

Hemorragia digestiva alta: Proximal al ligamento de Treitz. Causas: gastritis, úlcera péptica, várices, esofagitis. *Clínica:* Melena (heces negras alquitranadas), aspirado por SNG positivo para sangre.

Hemorragia digestiva baja: Distal al ligamento de Treitz. Causas: ectasias vasculares o angiodisplasia, diverticulosis, colitis, cáncer de colon, enfermedad inflamatoria intestinal, hemorroides. *Clínica:* Hematoquecia (sangre roja brillante en heces), aspirado por SNG negativo para sangre.

Tx: ABC, líquidos IV, sangre, IBP IV, O2, reposo intestinal, endoscopia alta o baja. Gammagrafía con radionúclidos (medicina nuclear), angiografía y embolización, o cirugía (hemicolectomía).

Abdomen agudo

Definición: Inicio súbito de dolor abdominal intenso asociado a peritonitis, con dolor de rebote + defensa involuntaria.

Diagnóstico: Exámenes abdominales seriados, TC si hay duda, evaluado después de administrar analgésicos. Descartar imitadores (ERGE, TEP, infarto de miocardio, neumonía).

Distribución por cuadrantes:

- **CSD:** Colecistitis, colangitis, absceso hepático.
    - **CSI:** Rotura esplénica por trauma contuso.
    - **CID:** Apendicitis, EPI.
    - **CII:** Diverticulitis, EPI.
    - **Epigastrio:** Úlcera péptica, pancreatitis, isquemia mesentérica con acidosis láctica.

Tx: Laparoscopia o laparotomía inmediata. *(Excepto en pancreatitis, diverticulitis, cálculos renales, peritonitis bacteriana espontánea).*

Intestino delgado, colon y recto

Enfermedad inflamatoria intestinal (EII)

Enfermedad de Crohn

Localización: Íleon distal a colon proximal (de la boca al ano), con lesiones salteadas irregulares.

Patología: Afectación transmural, fístulas, abscesos, aspecto en empedrado, granulomas no caseificantes.

Imagen y riesgo: Signo de la cuerda en radiografía con bario. Riesgo ligeramente aumentado de cáncer de colon.

Cirugía: No recomendada de rutina, puede empeorarlo.

Colitis ulcerosa (CU)

Localización: Recto, continua desde el recto hacia proximal; rara vez se extiende al íleon.

Patología: Afectación solo de mucosa-submucosa, diarrea con sangre, pseudopólipos, absceso críptico, riesgo de megacolon tóxico (colon marcadamente distendido).

Imagen y riesgo: Colon en tubo de plomo en radiografía con bario. Riesgo marcadamente aumentado de cáncer de colon.

Cirugía: Quirúrgica si es necesario (proctocolectomía con anastomosis ileoanal).

Tx de la EII: 5-ASA + sulfasalazina (para CU), esteroides, inmunomoduladores (azatioprina, metotrexato, ciclosporina) para los brotes, e inhibidores de TNF-alfa (agentes biológicos) para terapia de mantenimiento.

Manifestaciones extraintestinales: Uveítis, artritis, espondilitis anquilosante, eritema nudoso, eritema multiforme, colangitis esclerosante primaria (CEP), retraso del crecimiento en niños, megacolon tóxico, anemia de enfermedad crónica, fiebre.

Población pediátrica: Los niños pueden desarrollar EII + SII (síndrome del intestino irritable); es importante vigilar ansiedad por separación, rechazo escolar, depresión y maltrato infantil.

Megacolon tóxico

¡Es una emergencia médica!

Etiología: Se ve en enfermedad inflamatoria intestinal (especialmente colitis ulcerosa), colitis infecciosa (especialmente *Clostridioides difficile*), VIH/sida (especialmente CMV invasivo tisular), o por el uso de antidiarreicos (motivo por el que no se administran en diarrea infecciosa).

Tx: Suspender todos los antidiarreicos, NPO, aspiración por sonda nasogástrica, líquidos IV, antibióticos IV (ceftriaxona + Flagyl) y esteroides IV (si es por EII). Cirugía inmediata si hay perforación (aire libre en radiografía de abdomen).

Diverticulosis y Diverticulitis

Diverticulosis: Proyecciones saculares de la mucosa desde la capa muscular del colon y recto.

Factores de riesgo: Mayor edad, dieta baja en fibra y alta en grasa que lleva a estreñimiento.

Complicaciones: * Sangrado diverticular: Causa de hemorragia digestiva baja indolora más frecuente (habitualmente en el colon derecho).

Diverticulitis: Lleva a absceso, fístula, sepsis u obstrucción del intestino grueso.

Manejo de Diverticulitis:

Diagnóstico: TC abdominal; radiografía KUB para descartar íleo o perforación.

Tx: Líquidos IV, NPO, sonda nasogástrica, antibióticos IV de amplio espectro (Cipro o Zosyn o Imipenem + Flagyl).

Intervenciones: Drenaje percutáneo guiado por TC del absceso si este es > 3 cm. Resección del colon sigmoide si es refractaria al tratamiento médico.

Seguimiento: Colonoscopia de seguimiento para descartar cáncer de colon; a largo plazo mantener dietas ricas en fibra.

Síndrome de intestino irritable (SII)

Perfil epidemiológico y factores: Relación mujer:hombre 3:1. Fuertemente asociado a factores estresantes psicosociales.

Criterios de Roma III: Dolor abdominal + dolor con la defecación, O dolor con cambio en la frecuencia de las heces, O dolor con cambio en la forma de las heces.

Diagnóstico diferencial: Descartar EII, diarrea infecciosa y enfermedad celíaca. Realizar endoscopia solo si hay datos de alarma.

Tratamiento según subtipo:

SII-C (Estreñimiento): Laxantes osmóticos (PEG), activador del canal de cloro (lubiprostona), agonistas de la guanilato ciclasa (linaclotida).

SII-D (Diarrea): Loperamida, antiespasmódicos (diciclomina, hiosciamina), antidepresivos (ATC).

Clasificación y Estudio de la Diarrea

Diarrea Osmótica

Mecanismo: Causada por solutos no absorbibles que permanecen en el intestino (ej. intolerancia a la lactosa u otros carbohidratos).

Laboratorio: Brecha osmolar fecal = 290 - 2x (Na + K fecales), la cual es mayor de 50 mOsm/kg. Grasa fecal positiva (+), sin sangre ni moco en heces.

Diagnóstico: Prueba de ayuno o evitar la leche; bajo estas condiciones la diarrea se detiene.

Diarrea Secretora

Mecanismo: El intestino secreta demasiado líquido. Persiste incluso después de dejar de comer (no cede con el ayuno).

Laboratorio: Brecha osmolar < 50 mOsm/kg. Sin moco, sangre ni grasa fecal en heces.

Causas: Toxina bacteriana (cólera, E. coli) o VIPoma (tumor de células de los islotes pancreáticos que puede causar el síndrome WDHA: diarrea acuosa, hipopotasemia, aclorhidria).

Diarrea Malabsortiva

Causas: Enfermedad celíaca (cursa con diarrea crónica, dermatitis herpetiforme; requiere evitar el gluten en la dieta), enfermedad de Crohn o posgastroenteritis (por depleción de enzimas del borde en cepillo).

Evolución: Mejora con el ayuno o el reposo intestinal.

Diarrea Infecciosa

Laboratorio y Marcadores: Presencia de leucocitos fecales. Elevación de calprotectina fecal o lactoferrina fecal (marcadores inflamatorios).

Clínica: Fiebre (presente solo con bacterias invasivas; ausente con bacterias toxigénicas).

Etiologías y escenarios específicos:

Antecedente de viaje (venganza de Moctezuma): *E. coli.*

Shigella: Característicamente causa tenesmo.

Salmonella: Asociado a comer pollo o huevos crudos.

E. coli O157:H7: Asociado a carne de hamburguesa poco cocida.

C. perfringens: Causa dolor abdominal cólico.

Giardia: Típico en excursionistas y quienes beben agua de arroyos; causa esteatorrea. *Tratamiento:* Flagyl.

Toxina de *C. difficile:* Asociado al uso de antibióticos. Requiere analizar la toxina en heces. *Tratamiento:* Vancomicina oral o fidaxomicina; Flagyl IV. Trasplante de microbiota fecal en caso de recurrencia.

Síndrome urémico hemolítico (SUH): Ocurre después de una infección por *E. coli* o *Shigella* en niños. Causa la tríada de trombocitopenia + anemia hemolítica microangiopática (esquistocitos, células en casco, eritrocitos fragmentados) + insuficiencia renal aguda. *Tratamiento:* De sostén (puede requerir transfusión o diálisis).

Gastroenteritis viral: Virus Norwalk o Rotavirus (este último es la causa más frecuente en niños, pudiendo asociarse a enfermedad sistémica como otitis media, neumonía o ITU).

Diarrea Exudativa

Mecanismo: Inflamación mucosa con exudación de líquido.

Causas: EII (Crohn y colitis ulcerosa) o cáncer.

Laboratorio: Fiebre, leucocitos fecales y calprotectina, pero con ausencia de organismos patógenos.

Tránsito intestinal alterado

Causas: Después de resecciones intestinales, fármacos que interfieren con la función intestinal, enfermedad tiroidea (hiper- o hipotiroidismo), neuropatía (diarrea por diabetes mellitus) o enfermedades autoinmunes/sistémicas (LES, amiloidosis).

Trastorno facticio: Por abuso de laxantes; la biopsia muestra la mucosa colónica pigmentada (**melanosis coli**).

Abordaje General de la Diarrea

Diagnóstico en toda diarrea: Tacto rectal, prueba de sangre oculta en heces y estudios completos de heces (tinción de Gram bacteriana y cultivo, huevos y parásitos, grasa para evaluar esteatorrea, leucocitos fecales y calprotectina fecal).

Tratamiento: Enfocado en la deshidratación y las alteraciones electrolíticas asociadas (especialmente la acidosis metabólica + hipopotasemia).

Apendicitis

Clínica: Dolor periumbilical que posteriormente se localiza en el cuadrante inferior derecho (CID) junto con náuseas/vómitos en empeoramiento.

Signos exploratorios y clínicos:

Signo de la hamburguesa: El paciente que tiene hambre y pide comida, no tiene apendicitis.

Signo de Rovsing: Al palpar el cuadrante inferior izquierdo (CII) y soltar rápidamente, el paciente siente dolor en el CID.

Punto de McBurney: Situado a 2/3 del trayecto desde el ombligo hasta la espina ilíaca anterosuperior. Es el punto de máximo dolor y el sitio de elección para la incisión en una apendicectomía abierta.

Diagnóstico: Con TC o ecografía abdominal en el paciente estable.

Síndromes de Obstrucción Intestinal

Obstrucción del intestino delgado (SBO)

Clínica: Vómitos biliosos + distensión y dolor abdominal + estreñimiento + ruidos intestinales hiperactivos.

Radiografía simple de abdomen: Muestra múltiples niveles hidroaéreos.

Etiología por grupo de edad:

En adultos: Antecedente de cirugía abdominal es clave (la causa más frecuente son las **adherencias**). Otras causas incluyen hernia incarcerada, enfermedad de Crohn y malignidad.

En niños: Divertículo de Meckel o invaginación intestinal.

En recién nacidos: Íleo meconial asociado a fibrosis quística.

Tratamiento: NPO (nada por boca), colocación de sonda nasogástrica y líquidos IV. Se recurre a laparotomía inmediata si aparecen signos peritoneales.

Obstrucción del intestino grueso (LBO)

Clínica: Vómito fecaloide (síntoma tardío) + distensión y dolor abdominal + estreñimiento.

Etiología:

En adultos: Diverticulitis, cáncer de colon, vólvulo sigmoideo o cecal.

En niños: Enfermedad de Hirschsprung.

Tratamiento: NPO, aspiración con sonda nasogástrica. El vólvulo sigmoideo se descomprime inicialmente por endoscopia. Los casos refractarios necesitan cirugía para aliviar la obstrucción.

Neoplasias Gastrointestinales

Cáncer de colon

Regla presuntiva: Ante sangre oculta en heces en un paciente > 40 años, debe considerarse cáncer de colon hasta demostrar lo contrario; se debe realizar una colonoscopia de inmediato.

Factores de riesgo: Edad (> 40 años, con pico entre 60-75 años), antecedentes familiares (poliposis familiar o síndromes de Gardner, Turcot, Peutz-Jeghers, síndrome de Lynch), EII (riesgo en colitis ulcerosa > enfermedad de Crohn) y dieta baja en fibra y alta en grasa.

Clínica según localización:

Cáncer de colon derecho: Sangre asintomática en heces o prueba de sangre oculta en heces positiva (+) y anemia.

Cáncer de colon izquierdo: Cambio en el calibre de las heces ("heces en lápiz") o en la frecuencia (alterna estreñimiento y diarrea), u obstrucción del intestino grueso.

General: Pérdida de peso involuntaria.

Tratamiento: Resección quirúrgica (tanto del tumor primario como de una metástasis hepática solitaria). Quimioterapia si hay ganglios linfáticos afectados o metástasis a distancia (asociado a mal pronóstico).

Seguimiento: Se sigue la respuesta midiendo los niveles de CEA (antígeno carcinoembrionario); recordar que no es útil para el cribado.

Tumor carcinoide

Fisiopatología: Secretan productos similares a la serotonina. El hígado degrada normalmente la serotonina, lo que se refleja con niveles elevados de 5-HIAA (ácido hidroxiindolacético) en estudios correspondientes.

Síndrome carcinoide: Se desarrolla únicamente cuando ocurre metástasis hepática. Se manifiesta con rubefacción cutánea episódica, cólicos abdominales, diarrea y daño valvular en el corazón derecho.

Localización: El sitio más frecuente de aparición es el intestino delgado o, a veces, el apéndice.

VESÍCULA BILIAR Y VÍAS BILIARES

Colelitiasis

Clínica: Distensión + náuseas/vómitos + dolor cólico en CSD (15-60 min después de una comida grasa).

Signo de Murphy +: Interrupción de la inspiración con la palpación del CSD; indica colecistitis.

Factores de riesgo (Cálculos de colesterol - 5 F): Obesa (*fat*), de cuarenta años (*forty*), fértil (*fertile*), mujer (*female*), flatulenta (*flatulent*).

6.ª F: Fiebre (indica colecistitis aguda).

Cálculos pigmentarios (Bilirrubinato de calcio): Comunes en jóvenes con anemia hemolítica (enfermedad de células falciformes, esferocitosis hereditaria).

Diagnóstico: Más común con ecografía o gammagrafía HIDA (ácido iminodiacético hepatobiliar) de medicina nuclear.

Tratamiento (Tto): Analgesia, antibióticos y colecistectomía laparoscópica vs. abierta.

Obstrucción de la vía biliar (Ictericia obstructiva)

Laboratorio: Hiperbilirrubinemia conjugada + fosfatasa alcalina (FA) marcadamente elevada.

Perfil enzimático: FA + GGT + 5'-NT elevadas en enfermedad biliar; solo FA elevada en enfermedad ósea o embarazo.

Clínica: Prurito + heces color arcilla + orina oscura.

Causas principales: Obstrucción de la vía biliar, colestasis, colangitis, colangitis biliar primaria (CBP), colangitis esclerosante primaria (CEP).

Desglose de Causas:

Obstrucción de la vía biliar:

Coledocolitiasis (la más frecuente): Requiere ecografía, CPRM o CPRE.

Neoplasia maligna (2.ª más frecuente): Cáncer de páncreas, colangiocarcinoma o cáncer intestinal (buscar pérdida de peso). El cáncer de páncreas presenta el **signo de Courvoisier** (ictericia indolora + vesícula biliar palpable y aumentada de tamaño).

Colestasis: Embarazo o medicamentos (anticonceptivos orales, TMP-SMX, fenotiazinas, andrógenos).

Colangitis

Definición: Inflamación de las vías biliares. Clásicamente más letal que la colecistitis; cursa con obstrucción biliar e infección.

Etiología de la obstrucción: Coledocolitiasis (cálculo en el colédoco) o neoplasia maligna vs. colangitis autoinmunitaria, CEP o infección por *Clonorchis sinensis* en Asia.

Manifestaciones clínicas:

Tríada de Charcot: Dolor en CSD + fiebre o escalofríos intensos + ictericia.

Péntada de Reynolds: Tríada de Charcot + alteración del estado mental + hipotensión.

Tratamiento (Tto): Antibióticos de amplio espectro (Zosyn), CPRM, CPRE (para extracción de cálculos del colédoco) + colecistectomía electiva vs. colocación de stent biliar (en obstrucción maligna irresecable).

Colangitis esclerosante primaria (CEP)

Perfil: Adultos jóvenes (H > M) con enfermedad inflamatoria intestinal (especialmente colitis ulcerosa).

Clínica: Fiebre, escalofríos, prurito, dolor en CSD (similar a colangitis bacteriana).

Laboratorio y Patología: Anticuerpo anticitoplasma de neutrófilo perinuclear (P-ANCA) +. Biopsia revela fibrosis concéntrica de los conductos biliares (patrón en "piel de cebolla").

Asociación: Colitis ulcerosa + colangiocarcinoma.

Colangitis biliar primaria / Cirrosis biliar primaria (CBP)

Perfil: Mujeres de mediana edad.

Clínica: Prurito marcado, ictericia, xantomas cutáneos, osteoporosis.

Laboratorio: Anticuerpos antimitocondriales (AMA) +.

Tratamiento (Tto): Colestiramina, ácido ursodesoxicólico, trasplante hepático.

HÍGADO

Enfermedad hepática aguda

Clínica: Ictericia, orina oscura, heces pálidas, náuseas/vómitos, dolor en CSD, hepatomegalia.

Laboratorio: PFH elevadas (AST, ALT, FA), bilirrubina, TP e INR elevados.

Causas (Mnemotecnia ABCDEFGHI): **A**utoinmune (hepatitis), **B** (VHB), **C** (VHC), **D**rogas/fármacos/toxinas/síndrome de Reye, **E**tanol, **F**atty liver (hígado graso / esteatohepatitis no alcohólica - EHNA), **G**rowth (tumores), **H**emodinámica (insuficiencia cardíaca congestiva), **I**nesperados (hierro/cobre/déficit de A1AT).

Formas específicas:

Hepatitis inducida por fármacos: Acetaminofén, INH + rifampicina + pirazinamida, halotano, inhibidores de la HMG-CoA reductasa, tetracloruro de carbono. *Tto:* Suspender el fármaco.

Hepatitis autoinmunitaria idiopática: Mujeres de 20-40 años, anticuerpos antimúsculo liso o ANA +. *Tto:* Esteroides.

Enfermedad hepática crónica y Cirrosis

- **Etiología:** Alcohol, hepatitis, enfermedad metabólica. *(El alcohol es la causa más frecuente de cirrosis + várices esofágicas).*
- **Signos clínicos:** Ictericia, ginecomastia, atrofia testicular, eritema palmar, arañas vasculares, asterixis, ascitis.

Trastornos Metabólicos Hepáticos

Hemocromatosis

Perfil: Herencia autosómica recesiva; 1:250 personas son homocigotas en EE. UU. (H > M).

Fisiopatología: Mutación del gen HFE que causa absorción excesiva de hierro en el intestino al bloquear la unión de la transferrina al receptor.

Depósitos y daño orgánico: Exceso de hierro en hígado (cirrosis, CHC), páncreas (diabetes), corazón (miocardiopatía dilatada o restrictiva) y piel (hiperpigmentación llamada "diabetes bronceada"), además de hipogonadismo y artritis.

Sobrecarga férrica secundaria: Talasemia e ingesta excesiva de hierro.

Tratamiento (Tto): Flebotomía y deferoxamina (quelante de hierro).

Enfermedad de Wilson (Degeneración hepatolenticular)

Laboratorio: Cobre sérico elevado con ceruloplasmina sérica baja (proteína transportadora de cobre).

Clínica: Depósitos excesivos en hígado + ganglios basales + presencia de anillos de Kayser-Fleischer en el ojo.

Tratamiento (Tto): Penicilamina (quelante de cobre).

Déficit de alfa-1 antitripsina (AAT)

Perfil: Herencia autosómica recesiva con antecedentes familiares positivos. Adultos jóvenes con cirrosis + enfisema + paniculitis.

Laboratorio y Tto: AAT < 11. Tratamiento con AAT humana IV obtenida de plasma.

Alteraciones metabólicas en la insuficiencia hepática

Coagulopatía / CID: Aumento de TP y TTP; no corrige con vitamina K. *Tto:* Plasma fresco congelado (PFC).

Hiperbilirrubinemia / Ictericia: Elevación de bilirrubina conjugada y no conjugada.

Hipoalbuminemia / Ascitis: Clínicamente detectable por matidez cambiante y onda líquida +.

Complicación: Peritonitis bacteriana espontánea (PBE); el líquido ascítico infectado lleva a sepsis, fiebre + alteración del estado mental. Requiere paracentesis. Gérmenes comunes: *E. coli* + *S. pneumoniae*. *Tto:* Cefotaxima.

Diagnóstico: Gradiente de albúmina sérica-ascitis (SAAG) > 1.1 indica hipertensión portal. *Profilaxis:* Diuréticos + fluoroquinolonas.

Hipertensión portal: Causa el desarrollo de hemorroides, várices esofágicas y cabeza de Medusa.

Hiperamonemia: Causa asterixis (temblor aleteante). *Tto:* Disminuir la ingesta de proteínas + lactulosa + rifaximina.

Encefalopatía hepática: Precipitada por aumento de la ingesta de proteínas, sangrado GI, infección, hipopotasemia + alcalosis metabólica, o tras la realización de TIPS. Causa asterixis.

Síndrome hepatorrenal: De mal pronóstico. Fisiopatología: aumento de óxido nítrico → vasodilatación sistémica →hipoperfusión renal → activación del SRAA → vasoconstricción renal. *Tto:* Albúmina + octreótido + midodrina.

Hipoglucemia: Debido a que el hígado pierde la capacidad de almacenar glucógeno.

Enfermedad hepática alcohólica

Signos de estigmas hepáticos: Cabeza de Medusa, várices esofágicas, encefalopatía, hemorroides internas, asterixis, ictericia, ictericia escleral, ascitis, eritema palmar, arañas vasculares, ginecomastia, uñas de Terry (uñas blancas, sin lúnula), *fetor hepaticus* ('aliento de los muertos') y contracturas de Dupuytren.

Laboratorio: Anemia macrocítica, TP prolongado, hiperbilirrubinemia, hipoalbuminemia, trombocitopenia y leucocitosis neutrofílica.

Relación de transaminasas característica: AST (SGOT) : ALT (SGPT) = 2:1.

Tumores Hepáticos

Carcinoma hepatocelular (CHC)

Factores de riesgo: Alcohol, VHC, hemocromatosis.

Marcador: Elevación de AFP (alfafetoproteína).

Tratamiento (Tto): Resección quirúrgica o trasplante; se asocia a mal pronóstico.

Otros tumores hepáticos

Hemangioma: Benigno. Es el tumor hepático primario más frecuente. Cirugía solo si es sintomático.

Adenoma hepático: Benigno. Común en mujeres que toman anticonceptivos orales; puede involucionar. Cirugía indicada para prevenir la hemorragia.

Colangiocarcinoma: Maligno. El 50% de los casos se asocian con colitis ulcerosa, duelas hepáticas o *Clonorchis sp.* en Asia.

Angiosarcoma: Maligno. Asociado a la exposición a cloruro de vinilo.

Hepatoblastoma: Maligno. Es el cáncer hepático primario más frecuente en niños.

Farmacología y Toxicidad Hepática

Inductores vs. Inhibidores de enzimas hepáticas

Inductores: Barbitúricos, antiepilépticos, rifampicina.

Inhibidores: Cimetidina, eritromicina, ketoconazol.

Impacto clínico: Actúan alterando el metabolismo de la warfarina, anticonceptivos orales y antiepilépticos.

Toxicidad por Tylenol (Acetaminofén)

Fisiopatología: Toxicidad hepática por acumulación del metabolito **NAPQI**, el cual agota las reservas de glutatión.

Tratamiento (Tto): N-acetilcisteína (actúa regenerando el glutatión).

PÁNCREAS

Cáncer pancreático

Perfil de riesgo: 40-80 años > fumadores, hombres, diabéticos, personas negras.

Origen: Epitelio ductal.

Clínica: Pérdida de peso, ictericia indolora, vesícula biliar palpable e indolora (**signo de Courvoisier**) y tromboflebitis migratoria (**síndrome de Trousseau**).

Tratamiento (Tto): Cirugía (procedimiento de Whipple) + quimioterapia. El pronóstico sigue siendo muy malo.

Tumores de células de los islotes

Nota general: En todos estos tumores se debe vigilar la presencia del síndrome de neoplasia endocrina múltiple (MEN).

Insulinoma (tumor de células beta): * Caracterizado por la **tríada de Whipple** (hipoglucemia < 50 mg/dl + síntomas del SNC + resolución al dar glucosa o glucagón).

El 90% son benignos, resecables y cursan con nivel de péptido C alto.

Glucagonomas (tumor de células alfa): Hiperglucemia, eritema necrolítico migratorio.

VIPomas (tumores de péptido intestinal vasoactivo): Diarrea acuosa, hipokalemia, aclorhidria.

Pancreatitis aguda

Clínica: Dolor epigástrico irradiado a la espalda que disminuye al inclinarse hacia delante. Presencia de signo de Grey Turner (flancos azul-negruzcos) y signo de Cullen (ombligo azul-negruzco).

Laboratorio (Amilasa y Lipasa): Elevación de amilasa + lipasa.

Diagnóstico diferencial: Ambas enzimas también se elevan en la úlcera péptica perforada, pero allí se observa aire libre en la radiografía abdominal. La amilasa aislada puede estar elevada en daño de glándulas salivales o intestino, insuficiencia renal y embarazo tubárico roto.

Etiología (80% alcohol y cálculos biliares): * Mnemotecnia **I GET SMASHED**: **I**diopática, **C**álculos biliares (*Gallstones*), **E**tanol, **T**raumatismo, **S**teroides, **M**umps (paperas) o malignidad, **A**utoinmundaria, picadura de **S**corpión, **H**ipercalcemia o hipertrigliceridemia, traumatismo por **E**nercom (CPRE), **D**rogas/fármacos (INH, furosemida, simvastatina, esteroides, azatioprina).

Tratamiento (Tto): Ayuno, sonda nasogástrica, líquidos IV y analgésicos narcóticos (Dilaudid o fentanilo).

Contraindicaciones farmacológicas: Meperidina (riesgo de convulsiones) y Morfina (causa espasmo del esfínter de Oddi).

Complicaciones tempranas: SDRA, derrame pleural, ascitis.

Complicaciones tardías: Seudoquiste, absceso o infección, y progresión a pancreatitis crónica.

Pancreatitis crónica

Clínica y Hallazgos: Calcificación visible en TC o radiografía, diabetes mellitus, esteatorrea, déficit de vitaminas liposolubles y riesgo aumentado de cáncer pancreático.

Tratamiento (Tto): Abstinencia de alcohol + suplementos orales de enzimas pancreáticas + suplementos de vitaminas liposolubles.

TRASTORNOS NUTRICIONALES

Vitaminas

Nota sobre el alcohol: El consumo de alcohol causa específicamente deficiencia de tiamina, folato, magnesio y fósforo.

Vitaminas hidrosolubles

- **B1 (tiamina)**
  - **Deficiencia (Def):** * *Beriberi húmedo:* Insuficiencia cardiaca de gasto alto.
    - *Beriberi seco:* Neuropatía periférica.
    - *Encefalopatía de Wernicke:* Oftalmoplejía (parálisis de músculos extraoculares), nistagmo, ataxia y confusión. Es fatal pero reversible; se previene administrando **primero tiamina antes de la glucosa**.
    - *Síndrome de Korsakoff:* Psicosis crónica, amnesia anterógrada + confabulación. Provoca daño irreversible de los cuerpos mamilares y núcleos talámicos.
    - *Otros:* Delirium, demencia.
- **B2 (riboflavina)**
  - **Deficiencia (Def):** Estomatitis angular, dermatitis.

- **B3 (niacina)**
  - **Deficiencia (Def):** Pelagra (caracterizada por la tríada de demencia + dermatitis + diarrea) y estomatitis.
- **B6 (piridoxina)**
  - **Deficiencia (Def):** Neuropatía sensitiva periférica (especialmente con el uso de INH; se debe dar profilaxis con B6), estomatitis, dermatitis seborreica, anemia microcítica y convulsiones en lactantes.
  - **Toxicidad (Tox):** Neuropatía periférica (es la única vitamina B con toxicidad conocida).
- **B12 (cianocobalamina)**
  - **Deficiencia (Def):** Anemia megaloblástica + síntomas neurológicos (**degeneración combinada subaguda**: neuropatía periférica, pérdida de la sensibilidad vibratoria en las piernas, pérdida del sentido de posición, ataxia, espasticidad, reflejos hiperactivos y signo de Babinski positivo), además de demencia.
  - **Tratamiento (Tto):** Suplementos de B12 en dosis altas por vía oral o IV.
- **Ácido fólico**
  - **Deficiencia (Def):** Anemia megaloblástica **sin** síntomas neurológicos.
- **C (ácido ascórbico)**
  - **Deficiencia (Def):** Escorbuto (hemorragias, petequias cutáneas, gingivitis, dientes flojos), mala cicatrización, folículos pilosos hiperqueratósicos y dolor óseo secundario a hemorragias periósticas.
  - **Toxicidad (Tox):** Nefrolitiasis; empeora la hemocromatosis.

Vitaminas liposolubles

- **A**
  - **Deficiencia (Def):** Nictalopía (ceguera nocturna),

xeroftalmía, xerosis cutánea, erupción escamosa, manchas de Bitot y riesgo aumentado de infección.
    - **Toxicidad (Tox):** Pseudotumor cerebri, engrosamiento óseo y efecto teratógeno (defectos craneofaciales + cardíacos en el feto).
- D
    - **Deficiencia (Def):** Hipocalcemia, osteomalacia y raquitismo en niños.
        - *Signos de raquitismo:* Craneotabes (los huesos del cráneo se sienten como pelota de ping-pong), rosario raquítico (angulación costocondral), cierre tardío de la fontanela, abombamiento del cráneo, cifoescoliosis, genu varo + genu valgo (empieza primero en los extremos del radio + cúbito).
    - **Toxicidad (Tox):** Hipercalcemia, náuseas y toxicidad renal.
- E
    - **Deficiencia (Def):** Anemia, neuropatía periférica y ataxia.
    - **Toxicidad (Tox):** Enterocolitis necrosante en lactantes.
- K
    - **Deficiencia (Def):** Hemorragia y TP prolongado.
    - **Toxicidad (Tox):** Hemólisis + kernícterus.

Anemias Megaloblásticas Específicas

Anemia perniciosa

Definición: Causa más frecuente de deficiencia de B12. Los anticuerpos anticélulas parietales destruyen la producción de factor intrínseco; también se presentan anticuerpos anti-factor intrínseco.

Asociaciones y factores: Asociada con hipotiroidismo, diabetes mellitus tipo 1 y vitíligo. Ocurre también por resección del íleon, infección por *Diphyllobothrium latum* (tenia del pescado), o por el uso de IBP, bloqueadores H2 y metformina.

Diagnóstico: Niveles elevados de ácido metilmalónico (lo cual permite diferenciarla de la deficiencia de folato) y la realización de la prueba de Schilling.

Deficiencia de folato

Causas: Consumo de alcohol, embarazo (todas las mujeres en edad reproductiva deben tomar suplementos de folato para prevenir defectos del tubo neural en el feto), dieta de 'té y tostadas' y fármacos (metotrexato, TMP-SMZ, fenitoína).

Laboratorio: Presencia de macrocitos y neutrófilos hipersegmentados, pero **sin** síntomas neurológicos.

Tratamiento (Tto): Folato oral.

Minerales

Hierro

Manifestación por deficiencia/déficit: Anemia microcítica, coiloniquia (uñas en cuchara).

Manifestaciones por toxicidad: Hemocromatosis.

Yodo

Manifestación por deficiencia/déficit: Bocio, cretinismo, hipotiroidismo.

Manifestaciones por toxicidad: Mixedema.

Flúor

Manifestación por deficiencia/déficit: Caries dentales.

Manifestaciones por toxicidad: Fluorosis (moteado de los dientes + exostosis óseas).

Zinc

Manifestación por deficiencia/déficit: Hipogeusia (disminución del gusto), erupción cutánea, cicatrización lenta de heridas.

Manifestaciones por toxicidad: —

Cobre

Manifestación por deficiencia/déficit: Síndrome de Menkes (cabello ensortijado ligado al X, discapacidad intelectual).

Manifestaciones por toxicidad: Enfermedad de Wilson.

Selenio

Manifestación por deficiencia/déficit: Miocardiopatía, dolor muscular.

Manifestaciones por toxicidad: Pérdida de cabello y uñas.

Manganeso

Manifestación por deficiencia/déficit: Dermatitis.

Manifestaciones por toxicidad: Locura por manganeso (en mineros de mena).

Cromo

Manifestación por deficiencia/déficit: Intolerancia a la glucosa.

Manifestaciones por toxicidad: —

INFECCIONES

VHA

Contexto: Fuente alimentaria, durante o después de un viaje.

Diagnóstico: Período de incubación de 4 semanas. Muestra IgM anti-VHA + con ictericia o cuando comienzan los síntomas.

Evolución y Tto: La posible secuela a largo plazo es la insuficiencia hepática aguda. Tratamiento de sostén; prevención mediante vacunación.

VHB

Transmisión: Agujas, sexo o transmisión perinatal. *(La sangre analizada y transfundida aún tiene un riesgo de 1/200,000).*

Tratamiento para hepatitis crónica: Peginterferón alfa-2a, interferón alfa-2b, adefovir dipivoxil, entecavir, telbivudina, tenofovir.

Prevención: La mejor prevención es la vacunación.

Exposición aguda: Ante una exposición aguda a VHB, administrar tanto Ig contra hepatitis B + vacuna contra hepatitis B para prevenirlo.

Perfil Serológico del VHB

Fase infecciosa (incubación / aguda / portador crónico persistente):

HBsAg +

HBeAg +

Fase de recuperación (inmunidad activa / inmunidad pasiva o inmunización):

HBsAb +

HBeAb +

Fase de ventana:

HBsAg - y HBsAb -

HBcAb + *(El primer anticuerpo en aparecer es el anticuerpo IgM contra el core de la hepatitis B).*

VHC

Contexto: Causa más común de hepatitis crónica, cirrosis y carcinoma hepatocelular (CHC). Es la causa más probable después de una transfusión sanguínea.

Cribado: Todos entre 18-79 años deben cribarse para VHC, según la USPSTF.

Diagnóstico: Anticuerpo contra hepatitis C +. *(Significa paciente infectado en el pasado; no significa que se haya aclarado, la mayoría se vuelven portadores crónicos).*

Estudios complementarios: Medir la carga viral con ARN de VHC, hacer prueba para VIH + VHB, y medir Ac contra hepatitis A y B para vacunar si es necesario.

Tratamiento (Antivirales de acción directa): Medir la carga viral a las 12 sem y 24 sem para evaluar la respuesta sostenida.

Ledipasvir-sofosbuvir.

Simeprevir + sofosbuvir.

Daclatasvir + sofosbuvir.

Elbasvir-grazoprevir (con o sin ribavirina).

Ombitasvir-paritaprevir-ritonavir + dasabuvir (con o sin ribavirina).

VHD

Contexto: Se ve solo en pacientes con hepatitis B; puede volverse crónica con coinfección o sobreinfección.

Diagnóstico: Antígeno VHD + ARN de VHD + anticuerpos IgM contra VHD indican cronicidad.

VHE

Transmisión: Transmitida como el VHA (por alimentos y agua; sin estado crónico).

Riesgo: A menudo es mortal en pacientes embarazadas.

Secuelas Generales de las Hepatitis

VHB, VHC y la coinfección VHD+VHB causan enfermedad hepática crónica.

El VHB crónico y la infección crónica por VHC causan cirrosis y carcinoma hepatocelular (CHC).

MISCELÁNEA

Síndrome de Reye

Encefalopatía + insuficiencia hepática tras dar aspirina por una infección por influenza o varicela. Se debe usar acetaminofén en niños para evitar esta rara entidad.

Malformaciones gastrointestinales en niños

Regla general de manejo: El tratamiento para todas las condiciones descritas a continuación es la **reparación quirúrgica**.

Atresia coanal (0-1 semana): Cianosis con la alimentación; la sonda nasogástrica no puede pasar por la nariz.

Atresia intestinal (0-1 semana): Vómito bilioso, signo de doble burbuja en imagen, asociado a síndrome de Down.

Atresia anal (0-1 semana).

Fístula traqueoesofágica (Fístula TE) (0-2 semanas): La variante más común representa el 85% de los casos (atresia esofágica + fístula del bronquio al esófago distal, con distensión gástrica resultante).

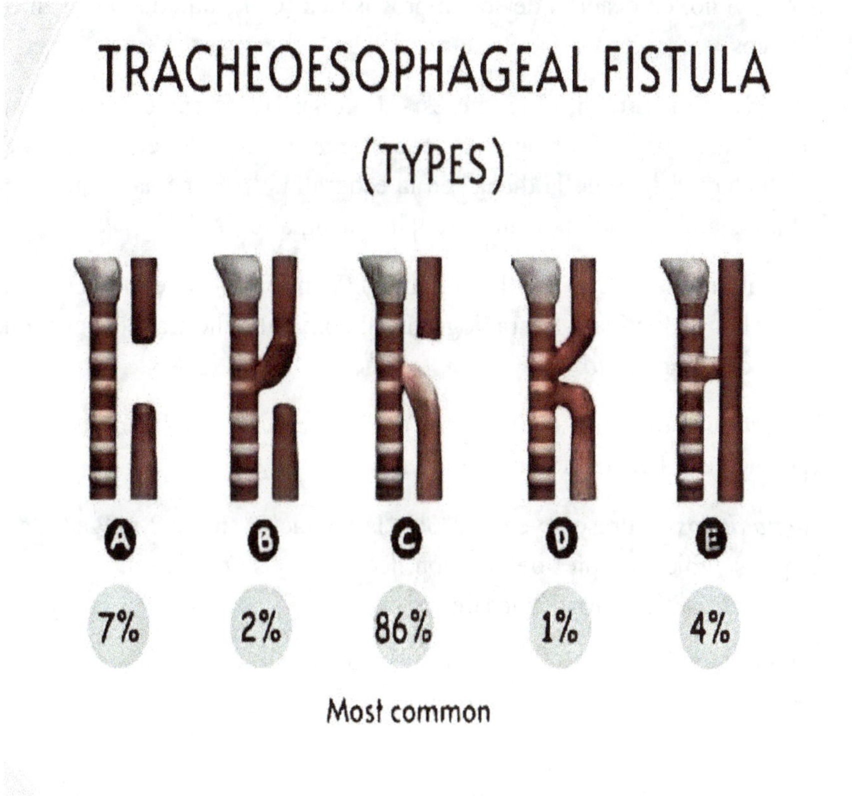

Estenosis pilórica (0-3 meses): Vómito en proyectil no bilioso, masa palpable en forma de oliva en el epigastrio. Laboratorio: Cl bajo / K bajo / alcalosis metabólica. Predominio hombre >> mujer (H >> M).

Enfermedad de Hirschsprung (0-1 año): Vómito fecaloide, distensión abdominal, obstipación. La biopsia rectal muestra ausencia de ganglios nerviosos. Predominio hombre >> mujer (H >> M).

Otras condiciones abdominales pediátricas y de urgencia

Íleo meconial (0-1 semana): Vómito fecaloide tardío, asociado a fibrosis quística y prolapso rectal.

Enterocolitis necrosante (0-2 meses): Vómito bilioso en un bebé prematuro. Cursa con fiebre, sangrado rectal y neumatosis intestinal. *Tto:* Ayuno, colocación de sonda orogástrica (OG), líquidos IV y antibióticos.

Invaginación intestinal (3 meses - 2 años): Heces características en "jalea de grosella" (sangre y moco), masa palpable en forma de salchicha y "signo de la diana" en la ecografía. *Tto:* Enema neumático o hidrostático guiado por fluoroscopia o ecografía.

Vólvulo del intestino medio (0-2 años): Vómito bilioso e inicio súbito de dolor abdominal. La radiografía abdominal muestra el signo en "pico de pájaro". *Tto:* Cirugía.

Divertículo de Meckel (0-2 años): Es la anomalía GI más común; remanente del conducto onfalomesentérico.

Regla de los 2: Presente en el 2% de la población, mide 2 pulgadas de largo, se ubica a 2 pies de la unión ileocólica y se manifiesta habitualmente en los primeros 2 años de vida.

Clínica y Tto: Causa ulceración GI y sangrado; diagnóstico mediante gammagrafía de Meckel. *Tto:* Cirugía.

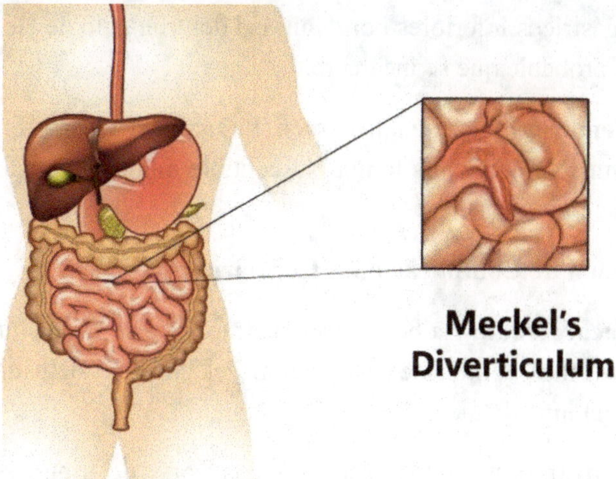

Hernia estrangulada (cualquier edad): Vómito bilioso con presencia de asas intestinales en el canal inguinal.

Defectos de la pared abdominal

Onfalocele: Localizado en la línea media. Involucra múltiples órganos abdominales, el anillo umbilical está ausente y el defecto está cubierto por peritoneo.

Gastrosquisis: Localizado a la derecha de la línea media. Solo se expone el intestino delgado y el anillo umbilical está presente.

Hernias de la ingle

Tratamiento común: El tratamiento en los tres tipos es la reparación quirúrgica electiva.

Hernia Indirecta: Es el tipo más común en todas las edades y en ambos sexos. Corresponde a una protrusión lateral a los vasos epigástricos inferiores, dirigiéndose hacia el escroto o los labios.

Hernia Directa: Se presenta sin saco. Es una protrusión medial a los vasos epigástricos inferiores por debilidad del triángulo de Hesselbach. Es menos probable que se incarcere.

Hernia Femoral: Se presenta sin saco. Pasa a través del anillo femoral hacia el muslo anterior. Es la más susceptible a la incarceración y a la estrangulación.

Clasificación de Complicaciones Herniarias:

Hernia Incarcerada: La hernia queda atrapada y se vuelve tumefacta. Es la causa más común de obstrucción del intestino delgado (SBO). *Tto:* Cirugía inmediata.

Hernia Estrangulada: Incarceración con corte del riego sanguíneo hacia el tejido. Es una **urgencia quirúrgica** que se manifiesta con síntomas de obstrucción del intestino delgado y shock.

Manejo del Traumatismo Abdominal

Traumatismo abdominal cerrado

Estudio de elección: Protocolo FAST (evaluación enfocada con ecografía en trauma) y TC abdominopélvica con contraste oral/IV.

Estudio complementario: TC de cabeza y de columna cervical si el paciente presenta alteración del estado mental.

Tratamiento: Si el paciente está inestable con hipotensión refractaria o shock, o si el estudio FAST resulta positivo (+), se debe proceder inmediatamente a laparotomía.

Trauma abdominal penetrante

Contexto: Heridas por arma de fuego o arma blanca.

Conducta según estabilidad:

Si está estable: Realizar exámenes abdominales seriados o TC para un manejo no quirúrgico.

Si está inestable o se violó la cavidad peritoneal: Proceder directamente a laparotomía de urgencia.

NEUROLOGÍA

El cerebro humano contiene 86 mil millones de células nerviosas

1. Sistema Nervioso Central (SNC)

Componentes principales encargados del procesamiento de información, la integración y el control de funciones corporales superiores.

2. Sistema Nervioso Periférico (SNP)

Sistema Nervioso Somático: Regula las acciones voluntarias y la transmisión de información sensorial desde la periferia hacia el SNC.

Sistema Nervioso Autónomo (SNA): Controla las funciones involuntarias y viscerales, subdividido en sus componentes simpático y parasimpático.

3. Sentidos Especiales

Vías y estructuras dedicadas a la recepción y procesamiento de estímulos específicos (visión, audición, equilibrio, gusto y olfato).

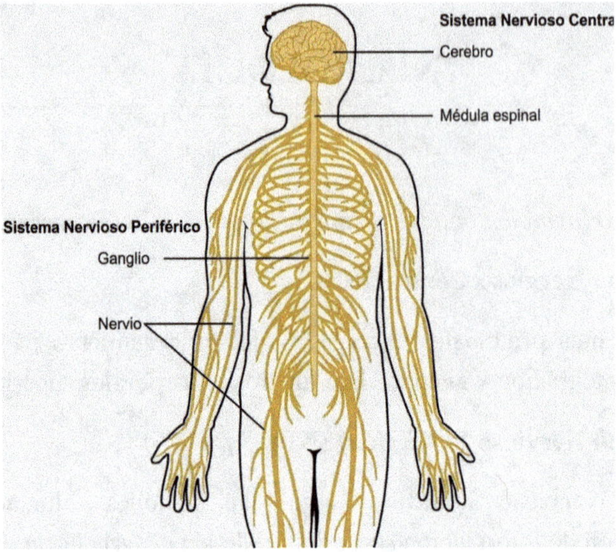
Sistema Nervioso Centra
Cerebro
Médula espinal
Sistema Nervioso Periférico
Ganglio
Nervio

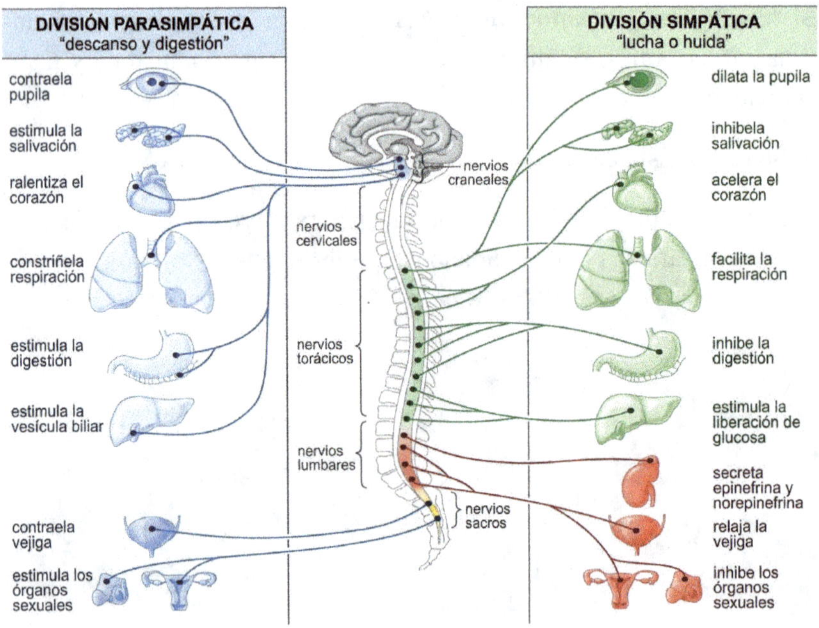
DIVISIÓN PARASIMPÁTICA
"descanso y digestión"
contraela pupila
estimula la salivación
ralentiza el corazón
constriñela respiración
estimula la digestión
estimula la vesícula biliar
contraela vejiga
estimula los órganos sexuales
nervios craneales
nervios cervicales
nervios torácicos
nervios lumbares
nervios sacros
DIVISIÓN SIMPÁTICA
"lucha o huida"
dilata la pupila
inhibela salivación
acelera el corazón
facilita la respiración
inhibe la digestión
estimula la liberación de glucosa
secreta epinefrina y norepinefrina
relaja la vejiga
inhibe los órganos sexuales

Regiones del Cerebro

- Hemisferios cerebrales
- Diencéfalo
- Tronco encefálico
- Cerebelo

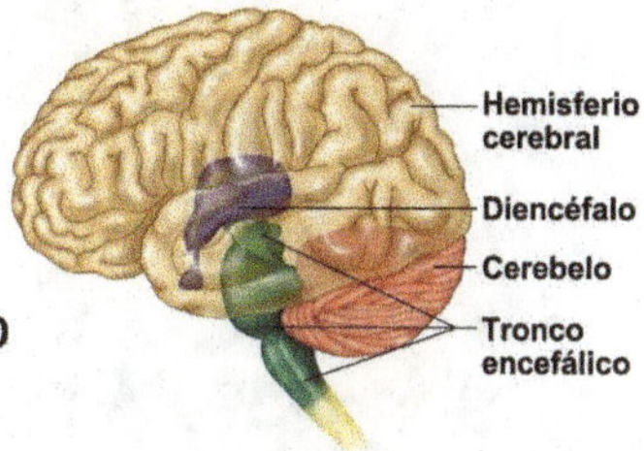

Regiones del Cerebro: Diencéfalo

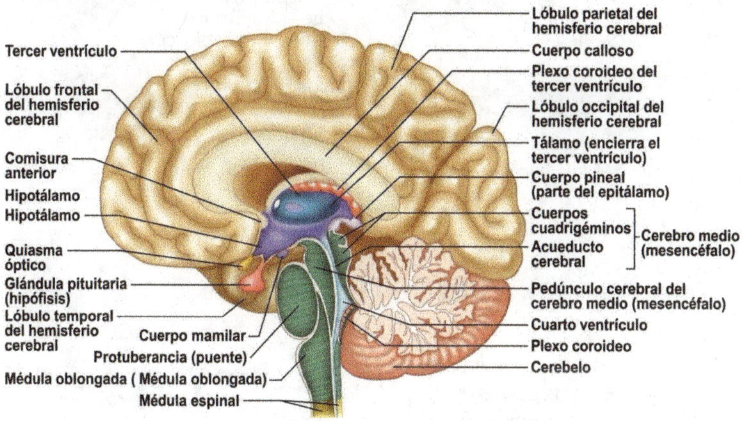

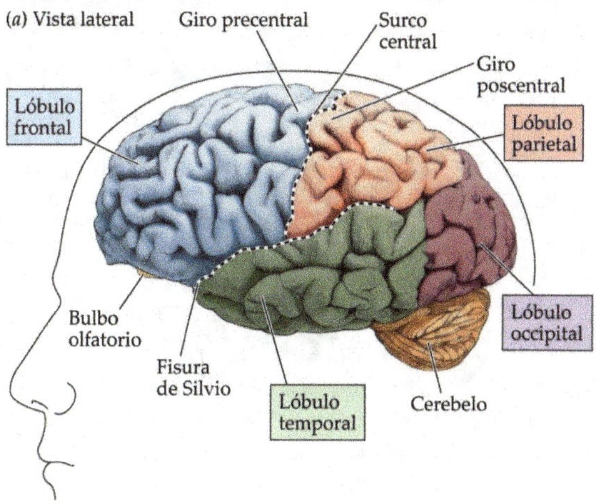

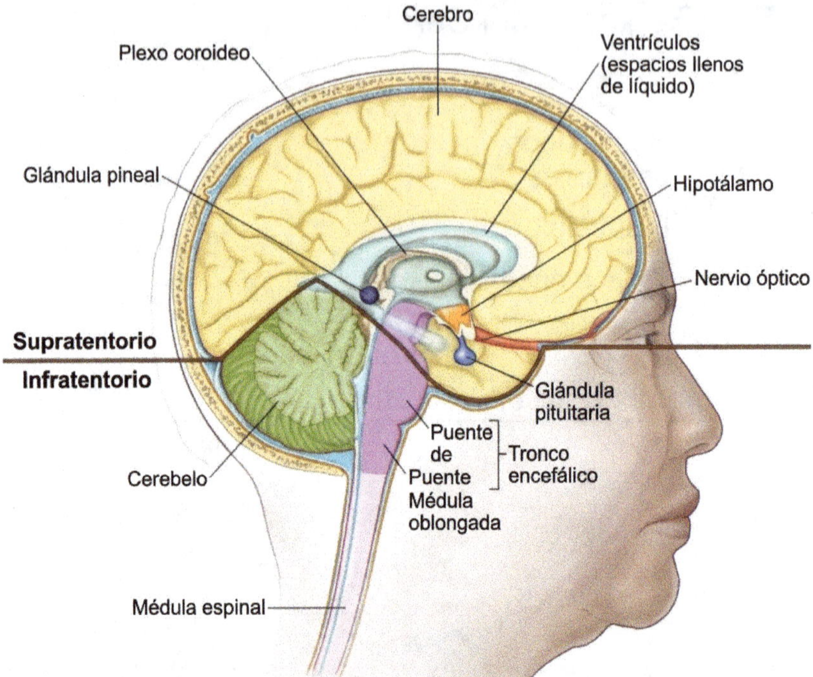
Cerebro
Plexo coroideo
Ventrículos (espacios llenos de líquido)
Glándula pineal
Hipotálamo
Nervio óptico
Supratentorio
Infratentorio
Glándula pituitaria
Puente de Puente
Tronco encefálico
Cerebelo
Médula oblongada
Médula espinal

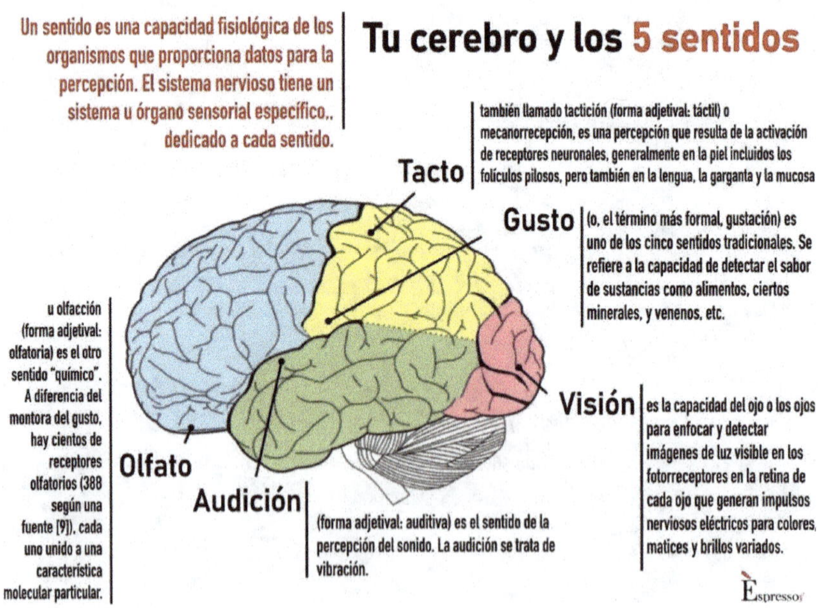
Un sentido es una capacidad fisiológica de los organismos que proporciona datos para la percepción. El sistema nervioso tiene un sistema u órgano sensorial específico., dedicado a cada sentido.
Tu cerebro y los 5 sentidos
Tacto
también llamado tactición (forma adjetival: táctil) o mecanorrecepción, es una percepción que resulta de la activación de receptores neuronales, generalmente en la piel incluidos los folículos pilosos, pero también en la lengua, la garganta y la mucosa
Gusto
(o, el término más formal, gustación) es uno de los cinco sentidos tradicionales. Se refiere a la capacidad de detectar el sabor de sustancias como alimentos, ciertos minerales, y venenos, etc.
Olfato
u olfacción (forma adjetival: olfatoria) es el otro sentido "químico". A diferencia del montora del gusto, hay cientos de receptores olfatorios (388 según una fuente [9]), cada uno unido a una característica molecular particular.
Visión
es la capacidad del ojo o los ojos para enfocar y detectar imágenes de luz visible en los fotorreceptores en la retina de cada ojo que generan impulsos nerviosos eléctricos para colores, matices y brillos variados.
Audición
(forma adjetival: auditiva) es el sentido de la percepción del sonido. La audición se trata de vibración.
Espresso

Olfato (olfacción):

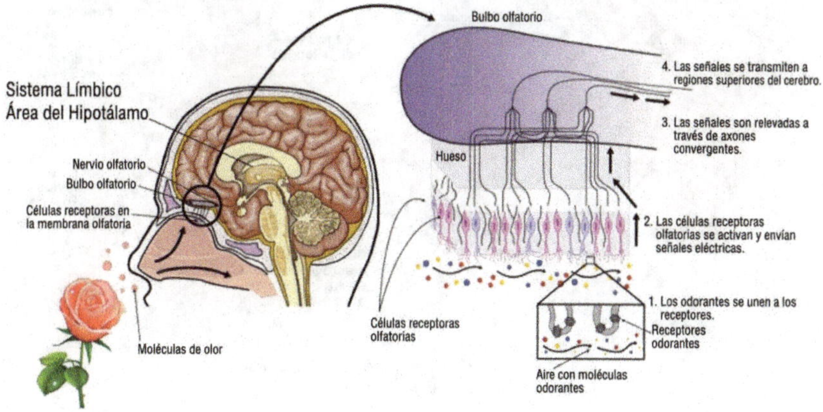

Gusto (gustación):

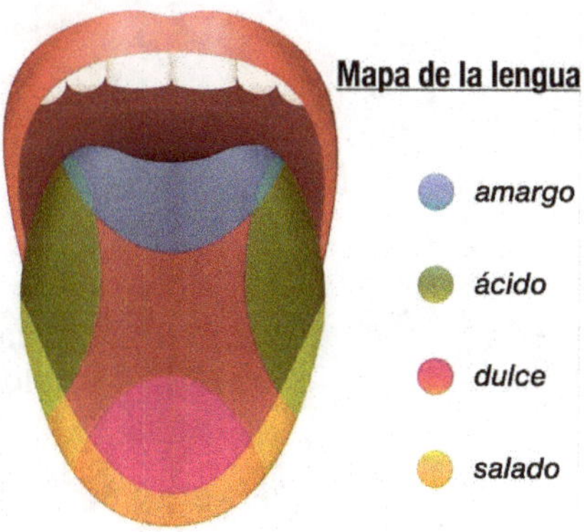

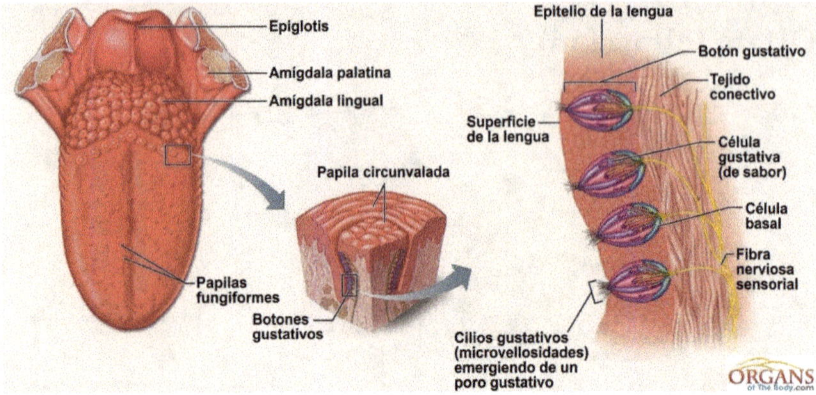

Vía Gustativa

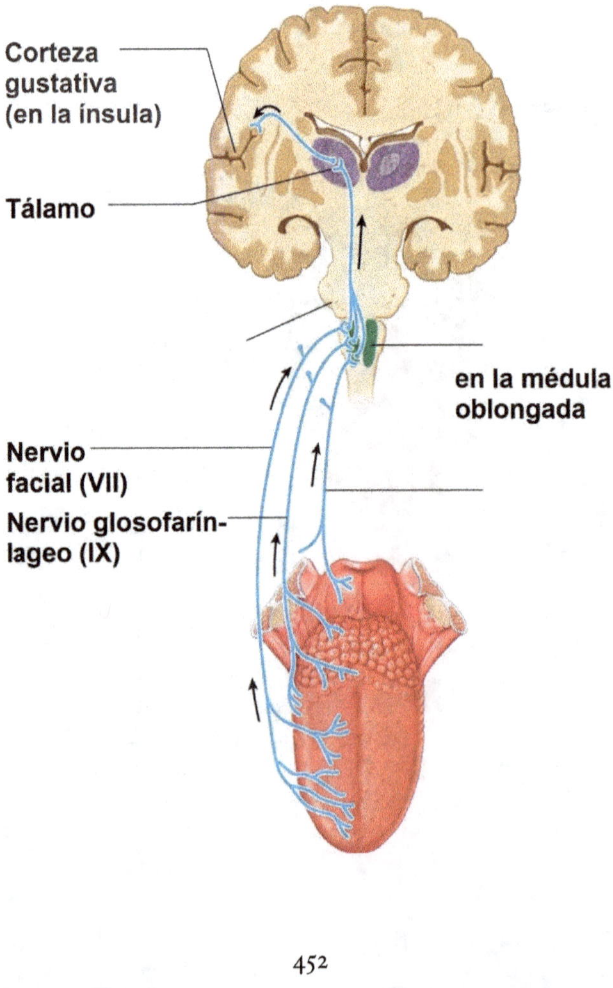

NEUROFARMACOLOGÍA

1. Fármacos del Sistema Nervioso Central (SNC)

Sedantes-Hipnóticos

Mecanismo: Provocan un aumento (>) de la actividad inhibitoria de GABA y glicina.

Barbitúricos: Tiopental, metohexital, tiamylal, fenobarbital.

Benzodiazepinas: Versed, diazepam, lorazepam.

Antipsicóticos

Mecanismo: Actúan como antagonistas de los receptores dopaminérgicos D_2 y receptores no dopaminérgicos.

Típicos: Asocian efectos adversos extrapiramidales como parkinsonismo y discinesia tardía.

Fenotiazinas: Clorpromazina, tioridazina, flufenazina.

Tioxantenos: Clorprotixeno, flupentixol.

Butirofenonas: Haloperidol, espiroperidol, droperidol.

Atípicos: Clozapina, risperidona.

Moduladores de los Trastornos del Ánimo

Antidepresivos Tricíclicos (ATC):

Aminas terciarias: Imipramina, amitriptilina.

Aminas secundarias: Desipramina, nortriptilina.

Segunda generación: Trazodona, maprotilina.

Inhibidores Selectivos de la Recaptación de Serotonina (ISRS): Mecanismo: Inhiben selectivamente la recaptación de 5-HT. Ejemplos: Sertralina, fluoxetina, citalopram.

Inhibidores de la Monoaminooxidasa (IMAO): Inhiben de forma conjunta la MAO-A y MAO-B; presentan riesgo de hepatotoxicidad.

Litio: Indicado específicamente para el tratamiento del trastorno bipolar en su fase maníaca.

Fármacos Antiepilépticos

Inhibidores de canales de Sodio (Na^+) dependientes de voltaje: Fenitoína, carbamazepina.

Inhibidores / Potenciadores de la vía GABA: Fenobarbital, benzodiazepinas, primidona, valproato sódico / ácido valproico, vigabatrina, tiagabina.

Inhibidores de canales T / canales de Calcio (Ca^{2+}) dependientes de voltaje: Etosuximida.

2. Anestesia y Analgesia

Anestesia General Inhalatoria

Fisiopatología molecular: Disminución (<) de los sistemas excitadores glutamato y ACh, junto con un aumento (>) de los sistemas inhibitorios GABA y glicina.

Parámetro de Potencia: Medida a través de la concentración alveolar mínima (MAC_{50}).

Agentes: Óxido nitroso, metano, isoflavona, desflurano, sevoflurano.

Protocolo de Adyuvantes Intravenosos (IV)

Analgesia IV: Morfina, fentanilo, meperidina.

Amnesia IV: Tiopental, metohexital.

Hipnosis IV: Tiopental y otros barbitúricos.

Paralíticos IV (Bloqueadores Neuromusculares): D-tubocurarina, pancuronio, vecuronio, cisatracurio.

Anestesia Local

Mecanismo: Inactivación directa de los canales de sodio (Na^+).

Ésteres: Procaína, novocaína, cloroprocaína.

Amidas: Lidocaína, bupivacaína.

3. Fármacos del Sistema Nervioso Periférico (Autónomos y Somáticos)

Sistema Simpático (Adrenérgico)

Agonistas Simpáticos Indirectos: IMAO (fenelzina, selegilina, tranilcipromina, isocarboxazida).

Agonistas Simpáticos Directos (Afinidad por Receptores):

Receptores \α1 (Localizados en músculo liso vascular): Epinefrina + norepinefrina, fenilefrina.

Receptores \α2 (Localizados en músculo liso vascular): Epinefrina + norepinefrina, clonidina, guanabenz.

Receptores \beta_1 (Localizados en tejido cardíaco): Epinefrina + norepinefrina, isoproterenol, dopamina.

Receptores \beta_2 (Localizados en músculo liso y esquelético): Epinefrina + norepinefrina, isoproterenol, terbutalina, salbutamol.

Antagonistas Simpáticos:

Receptores \α1 : Prazosina, fentolamina.

Receptores \α2 : Yohimbina.

Receptores \beta_1 : Atenolol, metoprolol, propranolol.

Receptores \beta_2 : Propranolol.

Sistema Parasimpático (Colinérgico) y Placa Motora

Agonistas Colinérgicos Indirectos (Inhibidores de la AChE): Fisostigmina, neostigmina, edrofonio.

Síndrome colinérgico por toxicidad (Intoxicación por organofosforados o carbamatos presentes en pesticidas o insecticidas): Clínicamente cursa con diarrea, sialorrea, bradicardia e hipotensión. *Tratamiento:* Administración combinada de atropina + 2-PAM / pralidoxima.

Agonistas Muscarínicos Directos: Betanecol, pilocarpina, carbacol. Ejerce sus efectos en el tubo digestivo, glándulas exocrinas y corazón. *Toxicidad:* Provoca diarrea, sialorrea, bradicardia e hipotensión.

Antagonistas Muscarínicos: Atropina, escopolamina, homatropina.

Antagonistas Nicotínicos (Fármacos Bloqueadores Ganglionares): Indicados en emergencias hipertensivas e hiperreflexia autónoma secundaria a lesión medular. Ejemplos: Camsilato de trimetafán, clorhidrato de mecamilamina.

Fármacos Bloqueadores Neuromusculares: Indicados para procedimientos de cirugía, terapia electroconvulsiva e intubación endotraqueal.

Despolarizante lineal: Succinilcolina.

No despolarizantes voluminosos: D-tubocurarina, metocurina, atracurio, pancuronio.

EVALUACIÓN CLÍNICA DEL ICTUS: ESCALA NIHSS

La Escala de Ictus de los Institutos Nacionales de la Salud (NIHSS) evalúa de forma semicuantitativa la gravedad del ictus, determina el tratamiento adecuado y predice los resultados funcionales.

Estratificación de la Gravedad según Puntaje Total

- **0:** Sin ictus
- **1-4:** Ictus menor
- **5-15:** Ictus moderado
- **16-20:** Ictus moderado-grave
- **21-42:** Ictus grave

Valor Pronóstico: Un puntaje > 16 predice una alta probabilidad de muerte; un valor < 6 indica una alta posibilidad de buena recuperación. Cada aumento de 1 punto en la escala reduce la probabilidad de un resultado favorable en un 17%.

Desglose de Ítems y Criterios de Puntuación

1a. Nivel de Conciencia: Alerta

0: Responde con viveza.

1: Requiere estimulación leve.

2: Requiere estimulación intensa o dolorosa.

3: Totalmente arreactivo, flácido, arrefléxico o con efectos motores reflejos o autonómicos.

1b. Nivel de Conciencia: Mes / Edad

0: Responde ambos datos correctamente.

1: Responde un dato correctamente.

2: Ninguno correctamente.

1c. Nivel de Conciencia: Órdenes

(Abrir/cerrar ojos y apretar/soltar mano no parética)

0: Realiza ambas tareas correctamente.

1: Realiza una tarea correctamente.

2: Ninguna tarea correctamente.

2. Mirada Conjugada

(Movimientos oculares horizontales voluntarios o reflejos oculocefálicos; evalúa NC III, IV, VI)

0: Normal.

1: Paresia parcial de la mirada.

2: Desviación forzada o parálisis total de la mirada.

3. Campos Visuales

(Evaluación por confrontación en cuadrantes superiores e inferiores)

0: Sin pérdida visual.

1: Hemianopsia parcial o cuadrantanopsia.

2: Hemianopsia completa.

3: Hemianopsia bilateral o ceguera total.

4. Parálisis Facial

(Elevar cejas, cerrar ojos con fuerza, mostrar dientes)

0: Movimientos simétricos normales.

1: Parálisis leve (aplanamiento del surco nasogeniano).

2: Parálisis parcial (limitada a la cara inferior).

3: Parálisis completa (afectación de cara superior e inferior).

5. Motricidad del Brazo (Izquierdo / Derecho)

(Extender brazos con palmas hacia abajo: 90° sentado o 45° en decúbito supino. Caída si el brazo desciende antes de 10 segundos)

0: Sin caída.

1: Desciende pero no toca la cama.

2: Presenta algo de esfuerzo contra la gravedad.

3: Sin esfuerzo contra la gravedad.

4: Sin movimiento absoluto.

UN: No evaluable (amputación o fusión articular).

6. Motricidad de la Pierna (Izquierda / Derecha)

(Mantener pierna a 30° en decúbito supino de forma estricta. Caída si desciende antes de 5 segundos)

0: Sin caída.

1: Desciende pero no toca la cama.

2: Presenta algo de esfuerzo contra la gravedad.

3: Sin esfuerzo contra la gravedad.

4: Sin movimiento absoluto.

UN: No evaluable (amputación o fusión articular).

7. Ataxia de Extremidades

(Búsqueda de lesión cerebelosa unilateral mediante pruebas dedo-nariz y talón-espinilla con ojos abiertos)

0: Ausente.

1: Presente en una extremidad.

2: Presente en dos extremidades.

UN: No evaluable (amputación o fusión articular).

8. Sensibilidad

. . .

(Estímulo por pinchazo con alfiler; respuesta por mueca o retirada. Evalúa cara, brazos, piernas y tronco)

0: Normal.

1: Pérdida sensitiva leve a moderada.

2: Pérdida sensitiva severa o total (típico en ictus de tronco encefálico, estado cuadripléjico o coma).

9. Mejor Lenguaje

(Describir una imagen, nombrar elementos de una lámina, leer frases seleccionadas o identificar objetos en la mano. Repetición y producción si hay ceguera)

0: Normal o sin afasia.

1: Afasia leve a moderada.

2: Afasia severa.

3: Mudo o afasia global.

10. Disartria

(Evaluación pidiendo al paciente leer o repetir palabras específicas)

0: Normal.

1: Disartria leve a moderada (habla arrastrada).

2: Disartria severa (habla ininteligible, mudo o anártrico).

UN: Paciente intubado.

11. Extinción e Inatención (Negligencia)

0: Sin anomalías.

1: Inatención o extinción de tipo visual, táctil, auditiva, espacial o personal en una de las modalidades sensitivas.

2: Hemiinatención profunda o extinción en más de una modalidad.

SÍNDROMES CORTICALES Y AFASIAS

Afasia de Wernicke (Sensorial / Receptiva)

Características: Pérdida de la comprensión del lenguaje y pérdida de la capacidad de repetición.

Defectos visuales asociados: Se acompaña de una cuadrantanopsia superior derecha.

Localización de la lesión: Lesión estructural localizada en el giro temporal posterior del hemisferio dominante, manifestando el defecto visual debido a su estrecha proximidad anatómica con la radiación óptica inferior.

Afasia de Broca (Motor / Expresiva)

Características: Afasia de tipo no fluente o expresiva.

Localización de la lesión: Lesión localizada en el lóbulo frontal inferior del hemisferio dominante.

Síndrome del Lóbulo Parietal Dominante y Signos Asociados

Las lesiones localizadas en el lóbulo parietal dominante dan origen a las siguientes alteraciones corticales integradas:

Agrafia (pérdida de la capacidad de escribir).

Acalculia (pérdida de la capacidad de realizar cálculos matemáticos).

Agnosia digital (incapacidad para reconocer los dedos de la mano).

Anosognosia (falta de conciencia de la propia enfermedad o déficit motor).

Negligencia visuoespacial.

Cuadrantanopsia inferior izquierda (defecto del campo visual concomitante por afectación de las radiaciones ópticas superiores).

Áreas funcionales de la corteza cerebral

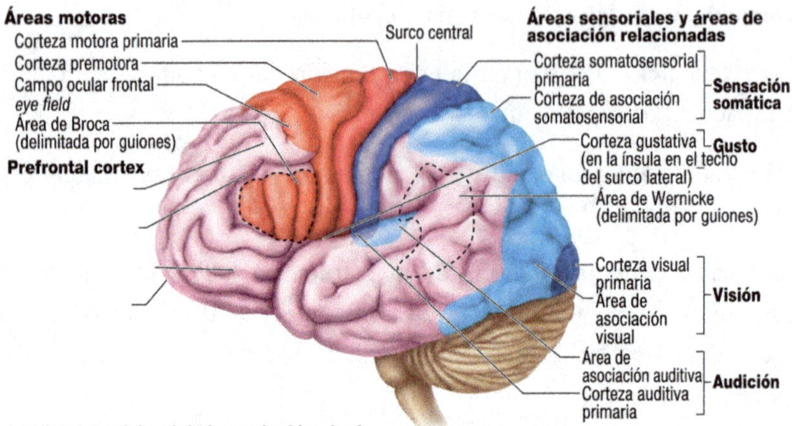

(a) Vista lateral, hemisferio cerebral izquierdo

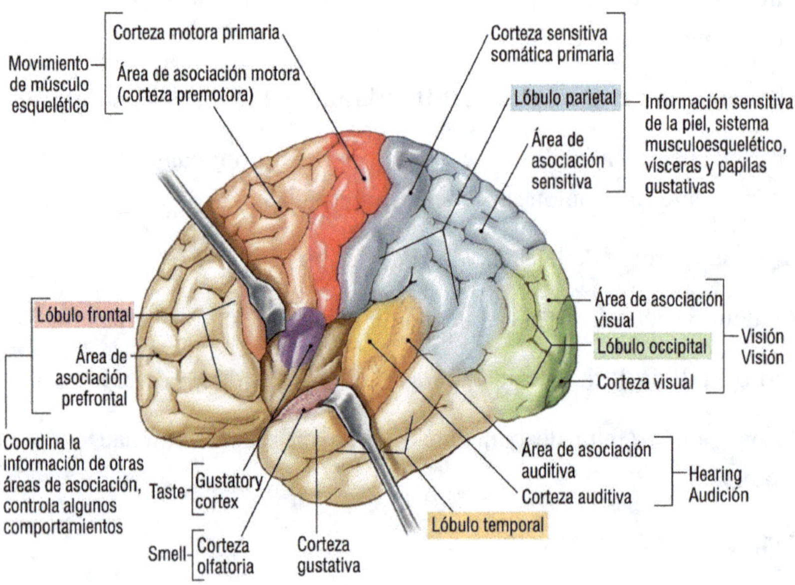

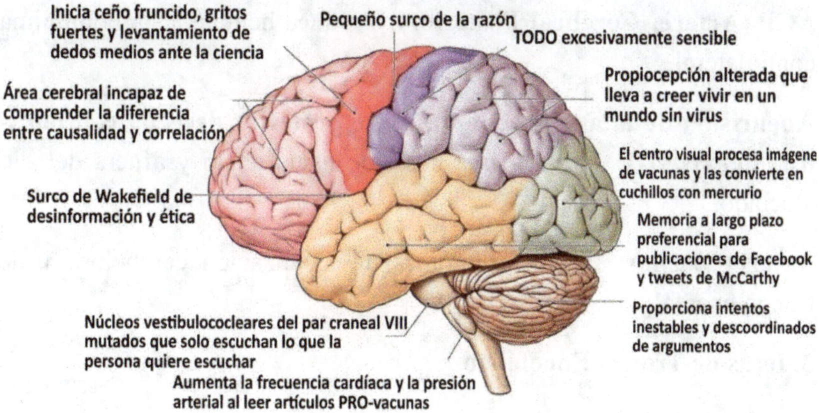

SÍNDROMES VASCULARES CEREBRALES (ICTUS / AIT)

1. Ictus / AIT de Circulación Anterior

Clínica cardinal: Se manifiesta típicamente con afasia **y** debilidad de extremidades.

ACA (Arteria Cerebral Anterior): Produce debilidad contralateral de la pierna.

ACM (Arteria Cerebral Media): Produce debilidad contralateral de cara y brazo.

Caso clínico específico - Ictus de la ACM izquierda: Cursa con hemiparesia de la hemicara inferior derecha + compromiso de la extremidad superior e inferior derechas + desviación forzada de la mirada hacia la izquierda o presencia de hemianopsia homónima.

2. Ictus / AIT de Circulación Posterior

Clínica cardinal: Se manifiesta característicamente con mareo **y** diplopía. Tanto la afectación de la ACP como la de la arteria basilar asocian pérdida visual.

ACP (Arteria Cerebral Posterior): Produce hemianopsia homónima contralateral.

Aneurisma de la arteria comunicante posterior derecha con parálisis del NC III: Provoca una posición hacia abajo y afuera del ojo afectado.

Arteria Basilar: Produce síntomas de localización cerebelosa y de tronco encefálico.

3. Ictus de Tronco Encefálico

Signos clínicos: Presenta síntomas puros de neurona motora superior (NMS), caracterizados por hiperreflexia y signo de Babinski positivo (+) / reflejos plantares en extensión.

ABORDAJE DIAGNÓSTICO Y ALGORITMO TERAPÉUTICO

Diagnóstico

Realización inmediata de **TC cerebral y angio-TC de cerebro y cuello** (extendiéndose para la evaluación dirigida de las arterias subclavias y vertebrales).

Tratamiento (Tto)

Manejo antiagregante basal: Administración de Aspirina o inicio de doble antiagregación plaquetaria (DAPT).

Criterios de Intervención Avanzada y Ventanas

Temporales:

┌— tPA (Fibrinólisis): Ventana de 3-4.5 horas.

| Indicado para puntajes < 25 NIHSS.

|

├— Trombectomía mecánica.

INTERVENCIÓN -------┤

├— Colocación de stent endovascular: Ventana < 6 horas.

| Indicación de stent carotídeo para estenosis quirúrgicamente

| inaccesible o inducida por radiación.

|

└— CEA (Endarterectomía carotídea): Realización planificada < 2 semanas.

Sistema Arterial Cerebral y Círculo de Willis

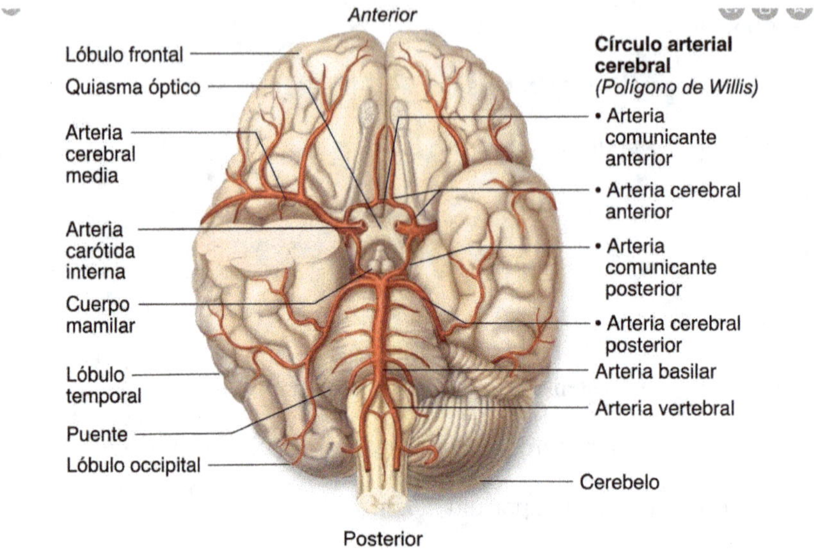

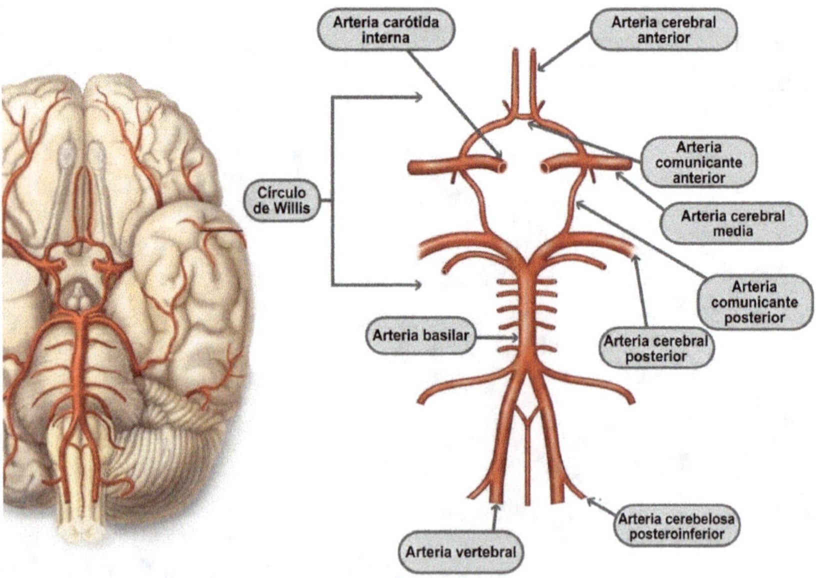

SÍNDROMES TRONCOENCEFÁLICOS Y VASCULARES ESPECÍFICOS

Oftalmoplejía Internuclear (INO)

Fisiopatología: Pequeño ictus que afecta el **FLM (Fascículo Longitudinal Medial) ipsilateral**, el cual conecta el núcleo del abducens con el núcleo oculomotor.

Clínica de presentación: * El ojo ipsilateral presenta una incapacidad para la aducción.

Causa diplopía.

El ojo contralateral (normal) manifiesta un nistagmo de abducción compensatorio.

Preservación: La convergencia ocular **no está afectada**.

Asociaciones Etiológicas (Diagnóstico): Esclerosis múltiple, HTA no controlada y diabetes mellitus.

Hemorragia Subaracnoidea (HSA)

Clínica de sospecha: Descrita clásicamente por el paciente como **"la peor cefalea" de su vida** o una cefalea con instauración "en trueno".

Etiología principal: Secundaria a la ruptura de un aneurisma cerebral.

Complicaciones críticas y manejo:

Riesgo inminente de resangrado.

Vasoespasmo cerebral *(Tratamiento profiláctico/terapéutico: nimodipino)*.

Hidrocefalia aguda o tardía.

Convulsiones o desarrollo de parálisis de Todd.

Complicaciones de origen cardiopulmonar.

Protocolo de Presión Arterial y Manejo de tPA en el Ictus Agudo

Parámetros Límites de PA:

Antes de iniciar tPA: PA < 185/11 mmHg.

Durante y después de la infusión de tPA: PA < 180/110 mmHg.

Cronología y Complicaciones:

Antiagregación: La administración de aspirina debe retrasarse y realizarse estrictamente **a las 24 horas después** de haber finalizado el tPA.

Manejo de Emergencia: Ante el desarrollo de una hemorragia intracraneal secundaria al uso de tPA, el tratamiento de elección es la infusión de **crioprecipitado**.

TROMBOSIS DE SENOS VENOSOS CEREBRALES (CVT)

1. Trombosis del Seno Cavernoso

Clínica de sospecha: Presencia de proptosis ocular combinada con parálisis del nervio abducens (NC VI).

Déficits asociados: Alteraciones sensitivas localizadas en el territorio de distribución de las **ramas V1 y V2 del nervio trigémino**.

Anatomía relevante: Los pares craneales NC III, IV, V_1, V_2 y VI se localizan y discurren de forma anatómica a través del seno cavernoso.

2. Trombosis del Seno Sagital

Hallazgos anatomopatológicos: Se manifiesta con signos de infarto venoso localizados específicamente en la región de la hemorragia.

3. Trombosis Venosa Central Generalizada (CVT)

Factores de Riesgo y Etiología: * Presencia de estados de trombofilia sistémica, LES y Síndrome Antifosfolípido (APLAS).

Uso crónico de anticonceptivos orales.

Estados de embarazo y periodo de posparto.

Desarrollo de procesos infecciosos locales/sistémicos o coexistencia de una neoplasia maligna.

Diagnóstico de elección: Confirmación mediante RM cerebral combinada con venografía por RM (venorresonancia).

Tratamiento: Protocolo de anticoagulación prolongada durante un periodo > **3 meses**.

Sistema venoso cerebral

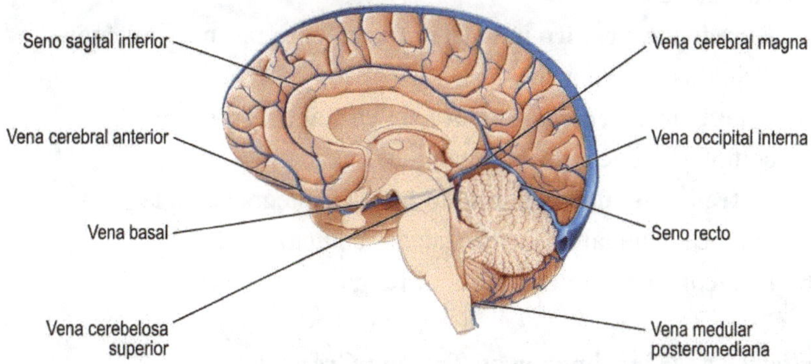

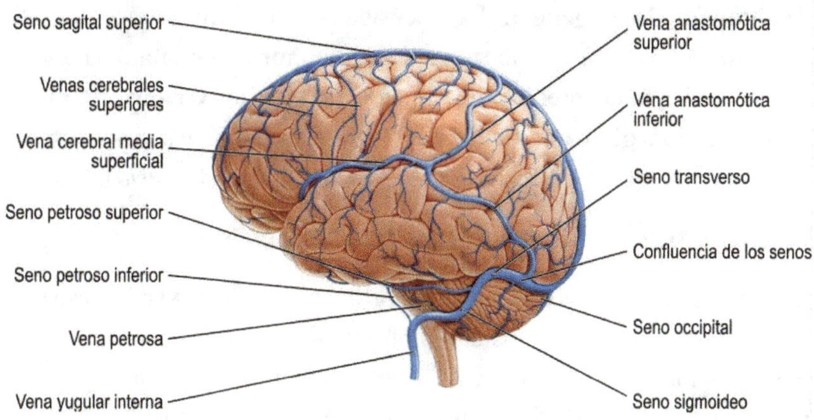

CONMOCIÓN CEREBRAL, CEFALEAS Y TRASTORNOS VESTIBULARES

1. Protocolo de Conmoción Cerebral e Indicación de Imagen

Protocolo de "Retorno al Deporte" Gradual

Ante una conmoción cerebral, se debe implementar una progresión escalonada, manteniendo un periodo estricto de **24 horas en cada etapa**. Si el paciente permanece asintomático, se avanza al siguiente nivel:

1. **Sin actividad** (reposo físico y cognitivo inicial).
2. **Ejercicio aeróbico ligero** (caminar, bicicleta estática de baja intensidad).
3. **Ejercicio específico para el deporte** (carreras, movimientos dirigidos sin impacto).
4. **Ejercicios de entrenamiento sin contacto** (driles más complejos, inicio de entrenamiento táctico).
5. **Entrenamiento con contacto total** (reintegración a la práctica habitual tras autorización médica).
6. **Reincorporación completa al juego.**

Criterios de Neuroimagen en Trauma Craneal

Evaluación de Urgencia: La necesidad de realizar una tomografía computarizada (TC) de cabeza se determina mediante la aplicación de las herramientas de predicción clínica validadas: los **Criterios Combinados de la Regla Canadiense de TC de Cráneo** (*Canadian CT Head Rule*) y las **Reglas de Nueva Orleans** (*New Orleans Criteria*).

2. Diagnóstico Diferencial y Manejo de las Cefaleas

Cefalea en Racimos (Cluster): Dolor de carácter paroxístico, estrictamente unilateral y de intensidad punzante severa. Los episodios tienen una duración de 15-180 minutos y se acompañan de síntomas autonómicos ipsilaterales (lagrimeo, inyección conjuntival, rinorrea).

Tratamiento agudo (Tto): Administración de oxígeno de alto flujo (100%), triptanes por vía subcutánea (SC) o intranasal, agonistas 5-HT o ergotaminas.

Estrategia de Prevención: Verapamilo, prednisona, topiramato y litio.

Migraña: Dolor de carácter pulsátil o palpitante que frecuentemente se asocia a la presencia de aura.

Alerta de seguridad: El uso de anticonceptivos orales combinados (ACO) en pacientes con migraña (especialmente con aura) aumenta de forma crítica el riesgo de sufrir un **ictus** o una **trombosis venosa cerebral**. Ante sospecha de complicaciones, el estudio se realiza mediante TC, venografía por RM o venografía por TC.

Cefalea Tensional: Dolor de localización bilateral, carácter sordo y opresivo.

Hemorragia Subaracnoidea (HSA): Clásicamente descrita por el paciente como la "peor cefalea de su vida" o una cefalea con instauración súbita "en trueno". Cursa con rigidez nucal, frecuentemente desencadenada durante un esfuerzo físico, y puede asociar síncope.

Algoritmo Diagnóstico Secuencial en Sospecha de HSA:

1. **TC cerebral sin contraste** (estudio inicial de elección).
2. **Punción lumbar:** Indicada de forma mandatoria si la TC es negativa pero persiste una alta sospecha clínica, buscando la presencia de **xantocromía**.
3. **Angiografía por TC (Angio-TC):** Dirigida a localizar la estructura vascular responsable.
4. *Patrón de oro:* La **angiografía por sustracción digital** o la **angiografía por catéter de 4 vasos** constituye el estándar de oro para confirmar y caracterizar una disección o un aneurisma cerebral.

3. Enfoque Clínico del Vértigo

El diagnóstico diferencial se establece de forma primordial mediante la dirección del nistagmo y los síntomas otológicos asociados:

Vértigo de Causa Central

Signo Guía: Presencia de **nistagmo puramente vertical**.

Etiologías Principales: Ictus cerebeloso o la presencia de un tumor del ángulo pontocerebeloso (ej. schwannoma vestibular o acústico).

Vértigo de Causa Periférica

Signo Guía: Presencia de **nistagmo horizontal** u horizonto-rotatorio.

Etiologías Comunes:

Enfermedad de Ménière: Caracterizada por la asociación de episodios de vértigo, hipoacusia progresiva y tinnitus (acúfenos).

Vértigo Posicional Paroxístico Benigno (VPPB): Episodios breves (que duran segundos) de vértigo, provocados de forma directa por los movimientos de la cabeza.

Laberintitis.

Neuronitis vestibular: Cuadro vertiginoso agudo frecuentemente asociado a una infección de origen viral previa.

4. Anatomía del Oído, el Equilibrio y la Audición

Nota anatómica: Los huesos más pequeños del cuerpo humano corresponden a la cadena de **huesecillos del oído medio**, encargados de la transmisión mecánica del sonido hacia la cóclea. Estos son:

- El **martillo**
- El **yunque**
- El **estribo**

El Oído Interno

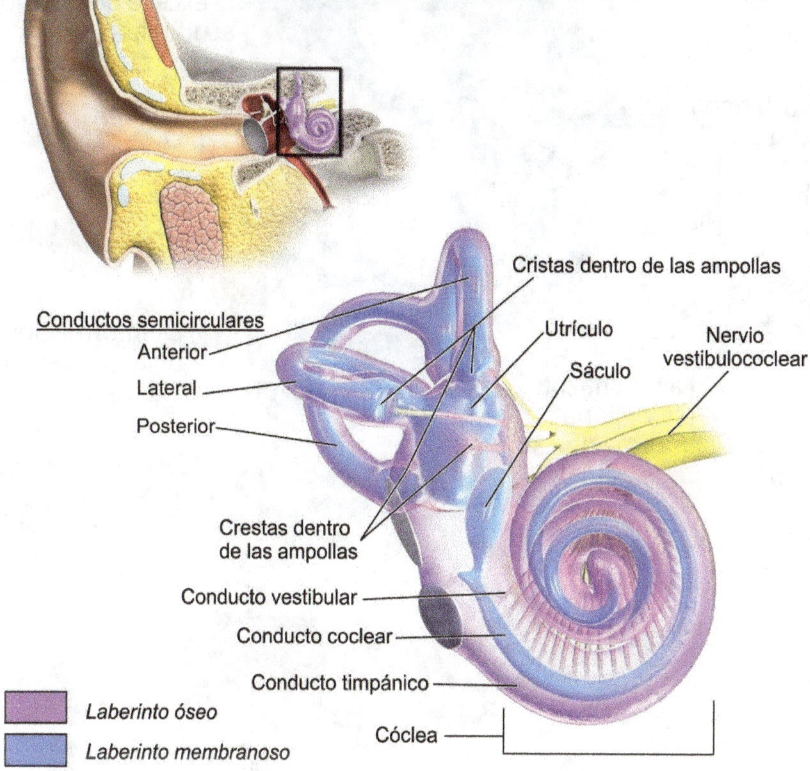

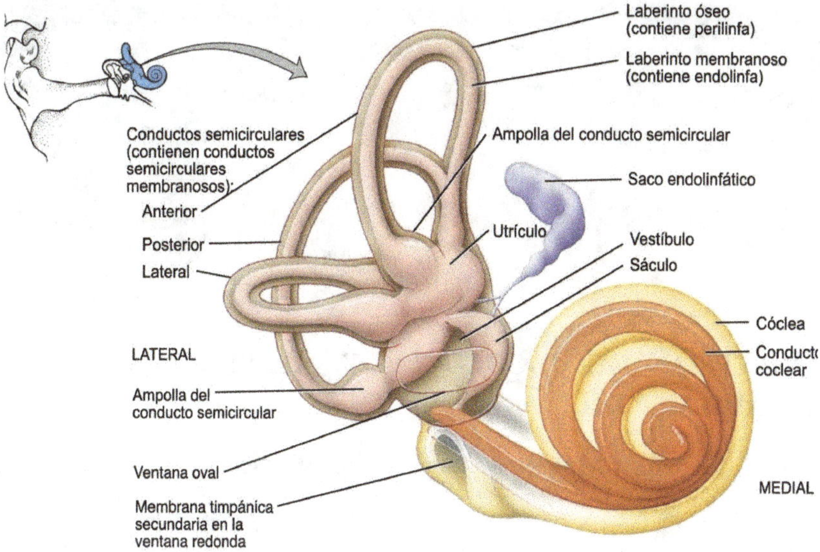

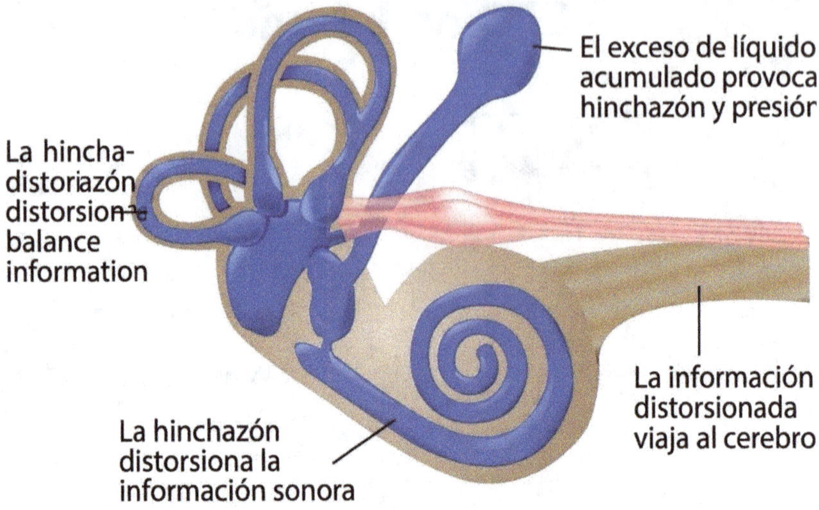

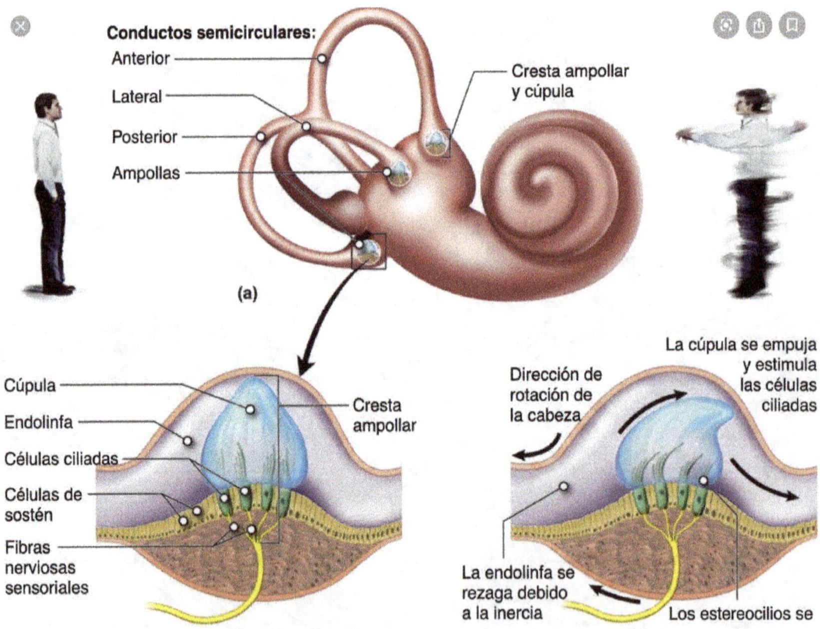

EPILEPSIA, FARMACOLOGÍA Y ALTERACIONES DEL ESTADO MENTAL

1. Clasificación y Manejo de las Crisis Epilépticas

Epilepsia Parcial del Lóbulo Temporal Refractaria: Fuertemente asociada a la presencia de **esclerosis temporal mesial**. Su manejo definitivo requiere la derivación precoz a neurocirugía.

Epilepsia Parcial Compleja: Caracterizada por crisis parciales complejas que se manifiestan clínicamente con **mirada fija, automatismos orales y chupeteo de labios**, pudiendo evolucionar secundariamente a crisis tónico-clónicas generalizadas.

Tratamiento Farmacológico Dirigido (Tto):

Crisis de Ausencia: El fármaco de elección es la **etosuximida**.

Crisis Parciales Complejas: Manejo con valproato, carbamazepina, fenobarbital y lamotrigina.

2. Protocolo de Convulsiones durante el Embarazo

El manejo de los fármacos antiepilépticos (FAE) durante la gestación exige un balance estricto entre el control de las crisis y el riesgo fetal:

Ácido Fólico: Indicación mandatoria de suplementación a altas dosis para prevenir la teratogénesis inducida por los FAE de forma general.

Tegretol (Carbamazepina): Puede administrarse de forma segura manteniendo una estrecha consulta y seguimiento con el servicio de neurología.

Ácido Valproico (©): Contraindicado de forma absoluta debido a su alta asociación con el desarrollo de defectos del tubo neural.

Fenitoína y Topiramato: Clasificados dentro de la categoría D de riesgo gestacional.

3. Interacciones Farmacológicas Relevantes de los FAE

FAE Inductores Enzimáticos Hepáticos: Fenobarbital, fenitoína, carbamazepina, oxcarbazepina y topiramato.

Efecto clínico: Incrementan el metabolismo celular y **disminuyen los niveles de anticonceptivos orales (ACO).**

FAE que NO afectan los niveles de ACO: Valproato, lamotrigina, Keppra y gabapentina.

Interacción bidireccional: El uso concomitante de ACO disminuye de forma significativa los niveles séricos de lamotrigina.

4. Diagnóstico Diferencial de la Alteración del Estado Mental

La presencia de un estado mental alterado obliga a descartar de forma sistemática etiologías estructurales, infecciosas y metabólicas:

Crisis convulsiva activa o estado posictal prolongado.

Ictus isquémico o hemorrágico agudo.

Encefalitis.

Intoxicación farmacológica sistémica (frecuentemente por opioides).

Compromiso Herniario / Masas del SNC: Tumores del SNC, infarto masivo o hemorragias agudas que provoquen una parálisis ipsilateral del III par craneal (manifestada por **"pupila dilatada" / midriasis fija**) acompañada de una hemiparesia contralateral con hiperreflexia y espasticidad (signos de afectación de neurona motora superior).

Pseudotumor Cerebri (Hipertensión Intracraneal Idiopática): Clásico en mujeres jóvenes obesas, asociado epidemiológicamente a un aumento de estrógenos o al uso crónico de ACO; se acompaña de parálisis del VI par craneal (abducens).

Hidrocefalia Normotensiva (HNT): Cuadro propio de adultos mayores caracterizado por el desarrollo de la tríada clásica de Hakim-Adams: **ataxia (con marcha magnética / pegada al piso), incontinencia urinaria y demencia**.

Cetoacidosis Diabética (CAD).

Hipercalcemia tumoral o metabólica.

Sistema Ventricular del SNC

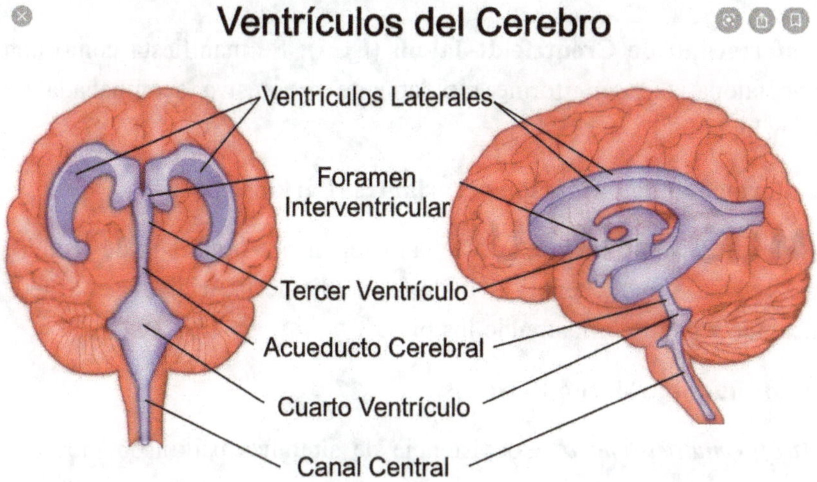

DELIRIUM, DEMENCIAS Y SÍNDROMES PARKINSONIANOS

Delirium: Se define como una obnubilación de la conciencia.

Demencia: Requiere la diferenciación clínica de sus variantes fisiopatológicas y el descarte de diagnósticos diferenciales como el deterioro cognitivo leve frente a la depresión.

Clasificación y Hallazgos de las Demencias

Alzheimer: Caracterizado histopatológicamente por la presencia de ovillos neurofibrilares (compuestos por proteína microtubular anormalmente fosforilada) **y** placas seniles (esferas de proteína beta-amiloide).

Demencia por Cuerpos de Lewy: Presencia de inclusiones citoplasmáticas eosinofílicas en la sustancia negra. Clínicamente se manifiesta con alucinaciones visuales, síntomas característicos de la enfermedad de Parkinson **y** demencia.

Demencia Frontotemporal: Se caracteriza por presentar cambios marcados de la personalidad de forma precoz, más que pérdida de memoria.

Hidrocefalia Normotensiva: Cursa con la tríada clásica de ataxia, incontinencia urinaria y demencia.

Enfermedad de Creutzfeldt-Jakob (ECJ): Se manifiesta como una encefalopatía espongiforme rápidamente progresiva acompañada de mioclonías.

Enfermedad de Parkinson y Variantes (Parkinson Plus)

Enfermedad de Parkinson: Se caracteriza por la tétrada de temblor de reposo tipo "cuenta monedas", bradicinesia, rigidez en rueda dentada y marcha arrastrando los pies.

Síndromes Parkinson Plus:

Atrofia multisistémica: Coexistencia de síntomas parkinsonianos con manifestaciones autonómicas severas o síntomas cerebelosos.

Parálisis supranuclear progresiva: Caracterizada por la pérdida de la mirada vertical voluntaria, rigidez axial e inestabilidad postural manifiesta.

TRASTORNOS DEL MOVIMIENTO E INQUIETUD MOTORA

Temblor Esencial Benigno: Temblor de tipo postural y de acción. Puede manifestarse como temblor cefálico o temblor familiar. *Tratamiento (Tto):* Responde favorablemente al consumo de alcohol; manejo farmacológico con propranolol, primidona, gabapentina o benzodiazepinas.

Síndrome de Tourette: Cuadro caracterizado por tics motores y fónicos, fuertemente asociado con el trastorno obsesivo-compulsivo (TOC) o el TDAH.

PANDAS: Trastornos neuropsiquiátricos autoinmunes pediátricos desencadenados después de infecciones estreptocócicas. Clínicamente cursa con la aparición abrupta de tics y trastorno obsesivo-compulsivo.

Corea de Sydenham: Movimientos involuntarios que aparecen tras una infección por estreptococo beta-hemolítico del grupo A o en el contexto de una fiebre reumática aguda en niños.

Hemibalismo: Movimientos balísticos violentos secundarios a un infarto localizado en el núcleo subtalámico.

Acatisia: Estado de inquietud motora severa. *Tratamiento (Tto):* Uso de betabloqueadores.

Enfermedad de Huntington

Definición: Trastorno neurodegenerativo de carácter hereditario (sin malignidad).

Clínica: Movimientos coreoatetósicos, distonía y cambios del ánimo marcados, caracterizándose por la **ausencia de hiperreflexia**.

Fisiopatología y Genética: Mutación por repetición trinucleotídica del gen HTT localizado en el cromosoma 4. Provoca una disminución neta de las neuronas GABAérgicas y colinérgicas en el núcleo caudado.

Neuroimagen: La TC o RM revela ventrículos con morfología en "vagón de tren" secundaria a la atrofia del núcleo caudado.

Discinesia Tardía (DT)

Clínica: Presencia de chupeteo de labios, protrusión lingual o distonía postural.

Etiología: Inducida por el uso crónico de antagonistas dopaminérgicos D_2 (antipsicóticos típicos como haloperidol, risperidona, flufenazina) o Reglan (metoclopramida).

Tratamiento (Tto): Suspender de forma inmediata los antipsicóticos o el Reglan, e iniciar el manejo con clozapina *(alerta: requiere monitorizar estrictamente el hemograma debido al riesgo de agranulocitosis)*.

ENFERMEDADES DESMIELINIZANTES Y AUTOINMUNES DEL SNC

Esclerosis Múltiple (EM): Se caracteriza por la presencia de lesiones desmielinizantes subcorticales o periventriculares en la neuroimagen, episodios de neuritis óptica aislada y el hallazgo de bandas oligoclonales en el LCR.

Neuromielitis Óptica (NMO / Enfermedad de Devic): Enfermedad desmielinizante caracterizada por la positividad de anticuerpos anti-acuaporina 4 (anticuerpo NMO) y la presencia de LETM (mielitis transversa longitudinalmente extensa).

ADEM: Encefalomielitis diseminada aguda.

Leucoencefalopatía Multifocal Progresiva (LMP): Infección desmielinizante oportunista en pacientes con compromiso inmunitario (VIH, trasplante, malignidad) o asociada al uso de natalizumab.

EMERGENCIAS NEUROFARMACOLÓGICAS, TÓXICAS Y DEFICIENCIAS

Síndrome de Wernicke-Korsakoff: Provocado por un déficit agudo de tiamina (vitamina B_1) en pacientes alcohólicos. Cursa con la tríada clásica de **oftalmoplejía + ataxia + encefalopatía**. El defecto marcado y crónico de la memoria y el aprendizaje se denomina psicosis de Korsakoff. *Tratamiento (Tto):* Se debe **administrar siempre tiamina antes de la infusión de glucosa** para evitar el empeoramiento del cuadro.

Síndrome Serotoninérgico: Gatillado por la combinación de ISRS **y** IMAO. *Diagnóstico diferencial frente al SNM:* Se caracteriza por presentar síntomas gastrointestinales y clonus.

Hipertermia Maligna: Desencadenada por la exposición a agentes inhalados utilizados para la anestesia quirúrgica.

Síndrome Antisintetasa: Cuadro autoinmune caracterizado por la presencia de anticuerpos Jo-1, polimiositis o dermatomiositis, y manifestaciones de toxicidad anticolinérgica.

Síndrome Neuroléptico Maligno (SNM)

Clínica y Diagnóstico: Fiebre alta, síntomas extrapiramidales, rigidez muscular severa en "tubo de plomo", bradicinesia, reflejos disminuidos y delirium.

Etiología: Inducido por fármacos con efecto antagonista dopaminérgico D_2 (como haloperidol, risperidona y flufenazina).

Tratamiento (Tto): Manejo farmacológico con bromocriptina y dantroleno.

NEUROGENÉTICA, SÍNDROMES NEUROCUTÁNEOS Y DEL DESARROLLO

Charcot-Marie-Tooth: Neuropatía hereditaria clásica que se manifiesta con debilidad progresiva de las piernas y marcha con pie caído.

Ataxia de Friedreich: Trastorno hereditario que cursa con síntomas de localización cerebelosa progresivos.

Enfermedad de Fabry: Trastorno de depósito lisosomal que asocia la aparición de ictus a temprana edad y neuropatía periférica.

Síndrome de Prader-Willi: Alteración genética caracterizada por obesidad de inicio temprano, problemas conductuales, osteoporosis o hipogonadismo.

Tumores y correlaciones genéticas

Neurofibromatosis Tipo 1 (NF-1)

Presencia de gliomas ópticos y máculas café con leche. *(Nota: asocia riesgo de sarcoma en el 10% de los casos).*

Neurofibromatosis Tipo 2 (NF-2)

Presencia característica de schwannomas vestibulares bilaterales y cataratas precoces.

Esclerosis Tuberosa

Manifestada por manchas hipomelanóticas en "hoja de fresno", adenoma sebáceo y el desarrollo de tumores de células gigantes.

Síndrome de Von Hippel-Lindau

Fuertemente asociado al desarrollo de hemangioblastoma.

Síndrome de Lynch / FAP

Su asociación con tumores neuroepiteliales incluye el meduloblastoma (vinculado también al síndrome de carcinoma basocelular nevoide).

NEUROINFECCIONES Y NEUROPATÍAS PERIFÉRICAS

Meningitis Bacteriana: El estudio del LCR revela una pleocitosis de predominio neutrofílico.

Meningitis Viral o Encefalitis por VHS: El estudio del LCR revela una pleocitosis de predominio linfocítica.

Manejo de Masas Ocupantes Infecciosas: Diagnóstico diferencial entre absceso bacteriano frente a toxoplasmosis del SNC.

Infección por Virus del Nilo Occidental: Produce un cuadro neurológico tipo polio, secundario al daño selectivo de las células del asta anterior de la médula espinal, cursando con hiporreflexia.

Polirradiculoneuropatías Desmielinizantes

AIDP / Síndrome de Guillain-Barré (GBS): Polirradiculoneuropatía desmielinizante inflamatoria aguda.

Etiología y transmisión: Asociado frecuentemente a infección previa por *C. jejuni*; epidemiológicamente puede transmitirse por contacto con perros.

Tratamiento (Tx): Manejo urgente mediante plasmaféresis o infusión de inmunoglobulina intravenosa (IVIG).

Signo compartido: El GBS, la sarcoidosis y la enfermedad de Lyme constituyen las causas principales de parálisis bilateral del nervio facial.

CIDP: Polirradiculoneuropatía desmielinizante inflamatoria crónica. Se diferencia de la forma aguda en su evolución y respuesta terapéutica. *Tratamiento (Tx):* Elección de esteroides orales.

VÍAS ÓPTICAS Y NERVIOS CRANEALES

Lesión del Quiasma Óptico

Clínica: Provoca un defecto del campo visual caracterizado como una **hemianopsia bitemporal**.

Etiología: Secundario a la compresión extrínseca por un tumor hipofisario o un craneofaringioma.

Nervios craneales

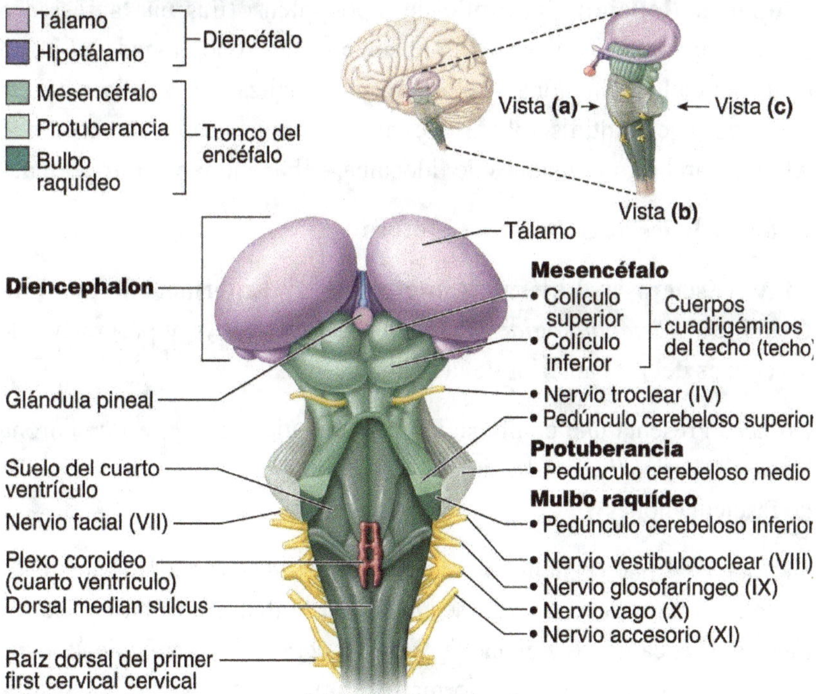

(c) Dorsal view **(c) Vista dorsal**

SISTEMA NERVIOSO PERIFÉRICO (SNP)

Patologías de los Nervios Craneales y Dolor Crónico

Neuralgia del trigémino: Se caracteriza por un dolor lancinante o punzante severo. Afecta típicamente a la rama 2 (mejilla) o a la rama 3 (mandíbula), gatillado por acciones cotidianas como masticar, afeitarse, comer o cepillarse los dientes. *Diagnóstico:* Obliga a descartar esclerosis múltiple (EM) o la presencia de un tumor cerebral. *Tx:* Manejo farmacológico con fenitoína, carbamazepina, oxcarbazepina, gabapentina o pregabalina.

Síndrome de Ramsay Hunt: Cuadro de herpes zóster óptico/facial. Cursa con parálisis del nervio facial (NC VII) y pérdida del gusto de los 2/3 anteriores de la lengua.

CRPS Tipo 1 (Síndrome de Dolor Regional Crónico / Distrofia Simpática Refleja): Desarrollo de dolor intenso tras una agresión o trauma menor, el cual es completamente desproporcionado al daño tisular inicial. Evoluciona con osteopenia localizada y atrofia cutánea. *Tx:* Abordaje multidisciplinario con fisioterapia-terapia ocupacional, AINEs, parches o infusiones de lidocaína, gabapentina y amitriptilina.

Enfermedades de la Neurona Motora

ELA (Esclerosis Lateral Amiotrófica / Enfermedad de Lou Gehrig): * *Fisiopatología:* Provoca un daño selectivo y progresivo de las células del asta anterior de la médula espinal.

Clínica: Presenta una combinación característica de signos de neurona motora superior (hiperreflexia) y de neurona motora inferior (presencia de fasciculaciones).

Evolución: Aparece habitualmente entre los 40-60 años de edad. El paciente desarrolla voz nasal secundaria a la disfunción bulbar de los músculos encargados del habla y de la deglución, manteniendo una sensibilidad completamente normal. La muerte sobreviene por insuficiencia respiratoria en un plazo de 3-5 años desde el inicio. *Tx:* El uso de riluzol prolonga la supervivencia aproximadamente 3 meses.

Diagnóstico Diferencial de Radiculopatías Lumbosacras

Raíz L3-L4

Territorio del dolor: Cara anterior del muslo.

Pérdida sensitiva: Cara anteromedial del muslo.

Déficit motor: Debilidad del músculo cuádriceps.

Alteración de reflejos: Decremento (<) del reflejo rotuliano.

Raíz L4-L5

Territorio del dolor: Cara externa de la pantorrilla.

Pérdida sensitiva: Cara externa de la pantorrilla y dedo gordo.

Déficit motor: Debilidad del extensor largo del hallux.

Alteración de reflejos: Sin pérdida de reflejos.

Raíz L5-S1

Territorio del dolor: Planta del pie.

Pérdida sensitiva: Cara externa de la pantorrilla y borde externo del pie.

Déficit motor: Debilidad en la eversión del pie.

Alteración de reflejos: Decremento (<) del reflejo aquíleo.

UNIÓN NEUROMUSCULAR

Miastenia Gravis: Enfermedad autoinmune caracterizada por debilidad fluctuante, desarrollo de voz nasal y se diferencia fundamentalmente por la **ausencia de hiperreflexia**. Cursa con una marcada debilidad de predominio oculobulbar.

Diagnóstico e Inmunología: Presencia de anticuerpos (Ac) anti-AChR positivos en el 85% de los casos. En el 40% de los pacientes con anticuerpos negativos se documenta la positividad para anticuerpos MuSK. El estudio electrofisiológico (EMG) revela respuestas decrecientes ante la estimulación repetitiva. Es obligatorio realizar una TC de tórax debido a que el 10% de los pacientes presenta un timoma asociado.

Síndrome Miasténico de Lambert-Eaton: Trastorno mediado por anticuerpos dirigidos contra los canales de calcio dependientes de voltaje presinápticos. Posee una estrecha asociación paraneoplásica con el cáncer de pulmón de células pequeñas. El estudio electrofisiológico (EMG) se caracteriza por mostrar incrementos progresivos en la amplitud del potencial ante la estimulación repetitiva.

MÚSCULO Y PATOLOGÍA EN EL PACIENTE CRÍTICO

- **Miopatías primarias:** Clínicamente sugeridas ante la presencia de debilidad proximal y una determinación laboratorial de CK (creatina quinasa) elevada.
- **Diagnóstico Diferencial en la Unidad de Cuidados Intensivos:** Evaluación dirigida para distinguir la miopatía del enfermo crítico frente a la polineuropatía del enfermo crítico, caracterizadas mediante electromiografía (EMG) y velocidad de conducción nerviosa (VCN):

┌─ MIOPATÍA DEL ENFERMO CRÍTICO

| Hallazgo en EMG: Potenciales de unidad motora

| característicamente pequeños y cortos.

ENFERMEDAD EN PACIENTE CRÍTICO -------┤

└─ POLINEUROPATÍA DEL ENFERMO CRÍTICO

Hallazgo en VCN: Potenciales de unidad motora

característicamente grandes y largos.

ESCENARIOS ADICIONALES

Hallazgos del LCR en diversas condiciones

Normal: Claro, 0-3 linfocitos, glucosa 50-100, proteínas 20-45, presión 100-200.

Bacteriana: Claro, turbio o purulento, > 1000 PMN, glucosa < 50, proteínas 100, presión > 200.

Tuberculosis / fúngica: > 100 linfocitos, glucosa < 50. *Otros:* Tinta china + = Cryptococcus neoformans.

Viral / aséptica: Claro, > 100 linfocitos, glucosa normal, proteínas normales o ligeramente >, presión normal o >.

Pseudotumor cerebri: Claro, células normales, glucosa normal, proteínas normales, presión > 200.

Síndrome de Guillain-Barré: Claro, 0-100 linfocitos, glucosa normal, proteínas > 100, presión normal. Presenta disociación albuminocitológica.

Hemorragia cerebral (HSA o intracerebral): Xantocromía, sanguinolento o claro, eritrocitos, glucosa normal, proteínas > 45, presión > 200.

Esclerosis múltiple: Claro, linfocitos normales o ligeramente >, glucosa normal, proteínas normales o ligeramente >, presión normal. Muestra electroforesis con bandas oligoclonales de IgG y > proteína básica de mielina.

Áreas de lesión neurológica

Según el tipo de neurona:

Neurona motora inferior o músculo: Reflejos < o ausentes, fasciculaciones, atrofia.

Neurona motora superior (médula o cerebro): Hiperreflexia, clonus, > tono muscular.

Según la localización cerebral:

Lóbulos frontales: Apatía, inatención, desinhibición, afecto lábil.

Lóbulo frontal dominante: Afasia de Broca (motora).

Lóbulo temporal dominante: Afasia de Wernicke (sensitiva).

Lóbulos parietales dominantes: Incapacidad para leer, escribir, nombrar o hacer cálculos. *(Nota: En el 95% de la población el lado izq es dominante - 99% de los diestros y 60-70% de los zurdos).*

Lóbulo parietal no dominante: Ignora un lado del cuerpo, dificultad para vestirse.

Lóbulos temporales: Deterioro de la memoria, hiperagresión, hipersexualidad.

Lóbulos occipitales: Alucinaciones o ilusiones visuales.

Según el tronco encefálico y cerebelo:

Mesencéfalo: Pares craneales 3 y 4.

Puente: Pares craneales 5, 6, 7 y 8.

Bulbo raquídeo: Pares craneales 9, 10, 11 y 12.

Cerebelo: Ataxia, disartria, nistagmo, temblor de intención, dismetría, habla escandida, disdiadococinesia.

Malformaciones Congénitas y Vasculares

Espina bífida

Anomalía congénita con falta de fusión de la columna vertebral, con protrusión de las meninges espinales o de la médula espinal.

Espina bífida oculta: Forma más leve, con parche triangular de vello sobre la columna lumbar.

Meningocele: Protrusión de las meninges.

Mielomeningocele: Protrusión de meninges + tejido del SNC, asociado a malformación de Arnold-Chiari.

Prevención: La suplementación con folato en posibles madres disminuye la espina bífida u otros defectos del tubo neural.

Hidrocefalia

Definición: Acumulación de LCR en los ventrículos cerebrales.

Clínica: Aumento del perímetro cefálico, > PIC, fontanela abombada, ingurgitación venosa del cuero cabelludo, parálisis de la mirada hacia arriba.

Tx: Derivación quirúrgica (derivación VP) para descomprimir los ventrículos.

Síndrome de robo de la subclavia

Definición: Obstrucción de la A. subclavia izq. proximal al origen de la A. vertebral.

Fisiopatología: "Roba" sangre del sistema vertebrobasilar para irrigar el brazo en ejercicio.

Clínica: Causa síncope, vértigo, confusión, ataxia, disartria.

Tx: Derivación quirúrgica.

Trastornos Degenerativos, del Desarrollo y Encefalopatías

Estado mental alterado / Encefalopatía aguda

Delirium: Obnubilación de la conciencia, agudo y dramático; usualmente reversible.

Protocolo de manejo inmediato (Mnemotecnia DON'T):

- **D**extrosa *(Hipoglucemia: dar glucosa).*
- **O**xígeno.
- **N**aloxona *(Sobredosis de opioides: dar naloxona).*
- **T**iamina *(Déficit de tiamina: dar tiamina antes de glucosa en alcohólico).*

Otros causantes: Alcohol, drogas ilícitas, fármacos de prescripción, abstinencia, CAD, ictus, epilepsia o estado posictal.

Demencia

Definición: Crónica e insidiosa; usualmente no reversible.

Causas tratables a cribar: Déficit de B12 + hipotiroidismo (cribado principal). Otras: hiperhomocisteinemia, hipercalcemia, trastornos tiroideos y paratiroideos, uremia, hepatopatía, sífilis, enfermedad de Lyme, tumores cerebrales, hidrocefalia normotensiva, enfermedad de Parkinson vs. depresión o pseudodemencia.

Causas comunes: Enfermedad de Alzheimer, demencia multiinfarto, VIH/sida.

Síntomas en común con Delirium: Alucinaciones, ilusiones, delirios, deterioro de la memoria (global en el delirium, la memoria remota se conserva en la demencia temprana), empeoramiento vespertino (peor por la noche).

Tipos específicos de demencia

Demencia de Alzheimer: Trastorno neurodegenerativo en ancianos, deterioro de la memoria a corto plazo, afecta temprano el lenguaje, las habilidades visoespaciales y la función ejecutiva, pero con la progresión puede haber dificultad con las actividades de la vida diaria.

Demencia con cuerpos de Lewy: Síndrome parkinsoniano plus con demencia (en contraste con Alzheimer, más temprano en el curso). Presenta alucinaciones visuales, parkinsonismo de inicio más tardío (en contraste, la enfermedad de Parkinson tiene demencia de inicio más tardío, bradicinesia, rigidez de extremidades, trastornos de la marcha) y fluctuaciones cognitivas. Los síntomas tempranos son dificultad para conducir (perderse), deterioro del desempeño laboral, trastornos del sueño como actuar los sueños.

Demencia vascular: Factores de riesgo vasculares (HTA, hiperlipidemia, diabetes mellitus, cardiopatía coronaria), demencia de inicio abrupto y de deterioro escalonado.

Demencia frontotemporal: Deterioro de los lóbulos frontal + temporal, cambio de personalidad o conducta social, eventualmente lleva a demencia. Inicio en los 50-60 años.

Enfermedad de Parkinson

Fisiopatología: Pérdida de neuronas dopaminérgicas en la sustancia negra (con < dopamina en los ganglios basales). Inicio alrededor de los 60 años.

Tétrada clásica: Lentitud de movimiento, rigidez muscular (en tubo de plomo y tipo rueda dentada), temblor de cuenta monedas en reposo (desaparece con el sueño y el movimiento), inestabilidad postural (marcha arrastrada y festinación). También presentan demencia + depresión.

Tx: Aumenta la dopamina. Precursores dopaminérgicos (levodopa + carbidopa), agonistas dopaminérgicos (bromocriptina, apomorfina, pergolida, pramipexol, ropinirol), inhibidores de la MAO-B (selegilina), inhibidores de COMT (entacapona, tolcapona), anticolinérgicos (trihexifenidilo, benztropina), amantadina.

Causa iatrogénica clásica: Síntomas parkinsonianos por el uso de antipsicóticos en pacientes con esquizofrenia. *Tx:* Con anticolinérgicos (trihexifenidilo, benztropina) o antihistamínicos (difenhidramina).

Esclerosis múltiple

Clínica: Inicio insidioso en mujeres blancas de 20-40 años. Parestesias y entumecimiento, cambios visuales, diplopía, habla escandida, peor con duchas calientes, signo de Babinski +. Caracterizado por oftalmoplejía internuclear + mielitis transversa + neuritis óptica.

Diagnóstico: RM (placas de desmielinización en la sustancia blanca periventricular), IgG / bandas oligoclonales o proteína básica de mielina en LCR.

Tx: IFN, glatirámero, mitoxantrona, natalizumab, ciclofosfamida y metotrexato; glucocorticoides para exacerbaciones agudas.

Esclerosis lateral amiotrófica (ELA) / Enfermedad de Lou Gehrig

Características: Única entidad con signos y síntomas tanto de neurona motora superior (espasticidad, hiperreflexia, signo de Babinski) como de neurona motora inferior (fasciculaciones, atrofia, flacidez). Común en hombres alrededor de los 55 años.

Tx: De soporte. El riluzol puede aumentar el tiempo hasta la traqueostomía. El 50% fallece dentro de los 3 años del inicio.

Enfermedad de Huntington

Características: Entidad autosómica dominante, entre los 35-50 años. Cursa con movimientos coreiformes, deterioro intelectual, demencia, alteraciones psiquiátricas (ideación suicida).

Imagen: TC o RM con atrofia de los núcleos caudados.

Tx: De soporte, tetrabenazina vs. antipsicóticos atípicos (olanzapina, risperidona, aripiprazol).

Miastenia gravis

Características: Enfermedad autoinmitaria que destruye los receptores de acetilcolina, entre mujeres de 20-40 años. Presenta ptosis, diplopía, fatigabilidad muscular al final del día o con uso repetitivo.

Diagnóstico: Con prueba de Tensilon (edrofonio), un inhibidor de la acetilcolinesterasa con mejoría de la debilidad muscular.

Tx: Vigilar timomas, puede requerir timectomía < 60 años, inhibidores de la acetilcolinesterasa (piridostigmina), inmunoterapia (glucocorticoides, micofenolato, azatioprina, ciclosporina).

Entidades similares / Diagnóstico diferencial:

Síndrome de Eaton-Lambert: Paraneoplásico con cáncer de pulmón microcítico, respeta los músculos extraoculares.

Intoxicación por organofosforados: Exposición agrícola, exceso parasimpático con miosis, exceso de secreciones bronquiales, urgencia urinaria, diarrea. *Tx:* Atropina + pralidoxima.

Dosis altas de aminoglucósidos: Prolongan el bloqueo muscular después de la anestesia.

Enfermedad Cerebrovascular y Traumatismo

Contraindicaciones de la punción lumbar

Traumatismo craneal agudo, hipertensión intracraneal con papiledema, coagulopatía, sospecha de hemorragia intracraneal, absceso epidural espinal.

Regla de seguridad: La TC o RM deben ser negativas, de lo contrario la punción lumbar puede causar herniación uncal y muerte.

Tipos de Hemorragia Intracraneal / ACV

Hematoma subdural

Fisiopatología: Sangrado de venas puente entre la corteza y los senos durales.

Imagen: TC con hematoma en forma de media luna, no cruza la hoz cerebral (línea media).

Contexto: Común en alcohólicos, siempre considerarlo en víctimas de traumatismo craneal. Puede ocurrir de inmediato o 1-2 meses después.

Tx: Evacuación quirúrgica si es grande y se expande.

Hematoma epidural

Fisiopatología: Sangrado de arteria meníngea, clásicamente la arteria meníngea media.

Imagen: La TC muestra hematoma de forma lenticular (biconvexa). El 85% se asocia con traumatismo craneal o fractura del hueso temporal.

Clínica: Pupila ipsilateral "dilatada fija" del lado del hematoma. Secuencia clásica: traumatismo craneal \rightarrow pérdida de conciencia \rightarrow intervalo lúcido \rightarrow deterioro neurológico.

Tx: Evacuación quirúrgica.

Hemorragia subaracnoidea (HSA)

Fisiopatología: Sangrado entre la aracnoides y la piamadre. Lo más común es traumatismo \rightarrow rotura de aneurismas saculares. *(Recordar siempre la relación con la enfermedad renal poliquística - PCKD - y los aneurismas saculares).*

Imagen y LCR: La TC muestra sangre en los ventrículos cerebrales o alrededor del cerebro o del tronco encefálico (la TC se hace antes de la punción lumbar). La punción lumbar muestra LCR francamente sanguinolento o xantocromía.

Clínica: Clásica "la peor cefalea de mi vida" o cefalea en trueno. Muchos mueren o están inconscientes; si están despiertos tienen signos de meningitis (signo de Kernig +, signo de Brudzinski +).

Tx: De sostén, anticonvulsivos. TC o angio-RM para buscar aneurismas o malformaciones AV para clipaje quirúrgico o procedimientos angiográficos dirigidos por catéter.

Hemorragia intracerebral

Fisiopatología: Sangrado en el parénquima cerebral. La causa más común es HTA (2/3 ocurren en ganglios basales, o tálamo y cerebelo). Otras causas: otras formas de ictus, traumatismo, malformaciones AV, coagulopatías o tumores.

Clínica: Coma vs. si está despierto hemiplejía contralateral o déficits hemisensitivos.

Imagen: La TC muestra sangre (se ve blanca) en el parénquima cerebral, puede extenderse a los ventrículos.

Tx: Cirugía reservada para hemorragias accesibles.

Ictus isquémico / ACV

Contexto: La discapacidad neurológica más común en EE. UU. y la 3.ª causa principal de muerte. > 85% de los casos son isquemia por aterosclerosis (isquemia aterotrombótica). Otras causas: HTA (ictus hemorrágico), fibrilación auricular (formación de coágulos + émbolos al cerebro), émbolos sépticos en endocarditis infecciosa, émbolos paradójicos en FOP y enfermedad de células falciformes.

Tx: Es de soporte. TC de cráneo sin contraste (evaluar sangrado o masa) \rightarrow si es negativa dar aspirina. No se recomienda heparina. Dar trombólisis con t-PA si está dentro de 3-4.5 h.

Ataque isquémico transitorio / AIT

Definición: Disfunción neurológica breve por isquemia cerebral temporal pero sin infarto. Es un precursor del ictus.

Clínica: Clásica amaurosis fugaz (ceguera monocular ipsilateral transitoria), hemiplejía o hemiparesia unilateral; la debilidad o torpeza dura < 5 min.

Diagnóstico: Ecografía Doppler dúplex carotídea para buscar estenosis carotídea.

Tx: A largo plazo aspirina o agentes antiplaquetarios vs. endarterectomía carotídea (CEA) si la estenosis es 70-99%.

Estenosis carotídea

Clínica: Presentación clásica como AIT, especialmente amaurosis fugaz (descrito como "una cortina sobre un ojo") y soplo carotídeo. Diagnóstico mediante ecografía dúplex carotídea para valorar el grado de estenosis.

Manejo según el grado de estenosis en pacientes sintomáticos:

70-99%: Hacer endarterectomía carotídea para el mejor pronóstico a largo plazo (realizada de forma electiva y no de urgencia ni durante un AIT o ictus en evolución).

50-69%: Los factores del paciente afectan la decisión.

< 50%: Está indicado el manejo médico.

Manejo en pacientes asintomáticos:

60-99%: Realizar endarterectomía carotídea.

< 60%: Manejo médico (antiagregante plaquetario + estatina + fármacos antihipertensivos).

Nota: El papel de la angioplastia carotídea + colocación de stent carotídeo en la estenosis carotídea aún no está claramente definido.

Trombosis de senos venosos durales (ej. Trombosis del seno cavernoso)

Factores de riesgo: Estado de hipercoagulabilidad, traumatismo, deshidratación, embarazo, uso de anticonceptivos orales, infecciones (sinusitis o mastoiditis intracraneal), síndrome nefrótico, invasión tumoral local.

Tx: Anticoagulación.

Enfermedades de los Nervios Periféricos

Parálisis facial de neurona motora inferior

Etiologías: Parálisis de Bell, síndrome de Ramsay Hunt, enfermedad de Lyme (causa más común de parálisis bilateral del n. facial), ictus, infecciones del oído medio o mastoides, fractura del hueso temporal (presencia de signo de Battle), schwannoma o neuroma acústico (del ángulo pontocerebeloso).

Diagnóstico: TC o RM de cráneo.

Neuropatía periférica

Causas metabólicas: Diabetes mellitus, uremia, hipotiroidismo.

Causas carenciales: Deficiencia de vitamina B12, B6 (uso de isoniazida), tiamina (beriberi seco), vitamina E.

Causas tóxicas/farmacológicas: Plomo (causa caída de la muñeca o del pie), isoniazida, vincristina, etambutol (provoca neuritis óptica), aminoglucósidos (afectación del NC VIII).

Causas sistémicas/inmunes: Síndrome de Guillain-Barré, LES, PAN, esclerodermia, sarcoidosis, amiloidosis.

Causas compresivas/traumáticas: Síndrome del túnel carpiano (atrapamiento del n. mediano en la muñeca, asociado a acromegalia, hipotiroidismo; signos de Tinel + Phalen positivos), parálisis por compresión (n. radial en alcohólicos), fracturas.

Infecciones: Enfermedad de Lyme, difteria, VIH, lepra.

Diagnóstico: Velocidad de conducción nerviosa (VCN) enlentecida.

Anatomía clínica de las lesiones de nervios periféricos

Nervio radial (C5-T1)

Función: Extensión de muñeca, dedos y pulgar.

Déficit clínico: Vigilar caída de la muñeca.

Sensibilidad: Primeros 3 dedos (cara dorsal del antebrazo y la mano).

Escenario típico: Fractura supracondílea de húmero con desplazamiento anterolateral.

Nervio mediano (C5-T1)

Función: Pronación del antebrazo, flexión de muñeca y oposición del pulgar.

Sensibilidad: Primeros 3.5 dedos (superficie palmar).

Escenario típico: Síndrome del túnel carpiano, fractura humeral, fractura supracondílea de húmero con desplazamiento anteromedial (también causa lesión de la A. braquial).

Nervio cubital (C8-T1)

Función: Abducción de los dedos.

Déficit clínico: Vigilar mano en garra.

Sensibilidad: Anterior y posterior de los últimos 2 dedos.

Escenario típico: Luxación o fractura de codo, fractura supracondílea de húmero con desplazamiento posterior.

Nervio axilar (C5-C6)

Función: Abducción + rotación lateral del brazo.

Sensibilidad: Hombro lateral.

Escenario típico: Luxación anterior del hombro o fractura.

Nervio musculocutáneo (C5-C7)

Función: Flexión del brazo en hombro y codo + supinación del antebrazo.

Sensibilidad: Anterolateral del antebrazo.

Escenario típico: Infrecuente, traumatismo penetrante de la axila.

Nervio peroneo (L4-S2)

Función: Dorsiflexión + eversión del pie.

Déficit clínico: Vigilar caída del pie.

Sensibilidad: Dorso del pie + cara lateral de la pierna.

Escenario típico: Luxación de rodilla, fractura de peroné.

Parálisis de NC III, IV, VI

Etiología: Complicaciones vasculares de la diabetes mellitus + HTA.

Diagnóstico: RM de cráneo (esencial para descartar tumor o aneurisma).

Cefaleas y Masas Intracraneales

Tipos de cefalea primaria

Cefaleas tensionales: Larga historia de cefaleas y estrés. Son opresivas o tensas, frontales u occipitales bilaterales. *Tx:* Reducción del estrés, Tylenol o AINEs.

Cefaleas en racimos: Unilaterales, intensas y dolorosas; ocurren en racimos. Se asocian a síntomas autonómicos (ptosis, lagrimeo, rinorrea, congestión nasal). *Tx:* O2 suplementario + sumatriptán SC.

Migrañas: Típicas en edades de 10-30 años, con antecedentes familiares positivos. Pueden presentar aura (ruido o destello de luz), fotofobia y fonofobia.

Mnemotecnia POUND:

- **P**ulsátil, Inicio de 4-72
- **O**ras (horas),
- **U**nilateral,
- **N**auseas/vómitos,
- **D**eshabilitante/Incapacitante.

Tx agudo: AINEs, triptanes, ergotamina, antieméticos.

Profilaxis: Betabloqueadores, ATC (antidepresivos tricíclicos), topiramato, ácido valproico, calcioantagonistas.

Cefalea secundaria a masa o etiología estructural

Tumor cerebral vs. masa intracraneal: Causa hipertensión intracraneal (papiledema, N/V en proyectil, ataxia, alteración del estado mental). La cefalea es peor por la mañana, despierta a la persona del sueño y empeora con Valsalva, esfuerzo o sexo. *Diagnóstico:* TC o RM de cráneo.

Hipertensión intracraneal idiopática (pseudotumor cerebri): Imita un tumor cerebral pero ocurre característicamente en mujeres jóvenes y obesas (es poco probable que haya un tumor real). *Causas:* Hipervitaminosis A, tetraciclinas, retirada de corticoides. *Diagnóstico:* TC o RM negativas. *Tx:* Soporte, pérdida de peso, punciones lumbares repetidas, derivación de LCR.

Meningitis: Fiebre, signos de Brudzinski y Kernig positivos (+), convulsiones, vómitos, fotofobia y hallazgos característicos en LCR.

HSA (Hemorragia subaracnoidea): Descrita como la "peor cefalea" de la vida o cefalea en trueno. Causada por rotura de aneurisma sacular o traumatismo. *Diagnóstico:* Sangre en cisternas basales (signo de la estrella) en TC o RM, xantocromía > 6 h tras el inicio, o LCR francamente hemorrágico en punción lumbar. *Tx:* Soporte, reparación quirúrgica del aneurisma.

Origen Extracraneal: Dolor ocular (neuritis óptica, errores refractivos, iritis, glaucoma), otitis media o mastoiditis, sinusitis, odontalgia, infección por herpes zóster, intoxicación por monóxido de carbono, malestar general.

Convulsiones y Estatus Epiléptico

Clasificación por Tipos

Parciales o focales: Simples vs. Complejas.

Generalizadas: Ausencia o *petit mal*, mioclónicas, tónico-clónicas, tónicas, atónicas.

Formas Clínicas Específicas

Parcial simple: Presenta síntomas motores (marcha jacksoniana), sensitivos (alucinaciones) o psíquicos. **La conciencia no está alterada**. *Tx:* Carbamazepina, oxcarbazepina, lamotrigina, levetiracetam.

Parcial compleja (Psicomotora): Crisis parciales simples que cursan con **pérdida de la conciencia** y movimientos sin propósito; el paciente se vuelve agresivo si se le restringe. *Tx:* Ácido valproico, lamotrigina, levetiracetam.

Ausencia (Petit mal): Crisis generalizadas breves (10-30 s) con pérdida de la conciencia y aleteo muscular u ocular. El niño típicamente se queda mirando al vacío en clase y 20 s después reanuda la frase; **sin estado posictal**. *Tx:* Etosuximida, ácido valproico.

Tónico-clónica (Grand mal): Convulsiones clásicas con presencia de aura, contracción muscular tónica seguida de contracciones clónicas durante 2-5 min. Se asocia a incontinencia, mordedura de lengua y **estado posictal**. *Tx:* Ácido valproico, lamotrigina, levetiracetam.

Convulsión Febril: Ocurre entre los 6 meses y 5 años de edad.

Tipo simple: Tónico-clónica durante 15 min, una sola vez en 24 h. *Tx:* Nada específico, Tylenol; no tienen epilepsia, aunque pueden desarrollarla en el futuro.

Tipo compleja: Fuera de los criterios anteriores; requiere descartar meningitis o tumor.

Convulsiones Secundarias y Estatus

Etiologías de convulsión secundaria:

Efecto de masa (tumor, hemorragia).

Trastornos metabólicos/gaseosos: Hipoglucemia, hipoxia, hiponatremia, fenilcetonuria, HTA.

Tóxicos y abstinencia: Plomo, cocaína, intoxicación por monóxido de carbono, abstinencia de fármacos (alcohol, barbitúricos, benzodiacepinas, anticonvulsivos).

Edema cerebral: HTA maligna, feocromocitoma, eclampsia.

Infección del SNC: Meningitis, encefalitis, toxoplasmosis, cisticercosis.

Lesión estructural aguda: Traumatismo, ictus.

Tx agudo general: Lorazepam o diazepam, fenitoína o fosfenitoína; colocar de lado para prevenir aspiración.

Estatus epiléptico: La crisis dura > 5 min (o 30 min o más) o el paciente no recupera la conciencia entre las convulsiones. Común por suspensión espontánea o demasiado rápida de anticonvulsivos. *Tx:* Lorazepam IV o fosfenitoína; ABC, protección de la vía aérea, intubación si es necesario, colocar de lado para prevenir aspiración.

Advertencia sobre anticonvulsivos: Todos son teratógenos. Se debe aconsejar a las mujeres en edad reproductiva sobre el riesgo de embarazo, uso de anticoncepción y realizar una prueba de embarazo antes de iniciar el tratamiento. El ácido valproico conlleva el mayor riesgo de defectos del tubo neural.

Pares Craneales Específicos

PC-V (Nervio Trigémino)

Función: Inerva los músculos de la masticación, otorga la sensibilidad facial y es la rama aferente del reflejo corneal.

Patología: Neuralgia del trigémino (*tic douloureux*), causa dolor lancinante unilateral al cepillarse los dientes. *Tx:* Carbamazepina; es necesario descartar esclerosis múltiple o ictus.

PC-VII (Nervio Facial)

Función: Inerva los músculos de la expresión facial, los 2/3 anteriores de la lengua, la piel del oído externo, las glándulas lagrimales y salivales (excepto la glándula parótida) y el músculo del estribo.

Diferenciación de lesiones:

Lesión de neurona motora superior: **Se respeta la frente** (ej. por ictus o tumor).

Lesión de neurona motora inferior: **Se afecta la frente** (ej. por parálisis de Bell o tumor).

Parálisis de Bell: Parálisis facial total unilateral súbita. Se asocia a posible infección por VHS-1 o infección respiratoria alta. Puede cursar con hiperacusia (por parálisis del músculo del estribo) e incapacidad para cerrar el ojo afectado (requiere usar gotas oftálmicas para protegerlo). Muestra resolución espontánea en 1 mes. *Tx:* Prednisona VO, antivirales (valaciclovir, aciclovir).

Trastornos del Movimiento y del Sueño

Diagnóstico diferencial de los temblores

En reposo: Característico de enfermedades de los ganglios basales como la enfermedad de Parkinson (temblor de cuenta monedas que desaparece con el sueño y el movimiento), corea, hipertiroidismo, ansiedad, abstinencia o intoxicación por fármacos.

De intención: Indica enfermedad cerebelosa.

De acción: Temblor esencial hereditario benigno. Es de herencia autosómica dominante y empeora con el consumo de alcohol. *Tx:* Betabloqueadores.

Otras hipercinesias/signos:

Hemibalismo: Lesión localizada en el núcleo subtalámico.

Enfermedad de Wilson: Degeneración hepatolenticular.

Asterixis: Asociado a enfermedad hepática.

Síndrome de Tourette

Clínica: Trastorno de tics motores y fónicos (parpadeo, gruñidos, carraspeo, muecas, ladridos, encogimiento de hombros). Presenta coprolalia en el 10-30% de los casos. Puede ser desenmascarado por el uso de estimulantes al tratar el TDAH. Es un problema de por vida.

Tx: Haloperidol, bloqueadores del receptor de dopamina (flufenazina, pimozida).

Narcolepsia

Fisiopatología: Deficiencia de hipocretina; causa somnolencia diurna y una disminución de la latencia para el sueño REM.

Clínica: Parálisis del sueño, cataplejía, alucinaciones hipnopómpicas e hipnagógicas.

Tx: Modafinilo, metilfenidato, anfetaminas.

Neoplasias del Sistema Nervioso

Tumores cerebrales

Epidemiología: Es el 2.° tumor más común en niños (después de las leucemias).

En adultos: 2/3 son supratentoriales.

En niños: 2/3 son infratentoriales (ubicados en la fosa posterior, por debajo del tronco encefálico inferior o cerebelo).

Clínica general: Convulsiones de nueva aparición, incremento de la PIC (cefalea, visión borrosa, papiledema, náuseas/vómitos en proyectil), hidrocefalia en niños, ataxia, pérdida de hitos del desarrollo, cambio en el rendimiento escolar o en la personalidad.

Histología más común:

En adultos: Glioma (astrocitomas: intraparenquimatosos, sin calcificación) y meningioma (externo al parénquima cerebral, calcificado).

En niños: Astrocitoma cerebeloso (astrocitoma pilocítico benigno), meduloblastoma, seguidos de ependimoma. *Tx:* Cirugía, radioterapia o quimioterapia.

Origen metastásico: El 75% provienen de cáncer de pulmón, cáncer de mama o melanoma.

Compresión medular

Presentación: Aguda (por trauma) o subaguda (neoplasia metastásica vs. primaria, absceso subdural o epidural —frecuente en diabéticos por *S. aureus*—, o hematoma tras punción lumbar/anestesia epidural o raquídea bajo anticoagulación o trastorno hemorrágico).

Clínica: Causa dolor espinal local y déficits neurológicos por debajo de la lesión (hiperreflexia, signo de Babinski +, debilidad, pérdida sensitiva).

Tx: Corticoesteroides en dosis altas, RM, radioterapia si es radiosensible, descompresión quirúrgica si no es radiosensible (ej. hematoma, absceso epidural o subdural).

Tumores de localizaciones específicas

Neuroma acústico: Afecta al PC-VII, común en la neurofibromatosis.

Craneofaringioma: Tumor benigno derivado de los restos de la bolsa de Rathke; muestra calcificación intracraneal en la radiografía de cráneo.

Tumor hipofisario: Presenta la clásica hemianopsia bitemporal. Diagnóstico por RM cerebral. Si es funcional, el más común es el **prolactinoma** (prolactina aumentada, galactorrea, disfunción menstrual y sexual); otros causan hipertiroidismo, enfermedad de Cushing, acromegalia o pueden ser no funcionales.

Abordaje de Hallazgos Cerebelosos (Ataxia)

En niños: Tumores cerebrales, hidrocefalia (malformaciones de Arnold-Chiari, Dandy-Walker), ataxia de Friedreich (5-15 años, herencia autosómica recesiva), ataxia-telangiectasia (ataxia cerebelosa, telangiectasias oculocutáneas, inmunodeficiencia).

En adultos: Abuso de alcohol, tumores cerebrales, isquemia o hemorragia, esclerosis múltiple.

Enfermedades Infecciosas del SNC

Meningitis pediátrica y secuelas

Clínica: El 75% ocurren en menores de 2 años, usualmente **no** se presentan con los signos clásicos de Kernig y Brudzinski. Manifiestan hipertermia o hipotermia atípicas, fontanela abombada y convulsiones febriles simples de los 5 meses a los 6 años.

Conducta: Si no hay trauma, realizar punción lumbar; administrar antibióticos de amplio espectro y líquidos IV.

Secuelas: Hipoacusia, problemas visuales, discapacidad intelectual, epilepsia. *Tx:* Dexametasona para disminuir la pérdida auditiva.

Encefalitis herpética

Neonatal (VHS-2): Ocurre si la madre tenía lesiones genitales activas.

Adultos y niños (VHS-1): Encefalitis herpética clásica. La TC o la RM muestran **afectación del lóbulo temporal**. *Tx:* Aciclovir IV.

Profilaxis de contactos estrechos

Para *N. meningitidis*: Rifampicina, ciprofloxacino, ceftriaxona o azitromicina.

Para *H. influenzae*: Rifampicina.

Miscelánea y Emergencias Neurológicas

Diagnóstico diferencial del "Bebé flácido"

Enfermedad de Werdnig-Hoffmann (WHD): Herencia autosómica recesiva. Consiste en la degeneración de las células del asta anterior del tronco encefálico y la médula espinal (enfermedad de neurona motora inferior), provocando hipotonía severa al nacer. *Tx:* Solo de soporte.

Botulismo infantil: Causado por la toxina de *Clostridium botulinum* tras la ingesta de miel o alimentos enlatados en casa. *Diagnóstico:* Toxina botulínica u organismo en heces. *Tx:* Vigilancia respiratoria estrecha, puede requerir intubación. Muestra recuperación espontánea en 1 semana.

Traumatismos craneales y signos focales

Pupila dilatada fija: Pupila unilateral, dilatada y arreactiva tras un traumatismo craneal (típico del hematoma epidural). Indica compresión ipsilateral del 3.er PC y **herniación uncal inminente**. *Contraindicación:* No hacer punción lumbar, puede causar la muerte; realizar TC o RM de cráneo en su lugar.

Fractura de base de cráneo: Ojos de mapache (equimosis periorbitaria), signo de Battle (equimosis retroauricular), hemotímpano, otorrea o rinorrea de LCR.

Fractura de calvaria: Se evalúa con TC; manejo por observación vs. cirugía.

Manejo de la Hipertensión Intracraneal (PIC elevada)

Clínica: Cefalea, papiledema, náuseas/vómitos, pupilas bilaterales dilatadas y fijas, y la **tríada de Cushing** (HTA, bradicardia, irregularidad respiratoria).

Algoritmo de tratamiento: Elevar la cabecera, intubar e hiperventilar (induce vasoconstricción cerebral), administrar manitol o solución salina al 3%, Lasix, ventriculostomía (si hay hidrocefalia), hipotermia terapéutica, coma barbitúrico o craneotomía descompresiva (agujeros de trépano). Uso de anticonvulsivos profilácticos.

Contraindicaciones de manejo: **No hacer primero la punción lumbar** (requiere TC previa para evitar herniación uncal y muerte). **No tratar la HTA (HTA permisiva)**, ya que bajar la presión puede causar un ictus, recordando la fórmula:

Presion de perfusion cerebral = Presión Arterial - Presión Intracraneal

Traumatismo medular

Clínica: "Shock medular" (caracterizado por la pérdida de reflejos, pérdida de la función motora e hipotensión).

Evaluación: Radiografías de trauma (columna cervical, tórax, pelvis) o RM.

Tratamiento: Administrar corticosteroides (mejoran el pronóstico), hipotermia moderada y descompresión quirúrgica si hay presencia de fragmento óseo o subluxación.

Trastornos del ojo

Defectos del campo visual

Anopsia derecha

Estructura/ lesión afectada: Nervio óptico derecho

Contexto/ causa: —

Hemianopsia bitemporal

Estructura/ lesión afectada: Quiasma óptico

Contexto/ causa: Tumor hipofisario

Hemianopsia homónima izquierda

Estructura/ lesión afectada: Tracto óptico derecho

Contexto/ causa: —

Cuadrantanopsia superior izquierda

Estructura/ lesión afectada: Radiación óptica derecha

Contexto/ causa: Lóbulo temporal derecho

Cuadrantanopsia inferior izquierda

Estructura/ lesión afectada: Radiación óptica derecha

Contexto/ causa: Lóbulo parietal derecho

Hemianopsia homónima izquierda con respeto macular

Estructura/ lesión afectada: Lóbulo occipital derecho

Contexto/ causa: Oclusión de la arteria cerebral posterior

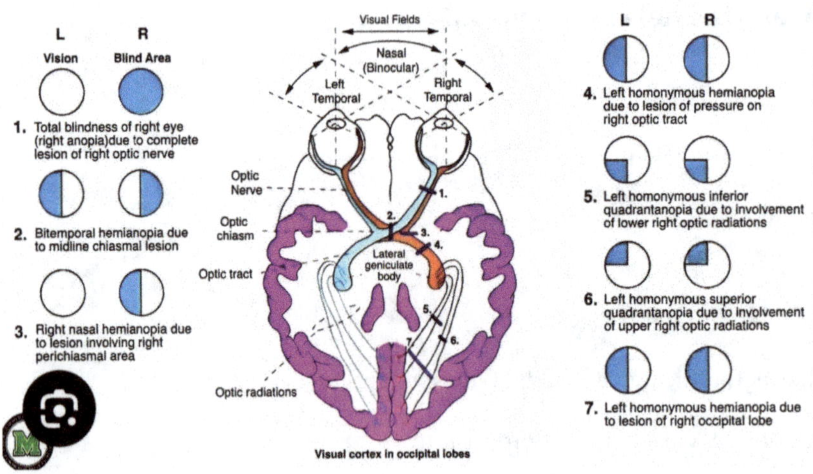

Conjuntivitis

(Nota: Se caracterizan por no presentar afectación visual).

Alérgica: Pruriginosa, bilateral, estacional. *Tto:* Vasoconstrictores, antihistamínicos, estabilizadores de mastocitos.

Viral: La más frecuente, causada por Adenovirus. Presenta adenopatía preauricular, secreción clara y acuosa. Es muy contagiosa. *Tto:* De sostén.

Bacteriana: La más frecuente es por *S. aureus*. Presenta secreción purulenta; común en neonatos. *Tto:* Antibióticos tópicos + sistémicos, lavado de manos.

Patologías de la Pupila, Cristalino y Estructuras Oculares

Defecto del NC III: * *Etiología:* Benigno (HTA, diabetes mellitus) o grave (aneurisma, tumor, herniación uncal).

Clínica y diagnóstico: Causa "pupila fija dilatada" (dilatada no reactiva). Requiere TC o RM de cráneo.

Retinoblastoma: Típico en niños < 3 años. Presenta leucocoria (cambio del reflejo rojo pupilar a blanco) y exoftalmos unilateral.

Uveítis: Asociada con artritis idiopática juvenil (pauciarticular).

Cataratas: Pérdida de visión indolora lentamente progresiva. *Tto:* Reemplazo con lente artificial. *(La catarata neonatal se asocia a galactosemia o infecciones TORCH: toxoplasmosis, otras, rubéola, CMV, VHS).*

Presbicia: Pérdida de la capacidad del cristalino para acomodar. Aparece a los 40-50 años y es una parte normal del envejecimiento. *Necesita:* Gafas de lectura para visión cercana.

Estrabismo (ojo vago): El ojo afectado se desvía hacia adentro. Es normal en los primeros 3 meses de vida. Si persiste > 3 meses, necesita derivación a Oftalmología para prevenir ceguera (**ambliopía**) del ojo afectado, ya que el sistema visual se desarrolla hasta los 7-8 años y se requiere tratamiento para permitir el desarrollo de conexiones neuronales normales y la visión.

Glaucoma

Perfil de riesgo: Hipertensión ocular (presión intraocular aumentada por tonometría), 40 años, raza negra, antecedentes familiares +.

Formas Clínicas:

Ángulo abierto (90% de los casos): Indoloro. Presenta PIO > 20-30 mm Hg y pérdida progresiva del campo visual. La fundoscopia muestra "excavación" con aumento de la relación copa/disco. *Tto:* Betabloqueador, prostaglandina, agonista alfaadrenérgico, inhibidor de la anhidrasa carbónica, agonista colinérgico, terapia láser, cirugía.

Ángulo cerrado (Urgencia oftalmológica): Dolor ocular súbito, PIO > 30 mm Hg. Cursa con halos alrededor de las luces y ojo rojo. Típico a los 55 años, en lugares oscuros como cines; desencadenado por la dilatación pupilar. *Tto:* Pilocarpina, timolol, brimonidina, acetazolamida, manitol IV o glicerina oral, iridectomía periférica. *(Advertencia: Los fármacos anticolinérgicos pueden desencadenar el ataque).*

Efecto de Corticosteroides: Causan glaucoma, cataratas y pueden empeorar el herpes ocular (úlcera corneal dendrítica con fluorescencia verde) e infecciones fúngicas. No se deben administrar corticosteroides tópicos.

Queratitis y Patología Palpebral

Queratitis UV: Exposición excesiva a luz UV (soldadura, cama solar, lámpara solar) o esquí en nieve (ceguera de la nieve). *Tto:* Parche ocular por 24 h, antibióticos tópicos y gotas oftálmicas anticolinérgicas para el dolor (cicloplejía o parálisis del músculo ciliar).

Queratitis por herpes simple: Queratitis dendrítica evidente en tinción con fluoresceína y examen con lámpara de hendidura. *Tto:* Antiviral (idoxuridina, trifluridina). *Contraindicación:* No usar corticosteroides.

Queratitis por herpes zóster: Compromete la punta de la nariz (**signo de Hutchinson**), con el exantema cutáneo dermatomérico típico de zóster. *Tto:* Aciclovir oral. *Complicaciones:* Queratitis, pérdida de visión, uveítis, glaucoma.

Hordeolum (orzuelo): Bulto rojo doloroso cerca del margen palpebral. *Tto:* Compresas tibias.

Chalazión: Bulto indoloro alejado del margen palpebral. *Tto:* Compresas tibias, inyección intralesional de esteroide o incisión y drenaje.

Fondo de Ojo y Pérdida Aguda de la Visión

Cambios en retina y fondo de ojo:

Diabetes mellitus: Hemorragias en punto y mancha, microaneurismas, neovascularización.

HTA: Estrechamiento arteriolar, hilo de cobre/plata, manchas algodonosas y papiledema (este último indica emergencia hipertensiva).

Retinopatía diabética

No proliferativa (de fondo): Control estricto de la glucosa. *Tto:* Láser focal y anti-VEGF cuando hay edema macular.

Proliferativa: Cursa con neovascularización. *Tto:* Fotocoagulación panretiniana, vitrectomía quirúrgica o médica, inhibidores de VEGF (bevacizumab, ranibizumab, pegaptanib).

Principales causas de ceguera:

Diabetes mellitus: En menores de 55 años.

Degeneración macular senil: En mayores de 55 años (asociada a drusas maculares).

Glaucoma: Principal causa en raza negra y 3.ª causa global.

Oclusión de la arteria central de la retina (OACR)

Clínica: Pérdida de visión unilateral indolora y súbita (en pocos minutos). La fundoscopia muestra la clásica **mancha rojo cereza en la fóvea** (centro) de la mácula.

Etiología: Causada por émoblos (placa carotídea o corazón) o arteritis temporal.

Tratamiento: Masaje ocular, timolol, hiperventilación, cirugía.

Arteritis temporal (de células gigantes)

Perfil y clínica: Vasculitis en > 50 años. Cursa con claudicación mandibular, cefalea unilateral, pérdida de visión (por OACR) y arteria temporal tortuosa. Coexiste con polimialgia reumática en el 50% de los casos (dolor y rigidez muscular proximal).

Laboratorio y Tto: VSG marcadamente elevada (>>). *Tto:* Corticosteroides a dosis altas de inmediato, administrados **antes** de la biopsia de la arteria temporal.

Oclusión de la vena central de la retina (OVCR)

Clínica: Pérdida de visión unilateral indolora y súbita (en pocas horas). La fundoscopia revela vena retiniana distendida y tortuosa, hemorragias retinianas, exudados algodonosos y fondo edematoso. La neovascularización causa la pérdida de visión.

Causas más frecuentes: HTA, diabetes mellitus, glaucoma, leucemia.

Desprendimiento de retina

Clínica: Pérdida de visión unilateral indolora y súbita (instantánea), acompañada de miodesopsias y destellos de luz. Descrito como una "cortina o velo frente al ojo". La fundoscopia muestra una retina gris elevada.

Factores de riesgo: Trauma, diabetes mellitus, cirugía de cataratas.

Tratamiento: Referencia inmediata a oftalmología para reparación quirúrgica.

Diagnóstico diferencial en pérdida de visión bilateral indolora:

Cataratas: Presentan pérdida del reflejo rojo (el cual vira a negro). *Tto:* Cirugía de cataratas.

Degeneración macular: Muestra depósitos blanco-amarillentos (**drusas**) alrededor de la mácula en la fundoscopia. El 90% son del tipo seco o no exudativo.

Tto tipo seco: Dar ayudas de aumento.

Tto tipo húmedo o exudativo: Administrar anti-VEGF intravítreo, fotocoagulación térmica con láser o terapia fotodinámica.

Neuritis óptica y papilitis

Clínica: Pérdida de visión dolorosa, rápida (horas a días), unilateral o bilateral. El paciente con neuritis óptica ve el **rojo como rosado o rojo claro**. En la papilitis, el disco óptico puede verse borroso en la fundoscopia (aspecto similar al papiledema).

Causas: Esclerosis múltiple (asociada también a oftalmoplejía internuclear), enfermedad de Lyme, malignidad, sífilis.

Quemaduras químicas

Fisiopatología: Las quemaduras por álcalis (provocan necrosis licuefactiva) son peores que las ácidas (provocan necrosis coagulativa).

Tratamiento: Irrigación copiosa e inmediata con la fuente de agua más cercana.

TRASTORNOS DEL OÍDO

Otitis

Otitis externa

Definición: Inflamación del oído externo.

Clínica: Piel roja e hinchada en el conducto auditivo, dolor con la manipulación del pabellón auricular, secreción maloliente e hipoacusia de conducción.

Factor de riesgo y etiología: Nadar; infección por *Pseudomonas aeruginosa*.

Tratamiento: Antibióticos tópicos (ofloxacino, neomicina, polimixina B) y esteroides tópicos.

Otitis media (OM)

Definición: Inflamación del oído medio.

Etiología: Infección por *Streptococcus pneumoniae*, *H. influenzae*, *Moraxella catarrhalis*.

Clínica: Otalgia, fiebre, membrana timpánica abombada (con dificultad para ver el reflejo luminoso en la otoscopia) y náuseas/vómitos. **No presenta dolor con la manipulación del pabellón auricular**.

Complicaciones: Perforación de la membrana timpánica, mastoiditis (2 semanas después), laberintitis, hipoacusia (de conducción + neurosensorial), paresias de los pares craneales VII y VIII, absceso cerebral, trombosis de senos durales y OM crónica con colesteatomas.

Tratamiento: Antibióticos (amoxicilina, cefuroxima, macrólido).

OM recurrente con otitis secretora prolongada: Conlleva problemas del desarrollo (habla, cognición, función). *Tto:* Antibióticos profilácticos, tubos de timpanostomía y adenoidectomía (para prevenir el bloqueo de las trompas de Eustaquio).

Miringitis infecciosa (ampollosa)

Definición: Inflamación de la membrana timpánica causada por *Mycoplasma*, *Streptococcus pneumoniae* o virus.

Otoscopia: Presencia de vesículas en la membrana timpánica.

Tratamiento: Eritromicina o claritromicina.

Hipoacusia

Clasificación por Mecanismo y Edad:

Presbiacusia: Es la hipoacusia neurosensorial más común en el envejecimiento. Es la causa más común de hipoacusia neurosensorial en adultos. *Tto:* Uso de audífonos.

Otosclerosis: Los huesecillos del oído están fijos e impiden la audición. Es la causa más común de hipoacusia de conducción progresiva en adultos. *Tto:* Audífonos o cirugía.

Causa adquirida más común de hipoacusia: Meningitis bacteriana.

Causa congénita más común de hipoacusia: Infección por CMV.

Causas y Fármacos relacionados:

Etiologías generales: Exposición a ruido intenso, infecciones TORCH congénitas, neuroma acústico.

Causas de preocupación clínica: Meningitis, infecciones TORCH congénitas, sarampión o paperas, OM crónica o recurrente, fármacos ototóxicos.

Fármacos ototóxicos: Aminoglucósidos, diuréticos de asa, aspirina, quinina, cisplatino.

Hipoacusia neurosensorial súbita (SSNHL)

Características: Unilateral, instauración dentro de las 72 h; el 90% se acompaña de tinnitus.

Etiología: Causas virales, microvasculares o autoinmunes.

Estudios y Tto: Requiere RM para descartar neuroma acústico, esclerosis múltiple o insuficiencia vascular. Tratamiento con glucocorticoides y antivirales.

Pruebas Diagnósticas con Diapasones

Prueba de Weber

Metodología: Diapasón vibrante en el centro de la frente. Compara la conducción ósea (CO) de ambos oídos.

Normal: Se oye mejor en la línea media o por igual en ambos oídos.

Hipoacusia de conducción: Se oye mejor en el **oído afectado**.

Hipoacusia neurosensorial: Se oye mejor en el **oído no afectado**.

Prueba de Rinne

Metodología: Compara la conducción aérea (CA) con la ósea (CO). Colocar diapasón en la apófisis mastoides hasta que deje de oírse (CO), luego mover al meato auditivo externo (CA).

Normal: CA > CO.

Hipoacusia de conducción: CO > CA.

Hipoacusia neurosensorial: Se mantiene la relación CA > CO, aunque ambas vías están alteradas.

Vértigo y Nervio Vestibulococlear (PC VIII)

PC VIII (Nervio vestibulococlear)

Función: Responsable de la audición y el equilibrio.

Lesiones: Se manifiestan con sordera, tinnitus y vértigo.

Causas de lesión: Meningitis en niños; en adultos se debe a toxinas o fármacos (aminoglucósidos, diuréticos de asa, cisplatino), infecciones (laberintitis), tumores o ictus.

Síndromes Vertiginosos:

Vértigo de origen central/estructural: Por lesiones del PC VIII debidas a enfermedad de Ménière, tumor, infección o esclerosis múltiple.

Enfermedad de Ménière: Cursa con náuseas/vómitos intensos, tinnitus, vértigo e hipoacusia. *Tto:* Benzodiacepinas, anticolinérgicos (escopolamina), antihistamínicos (meclizina, dimenhidrinato), diuréticos o cirugía.

Vértigo posicional paroxístico benigno (VPPB): Gatillado con ciertas posiciones de la cabeza. Presenta nistagmo horizontal; **nunca nistagmo vertical ni rotatorio**. Se caracteriza por la **ausencia de hipoacusia**. *Tto:* Maniobra de Epley o maniobra de Epley modificada.

REUMATOLOGÍA

El cuerpo humano adulto cuenta con **206 huesos** (el sistema esquelético axial y apendicular). Un recién nacido tiene aproximadamente 100 huesos más que un adulto. El organismo posee alrededor de **642 músculos**.

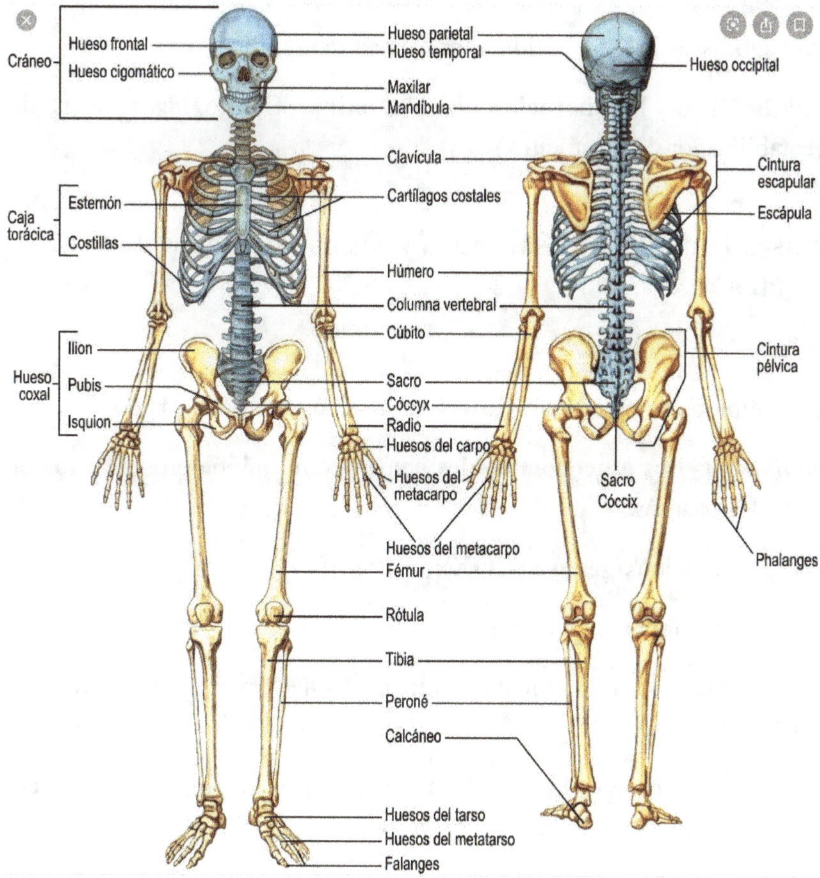

1. Farmacología analgésica, antiinflamatoria y opioide

Autacoides No Opioides y Antihistamínicos

Agonistas de la histamina: Histamina, betazol, impromidina.

Antagonistas H1 de 1.ª generación: Difenhidramina.

Antagonistas H1 de 2.ª generación: Terfenadina, loratadina, fexofenadina.

Antagonistas H2: Cimetidina, ranitidina, famotidina.

Inhibidor de la liberación de histamina: Cromoglicato de sodio (estabilizador de mastocitos).

Cascada de los Eicosanoides y Sitios de Acción de los AINEs

Vía de la Fosfolipasa A2:

Fosfolípidos de membrana Fosfolipasa A2Ácido araquidónico

Inhibición: Los **glucocorticoides** actúan como inhibidores directos de la fosfolipasa A2.

Vía de la ciclooxigenasa (COX):

Ácido araquidónico ciclooxigenasa

Prostaglandina H2⟶Prostaglandinas A-F+Prostaciclinas+Tromboxano A2

Inhibición: Los **AINEs** (aspirina, ibuprofeno, naproxeno, sulindaco, indometacina) son inhibidores de la COX-1 y COX-2.

Nota: El **acetaminofén** y la **fenacetina** poseen actividad analgésica y antipirética, pero **no son antiinflamatorios**.

Vía de la Lipooxigenasa (LOX):

Ácido araquidónico LipooxigenasaHPETEs→HETE+Leucotrienos (LT A4,B4,C4,D4,E4)

Inhibición: El **zileutón** es un inhibidor selectivo de la 5-lipooxigenasa.

Antagonistas moleculares: Zafirlukast, montelukast y pranlukast actúan como antagonistas específicos del receptor de leucotrienos CysLT1.

Clasificación de los Opioides según su Interacción de Receptor

Interactúan con los receptores **mu (μ), kappa (κ) y delta (δ)**:

Opioides endógenos: Encefalinas, endorfinas, dinorfinas.

Opioides Exógenos Agonistas Fuertes: Morfina *(atención: la depresión respiratoria es el efecto adverso que limita su dosificación)*, hidromorfona, heroína, metadona, meperidina, fentanilo.

Opioides Exógenos Agonistas Débiles: Codeína, propoxifeno.

Agonistas-Antagonistas Mixtos: Butorfanol, pentazocina, nalbufina, buprenorfina, eluxadolina.

Antagonistas Opioides Puros: Naloxona, naltrexona.

2. Artropatías degenerativas e infecciosas

Osteoartritis (OA / Enfermedad Articular Degenerativa - DJD)

Definición: Artritis de carácter crónico **no inflamatorio**.

Factores de riesgo y fisiopatología: Estrecha relación con la obesidad (riesgo incrementado cuando el peso está un 30% por encima del peso corporal ideal). Provoca degeneración del cartílago hialino y formación de osteofitos en articulaciones de carga. Puede asociarse con el depósito de pirofosfato cálcico (CPPD).

Distribución Anatómica y Hallazgos:

Nódulos de Heberden en las articulaciones interfalángicas distales (IFD / DIP).

Nódulos de Bouchard en las articulaciones interfalángicas proximales (IFP / PIP).

Afectación de las 1.as articulaciones carpometarpianas (CMC) de las manos, caderas, rodillas (manifiesta crepitación ósea) y juanete (hallux valgus) de la 1.ª articulación metatarsofalángica (MTF).

Clínica y Laboratorio: Rigidez matutina de breve duración (<15 minutos). Puede evolucionar a una artropatía neuropática tipo Charcot. El análisis del líquido sinovial revela un recuento de leucocitos entre 0-2000 mL.

Tratamiento: Escalada de menos (<) no opioides a más (>) opioides. Uso de Tylenol (acetaminofén) limitado de forma estricta a un **máximo de 4 g/24 horas** para prevenir hepatitis medicamentosa. Empleo de AINEs asociados obligatoriamente a un IBP para mitigar el riesgo de gastroesofagitis y glomerulonefritis (GN). Uso de tramadol (vigilar el desarrollo de estreñimiento).

Artritis Séptica y Artritis Infecciosas Sistémicas

La artritis séptica constituye una **urgencia ortopédica absoluta**.

Artritis Séptica Bacteriana Aguda: Causada frecuentemente por bacteriemia por *S. aureus*. El análisis del líquido sinovial revela un recuento crítico de leucocitos > 50,000 mu L.

Fiebre Reumática Aguda (FRA): Secuencial a una infección por el estreptococo beta-hemolítico del grupo A. Diagnóstico mediante los **Criterios de Jones** (requiere 2 criterios mayores, o bien 1 mayor + 2 menores):

Criterios Mayores: Carditis, poliartritis migratoria, corea de Sydenham, eritema marginado y nódulos subcutáneos.

Criterios Menores: Fiebre, artralgia e intervalo PR prolongado en el ECG.

Artritis Reactiva Postestreptocócica (PSRA): Artritis que se desarrolla típicamente dentro de los 10 días posteriores a la infección estreptocócica, caracterizada por la **ausencia** del resto de los criterios de Jones.

Enfermedad de Lyme: Causada por *B. burgdorferi*; se manifiesta inicialmente con la lesión cutánea en **eritema migrans**.

Infección Gonocócica Diseminada: Se presenta como una artritis monoarticular aguda acompañada de un exantema cutáneo caracterizado por pústulas o abscesos necrotizantes. *(Nota de coinfección: se asocia el uso de doxiciclina como tratamiento dirigido para la infección por Chlamydia concomitante).*

Sífilis Primaria: Estigmas sistémicos que incluyen la presencia de un exantema localizado en palmas y plantas.

Enfermedad de Whipple: Infección sistémica por *Tropheryma whipplei*. Histopatología: biopsia intestinal que revela **macrófagos con tinción PAS positiva (+)**. Clínicamente cursa con diarrea, malabsorción de grasas y afectación inflamatoria de grandes articulaciones. *Tratamiento:* Ceftriaxona IV inicial seguida de la administración por vía oral de TMP/SMX durante un periodo prolongado de 1-2 años.

Artritis Tuberculosa: Monoartritis de curso crónico localizada preferentemente en la cadera o la rodilla. Su extensión a la columna vertebral configura la **Enfermedad de Pott**. *Diagnóstico:* El método de elección es la biopsia sinovial.

3. Enfermedades Autoinmunes y Artritis Seropositivas

El análisis del líquido sinovial en este grupo de artropatías inflamatorias/autoatómicas revela característicamente un recuento de **leucocitos entre 2,000 y 50,000/mu L}**.

Artritis Reumatoide (AR)

Clínica y Criterios: Poliartritis inflamatoria, simétrica y crónica. Presenta rigidez matutina prolongada con una duración **>1 hora**. Su signo anatomopatológico distintivo es la **sinovitis**.

Distribución y Deformidades: Afectación de las muñecas y de las articulaciones metacarpofalángicas (MCP) e interfalángicas proximales (IFP / PIP) de manos y pies. Su progresión provoca deformidad en cuello de cisne, deformidad en *boutonnière* (en ojal), desviación cubital de las manos y nódulos reumatoides subcutáneos.

Inmunogenética y Marcadores: Fuerte asociación con los genes **HLA-DRB1 y HLA-DR4**. Positividad laboratorial para el **Factor Reumatoide (FR) y anticuerpos anti-CCP** (péptido citrulinado cíclico).

Tratamiento (Tx): Transición escalonada de menos (<) no opioides a más (>) opioides (Tylenol, AINEs). Uso de FÁRME (FARME) e inhibidores biológicos del TNF-α (como infliximab) o bloqueadores de receptores como tocilizumab.

Directrices de Seguridad y Toxicidad en el Tratamiento de la AR:

Hidroxicloroquina: Requiere seguimiento oftalmológico estricto por riesgo de retinopatía y pérdida permanente de la visión.

Metotrexato (MTX): Exige la suplementación obligatoria con ácido fólico o ácido folínico para mitigar la toxicidad hematológica y mucosa.

Efecto sobre la fertilidad: Tanto el MTX como la sulfasalazina provocan oligospermia reversible.

Teratogenia: El MTX y la leflunomide son **absolutamente teratogénicos**.

Interacciones de aclaramiento: El aclaramiento renal del MTX disminuye de forma crítica si se administra conjuntamente con **TMP/SMX o penicilina**, elevando el riesgo de pancitopenia.

Cribado biológico: Antes de iniciar bloqueadores del TNF-α, es obligatorio realizar el cribado de infección tuberculosa latente (LTB) mediante TST (prueba cutánea de tuberculina) o IGRA (ensayo de liberación de interferón gamma). El diagnóstico de LTB se confirma con la identificación de BAAR (bacilos ácido-alcohol resistentes) en esputo + la determinación de AAN (ANA).

Lupus Eritematoso Sistémico (LES)

Clínica y Artropatía: Se caracteriza por la **Artropatía de Jaccoud** (deformidad reducible de carácter no erosivo). Clínicamente asocia exantema malar en "alas de mariposa", fotosensibilidad cutánea y alopecia areata.

Perfil de Autoanticuerpos:

ANA (Anticuerpos Antinucleares): Títulos **>1:160** confieren una sensibilidad extremadamente alta; un resultado negativo prácticamente excluye el diagnóstico de LES.

anti-Sm (Anti-Smith): Presente en el 25% de los casos; es altamente específico.

anti-ADN bicatenario (anti-dsDNA): Correlaciona directamente con la actividad de la **nefritis lúpica**.

anti-U1 RNP: Presente en el perfil; si se documenta una positividad aislada para anti-RNP, define el diagnóstico de **MCTD** (Enfermedad Mixta del Tejido Conectivo).

El Síndrome Antifosfolípido (SAF) asociado a LES:

Marcadores: Positividad para anticuerpos anticardiolipina, anticoagulante lúpico y anticuerpos anti-beta-2 glicoproteína 1. Provoca una prueba de RPR falsamente positiva para sífilis.

Clínica y Laboratorio: Se manifiesta con abortos espontáneos recurrentes y una prolongación aislada del TTPa (tiempo de tromboplastina parcial activada). *Criterio de laboratorio:* El TTPa prolongado **no corrige** al realizar la prueba de mezcla 1:1 con plasma normal, pero **corrige de forma definitiva** al añadir un exceso de fosfolípidos a la muestra.

Lupus Inducido por Fármacos:

Marcador cardinal: Presencia de **anticuerpos antihistona positivos**.

Agentes desencadenantes: Procainamida, hidralazina, clorpromazina, PTU, fenitoína, inhibidores del TNF-α, minociclina, ISRS, IBP y diuréticos tiazídicos.

Vasculitis Sistémicas ANCA y Síndromes Pulmón-Riñón

Caracterizadas por presentar en la biopsia renal un patrón de **glomerulonefritis crescéntica (extracapilar) pauciinmune**.

GPA (Granulomatosis con Poliangeítis / antigua de Wegener): Vasculitis de pequeño vaso asociada a positividad para **c-ANCA / anticuerpos anti-PR3**.

EGPA (Granulomatosis Eosinofílica con Poliangeítis / antigua de Churg-Strauss): Vasculitis asociada a **p-ANCA / anticuerpos anti-MPO**, clínicamente manifestada con asma severo y eosinofilia.

MPA (Poliangeítis Microscópica): Vasculitis asociada a **p-ANCA / anticuerpos anti-MPO**.

Tratamiento de las Vasculitis ANCA: Ciclo agresivo de esteroides a dosis altas combinados con ciclofosfamida.

Síndrome de Goodpasture (Diagnóstico Diferencial): Síndrome pulmón-riñón caracterizado por la presencia de **anticuerpos anti-MBG** (membrana basal glomerular) positivos, p-ANCA variables y un **patrón lineal** patognomónico en la inmunofluorescencia de la biopsia renal.

Nefropatía por IgA: Diagnóstico diferencial menor dentro del espectro pulmón-riñón.

Miopatías Inflamatorias y Síndrome Antisintetasa

Marcador Cardinal: Presencia de **anticuerpos antisintetasa / anti-Jo-1 positivos**.

Polimiositis: Cursa con debilidad muscular proximal simétrica y elevación de CPK.

Dermatomiositis: Asocia la debilidad proximal con estigmas cutáneos específicos: exantema heliotropo periorbitario, "signo del chal" y pápulas de Gottron. Presenta positividad para ANA y anticuerpos **anti-p155/p140**.

Asociación Oncológica: Se comporta en el 30% de los casos como un **síndrome paraneoplásico** secundario a una neoplasia oculta subyacente (cáncer de mama u ovario en mujeres; cáncer de pulmón en varones). Su diagnóstico exige un protocolo de cribado extensivo: colonoscopia, citología cervical, mamografía y radiografía de tórax.

Complicaciones y Tratamiento: Un 20% evoluciona con fibrosis pulmonar; existe riesgo de insuficiencia respiratoria aguda por miositis inflamatoria del diafragma. *Tx:* Infusión de inmunoglobulina intravenosa (IVIG), glucocorticoides sistémicos y ahorradores de esteroides (MTX o azatioprina), asociados de forma obligatoria a la suplementación de calcio + vitamina D.

Síndrome de Sjögren

Inmunología y Diagnóstico: Caracterizado por la positividad para los autoanticuerpos **anti-Ro/SSA y anti-La/SSB**. Muestra una **Prueba de Schirmer positiva** (cuantificación del déficit de lagrimeo).

Riesgo Oncológico: Conlleva un incremento de **20 a 40 veces en el riesgo de desarrollar Linfoma No Hodgkin (LNH)**, asocia gammapatía monoclonal, crioglobulinemia mixta tipo 2 y linfomas tipo MALT.

Compromiso Renal: Provoca nefritis tubulointersticial crónica (caracterizada por infiltrados linfocitarios CD4/CD8), lo que puede desencadenar una ATR distal tipo 1 o una ATR proximal tipo 2 (Síndrome de Fanconi).

Tratamiento de la Queratoconjuntivitis Seca: Uso continuo de lágrimas artificiales. En casos refractarios se indican secretagogos orales como **pilocarpina (Salagen) o cevimelina (Evoxac)** en dosis de 30 mg TID. *(Alerta de ineficacia: los esteroides tópicos y el Restasis son ineficaces para revertir la disfunción glandular estructural).*

Correlaciones Clínicas Específicas de los anticuerpos Anti-Ro y Anti-La:

Lupus Neonatal: La transferencia placentaria de anticuerpos anti-Ro/SSA o anti-La/SSB de la madre provoca bloqueo cardíaco congénito fetal, una complicación frecuentemente fatal.

Lupus Eritematoso Cutáneo Subagudo (SCLE): Fuertemente vinculado a la presencia de anti-Ro/SSA.

Asociación HLA: La presencia de anticuerpos anti-Ro/SSA se encuentra genéticamente asociada con el alelo **HLA-DR3**.

Esclerodermia (Esclerosis Sistémica)

1. Esclerosis Sistémica Difusa

Cursa con compromiso cutáneo extenso y desarrollo precoz de **EPI (Enfermedad Pulmonar Intersticial / Fibrosis)**.

Marcador serológico: Positividad para **anticuerpos antitopoisomerasa I / anti-Scl-70**.

Signo óseo: Puede presentar **acroosteólisis** (reabsorción ósea focal de los penachos digitales).

2. Esclerosis Sistémica Limitada (Síndrome CREST)

Cursa con compromiso cutáneo limitado a extremidades distales y cara; evoluciona tardíamente con **hipertensión arterial pulmonar (HTA pulmonar) aislada**.

Marcador serológico: Positividad para **anticuerpos anticentrómero**.

3. Crisis Renal Esclerodérmica

Considerada una **emergencia reumatológica absoluta**. Se manifiesta con hipertensión maligna brusca, aumento crítico de renina y creatinina, anemia hemolítica microangiopática (AHMA) y trombocitopenia.

Tratamiento (Tx) Mandatorio: Administración inmediata de **IECA** (a pesar del aumento inicial de la creatinina).

Protocolo de seguimiento: Todo paciente con esclerodermia requiere la realización de un **ecocardiograma (ETT) anual** como cribado sistemático para HTA pulmonar.

Asociación biliar: Los anticuerpos antimitocondriales positivos (+), característicos de la Colangitis Biliar Primaria (CBP), pueden encontrarse asociados en pacientes con esclerodermia.

Diagnóstico Diferencial: Fenómeno de Raynaud Primario

Se define ante una capilaroscopia periungueal negativa y una prueba de Allen normal. Su abordaje para diferenciarlo de las formas secundarias exige la determinación seriada de ANA, anti-ADN bicatenario, anticentrómero y anti-Scl-70.

4. Artritis Seronegativas, Microcristalinas y Vasculitis Especiales

Espondiloartritis Seronegativas (SpA)

Marcador Genético Común: Asociación con el alelo **HLA-B27**.

Tratamiento de Elección para Formas Refractarias: Inhibidores del TNF-α.

Entidades Clínicas Integradas:

Espondilitis Anquilosante: Cursa con dolor lumbar inflamatorio crónico, **Prueba de Schober positiva** (limitación de la flexión lumbar) y progresión radiológica a **columna en bambú** por formación de sindesmofitos. Se asocia fuertemente a uveítis anterior aguda y Enfermedad Inflamatoria Intestinal (EII). *Diagnóstico:* Evaluación inicial mediante radiografía simple seguida de **RM de articulaciones sacroilíacas** (sacroilitis).

Artritis Psoriásica: Se manifiesta con afectación articular asimétrica, lesiones de punteado ungueal (*pitting*) y **dactilitis** ("dedo en salchicha").

Artritis Enteropática: Artropatía inflamatoria directamente relacionada y sincrónica con la actividad de la EII.

Artritis Reactiva (Antiguo Síndrome de Reiter): Clásicamente definida por la tríada de **uretritis, conjuntivitis y oligoartritis aguda** asimétrica en varones jóvenes. Se desencadena como una reacción inmunológica secundaria a una infección gastrointestinal (GI) o genitourinaria (GU) reciente por gérmenes como *Chlamydia, Neisseria, Ureaplasma, Salmonella, Shigella, Yersinia, Klebsiella, Campylobacter, E. coli, Clostridioides difficile* o posterior a una faringitis estreptocócica. Clínicamente cursa con dactilitis y **entesitis del tendón de Aquiles**.

Espondiloartritis de Inicio Juvenil

Síndrome de Behçet

Asociación Genética: Fuertemente vinculado al alelo **HLA-B51**.

Clínica: Caracterizado por la presencia de panuveítis ocular, **lesiones ulcerosas orales y genitales recurrentes**, y lesiones cutáneas polimorfas. Provoca una vasculitis sistémica que tiene la particularidad de afectar a **vasos de todos los calibres**, tanto en el sistema arterial como en el venoso.

Tratamiento (Tx): Administración de colchicina, glucocorticoides sistémicos y terapia inmunosupresora avanzada.

Artropatías Microcristalinas (Gota, Pseudogota y otras)

Gota (Artropatía por Urato Monosódico)

Clínica: Monoartritis aguda de extremidades inferiores; su localización en la 1.ª articulación metatarsofalángica se denomina **podagra** (se debe aspirar para confirmación). La fase crónica cursa con la formación de tofos (nódulos subcutáneos) localizados en las bursas del olécranon, el tendón de Aquiles y el hélix del oído externo.

Estudio del Líquido Sinovial: Microscopía de luz polarizada que identifica **cristales de urato monosódico con morfología de aguja, de color amarillo y con birrefringencia negativa fuerte**.

Factores de Riesgo e Interacciones Terapéuticas:

Efecto de diuréticos: Se debe **evitar el uso de hidroclorotiazida (HCTZ)** debido a que inhibe la excreción renal de ácido úrico provocando hiperuricemia.

Fármacos inductores: Un 24% de los pacientes trasplantados que reciben tratamiento con **ciclosporina** desarrollan gota. La administración de **aspirina a dosis bajas** disminuye la excreción de urato y precipita crisis de gota.

Otros riesgos: Hipertensión arterial (HTA), insuficiencia renal crónica, sobrepeso u obesidad, síndrome metabólico y dietas ricas en mariscos, carnes rojas o bebidas/alimentos con alto contenido de fructosa o cerveza.

Nota uricosúrica: El **losartán** posee un efecto uricosúrico intrínseco, por lo que está indicado para el manejo conjunto de HTA y gota.

Tratamiento del Brote Agudo: Uso de AINEs a dosis plenas (indometacina, naproxeno), glucocorticoides sistémicos o intrarticulares, y colchicina.

Tratamiento Hipouricemiante a Largo Plazo: Inhibidores de la xantina oxidasa: **alopurinol o febuxostat**. El objetivo terapéutico es mantener niveles de ácido úrico **<6 mg/dL en ausencia de tofos**, y **<5 mg/dL en presencia de tofos**.

Síndrome de Hipersensibilidad al Alopurinol: Reacción grave asociada a la presencia del gen **HLA-B5801**; riesgo elevado en poblaciones coreanas con ERC estadio 3, chinos Han y población tailandesa. *(Contraindicación de seguridad: el febuxostat y el probenecid están contraindicados si existe insuficiencia renal avanzada).*

Pseudogota (Artropatía por Pirofosfato Cálcico dihidratado - CPPD)

Estudio del Líquido Sinovial: Identifica **cristales de CPPD con morfología romboidal, de color azul y con birrefringencia positiva débil**. Radiológicamente se manifiesta con **condrocalcinosis** (calcificación del cartílago articular).

Asociaciones Metabólicas de la Pseudogota: Debe investigarse la coexistencia de **hemocromatosis** (cursa con piel bronceada y ferritina sérica elevada), hipotiroidismo, hiperparatiroidismo, hipomagnesemia e hipofosfatemia. El protocolo exige evaluar al paciente con **TSH, ferritina y calcio sérico**. *Tx agudo:* Colchicina.

Otras Artropatías por Cristales y Depósitos:

Artropatía por Hidroxiapatita (HADD / Artropatía por Fosfato Cálcico Básico): Asociada a tendinosis calcífica y calcinosis tumoral (ej. Hombro de Milwaukee). Los cristales se caracterizan porque **no se visualizan bajo microscopía de luz polarizada estándar**; su identificación requiere la tinción específica con **Rojo de Alizarina** o el uso de microscopía electrónica.

Artropatía por Oxalato: Depósitos tisulares e intrarticulares de cristales de oxalato de calcio, secundarios a cuadros de hiperoxaluria primaria o secundaria.

Ocronosis: Manifestación articular de la **alcaptonuria**. Provoca una característica decoloración azul-negruzca del cartílago auricular, escleras oculares y estructuras articulares, desencadenando una artropatía degenerativa severa.

Polimialgia Reumática (PMR) y Arteritis de la Temporal (ACG)

Polimialgia Reumática

Clínica: Dolor y rigidez bilateral de la cintura escapular y de la cintura pélvica.

Laboratorio: Elevación marcada de los reactantes de fase aguda (**VSG y PCR**) con niveles de **CK (creatina quinasa) completamente normales**.

Tratamiento (Tto): Excelente y rápida respuesta a la administración de glucocorticoides a **dosis bajas**.

Arteritis de la Temporal / Arteritis de Células Gigantes (ACG)

Fisiopatología: Vasculitis inflamatoria que afecta selectivamente a vasos de gran calibre.

Riesgo Crítico: Si no se trata de forma inmediata, provoca **ceguera unilateral o bilateral en el 50% de los pacientes**. Su diagnóstico de certeza se realiza mediante la **biopsia de la arteria temporal**, demostrando la presencia de un infiltrado inflamatorio con células gigantes multinucleadas típicas.

Tratamiento (Tto): Inicio inmediato de **glucocorticoides a dosis altas** combinado con **aspirina a dosis bajas**. *(Razón de la aspirina: existe un riesgo marcadamente mayor de sufrir eventos cardiovasculares* *isquémicos secundario a la hiperplasia inflamatoria de la íntima y la trombosis luminal asociada. Estos pacientes mantienen además un riesgo a largo plazo de desarrollar un aneurisma aórtico).*

Fibromialgia

Fisiopatología: Síndrome de dolor crónico generalizado caracterizado por un defecto en el procesamiento nociceptivo con **desensibilización central e hiperalgesia**. Corresponde a una forma de reumatismo no articular.

Diagnóstico diferencial (Simulador): La deficiencia severa de testosterona puede mimetizar los síntomas de la fibromialgia.

Tratamiento (Tto): Enfoque multidisciplinario utilizando **Lyrica (pregabalina), amitriptilina, milnaciprán, ISRS, IRSN o trazodona**, coordinado con un programa de ejercicio físico, terapia cognitivo-conductual e higiene del sueño.

Nota de fármaco asociado (Modafinilo): Utilizado para mejorar el estado de vigilia exclusivamente en pacientes con narcolepsia, apnea obstructiva del sueño o trastorno por trabajo en turnos (SWD).

Vasculitis Necrosantes y de Mediano/Grande Vaso

Poliarteritis Nudosa (PAN)

Fisiopatología: Vasculitis necrotizante que afecta selectivamente a vasos de pequeño y mediano calibre, respetando las vénulas postcapilares.

Clínica: Dolor abdominal posprandial (por isquemia mesentérica), dolor testicular, HTA de inicio reciente, hematuria y elevación severa de marcadores inflamatorios. Provoca afectación neurológica periférica en forma de **mononeuritis múltiple** (ej. marcha con pie caído).

Diagnóstico: Confirmación mediante biopsia testicular o la realización de una **angio-TC o angio-RM de abdomen** (muestra microaneurismas en rosario). *Asociación viral:* Requiere el cribado sistemático de **VHB (positivo en el 25% de los casos)**, VHC y VIH.

Vasculitis por IgA (Antigua Púrpura de Henoch-Schönlein - HSP)

Clínica: Cuadro desencadenado característicamente tras una infección respiratoria previa en niños. Se manifiesta con la combinación de **púrpura palpable con distribución declive en glúteos y extremidades inferiores**, artritis, dolor abdominal por invaginación o infarto intestinal, edema escrotal y nefritis por depósitos de IgA.

Enfermedad de Kawasaki

Definición: Vasculitis febril que afecta a vasos de mediano calibre en la población infantil.

Clínica y Riesgo: Cursa con afectación mucocutánea (lengua en fresa, inyección conjuntival), fiebre prolongada refractaria, linfoadenopatía cervical, exantema polimorfo y artritis. Su complicación más grave es el desarrollo de **aneurismas de las arterias coronarias**.

Arteritis de Takayasu

Definición: Vasculitis inflamatoria de grandes vasos que afecta a la aorta y sus ramas principales; típica en **mujeres < 40 años**.

Clínica y Diagnóstico: Cursa con claudicación de extremidades, asimetría o disminución marcada de pulsos periféricos y soplos vasculares audibles. *Estándar de referencia diagnóstico:* **Angiografía de la aorta y sus ramas**, demostrando un estrechamiento concéntrico de la luz vascular que no guarda relación con aterosclerosis de base.

5. Síndromes Clínicos Regionales, de Sobreuso y Óseos

Síndromes de Movilidad e Hiperlaxitud Articular

Síndrome de Hipermovilidad Articular: Evaluado clínicamente mediante la **puntuación de Beighton**.

Alteraciones del tejido conectivo asociadas: Síndrome de Ehlers-Danlos y Síndrome de Marfan.

Síndrome de Movilidad Articular Limitada Diabética: Complicación crónica del paciente diabético que se manifiesta con una **Prueba**

de la oración positiva (+) (incapacidad para oponer completamente las palmas de las manos). Engloba de forma coordinada el desarrollo de síndrome de hombro congelado, contractura de Dupuytren, síndrome del túnel carpiano, pseudoesclerodermia de Buschke, síndrome de la mano rígida diabética y articulaciones neuropáticas de Charcot.

Necrosis Avascular de la Cabeza Femoral

Etiologías asociadas: Secundaria al uso crónico de glucocorticoides en LES, anemia de células falciformes (drepanocitosis) o de carácter idiopático.

Clínica y Diagnóstico: Provoca dolor inguinal reproducible con la **Prueba de FABER**. El método diagnóstico de elección por su alta sensibilidad es la **RM bilateral de cadera**. *Tratamiento:* Descompresión central quirúrgica en fases tempranas.

Osteopenia y Osteoporosis: Caracterizadas por una baja densidad mineral ósea (DMO). Es una directriz clínica que la osteoporosis **causa dolor únicamente cuando se produce una fractura por compresión** (ej. aplastamiento vertebral). *Tratamiento de elección:* Bisfosfonatos.

Síndromes de Atrapamiento Nervioso y Miopatías Localizadas

Osteomielitis: *Diagnóstico de localización:* Gammagrafía ósea trifásica o RM cerebral/ósea según la sospecha anatómica.

Bursitis Trocantérica: Inflamación local de la cadera. *Tratamiento:* Las inyecciones locales de glucocorticoides logran un alivio sintomático rápido.

Síndrome del Túnel Carpiano: Compresión mecánica del **nervio mediano** a nivel de la muñeca. *Tratamiento:* Uso nocturno de férula de muñeca, naproxeno, esquemas de esteroides orales o inyecciones locales de glucocorticoides; la descompresión definitiva se realiza mediante la cirugía de liberación del túnel carpiano.

Atrapamiento del Nervio Cubital: Compresión localizada a nivel del codo (canal epitrocleolecraniano).

Miositis por Cuerpos de Inclusión: Miopatía inflamatoria de curso indolente y crónico. Se caracteriza por presentar debilidad muscular tanto **proximal como distal**, elevación de CPK y el hallazgo histopatológico de **depósitos intracelulares de amiloide**.

Miopatía Inducida por Estatinas: Efecto adverso dependiente de la potencia del fármaco (**Lipitor > Zocor > Lescol**). Se define ante una elevación de **CPK >10 veces el límite superior normal**; puede evolucionar hacia una miopatía necrosante inmunomediada de curso severo.

Diagnóstico Diferencial de Dolores Regionales y de Espalda

Lesión Meniscal de la Rodilla: Se caracteriza clínicamente por una **Prueba de McMurray positiva (+)**. *Estudio:* RM de rodilla y derivación oportuna al servicio de ortopedia.

Amiotrofia Diabética (Radiculoplejía Lumbar Diabética): Cuadro de neuropatía proximal que engloba radiculopatías lumbosacras y polirradiculoneuropatías de origen diabético. Se caracteriza de forma estricta por mantener niveles de **CPK normales**.

Espondilosis y Espondilolistesis: Defecto localizado habitualmente a nivel L5-S1 en la *pars interarticularis*. Su progresión provoca el desplazamiento vertebral y la consecuente compresión de las raíces nerviosas sacras, pudiendo debutar clínicamente con un cuadro de **retención urinaria aguda**.

Distensión Muscular Aguda: *Tratamiento sintomático de elección:* Uso de un relajante muscular como **Flexeril (ciclobenzaprina)**.

Estenosis Lumbar del Canal Espinal: Provoca dolor lumbar bajo que tiene la característica mecánica de **disminuir con el reposo o con la flexión de la espalda** (marcha inclinada hacia adelante). El protocolo de estudio exige:

RM de columna: Dirigida a descartar compresión por cáncer, infección espinal o el desarrollo de un **Síndrome de cauda equina** (caracterizado por incontinencia intestinal y vesical asociada a anestesia en silla de montar).

Radiografías simples de columna: Útiles para evaluar osteoporosis y descartar fracturas por compresión.

Gammagrafía ósea: Reservada ante la sospecha de osteomielitis vertebral.

Tratamiento: Administración de naproxeno combinado con un programa de fisioterapia dirigida.

Clasificación del Dolor de Espalda según su Mecanismo:

Hernia Discal Lumbar: Causa radiculopatías lumbosacras (L5-S1), manifestando una disminución (<) de la fuerza selectiva durante la **dorsiflexión del pie**.

Enfermedad Degenerativa Discal: Conlleva el desarrollo de estenosis foraminal lumbar.

Estenosis Espinal Lumbar: Dolor lumbar crónico que experimenta un empeoramiento característico al sentarse o estar de pie de forma prolongada, y mejora inmediatamente al inclinarse el paciente hacia adelante.

Hiperostosis Esquelética Idiopática Difusa (DISH).

Dolor de Espalda No Radicular: Engloba cuadros de distensión muscular local, artritis inflamatoria, procesos infecciosos profundos (discitis o absceso epidural) y fracturas por compresión osteoporóticas.

Enfermedad de Paget Ósea (Osteítis Deformante)

Clínica y Laboratorio: Dolor óseo localizado y deformidad estructural. Se caracteriza por un aumento aislado de la **fosfatasa alcalina de origen óseo** con niveles de calcio normales. Histopatología: marcado incremento de lesiones osteoclásticas de tipo lítico/blástico desorganizado. Conlleva un alto riesgo de sufrir fracturas patológicas y evolución a **osteosarcoma**.

Tratamiento (Tto): El pilar terapéutico consiste en la administración de **bisfonatos con nitrógeno** (ej. alendronate, ácido zoledrónico o risedronato).

Contraindicación de seguridad (©): Los bisfosfonatos están contraindicados si la **ClCr es < 35 mL/min**. En estos casos de insuficiencia renal, se opta por la administración de calcitocina.

Otras terapias: El uso de **teriparatida está contraindicado** de forma absoluta si existe riesgo o sospecha de osteosarcoma. El denosumab se reserva específicamente para el manejo de la osteoporosis posmenopáusica.

Síndromes de Sobreuso de Tejidos Blandos en Atletas

Tenosinovitis de De Quervain: Inflamación estenosante del primer compartimento extensor del pulgar, afectando específicamente a los tendones del **abductor largo del pulgar y del extensor corto del pulgar**. *Diagnóstico:* Se confirma mediante una **Prueba de Finkelstein positiva (+)**.

Bursitis de la Pata de Ganso (Anserina): Provoca dolor localizado en la zona anteromedial de la articulación de la rodilla.

Banda Iliotibial: Causa dolor de localización lateral en la rodilla por fricción mecánica.

Bursitis Prepatelar.

Síndrome Patelofemoral.

Tratamiento general de los síndromes de sobreuso: Reposo, uso de AINEs e inyecciones locales de glucocorticoides.

Síndromes de Dolor de Hombro:

Síndrome de Pinzamiento (Impingement): Afectación del tendón del músculo **supraespinoso** que desencadena dolor severo con la movilización pasiva del hombro.

Síndrome de la Salida Torácica (Thoracic Outlet).

Hombro de Milwaukee (Artropatía por Hidroxiapatita): Destrucción articular severa asociada a tendinitis calcífica y calcinosis tumoral; los cristales requieren tinción con Rojo de Alizarina o evaluación por microscopía electrónica.

Capsulitis Adhesiva (Hombro Congelado): Pérdida severa del rango de movimiento (ROM) en todas las direcciones del espacio. Asociada epidemiológicamente a diabetes mellitus, colocación de marcapasos endocárdicos o antecedentes de mastectomía quirúrgica. *Tx:* Fisioterapia intensiva combinada con inyecciones de glucocorticoides intrarticulares.

Tendinitis del Manguito Rotador / Tendinitis Bicipital: Esta última se caracteriza por presentar una **Prueba de Yergason positiva** (+).

Desgarro del Manguito Rotador: Se diferencia clínicamente porque el dolor se exacerba con la **abducción activa**, mostrando una **Prueba del brazo caído positiva** (+).

Bursitis Subacromial y Subdeltoidea

Síndromes de Dolor de Pie:

- **Fascitis Plantar:** Proceso inflamatorio localizado en el arco longitudinal de la fascia plantar. Clínicamente se caracteriza por presentar un dolor severo **durante los primeros pasos al levantarse de la cama** o al reiniciar la carrera.
- **Tendinitis de Aquiles.**
- **Apofisitis Calcánea (Enfermedad de Sever):** Cuadro de dolor de talón autolimitado propio de niños entre los 8-14 años de edad.

6. Miscelánea Clínico-Patológica y Manifestaciones Sistémicas

Induraciones Cutáneas y Diagnósticos Diferenciales

Scleredema Diabético (Escleredema de Buschke): Engrosamiento cutáneo secundario al depósito excesivo de mucina. Se asocia fuertemente con la presencia de **discrasias de células plasmáticas**, por lo que el protocolo exige solicitar de forma obligatoria una electroforesis de proteínas séricas (SPEP) + una electroforesis de proteínas urinarias (UPEP).

Fibrosis Sistémica Nefrogénica: Proceso fibrosante cutáneo y visceral severo desencadenado por la exposición a **contrastes con gadolinio** utilizados en RM en pacientes con una **TFG < 30 mL/min**. *(Nota: su incidencia ha disminuido drásticamente con el uso de agentes de nueva generación como el gadobenato o el gadopentetato de dimeglumina).*

Fascitis Eosinofílica: Cuadro que mimetiza clínicamente a la esclerodermia, caracterizado por un engrosamiento cutáneo e induración dolorosa que tiene la particularidad de **respetar las manos**. Típicamente se desencadena tras la realización de un ejercicio físico vigoroso o extenuante.

Acantosis Nigricans: Marcador cutáneo de resistencia severa a la insulina o síndrome metabólico.

Deformidad en "Nariz en Silla de Montar"

Constituye un signo clínico guía que obliga al diagnóstico diferencial de las siguientes entidades:

Policondritis Recidivante: Proceso inflamatorio sistémico que afecta destructivamente al cartílago de la oreja, la nariz y la tráquea; posee una estrecha asociación epidemiológica con síndromes mielodisplásicos.

Granulomatosis con Poliangeítis (GPA / Wegener).

Linfoma Nasal NK/T de Células T Periféricas

Sífilis Terciaria / Congénita

Miscelánea Infecciosa y Hematológica

Eosinofilia Periférica: Su hallazgo obliga a descartar la vasculitis de Churg-Strauss (EGPA), infecciones parasitarias activas, procesos neoplásicos ocultos, fenómenos ateroembólicos sistémicos, reacciones alérgicas medicamentosas y enfermedades autoinmunes activas.

Larva Migrans Cutánea: Infestación cutánea por larvas de anquilostomas procedentes de gatos o perros; provoca una lesión serpiginosa extremadamente pruriginosa.

Tratamiento de la Enfermedad de Lyme durante el Embarazo: Ante la contraindicación de las tetraciclinas, el tratamiento de elección consiste en el uso de **macrólidos** (eritromicina o azitromicina).

Reumatismo Palindrómico: Variante de artropatía inflamatoria caracterizada por presentar episodios agudos de artritis que experimentan una **remisión espontánea** completa sin dejar secuelas.

Diagnóstico Diferencial de Esplenomegalia en Reumatología:

Síndrome de Felty: Complicación de la artritis reumatoide crónica caracterizada por la tríada de **AR + granulocitopenia (neutropenia) + esplenomegalia**.

Síndrome de Evans: Entidad inmuno-hematológica definida por la coexistencia de **anemia hemolítica autoinmune + trombocitopenia inmunitaria (PTI)**.

Enfermedad de Gaucher: Trastorno de almacenamiento lisosómico que cursa con esplenomegalia masiva y trombocitopenia secundaria.

Amiloidosis Sistémica

Miocardiopatía Restrictiva de Origen Infiltrativo

Amiloidosis Cardíaca: Caracterizada en el ecocardiograma por mostrar un patrón típico en **"brillo granular"** (*granular sparkling*). Histopatología: confirmación mediante la **tinción con Rojo Congo**, demostrando una **birrefringencia verde manzana-rojiza** bajo luz polarizada.

Enfermedad de Fabry: Deficiencia genética de la enzima ceramida trihexosidasa, provocando depósitos grasos anormales en el tejido de conducción y miocárdico.

Hemocromatosis Hereditaria y Sarcoidosis

Crioglobulinemias y Correlaciones Sistémicas

Crioglobulinemia Mixta (Tipo II y Tipo III): Presenta una **fuerte y directa asociación con la infección crónica por el virus de la Hepatitis C (VHC).**

Crioglobulinemia Tipo I (Monoclonal): Asociada a neoplasias de células plasmáticas como el **mieloma múltiple** y la **macroglobulinemia de Waldenström**.

Clínica sistémica de las crioglobulinemias: Se manifiesta con anemia hemolítica, fenómeno de Raynaud severo o cianosis distal con la exposición al frío, púrpura palpable localizada en extremidades inferiores, desarrollo de glomerulonefritis membranoproliferativa (GNMP) e hipocomplementemia profunda por consumo.

Otras Entidades Clínicas Sistémicas

Enfermedad de Still del Adulto (AOSD): Constituye una causa clásica y común de **Fiebre de Origen Desconocido (FOD)**. Se caracteriza clínicamente por una fiebre cotidiana en agujas acompañada de un **exantema maculopapular evanescente de color salmón** que coincide con los picos febriles.

HPOA (Osteoartropatía Pulmonar Hipertrófica): Síndrome paraneoplásico fuertemente asociado al **cáncer de pulmón no microcítico** (adenocarcinoma). Clínicamente asocia la tríada de hipocratismo digital (dedos en palillo de tambor), poliartritis simétrica y periostitis dolorosa en huesos largos.

Evaluación Ósea en Mieloma Múltiple (MM): Es una directriz radiológica crucial que el mieloma múltiple **presenta una gammagrafía ósea normal** (falsos negativos por ausencia de actividad osteoblástica). Su evaluación requiere obligatoriamente una **serie ósea metastásica mediante radiografías simples** para identificar las lesiones líticas en "sacabocados".

Interpretación de captación: Las fracturas, la osteomielitis activa y las neoplasias de origen osteoblástico muestran un *aumento* de captación en la gammagrafía ósea, mientras que los procesos de necrosis avascular muestran una *disminución* de la captación en fases iniciales.

Líquido Sinovial de Color Marrón Oscuro: Hallazgo patognomónico indicativo de hemorragia intraarticular repetida, orientando el diagnóstico hacia **hemofilia** o hacia una **sinovitis villonodular pigmentada (SVNP)**.

Síndrome Compartimental: Emergencia quirúrgica caracterizada por un aumento de la presión tisular dentro de un compartimento anatómico cerrado, provocando un daño grave e irreversible a los nervios, el tejido muscular y la perfusión distal. **Tratamiento inmediato:** Retirada urgente de cualquier yeso o vendaje compresivo, seguido de fasciotomía si no hay resolución.

Quiste Ganglionar (Ganglión): Abultamiento benigno de tejidos blandos secundario a la herniación de un quiste sinovial; puede localizarse en cualquier estructura articular, afectando con predilección a la muñeca, la rodilla y las articulaciones interfalángicas (IFP e IFD).

ESCENARIOS ADICIONALES

Enfermedad articular degenerativa / metabólica

Artrosis: La más común, 75% de los casos (en caso de duda hacer radiografía y aspirar líquido articular). Afecta a adultos mayores en IFD, IFP, cadera y rodilla. Líquido articular transparente con leucocitos < 2000 y neutrófilos < 25%. Articulaciones no inflamadas como las otras. Presenta nódulos de Heberden (osteofitos de las IFD), nódulos de Bouchard (osteofitos de las IFP) y espolones óseos; el dolor es peor con el uso y por la noche. Radiografía muestra pérdida del espacio articular. *Tto:* pérdida de peso, fisioterapia, AINEs prn, Tylenol, inyecciones de corticosteroides e interconsulta con Ortopedia para cirugía de reemplazo articular.

AR (Artritis Reumatoide): Mujeres de 20-45 años; afecta IFP, MCF y muñeca. Líquido articular translúcido u opaco con leucocitos > 2000 y neutrófilos > 50%.

Gota: Hombres mayores; afecta típicamente al dedo gordo del pie (podagra). Líquido articular translúcido u opaco con leucocitos > 2000 y neutrófilos > 50%. Presenta niveles altos de ácido úrico y tofos (depósitos subcutáneos de ácido úrico). El estudio del líquido muestra cristales de urato monosódico en forma de aguja con birrefringencia negativa. El cuadro empeora con el alcohol o alimentos ricos en proteínas (mariscos, carnes rojas). *Tto:* colchicina o AINEs (no aspirina) vs. esteroides para ataques agudos. Tratamiento de mantenimiento con alta ingesta de líquidos, alcalinización de la orina, alopurinol o probenecid.

Seudogota: Adultos mayores; afecta rodillas y codos. Líquido articular translúcido u opaco con leucocitos > 2000 y neutrófilos > 50%. Muestra cristales romboidales de pirofosfato de calcio con birrefringencia débilmente +. Imágenes con condrocalcinosis (también presente en hemocromatosis y enfermedad de Wilson). *Factores de riesgo:*

artrosis, hiperparatiroidismo, hemocromatosis, hipomagnesemia (síndrome de Gitelman y de Bartter). *Tto agudo:* con colchicina o AINEs.

Séptica: Cualquier edad; afecta la rodilla. Líquido articular opaco con leucocitos > 50000 y neutrófilos > 75%.

Necrosis avascular / NAV: Interrupción del riego sanguíneo. Asociada a traumatismo, exceso de corticosteroides, enfermedad de células falciformes, abuso de alcohol, lupus, enfermedad por descompresión, epifisiolisis femoral proximal y pancreatitis. *Diagnostico:* RM.

Otras causas articulares: Postraumática, lupus, esclerodermia, psoriasis, EII, enfermedad de Lyme, espondilitis anquilosante, artritis reactiva, hemofilia (sangrado en articulaciones), enfermedad de Paget, hemocromatosis (hierro), enfermedad de Wilson (cobre), neuropatía, articulación de Charcot, enfermedad de células falciformes (crisis falciforme isquémica, NAV de la cabeza femoral) y fiebre reumática (criterios mayores de Jones: poliartritis migratoria, carditis, corea, eritema marginado, nódulos subcutáneos).

Hernias de disco intervertebral

Disco L5-S1 (Raíz nerviosa S1): El más común. Presenta dolor de pierna peor al sentarse y que mejora al estar de pie, disminución (<) del reflejo aquíleo, flexores del pie débiles y prueba de elevación de la pierna recta positiva (+).

Disco L4-L5 (Raíz nerviosa L5): Disminución (<) del reflejo del bíceps femoral y extensores del pie débiles.

Disco C6-C7 (Raíz nerviosa C7): Disminución (<) del reflejo tricipital, tríceps y flexión de la muñeca débiles.

Diagnostico: RM o mielografía por TC.

Tto: Reposo en cama, analgésicos (75% de los casos resuelven el dolor lumbar), inyección epidural de esteroides o cirugía con discectomía.

Enfermedad autoinmunitaria

Síntomas y marcadores generales

- Aumento (+) de VSG y PCR, fiebre, anemia de enfermedad crónica, pérdida de peso, fatiga.

Entidades clínicas

Artritis reumatoide / AR: Síntomas sistémicos: fiebre, malestar general, nódulos subcutáneos, pericarditis, pleuritis y uveítis. Clínicamente cursa con rigidez matutina prolongada, cuello de cisne, deformidad en ojal e inestabilidad atlantoaxoidea. *Diagnostico:* +VSG y PCR, factor reumatoide + (- en la variante pauciarticular), anticuerpo anti-CCP + (anti-péptido citrulinado cíclico), radiografía y RM. *Tto:* analgésicos (tylenol a narcóticos), AINEs, glucocorticoides; FARME no biológicos (metotrexato, sulfasalazina, leflunomida, hidroxicloroquina, minociclina); FARME biológicos como inhibidores de TNF (etanercept, infliximab, adalimumab), antagonista del receptor de IL-1 (anakinra), inhibidor de CD-20 (rituximab) y modificadores de la respuesta biológica (abatacept).

Espondiloartropatía seronegativa: Espondilitis anquilosante, EII, artritis reactiva, artritis psoriásica; todas con HLA-B27 +.

Espondilitis anquilosante: Asociada a HLA-B27 y antecedentes familiares positivos. Típico en varón de 20-40 años con dolor lumbar, rigidez matutina y postura encorvada; afecta articulaciones sacroilíacas. Radiografía muestra columna en bambú. Síntomas autoinmunitarios acompañantes: uveítis. *Tto:* AINEs, metotrexato, sulfasalazina, antagonistas de TNF (etanercept, infliximab, adalimumab).

Artritis psoriásica: *Tto:* AINEs; FARME no biológicos (metotrexato, psoraleno y luz ultravioleta A - PUVA, derivados del ácido retinoico, ciclosporina); FARME biológicos (inhibidores de TNF: etanercept, infliximab, adalimumab, golimumab).

Tenosinovitis: Inflamación del tendón y la vaina sinovial. Infección por especies de *Staphylococcus* y *Streptococcus*. *Diagnostico:* ecografía o RM. *Tto:* cirugía + antibióticos.

Miopatías inflamatorias: *Diagnostico:* aumento (+) de enzimas musculares (CK, LDH, aldolasa, ALT, AST), +ANA, +mioglobina sérica y urinaria, EMG y biopsia muscular. Incluye:

Dermatomiositis: cursa con erupción heliotropo (en los párpados) o pápulas de Gottron (en articulaciones MF o IF) y enfermedad pulmonar intersticial. Conlleva un aumento (+) del riesgo de malignidad.

Polimiositis: similar a la anterior pero sin erupciones cutáneas.

Miositis por cuerpos de inclusión.

Síndromes de superposición: (LES, esclerosis sistémica).

Trastornos hereditarios / del desarrollo

Genu varum (piernas arqueadas): Los tobillos se juntan pero las rodillas no. Es normal en lactantes y niños pequeños, resolviéndose hacia los 4 años. *Causas patológicas:* enfermedad de Blount, raquitismo, o cuando el arqueamiento es grave, asimétrico o progresivo.

Genu valgum (rodillas en X): Las rodillas se juntan pero los tobillos no. Es normal entre los 2-8 años. *Causas patológicas:* traumatismo, neoplasias, raquitismo, displasia esquelética. Requiere radiografías y consulta con Ortopedia.

Trastornos de cadera (DDH / LCPD / SCFE):

Displasia del desarrollo de la cadera / DDH: detectable al nacer. Factores: mujer, presentación podálica, primogénita. Presenta signos de Barlow y Ortolani. *Tto:* observación, férula de abducción, reducción abierta o cerrada.

Enfermedad de Legg-Calvé-Perthes / LCPD: niños de 4-8 años, varón de talla baja, con dolor de rodilla, muslo, ingle y cojera. *Tto:* ortesis.

Epifisiolisis femoral proximal / SCFE: adolescentes de 9-13 años, varón con sobrepeso, con dolor de rodilla, muslo, ingle y cojera. *Tto:* fijación quirúrgica.

Escoliosis: Curvatura lateral anormal de la columna en niñas prepúberes. *Maniobra:* pedir a los pacientes que se toquen los dedos de los pies mientras se observa la curvatura de la columna. *Tto:* corsé vs. cirugía (si hay compromiso respiratorio o progresión rápida).

Distrofias musculares:

Distrofia muscular de Duchenne: El tipo más común, en niños varones de 3-7 años. Trastorno recesivo ligado al X de la distrofina. Cursa con debilidad muscular, CPK marcadamente elevada, pseudohipertrofia de las pantorrillas, signo de Gower y coeficiente intelectual más bajo. *Diagnostico:* biopsia muscular. *Tto:* de apoyo, la mayoría muere hacia los 20 años.

Distrofia muscular de Becker: Trastorno recesivo ligado al X de la distrofina pero de curso más leve.

Distrofia facioescapulohumeral: Trastorno autosómico dominante, con inicio de síntomas a los 7-20 años y esperanza de vida normal.

Distrofia de cinturas: Afecta los músculos pélvicos y de los hombros; inicio en la adultez.

Miopatías mitocondriales: Defectos mitocondriales hereditarios (transmitidos solo de la madre a la descendencia). Biopsia muestra 'fibras rojas rasgadas'; cursa con oftalmoplejia.

Distrofia miotónica: Trastorno autosómico dominante que aparece entre los 20-30 años. Presenta miotonía (incapacidad para relajar los músculos), incapacidad para relajar el agarre o soltar el apretón de manos, discapacidad intelectual, calvicie y atrofia testicular u ovárica. *Tto:* de apoyo, consejo genético.

Enfermedad de McArdle: Herencia autosómica recesiva por deficiencia de fosforilasa del glucógeno. Cursa con debilidad muscular y calambres tras el ejercicio debido a la acumulación de ácido láctico.

Neoplasias óseas

Tipo más común de tumor óseo: Metastásico proveniente de cáncer de mama, pulmón o próstata.

Fractura patológica: Asociada a osteoporosis o malignidad.

Quiste óseo unicameral: Causa fractura patológica del húmero, presentándose como una lesión benigna lítica y expansiva en el húmero proximal en niños y adolescentes.

Enfermedad de Paget: El hueso se destruye y se regenera al mismo tiempo. Típico en hombres mayores de 40 años; afecta pelvis y cráneo (el paciente refiere que tiene que comprar sombreros más grandes). Cursa con dolor óseo, hipoacusia y fosfatasa alcalina marcadamente elevada. Conlleva riesgo de osteosarcoma. *Tto:* agentes antirresortivos (ácido zoledrónico, alendronato, risedronato, pamidronato).

Osteosarcoma: Localizado alrededor de la rodilla (fémur distal o tibia proximal) en edades de 10-30 años. Radiografía clásica muestra reacción perióstica en "rayos de sol" y una lesión central destructiva. En adultos se asocia con enfermedad de Paget de larga evolución u osteomielitis.

Infecciones osteoarticulares

Artritis séptica: Lo más común es por *Staphylococcus aureus*. En personas promiscuas sospechar *Neisseria gonorrhoeae*. En inmunocomprometidos, ancianos o neonatos pensar en organismos Gram negativos. *Diagnostico:* aspirado articular.

Artritis de Lyme: Clínicamente presenta el exantema de eritema crónico migrans (lesión en ojo de buey con puntum central), antecedente de picadura de garrapata o senderismo en bosques y artritis migratoria. Organismo causal: *Borrelia burgdorferi. Tto:* doxiciclina *(Nota: no usar en niños menores de 8 años ni en embarazadas+lactantes)*, amoxicilina o cefuroxima.

Artritis reactiva: Asociada a HLA-B27. Presenta la tríada de uretritis (por clamidia) + conjuntivitis + artritis (*"no puede orinar, no puede ver, no puede trepar a un árbol"*), también gatillada por bacterias entéricas. Muestra úlceras orales o peneanas superficiales. *Tto:* AINEs para la artritis, tratar a las parejas sexuales.

Osteomielitis: *Staphylococcus aureus* es lo más común. Bacterias Gram negativas en inmunocomprometidos o usuarios de drogas IV; *Salmonella sp.* en enfermedad de células falciformes; *Pseudomonas aeruginosa* asociado a herida punzante en zapatilla de tenis; e infección polimicrobiana en el pie diabético. *Diagnostico:* aspirado o biopsia, leucocitos séricos, VSG, PCR.

Trauma y lesiones de rodilla / extremidades

Lesiones ligamentarias y estructurales de rodilla

Clínica general: Antecedente de chasquido, falseo o bloqueo. *Diagnostico:* RM o artroscopia.

Ligamento cruzado anterior (LCA): El tipo más común; evaluado con la prueba del cajón anterior o la prueba de Lachman.

Ligamento cruzado posterior (LCP): Evaluado con la prueba del cajón posterior.

Ligamento colateral medial (LCM): Evaluado con la prueba de estrés en abducción o valgo.

Ligamento colateral lateral (LCL): Evaluado con la prueba de estrés en aducción o varo.

Luxaciones posteriores de rodilla: Alta probabilidad de lesión de la arteria poplítea; es mandatorio solicitar una angiografía.

Protocolo de imagen y fracturas específicas

Imagen en fractura: Requiere proyecciones AP y lateral + articulaciones por encima y por debajo de la fractura. Repetir 7-14 días después si se sospecha fractura oculta. En caso de fractura de cadera en ancianos, realizar TC o RM para un diagnóstico y tratamiento más tempranos. En niños, debido al cartílago, siempre considerar fractura aunque la radiografía sea negativa (Salter-Harris tipo 1) e inmovilizar. Distal a la fractura siempre se debe comprobar el compromiso neurológico y vascular (considerado una urgencia).

Fractura de escafoides: Por caída sobre la mano extendida (FOOSH). Presenta dolor en la tabaquera anatómica. *Complicaciones:* falta de consolidación, artritis crónica, necrosis avascular.

Fracturas pélvicas: Tienen la tasa de mortalidad más alta. Manejo con pantalones militares antichoque y fijador externo.

Fracturas cerradas vs. abiertas (compuestas): * *Fracturas cerradas:* Se puede realizar reducción cerrada + yeso.

Fracturas abiertas: Requieren antibióticos profilácticos (cefazolina vs. Vancomicina vs. Rocephin + gentamicina + Flagyl si hay contaminación con tierra), refuerzo antitetánico, desbridamiento quirúrgico, lavado de heridas frescas y reducción abierta con fijación interna (RAFI).

Indicaciones de RAFI: fracturas abiertas, fracturas intraarticulares, falta de consolidación, compromiso neurovascular, trauma múltiple o cuando se requiere una reducción perfecta.

Entidades neurovasculares y regionales

Síndrome compartimental: Puede causar disminución de la perfusión y daño muscular y nervioso permanente. Ocurre después de fracturas (fractura diafisaria media de tibia o fractura supracondílea de húmero), quemaduras (eléctricas o circunferenciales) o compromiso vascular (después de procedimientos de cirugía vascular).

Signos clínicos (7 P): Dolor (*pain*), parestesias, palidez, tumefacción palpable, parálisis, ausencia de pulsos (*pulselessness*) y presión compartimental elevada > 30-40 mm Hg.

Tto: fasciotomía inmediata.

Articulación de Charcot (neuropática): Asociada a diabetes o sífilis terciaria. Se necesitan radiografías incluso por traumatismos menores, ya que los pacientes pueden no sentir ni una fractura grave.

Síndrome de dolor regional complejo (CRPS): * *Tipo I (distrofia simpática refleja):* Representa el 90% de los casos y se presenta sin lesión del nervio periférico.

Tipo II: Se presenta con lesión demostrable del nervio periférico.

Ambas formas comienzan 4-6 semanas después del traumatismo de una extremidad. *Diagnostico:* gammagrafía ósea de 3 fases.

Fractura o luxación de cadera: Característicamente tiene dolor referido a la rodilla, especialmente en niños.

Enfermedad de Osgood-Schlatter: Osteocondritis (necrosis isquémica aséptica) de la tuberosidad tibial, frecuentemente bilateral. Típico en niños de 10-15 años con sobreuso de los músculos del cuádriceps; presenta sensibilidad local en la rodilla. *Tto:* restricción de actividad, AINEs; la mayoría se resuelve espontáneamente.

DERMATOLOGÍA

1. Histología y Datos Generales de la Piel

La piel es el órgano más grande del cuerpo humano.

Grosor regional: La piel de las plantas de los pies es más gruesa que en cualquier otra parte del cuerpo.

Dinámica del cabello y uñas: Se pierden entre 60-100 cabellos cada día. Las uñas tardan exactamente 6 meses en crecer desde la base hasta la punta.

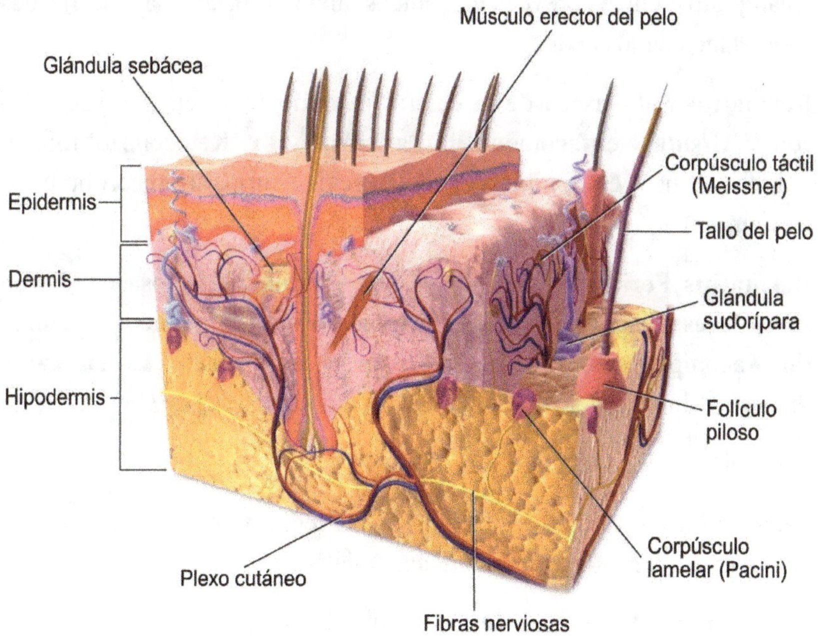

2. Dermatitis, Eccemas y Reacciones de Hipersensibilidad

Dermatitis de Contacto

Clínica general: Erupción eritematosa descamativa o vesicular intensamente pruriginosa tras la exposición al agente causal. **Tx:** Retirar el agente causal y aplicar esteroides tópicos.

Por Níquel: Notoria por presentarse con erupciones de formas lineales y geométricas.

Por plantas del género *Toxicodendron* (roble venenoso, hiedra venenosa y zumaque): Producen una oleorresina que es absorbida por la piel y forma **haptenos**, desencadenando una dermatitis de contacto exuberante y exquisitamente pruriginosa. **Tx:** Disminución gradual de esteroides orales durante un periodo de 2-3 semanas.

Variantes de Eccemas y Dermatitis Comunes

Eccema Dishidrótico: Dermatitis de manos clásica en personas que lavan platos; cursa con vesículas intensamente pruriginosas localizadas en los lados de los dedos.

Dermatitis Seborreica de la cara: Fuertemente asociada a pacientes con **VIH/sida** y **enfermedad de Parkinson**. **Tx:** Ketoconazol tópico; o bien el uso de inhibidores de la calcineurina (pimecrolimus o tacrolimus).

Dermatitis Perioral: Considerada una variante de la rosácea. **Tx en casos leves:** Flagyl (metronidazol) tópico o inhibidores de la calcineurina, acompañados de protector solar y emolientes. **Tx en casos graves:** Administración de minociclina o doxiciclina por vía oral.

Mecanismos de Alergia e Inmunidad

Anafilaxia: Reacción alérgica inmediata mediada por **IgE** tras la exposición a picaduras de abeja, alimentos o látex.

Reacciones Anafilactoides: Cuadros independientes de IgE; consisten en la activación directa y liberación de mediadores de mastocitos o basófilos tras la exposición a medios de contraste radiológicos.

Haptenos: Moléculas pequeñas (como la toxina de la hiedra venenosa o la penicilina) que provocan una respuesta inmunitaria únicamente al unirse a proteínas transportadoras corporales.

3. Enfermedades Papuloescamosas, Psoriasis y Eritemas

Psoriasis

Clínica: Lesiones eritematosas acompañadas de **escamas plateadas distintivas**. Afecta de forma simétrica a los codos (superficies extensoras), rodillas, parte baja de la espalda y cuero cabelludo. Presenta el **fenómeno de Koebner** (traumatismos locales exacerban o inducen la erupción).

Psoriasis Pustulosa: Caracterizada por la aparición de numerosas pústulas pequeñas, desencadenada clásicamente tras la retirada abrupta de esteroides sistémicos.

Psoriasis Guttata ("en gotas"): Placas pruriginosas rosado-salmón de tamaño **< 1 cm**, caracterizadas por la **ausencia de afectación mucosa**. Es causada por una infección previa por el estreptococo beta-hemolítico del grupo A (*Streptococcus pyogenes*), quemaduras solares o en el contexto de una mononucleosis infecciosa después de tomar amoxicilina. **Tx:** Fototerapia UVB y esteroides tópicos.

Eritrodermia: Afectación inflamatoria de **> 90% de la superficie corporal**. Puede ser precipitada por el uso de betabloqueadores, AINEs, antipalúdicos, oro y litio.

Otras Patologías Papuloescamosas

Liquen Plano: Dermatosis papuloescamosa pruriginosa de tono violáceo que forma placas con aspecto de encaje; presenta las características **estrías de Wickham**.

Pitiriasis Rosada: Se inicia con una **placa heraldo** (placa ovalada solitaria), seguida de la aparición de placas ovaladas rosadas y erupción eritematosa descamativa distribuidas en un patrón en "árbol de Navidad". **Tx:** Esteroides tópicos de potencia media.

Espectro de los Eritemas Sistémicos

Eritema Nudoso: Nódulos profundos, eritematosos y dolorosos localizados típicamente en la espinilla (región pretibial), acompañados de fiebre y síntomas gripales. Es causado por sarcoidosis, infecciones estreptocócicas, enfermedad inflamatoria intestinal (EII), tuberculosis o como reacción de alergia a fármacos.

Eritema Multiforme: Caracterizado por **lesiones diana eritematosas** con predilección por palmas y plantas; asociado con el uso de fármacos, infección por VHS e infección por *Mycoplasma.* **Tx:** Valaciclovir o eritromicina.

Eritema Crónico Migratorio: Patognomónico de la enfermedad de Lyme. **Tx:** Doxiciclina.

4. Acné, Rosácea e Infecciones Cutáneas

Acné y Protocolo de Isotretinoína

Acné No Inflamatorio: Presencia de comedones abiertos (~ puntos blancos) y comedones cerrados (~ puntos negros). **Tx:** Retinoides tópicos + peróxido de benzoilo.

Acné Inflamatorio: Presencia de pápulas, pústulas, nódulos y quistes. **Tx:** Loción tópica de sulfacetamida, clindamicina tópica o doxiciclina oral.

Acné Quístico Grave: Tx: Isotretinoína oral.

Directrices de Seguridad de la Isotretinoína (Retinoide oral): Indicado en el acné quístico grave recalcitrante.

Efectos adversos: Provoca caída del cabello, hipertrigliceridemia y pancreatitis (ante la elevación lipídica se debe co-administrar con fenofibrato).

Potencial Teratógeno Absoluto: Requiere el registro obligatorio en el sistema **iPLEDGE**, la presentación de 2 pruebas de embarazo negativas y el uso estricto de 2 métodos anticonceptivos concomitantes. Se debe suspender la isotretinoína al menos 1 mes antes de considerar un embarazo.

Interacción Prohibida: La combinación de **Isotretinoína + doxiciclina** provoca *pseudotumor cerebri*.

Rosácea

Clínica: Caracterizada por eritema centrofacial, telangiectasias y lesiones tipo acné que debutan en la adultez temprana. **Tx:** Crema de metronidazol.

Infecciones Bacterianas y Quirúrgicas de Urgencia

Impétigo Vulgar: Infección bacteriana por *S. aureus* sobre una solución de continuidad cutánea (secundaria a traumatismo, dermatitis atópica o escabiosis); produce una característica **costra color miel** (melicérica).

Foliculitis de Jacuzzi: Causada por *Pseudomonas aeruginosa*; es de curso autolimitado. **Tx:** Aplicación de ácido acético al 5% para alivio sintomático.

Fascitis Necrosante: Emergencia quirúrgica extrema. Se manifiesta con coloración violácea de la piel, formación de ampollas y compromiso del paquete neurovascular. Es causada por *S. pyogenes*, *S. aureus*, *Clostridium* sp. o por la flora mixta de aerobios/anaerobios abdominales. **Tx:** Valoración quirúrgica urgente para desbridamiento inmediato.

Protocolo de Manejo en Mordeduras de Animales

Microbiología y Riesgos: Infección polimicrobiana por *Pasteurella multocida*, *Staphylococcus*, *Streptococcus*, gramnegativos y anaerobios; causa celulitis rápidamente progresiva o síndrome compartimental.

Tratamiento Antibiótico: **Unasyn** (ampicilina/sulbactam) o **Augmentin** (amoxicilina/clavulanato), eficaces contra la flora oral de perros y gatos (incluida *P. multocida*). En pacientes alérgicos a la penicilina se opta por la combinación de **Bactrim + clindamicina**.

Profilaxis Antitetánica (Manejo de Tdap):

Administrar **solo toxoide tetánico** si han pasado > 5 años desde la última inmunización (en pacientes con un esquema previo > 3 dosis).

Administrar **toxoide tetánico + inmunoglobulina antitetánica** si el paciente no cuenta con una inmunización previa clara.

Prevención de Rabia: Administración de la vacuna antirrábica combinada con la observación del animal involucrado durante un periodo de 10 días. Se recomienda realizar interconsulta con el servicio de cirugía de la mano.

Infecciones Virales e Infestaciones

Infecciones por VHS y VZV: Se presentan típicamente como un grupo de vesículas asentadas sobre una base eritematosa. El herpes labial se trata con crema de penciclovir. La reactivación del VZV en pacientes con antecedente de varicela produce el **herpes zóster (Tx:** Valaciclovir, aciclovir o famciclovir).

Zóster Oftálmico: Compromiso cutáneo que afecta la punta nasal, correspondiente al territorio de la rama V_1 del nervio trigémino (**Signo de Hutchinson**); constituye una afección que amenaza la visión. **Tx:** Requiere **aciclovir IV** si el paciente tiene VIH, y **aciclovir oral** en pacientes inmunocompetentes, asociado a una consulta urgente a oftalmología.

Escabiosis (Sarna): Infestación por el ácaro *Sarcoptes scabiei* con predilección por los espacios interdigitales, la muñeca o el ombligo; produce una erupción intensamente pruriginosa. La variante de **Escabiosis Noruega (Sarna costrosa)** es extensa y se presenta con costras difusas. **Tx:** Co-administración de ivermectina oral y permetrina tópica.

Micosis Cutáneas y Oportunistas

Tiña Versicolor (Pitiriasis Versicolor): Causada por la levadura lipofílica *Malassezia furfur* (*Pityrosporum orbiculare*). Clínicamente se manifiesta como máculas y parches redondos u ovalados hipo o hiperpigmentados. El examen microscópico directo revela el patrón característico en **"espagueti y albóndigas"**. **Tx:** Solución de selenio o itraconazol oral.

Infecciones por Dermatofitos (Tiña capitis, Tiña corporis, Tiña cruris): Infecciones micológicas superficiales causadas por los géneros *Microsporum*, *Epidermophyton* y *Trichophyton*. El raspado cutáneo con **KOH muestra hifas filamentosas ramificadas con ausencia de esporas**. **Tx:** Itraconazol oral, griseofulvina o terbinafina.

***Candida albicans*:** Identificada por la presencia de pseudohifas y levaduras. Provoca el **intertrigo clásico** (infección en pliegues cutáneos húmedos) e infecciones en áreas interdigitales crónicamente húmedas. **Tx:** Clotrimazol de uso tópico.

Micosis Oportunistas Avanzadas: Infección por *Penicillium marneffei* en pacientes inmunocomprometidos (endémico del Sudeste asiático y del sur de China). En pacientes con VIH, la infección por *Cryptococcus neoformans* es potencialmente mortal, visualizándose esta levadura mediante tinciones de **tinta china o mucicarmín**.

Esporotricosis: Infección por el hongo dimórfico *Sporothrix schenckii*, inoculado por contacto con moho presente en pan rancio, rosas de jardinería o heno; clínicamente desarrolla **estrías linfangíticas** en los brazos. **Tx:** Solución tópica de yoduro de potasio, itraconazol o anfotericina B.

5. Trastornos Ampollosos, Interfase y Dermatosis Neutrofílicas

Trastornos Ampollosos Autoinmunes

Penfigoide Ampolloso: Enfermedad ampollosa autoinmunitaria propia del paciente anciano; es intensamente pruriginosa y se caracteriza porque **no afecta las mucosas**.

Pénfigo Vulgar y Pénfigo Paraneoplásico: Variantes ampollosas severas que **sí afectan las membranas mucosas** y presentan un **Signo de Nikolsky positivo** (las ampollas se extienden lateralmente al ejercer presión digital periférica).

Dermatitis Herpetiforme: Manifestación cutánea patognomónica de la **enfermedad celíaca**. Histopatología: revela **depósitos de IgA localizados en las puntas de las papilas dérmicas**; clínicamente es una erupción vesicular extremadamente pruriginosa.

Dermatitis de Interfase

- **Definición histopatológica:** Presencia de infiltrados de células inflamatorias en la unión dermoepidérmica acompañados de queratinocitos apoptóticos (**cuerpos de Civatte**).
- *Espectro de patologías:* Este patrón lesional ocurre de forma característica en el LES, dermatomiositis, liquen plano, liquen estriado, eritema multiforme, enfermedad de injerto contra huésped (EICH), erupciones medicamentosas fijas y en la pitiriasis liquenoide.

Dermatosis Neutrofílicas

Pioderma Gangrenoso: Dermatosis neutrofílica ulcerativa de curso crónico. Se encuentra asociada en el 50% de los casos a la enfermedad inflamatoria intestinal (EII), artritis reumatoide (AR), mieloma múltiple, o bien se presenta de forma idiopática.

Morfología: Úlcera de borde sobreelevado/socavado y tono violáceo.

Alerta clínica: El cuadro empeora drásticamente ante traumatismos mecánicos (**patergia**), por lo que está **completamente contraindicado el desbridamiento quirúrgico**.

Tx: Esteroides tópicos o sistémicos, dapsona, medicamentos inmunosupresores e inhibidores del TNF- α .

Síndrome de Sweet: Entidad clasificada como una dermatosis neutrofílica febril aguda.

6. Manifestaciones Cutáneas de Enfermedades Sistémicas

Conectivopatías y Autoinmunidad

Lupus Eritematoso Sistémico (LES): Provoca una erupción eritematosa fotodistribuida clásica, manifestando el eritema malar en "alas de mariposa" en la cara.

Lupus Eritematoso Cutáneo Subagudo (SCLE): Caracterizado por pápulas eritematosas que confluyen formando placas mayores de aspecto policíclico.

Lupus Discoide: Presencia de placas eritematosas, atróficas y descamativas confinadas crónicamente a las áreas de la cabeza y el cuello.

Dermatomiositis: Muestra una erupción eritematosa fotodistribuida que asocia el exantema periorbitario violáceo (**heliotropo**) y pápulas descamativas sobre los nudillos (**pápulas de Gottron**), superficies extensoras de las manos y codos; se correlaciona con debilidad muscular proximal simétrica.

Esclerodermia y Fibrosis

Fisiopatología: Síntesis y depósito anormal y generalizado de colágeno.

Esclerosis Sistémica Limitada (Síndrome CREST): Cursa con anticuerpo anticentrómero positivo (+) y desarrolla hipertensión arterial pulmonar (HTA pulmonar) en el 10% de los casos.

Esclerosis Sistémica Difusa: Cuadro severo que cursa con HTA maligna, fibrosis intersticial pulmonar, insuficiencia renal aguda, arritmias cardíacas y positividad para el **anticuerpo anti-Scl-70**.

Fascitis Eosinofílica (Síndrome de Shulman): Entidad caracterizada por eosinofilia periférica periférica y un engrosamiento colágeno denso localizado en la fascia subcutánea.

Sarcoidosis

Hallazgos: Presencia de granulomas no caseificantes, hipercalcemia, parálisis del nervio facial, niveles elevados de ECA (Enzima Convertidora de Angiotensina) y paniculitis.

Lupus Pernio: Variante específica de sarcoidosis que se presenta con pápulas violáceas infiltrativas en ambas mejillas y la nariz, asociándose a adenopatía hiliar e infiltrados pulmonares. El protocolo exige solicitar: **radiografía de tórax y niveles de calcio sérico**.

Síndrome de Löfgren: Variante aguda caracterizada por la coexistencia de eritema nudoso, adenopatía hiliar bilateral, fiebre, artritis y uveítis.

Infecciones Crónicas y Síndromes Vasculares/Cardíacos

Virus de la Hepatitis C (VHC): Asociado directamente con la **Porfiria Cutánea Tarda (PCT)**, manifestando un aumento notable de la fragilidad cutánea, presencia de milia y aumento del vello facial. Se acompaña de cirrosis hepática y riesgo de cáncer hepático.

VIH / SIDA: Espectro de erupciones que incluye la dermatitis seborreica severa, candidiasis oral, leucoplasia oral vellosa y el **Sarcoma de Kaposi epidémico** (neoplasia vascular relacionada con la coinfección por el **HHV-8**).

Endocarditis Bacteriana: Presencia de estigmas periféricos embólicos/inmunes: **Nódulos de Osler** (lesiones nodulares dolorosas y elevadas) y **Lesiones de Janeway** (máculas indoloras y planas) localizadas en las manos o los pies.

Síndromes Paraneoplásicos y Endocrinos

Síndrome de Glucagonoma: Tumor neuroendocrino de células alfa del páncreas. Produce el exantema patognomónico denominado **eritema necrolítico migratorio**, acompañado de pérdida de peso, hiperglucemia y glositis severa *(la cual obliga a realizar diagnóstico diferencial para descartar déficit de vitamina B12, zinc o magnesio)*.

Síndrome Carcinoide: Se manifiesta con episodios de rubor cutáneo (*flushing*) y amiloidosis sistémica con la presencia de **púrpura por pellizco**.

Acantosis Nigricans: Lesiones hiperpigmentadas, gruesas y de aspecto aterciopelado localizadas en los pliegues cutáneos; actúa como marcador de obesidad, resistencia a la insulina o malignidad gástrica interna.

7. Farmacotoxicidad, Fotosensibilidad e Hiperplasias

Reacciones Adversas Medicamentosas (RAM)

Erupciones Medicamentosas Comunes: Exantema morbiliforme generalizado o erupción maculopapular de inicio abrupto tras la introducción de un nuevo fármaco.

Fotosensibilidad Medicamentosa: Reacción cutánea exagerada a la luz solar. Registra un **alto riesgo asociado al uso de fluoroquinolonas**, tetraciclinas, sulfonamidas, Lasix (furosemida), HCTZ (hidroclorotiazida), AINEs, amiodarona, Cardizem (diltiazem), estatinas, fenotiazinas y varios agentes antifúngicos.

Hiperplasia Gingival: Efecto secundario inducido de forma clásica por la administración de fenitoína, ciclosporina y por los bloqueadores de los canales de calcio.

Síndromes de Desprendimiento Epidérmico Grave

Necrólisis Epidérmica Tóxica (NET): Desprendimiento epidérmico severo inducido por fármacos, con una alta asociación a **agentes sulfa**. Cursa con un **Signo de Nikolsky positivo** (desprendimiento de la piel al roce).

Diagnóstico diferencial de Nikolsky positivo: Debe establecerse frente al **Síndrome de la Piel Escaldada Estafilocócica (SSSS)** y el **Pénfigo Vulgar**.

8. Genodermatoses y Síndromes Hereditarios

Síndrome de Gorlin (Síndrome del Carcinoma Basocelular Nevoide): Afección hereditaria con patrón de herencia autosómico dominante; se caracteriza por el desarrollo de numerosos carcinomas basocelulares a temprana edad combinados con anomalías del desarrollo óseo y del SNC.

Síndrome de Peutz-Jeghers: Trastorno autosómico dominante caracterizado por la presencia de numerosos pólipos hamartomatosos gastrointestinales, **pigmentación mucocutánea macular típica (lentiginosis labial)** y un riesgo aumentado de malignidad visceral.

Síndrome de Gardner: Variante específica de la poliposis adenomatosa familiar (PAF). Asocia la presencia de pólipos colorrectales con crecimientos benignos extraintestinales: **osteomas óseos, tumores de tejido blando o tumores desmoides**. Presenta un **100% de probabilidad de transformación a cáncer colorrectal** si no se realiza una colectomía total terapéutica.

Esclerosis Tuberosa: Trastorno neurocutáneo caracterizado por crisis convulsivas, discapacidad intelectual, fibromas periungueales y máculas hipopigmentadas (manchas en "hoja de fresno").

9. Oncología Cutánea y Lesiones Benignas

Lesiones Benignas y Precursoras

Dermatofibroma: Lesión nodular benigna en las piernas, brazos o tronco, caracterizada por presentar pápulas firmes e hiperpigmentadas en forma de domo que demuestran el clásico **"signo del hoyuelo"** al ejercer presión lateral.

Queratosis Seborreica: Lesiones papulosas benignas sobreelevadas ("pegadas") propias de personas de mediana edad o ancianos; se caracterizan porque **nunca malignizan**. Su aparición abrupta y masiva constituye el **Signo de Leser-Trelat**, el cual actúa como un marcador paraneoplásico de malignidad interna.

Carcinomas no Melanocíticos

Carcinoma Escamocelular *in situ* (Enfermedad de Bowen): Lesión epidérmica de crecimiento lento, inducida por la exposición solar crónica o infección por VPH; se caracteriza por tener **nula capacidad**

de metastatizar mientras permanezca confinada *in situ*. **Tx:** Escisión quirúrgica estándar, electrodesecación y legrado, 5-FU tópico o aplicación de crema de imiquimod.

Carcinoma Escamocelular Invasivo: Neoplasia maligna de queratinocitos que posee un **alto potencial metastásico**.

Carcinoma Basocelular: Neoplasia maligna cutánea más común; se caracteriza por tener un **bajo potencial metastásico**.

Linfoma Cutáneo y Sarcomas

Micosis Fungoide: Entidad clasificada como un linfoma cutáneo primario de células T (LCCT).

Sarcoma de Kaposi: Neoplasia endotelial maligna asociada a infección por HHV-8.

Melanoma Maligno

Epidemiología y Riesgo: Neoplasia potencialmente mortal. El 70% de los casos corresponden al tipo **Melanoma de Extensión Superficial**, el cual se desarrolla con predilección en piel con antecedentes de quemaduras solares pero que no se broncea.

Criterios de Sospecha en un Nevo: Cualquier cambio en el color de la lesión o si el borde se vuelve irregular constituye un criterio de alarma que amerita mayor evaluación mediante **biopsia excisional**.

Protocolo Quirúrgico y Pronóstico según el Índice de Breslow:

Espesor < 1 mm: Requiere la realización de una biopsia excisional amplia asegurando un **margen libre de tumor de exactamente 1 cm**.

Espesor > 1 mm: Requiere la realización mandatoria de una **biopsia del ganglio linfático centinela** para estadificación.

Factor Pronóstico Principal: El determinante pronóstico más importante lo constituye de formaexclusiva la **profundidad de la invasión vertical (espesor)**. La supervivencia a los 5 años es del **99% si la**

profundidad es < 0.8 mm, pero disminuye críticamente hasta el **50% si la profundidad es > 3.6 mm**.

10. Directrices del Tratamiento de Verrugas por VPH

Criterio de Biopsia: Las lesiones de *Condylomata acuminata* (verrugas genitales) pueden coexistir con un carcinoma escamocelular; se requiere realizar una biopsia de forma obligatoria si las lesiones demuestran ausencia de respuesta a los tratamientos de primera línea.

Prevención: Vacunación sistemática contra el VPH.

Herramientas Terapéuticas en Condilomas:

Destrucción Química

Aplicación local de podofilina, ácido tricloroacético o uso de gel de 5-FU combinado con epinefrina.

Remoción Física

Uso de crioterapia, ablación con láser o escisión quirúrgica formal.

Inmunomodulación Tópica

Uso de crema de imiquimod o aplicación de interferón alfa.

ESCENARIOS ADICIONALES

Lesiones Elementales

Mácula

- **Características**: No palpable < 1 cm
- **Ejemplos**: Tatuajes, pecas

Parche

- **Características**: No palpable > 1 cm
- **Ejemplos**: Manchas en vino de Oporto

Pápula

- **Características:** Palpable < 1 cm
- **Ejemplos**: Verruga, acné, liquen plano

Placa

- **Características**: Palpable > 1 cm, superficie plana
- **Ejemplos**: Psoriasis

Nódulo

- **Características**: Palpable > 1 cm, sin superficie plana
- **Ejemplos**: Eritema nudoso, lipoma pequeño

Vesícula

- **Características**: Pequeña ampolla con líquido < 5 mm
- **Ejemplos**: Varicela, herpes genital

Ampolla

- **Características**: Gran ampolla con líquido > 5 mm
- **Ejemplos**: Pénfigo, dermatitis de contacto

Habón

- **Características**: Pruriginoso, edematoso
- **Ejemplos**: Reacción alérgica

Erupciones cutáneas y enfermedades inflamatorias / autoinmunes

Vitíligo

Clínica: Máculas o parches bien delimitados de despigmentación.

Fisiopatología: Destrucción autoinmunitaria de melanocitos. Associated con anemia perniciosa, hipotiroidismo, enfermedad de Addison y diabetes tipo 1.

Tto: Corticoesteroides tópicos, inhibidores tópicos de la calcineurina (tacrolimus, pimecrolimus), fototerapia.

Prurito

Asociaciones clínicas: Enfermedad biliar obstructiva, uremia, policitemia rubra vera (característicamente después de una ducha caliente con degranulación de mastocitos), dermatitis de contacto o atópica, escabiosis, liquen plano.

Dermatitis de contacto

Fisiopatología: Reacción de hipersensibilidad tipo IV. Gatillada comúnmente después de exposición a hiedra venenosa, aretes de níquel o desodorante.

Características: Tipos alérgico vs. irritativo. Se presenta con vesículas + ampollas; puede requerir la prueba del parche.

Dermatitis atópica (eccema)

Antecedentes: Historia familiar de alergias como fiebre del heno, asma.

Precaución: El rascado puede llevar a una sobreinfección bacteriana.

Tto: Evitar jabones que resecan, usar antihistamínicos, cremas hidratantes, esteroides tópicos, tacrolimus o pimecrolimus tópicos inmunomoduladores.

Dermatitis del pañal

Erupción cutánea inflamatoria en la región cubierta por el pañal.

Dermatitis irritativa: *Tto:* evitar el pañal, usar petrolato tópico y óxido de zinc.

Dermatitis candidiásica: *Tto:* nistatina tópica, clotrimazol o miconazol.

Dermatitis no relacionada con el pañal: Seborrea, dermatitis atópica, impétigo, infección por estreptococo del grupo A, VHS, psoriasis, escabiosis, sífilis congénita. *Alerta:* Considerar maltrato infantil.

Rosácea

Tipos: Papulopustuloso, eritematotelangiectásico, ocular.

Desencadenantes: Exposición solar, estrés emocional, alcohol, comidas picantes, clima caluroso.

Asociaciones: Rinofima (nariz roja bulbosa), blefaritis.

Tratamiento:

Papulopustulosa: Metronidazol tópico o tetraciclina oral.

Eritematotelangiectásica: Brimonidina tópica.

Psoriasis

Clínica: Pápulas y placas plateadas descamativas, no pruriginosas. Presenta el **signo de Auspitz** (las lesiones sangran al rasparlas).

Asociaciones y manifestaciones: Uñas en dedal, artritis similar a la AR pero con factor reumatoide negativo. Puede asociarse a paciente VIH+ o infección estreptocócica (psoriasis guttata).

Tratamiento: Luz UV, lubricantes, esteroides tópicos, calcipotriol, queratolíticos (alquitrán de hulla, ácido salicílico, antralina), metotrexato oral, ciclosporina, agentes biológicos.

Liquen plano

Mnemotecnia (Las 4 P): Pruginoso, **P**úrpura, **P**oligonal, **P**ápulas o placas.

Clínica oral: Estrías de Wickham (patrón oral blanco en encaje); conlleva riesgo de cáncer oral.

Asociación: Infección por VHC.

Eritema multiforme

Espectro de severidad: Síndrome de Stevens-Johnson (SJS, con < 10% de la piel afectada) y Necrólisis epidérmica tóxica (TEN, con > 30% de la piel afectada).

Clínica: Lesiones clásicas en diana u objetivo (en iris).

Causas clásicas: Sulfonamidas o penicilinas.

Tratamiento: De sostén, manejado como en una víctima de quemaduras.

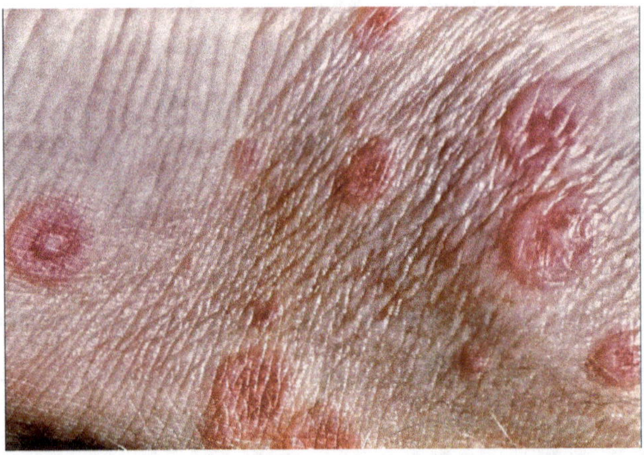

Enfermedades ampollosas y úlceras por presión

Pénfigo vulgar vs. Penfigoide ampolloso

Pénfigo vulgar:

Enfermedad autoinmunitaria potencialmente mortal.

Signo de Nikolsky positivo (desprendimiento y úlceras con presión mínima).

Anticuerpo IgG contra desmogleína III en los desmosomas.

Inmunofluorescencia con patrón reticular o en red; presencia de células en forma de lápida.

Tratamiento: Corticosteroides orales.

Penfigoide ampolloso:

Similar al pénfigo pero representa una condición más leve.

Anticuerpos contra el hemidesmosoma; patrón lineal de inmunofluorescencia.

Asociado a enfermedad de Parkinson, esclerosis múltiple, malignidad.

Tratamiento: Corticosteroides tópicos.

Enfermedad celíaca

Definición: Intolerancia o sensibilidad al gluten.

Manifestación cutánea: Dermatitis herpetiforme (intensamente pruriginosa) con depósitos de IgA.

Tratamiento: Dieta sin gluten, dapsona.

Úlceras por decúbito (Escaras o úlceras por presión)

Manejo principal: El mejor tratamiento es la profilaxis (cambios posturales periódicos, colchones especiales de aire, limpieza, sequedad) e inspección periódica de la piel.

Clasificación por Estadios:

- **Estadio 1:** Piel intacta con enrojecimiento.

- **Estadio 2:** Pérdida parcial del grosor de la dermis; úlcera abierta superficial.
- **Estadio 3:** Pérdida de grosor total; grasa subcutánea visible.
- **Estadio 4:** Grosor total con hueso, tendón o músculo expuestos.
- **No clasificable:** Presencia de esfacelos o escara en la base de la úlcera.
- **Tratamiento de estadios avanzados:** Desbridamiento quirúrgico agresivo, antibióticos.

Trastornos de Uñas, Cabello y Glándulas Sudoríparas

Acné vulgar

Fisiopatología: *Propionibacterium acnes*, secundaria a la obstrucción de las glándulas pilosebáceas.

Clasificación clínica:

Comedónico: Abierto (comedón negro) o cerrado (comedón blanco).

Inflamatorio: < 5 mm.

Nodular o quístico: > 5 mm.

Tratamiento: Retinoides tópicos, ácidos salicílico o azelaico; peróxido de benzoilo tópico, clindamicina, eritromicina + tetraciclina o eritromicina oral.

Casos graves: Isotretinoína oral. *Advertencia:* Medicamento altamente teratógeno; requiere prueba de embarazo previa y el uso estricto de 2 métodos anticonceptivos.

Dermatitis seborreica

Clínica: Costra láctea o caspa, blefaritis.

Tratamiento: Champú anticaspa (sulfuro de selenio o alquitrán), corticosteroides tópicos, ketoconazol.

Hirsutismo

Con virilización: Asociado a tumor ovárico secretor de andrógenos.

Sin virilización: Asociado a síndrome de Cushing, síndrome de ovario poliquístico, o por fármacos (minoxidil, corticosteroides, fenitoína).

Calvicie

Causas secundarias: Tricotilomanía, alopecia areata, efluvio telógeno (por estrés), o posterior a quimioterapia por cáncer, LES o sífilis.

Calvicie de patrón masculino: Trastorno genético.

Hiperhidrosis

Asociaciones: Hipertiroidismo, tuberculosis, VIH, malignidad, endocarditis infecciosa, o por fármacos (agentes hipoglucemiantes, antidepresivos, simpaticomiméticos, agentes hormonales).

Tratamiento general: Drysol tópico, betabloqueadores o benzodiacepinas, agentes anticolinérgicos, clonidina.

Axilar: Toxina botulínica.

Palmar: Simpatectomía torácica endoscópica.

Masas, Tumores y Síndromes Neurocutáneos

Eritema nudoso

Asociaciones clínicas: Sarcoidosis, coccidioidomicosis, colitis ulcerosa, síndrome de Behçet, infección estreptocócica, tuberculosis, uso de sulfonamidas.

Tratamiento: AINEs, elevación de las piernas, vendajes compresivos.

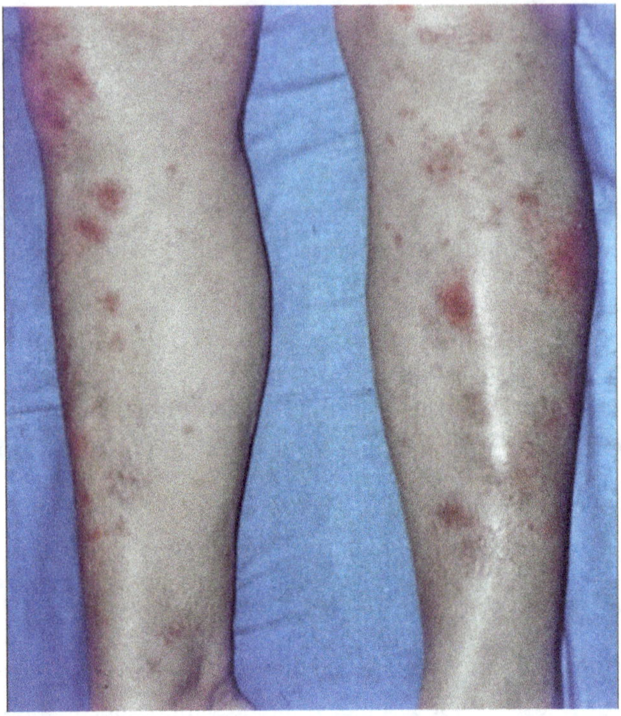

Melanoma

Criterios diagnósticos (Mnemotecnia ABCDE de la transformación maligna del lunar):

- **A**simetría
- **B**ordes irregulares
- **C**ambio de color
- **D**iámetro mayor
- **E**volución con el tiempo

Variantes y Pronóstico: Tipo de extensión superficial (requiere escisión o biopsia). Se evalúa mediante el grosor o profundidad de Breslow; la tasa de supervivencia a 10 años es peor a mayor profundidad, teniendo el mejor pronóstico si es < 1 mm. El tipo lentiginoso acral es el más común en pacientes negros.

Síndrome de nevos displásicos

Características: Presencia de > 100 lunares displásicos y antecedente familiar de melanoma.

Tratamiento: Escisión o biopsia, evitar la exposición solar, usar protector solar.

Queratoacantoma

Clínica: Imita al carcinoma escamocelular, crece por completo en un periodo de 1-2 meses y muestra un material queratósico central característico.

Manejo: Biopsia si es sospechoso; por lo general no se necesita tratamiento.

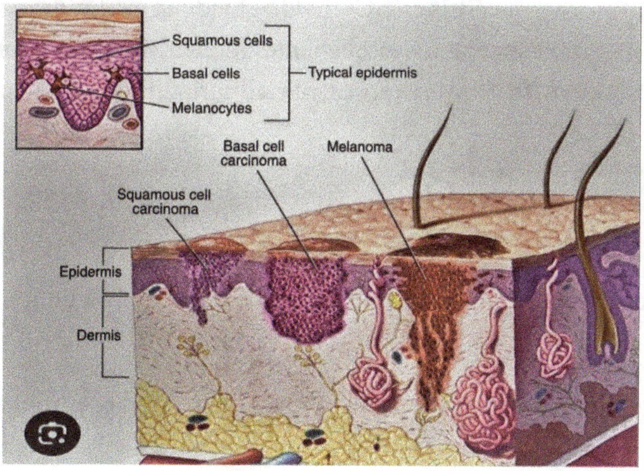

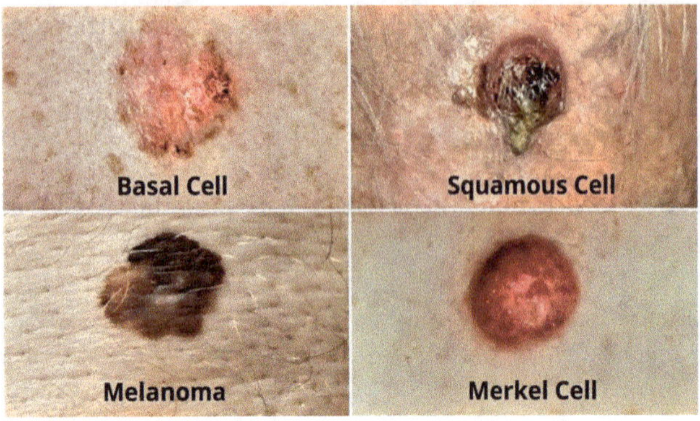

Carcinomas y Neoplasias Malignas Cutáneas

Carcinoma basocelular (BCC): Es el cáncer cutáneo más común. Clásicamente de comportamiento benigno; presenta un centro umbilicado y telangiectasias periféricas. Nunca metastatiza, pero es localmente invasivo y destructivo. *Tto:* Escisión y biopsia.

Carcinoma escamocelular (SCC): Originado a partir de una queratosis actínica precancerosa o procedente de cicatrices por quemaduras. La **enfermedad de Bowen** representa el carcinoma escamocelular *in situ.*

Cáncer de piel general: El principal factor de riesgo para su desarrollo es la exposición a la luz UV.

Enfermedad de Paget de la mama: Asociada al 1-2% de los cánceres de mama (carcinoma ductal invasivo o carcinoma ductal *in situ*).

Sarcoma de Kaposi: Asociado a pacientes VIH+ e infección por HHV-8.

Hemangioma capilar (en fresa): Tumores vasculares benignos. *Tto:* No hacer nada y observar vs. terapia con láser.

Complejos Genéticos y Síndromes Neurocutáneos

Esclerosis tuberosa: Presenta manchas en hoja de fresno (máculas cutáneas hipopigmentadas), hamartomas del SNC (túberes), convulsiones, discapacidad intelectual, rabdomiomas cardíacos y angiomiolipomas renales.

Neurofibromatosis (NF-1): Presenta máculas café con leche y neurofibromas cutáneos. Se asocia a discapacidad intelectual, 5-10% de riesgo de malignidad de tumores de la vaina nerviosa periférica, leucemia, feocromocitoma, macrocefalia, baja estatura, escoliosis, HTA, sangrado gastrointestinal y convulsiones. *(El PC VII puede estar afectado en el neuroma acústico asociado).*

Infecciones e Infestaciones Cutáneas

Dermatofitosis (Tiña)

Tiña corporis: Presenta aclaramiento central y expansión periférica.

Tiña pedis (pie de atleta) / Tiña unguium: Asociado a onicomicosis o uñas de los pies deformadas; común por el uso de vestuarios o piscinas. *Tto pedis:* Buena higiene de los pies o polvo antifúngico.

Tiña capitis: Muestra "puntos negros" en el cuero cabelludo y el granuloma "querion". Causada por *Trichophyton sp.* o *Microsporum sp.* (este último genera fluorescencia verde del cabello con la lámpara de Wood).

Tiña cruris (tiña inguinal): Más frecuente en varones obesos, pacientes con diabetes mellitus o inmunodeficiencia.

Diagnóstico: Preparación con KOH y cultivo fúngico.

Tratamiento: Tiña capitis u onicomicosis se tratan con **griseofulvina oral**. Las otras formas se manejan con imidazoles tópicos (miconazol, clotrimazol, ketoconazol), alilaminas (terbinafina) o griseofulvina oral.

Candidiasis

Muguet oral: Normal en algunos niños, en el embarazo o después del uso de antibióticos.

Candidiasis vulvovaginal recurrente: Buscar diabetes.

Candidiasis oral en varón adulto: Buscar SIDA.

Diagnóstico y Tto: Preparación con KOH muestra pseudohifas. Tratamiento con nistatina tópica vs. miconazol o clotrimazol / nistatina oral vs. ketoconazol.

Infecciones Bacterianas Agudas y Celulitis

Impétigo: Sobreinfección por solución de continuidad en la piel, causada por *Streptococcus* y *Staphylococcus sp.* Presenta lesiones exudativas altamente infecciosas. *(Si hay furúnculo o carbunco pensar en Staphylococcus; si aparece glomerulonefritis pensar en Streptococcus). Tto:* Dicloxacilina, cefalexina o clindamicina; mupirocina tópica.

Erisipela: Celulitis superficial; puede acompañarse de fiebre, escalofríos y linfadenopatía. *Tto:* Penicilina o amoxicilina; si hay compromiso sistémico, ceftriaxona o cefazolina.

Celulitis: *Streptococcus* y *Staphylococcus* frecuentes. *Pseudomonas* en quemaduras o traumatismo grave; *Pasteurella multocida* en mordeduras de perro o gato (*Tto:* ampicilina); *Vibrio vulnificus* en pescadores o exposición a agua salada (*Tto:* tetraciclina). Infecciones polimicrobianas en úlceras del pie diabético.

Manejo purulenta (SARM): Bactrim, doxiciclina, clindamicina, linezolid.

Manejo no purulenta: Dicloxacilina oral, cefalexina, clindamicina.

Fascitis necrotizante: Celulitis que progresa a necrosis y gangrena, con presencia de crepitación y toxicidad sistémica. Amenaza la extremidad o la vida; etiología por aerobios y anaerobios. *Tto:* Desbridamiento quirúrgico agresivo inmediato + antibióticos de amplio espectro (imipenem o meropenem + vancomicina + clindamicina).

Foliculitis / Carbunco / Furúnculo: Foliculitis es la infección del folículo piloso; el furúnculo es la extensión a un pequeño absceso; el carbunco es un grupo inflamado de folículos con drenaje purulento. *S. aureus* es lo más frecuente; *Pseudomonas* asociado a jacuzzis o piscinas insuficientemente cloradas; *Candida* en inmunocompromiso o uso de antibióticos de amplio espectro. *Tto:* Compresas tibias, mupirocina tópica.

Absceso: Colección de pus en la dermis y tejidos cutáneos más profundos. Causado por *S. aureus*, particularmente SARM. *Tto:* Incisión y drenaje.

Infestaciones y Otras Micosis

Escabiosis: *Sarcoptes scabiei*, causa surcos visibles en la piel y prurito intenso (el rascado lleva a infección secundaria). La variante costrosa o noruega cursa con cientos a miles de ácaros en inmunocomprometidos, ancianos o instituciones. *Diagnóstico:* Raspado del ácaro del surco y visualización al microscopio. *Tto:* Permetrina al 5% o ivermectina oral *(no usar lindano por neurotoxicidad)*. Es imperativo tratar a toda la familia.

Tiña versicolor / Pitiriasis versicolor: Infección por *Malassezia globosa*. *Diagnóstico:* Preparación con KOH muestra hifas septadas en "patrón de espaguetis y albóndigas". *Tto:* Champú de sulfuro de selenio o imidazoles tópicos.

Piojos / Pediculosis: *Pediculus capitis* (cabeza), *Pediculus corporis* (cuerpo), *Pthirus pubis* o ladillas (área púbica, de transmisión sexual). Causan prurito. *Diagnóstico:* Visualización de piojos en los tallos pilosos. *Tto:* Crema de permetrina y descontaminar la fuente.

Lesiones Virales Localizadas

Verrugas: Causadas por el VPH. VPH 6 y 11, y VPH 16 y 18 causan verrugas genitales (conllevan riesgo de cáncer cervical). Se diseminan por contacto piel con piel. *Tto:* Ácido salicílico, nitrógeno líquido, curetaje, citostáticos (5-FU, ácido tricloroacético), modificadores inmunitarios (imiquimod, IFN-α).

Molusco contagioso: Infección por Poxvirus. Común en niños (descartar maltrato infantil) o de transmisión sexual. Lesiones en forma de domo con umbilicación o depresión central; la histología muestra células con cuerpos de inclusión característicos. *Tto:* Congelación o curetaje.

Pitiriasis rosada: Presenta la **placa heraldo** seguida de un patrón en forma de "árbol de Navidad" en la espalda. Asociada a posible infección por HHV-6 o 7. Diagnóstico diferencial importante con sífilis secundaria. *Tto:* Tranquilización.

Exantemas Pediátricos e Infecciones Virales Sistémicas

Sarampión: Presenta las **manchas de Koplik** (pequeñas manchas blancas en la mucosa bucal) y un exantema maculopapular en progresión cefalocaudal. Es altamente contagioso varios días después del exantema. *Conducta:* Contactar al departamento de salud ante un caso. *Complicaciones:* Neumonía de células gigantes, otitis media, encefalitis (con panencefalitis esclerosante subaguda tardía).

Rubéola / Sarampión alemán: Cursa con un aumento doloroso de los ganglios linfáticos suboccipitales y retroauriculares, y un exantema maculopapular tenue en progresión cefalocaudal. *Complicaciones:* Otitis media, encefalitis. El **síndrome de rubéola congénita** causa graves defectos en el feto; prevención mediante inmunización antes del embarazo *(vacuna contraindicada durante el embarazo)*.

Roséola infantil / Exantema súbito: Fiebre alta (> 40 °C), riesgo de convulsiones febriles, seguida de un exantema maculopapular difuso que aparece cuando la temperatura se normaliza. Causada por la infección por HHV-6. *Tto:* De soporte; rara vez ocurre en niños > 3 años.

Eritema infeccioso / Quinta enfermedad: Erupción clásica de **"mejillas abofeteadas"** con exantema maculopapular posterior en brazos, piernas y tronco. Causada por la infección por Parvovirus B19. *Complicaciones:* Causa crisis aplásica en la enfermedad de células falciformes y muerte fetal en el embarazo por hidropesía fetal (insuficiencia cardiaca de gasto alto + anasarca).

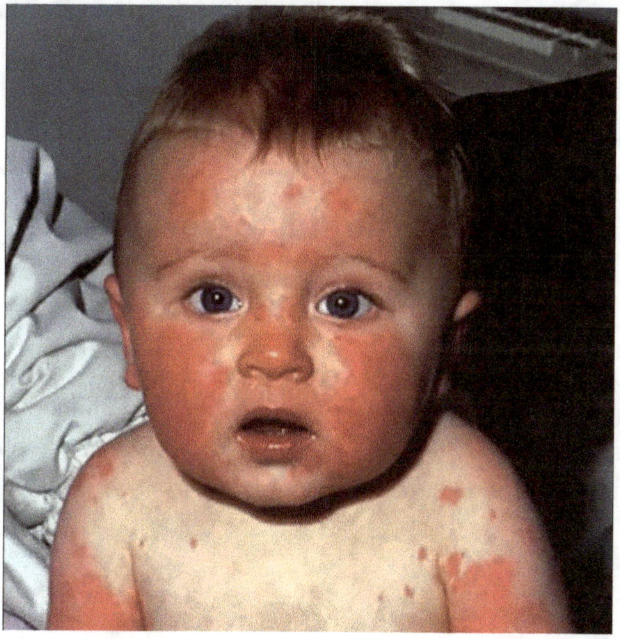

Varicela: Infección por el virus varicela-zóster. Secuencia: máculas intensamente pruriginosas → pápulas → vesículas → costras en 1 día. La infectividad cesa después de que la última lesión forma costra. El virus permanece latente en el ganglio de la raíz dorsal para una posible reactivación futura como **herpes zóster (culebrilla)**, un exantema vesicular doloroso en distribución dermatómica. *Complicaciones:* Infecciones por estafilococos y estreptococos, neumonía, encefalitis y síndrome de Reye *(no dar aspirina al niño con fiebre, salvo en enfermedad de Kawasaki)*. *Diagnóstico:* Frotis de Tzanck con células gigantes multinucleadas. *Tto:* De soporte; profilaxis con vacuna contra varicela, inmunoglobulina contra varicela-zóster o IVIG.

Escarlatina: Infección por *Streptococcus*. Presenta faringitis seguida de un exantema tipo papel de lija, palidez perioral y lengua en fresa. *Tto:* Penicilina V para la faringitis para prevenir la fiebre reumática, o amoxicilina, cefalosporinas, macrólidos, clindamicina.

Enfermedad de Kawasaki / Síndrome mucocutáneo ganglionar: Fiebre > 5 días en niños < 5 años. Presenta conjuntivitis, lengua en fresa, descamación cutánea, exantema troncal, artralgia y linfadenopatía cervical. *Complicaciones:* Aneurismas de arterias coronarias, insuficiencia cardíaca congestiva, arritmias, miocarditis, infarto de miocardio. *Tto:* Administrar **aspirina + IVIG**.

Miscelánea (Fotosensibilidad, Queloides y Quemaduras)

Fotosensibilidad

Fármacos relacionados: Tetraciclinas, fenotiazinas, píldoras anticonceptivas, Lasix, HCTZ, antipsicóticos (clorpromazina, proclorperazina), prometazina, amiodarona, fluoroquinolonas.

Queloides

Sobrecrecimiento de tejido cicatricial tras una lesión (ej. perforación de oreja). *Conducta:* No extirparlos.

Quemaduras y Fluidoterapia

Manejo Inicial: Protocolo ABC con bajo umbral para intubación. Administrar O2 al 100% hasta descartar intoxicación por CO por inhalación de humo.

Fórmula de Parkland (Para líquidos IV con deshidratación grave):

4x peso corporanl en kg x superficie corporal quemada = Volumen de LR o SSN administrado en las primeras 24 h

Distribución: 1/2 de la solución total en las primeras 8 horas + 1/2 de la solución total en las siguientes 16 horas.

Estimación: Superficie corporal quemada estimada con la **regla de los 9**.

Clasificación por Gravedad:

Superficial: Eritema doloroso, sin ampollas; afecta solo la epidermis.

Espesor parcial superficial: Dolorosa y húmeda, con ampollas; afecta epidermis + dermis papilar superficial.

Espesor parcial profundo: Indolora, piel moteada y cérea, con ampollas; sensibilidad a la presión intacta.

Espesor total: Indolora con ausencia de sensación al pinchazo, no palidece con la presión, coriácea y translúcida; afecta epidermis + dermis.

Manejo según la Naturaleza de la Quemadura:

Quemaduras eléctricas: Provocan necrosis muscular, rabdomiólisis, síndrome compartimental, luxación posterior de hombro, acidosis e insuficiencia renal. Requieren grandes volúmenes de hidratación IV. La preocupación inmediata que amenaza la vida es la **arritmia cardíaca** (hacer ECG de inmediato, vigilar convulsiones).

Quemaduras químicas: Las quemaduras por álcalis (causan necrosis licuefactiva) son peores que las ácidas (causan necrosis coagulativa). Tratamiento inmediato con irrigación copiosa con agua del grifo.

Complicaciones infecciosas: Infección por *S. aureus* o *Pseudomonas aeruginosa* (reconocible por olor afrutado, aspecto azul verdoso). Tratamiento con antibióticos profilácticos tópicos + irrigación + desbridamiento; administrar dosis de refuerzo antitetánica.

Lesiones por Frío

Congelación superficial: Forma leve de lesión por frío; congelación parcial de la piel, dolorosa.

Congelación: Forma más grave de lesión por frío; cursa con entumecimiento. *Tto:* Analgesia, calentamiento lento con agua tibia, mantas, cuidado de la herida.

MEDICINA INTERNA GENERAL

1. Epidemiología y Bioestadística Médica

Tabla de contingencia diagnóstica (diagrama bayesiano de 4 cuadros)

Las relaciones entre exposición/resultado y el estado de la enfermedad se estructuran analíticamente en el siguiente formato bidimensional:

Parámetro evaluado	Casos (Enfermos)	Controles (Sanos)
Exposición / Prueba (+)	(Verdaderos Positivos - VP)	(Falsos Positivos - FP)
No exposición / Prueba (-)	(Falsos Negativos - FN)	(Verdaderos Negativos - VN)

Conceptos cardinales de pruebas diagnósticas y dinámica de poblaciones

Determinantes de Valor: La prevalencia de la enfermedad determina de forma directa el Valor Predictivo Positivo (VPP) y el Valor Predictivo Negativo (VPN). Por otro lado, el umbral de corte de la prueba determina la sensibilidad y la especificidad.

Efecto de Supervivencia: El tratamiento farmacológico exitoso del cáncer de pulmón (que prolonga la vida de los pacientes) causa un **aumento de la prevalencia** de la enfermedad.

Temporalidad de las Tasas: La prevalencia (ya sea puntual o de período) constituye la tasa que engloba tanto a los casos antiguos como a los nuevos, mientras que la incidencia representa de forma exclusiva la tasa de casos recién diagnosticados.

Fórmulas de Probabilidad y Análisis de Riesgo

- **Cociente de Probabilidad Positivo (LR^+):**

LR+ = Sensibilidad/1 - Especificidad

- **Cociente de Probabilidad Negativo (LR-):**

LR- = 1- Sensibilidad/ Especificidad

- **Probabilidades Posprueba de Enfermedad:**

Probabilidades posprueba de enfermedad = Probabilidad preprueba de enfermedad x LR-

- **Número Necesario a Tratar (NNT):**

NNT = 1/ARR

- **Reducción Absoluta del Riesgo (ARR):**

ARR = Riesgo en el grupo placebo - Riesgo en el grupo de Tx

Criterios de Significancia Estadística

Significancia: Un **valor de p < 0.05** se define como estadísticamente significativo.

Odds Ratio (OR) e Intervalo de Confianza (CI) del 95%: * El OR representa la comparación numérica del grupo de intervención frente al grupo placebo, pudiendo adoptar valores iguales a 1 (=1), menores a 1 (< 1) o mayores a 1 (>1).

El CI mide la precisión matemática del OR.

Criterio de exclusión: Un CI que abarque de -2.5 a 80 **no es significativo**, ya que cruza el valor nulo de 1.

2. Osteoporosis y Endocrinología Ósea

Tratamiento de la Osteoporosis Establecida (T-score <-2.5)

El manejo médico coordinado incluye la administración de:

Calcio + vitamina D y bisfosfonatos + THS (Terapia de Reemplazo Hormonal).

Alendronato y risedronato por vía oral, o ácido zoledrónico IV: Tienen la propiedad de disminuir el riesgo de fractura de cadera hasta por un periodo de 10 años.

Raloxifeno, ibandronato, denosumab o teriparatida: Indicados debido a que disminuyen selectivamente el riesgo de cáncer de mama o el desarrollo de fracturas vertebrales.

Tirocalcitonina.

Prevención de la Osteoporosis Inducida por Glucocorticoides

El esquema profiláctico y terapéutico se estratifica según la duración del uso de prednisona:

A. Uso de Prednisona 5 mg por un periodo < 3 meses:

- Realización de ejercicios con carga de peso.
- Suplementación con calcio (1.5 g) y vitamina D (800 UI).
- Adición de bisfosfonatos orales.

B. Uso de Prednisona 5 mg por un periodo > 6 meses:

Implementación de todas las medidas anteriores + el uso mandatorio de bisfosfonatos si el paciente presenta un T-score de -1 o menor, o ante la presencia de una fractura previa.

Directrices de seguridad: Mantener precaución estricta en mujeres premenopáusicas; monitorizar periódicamente la DMO (Densidad Mineral Ósea) si el T-score se sitúa en -1 o menor, y realizar un monitoreo dirigido del hipogonadismo. Administrar calcitocina si se presentan otras contraindicaciones clínicas (©).

Contraindicación absoluta (©): El uso combinado de estrógenos y progesterona está completamente contraindicado debido al riesgo incrementado de desarrollar cáncer endometrial y eventos de trombosis sistémica.

Pérdida de Masa Ósea Asociada a la Anorexia Nerviosa

Fisiopatología: La osteoporosis o la pérdida de masa ósea puede volverse permanente en pacientes con anorexia nerviosa. El mecanismo está mediado por la disminución drástica de las hormonas gonadales **y** el aumento compensatorio del nivel de cortisol circulante.

Cribado Diagnóstico: Se recomienda la realización de una densitometría ósea de cribado en mujeres < 65 años que reúnan factores de mayor riesgo de fractura, o de forma obligatoria en pacientes con anorexia nerviosa que registren un bajo peso corporal definido por un peso < 127 lb (~ 57.6 kg).

3. Enfermedades Infecciosas

***Neisseria meningitidis*:** Ante la confirmación o sospecha del caso, se exige la implementación inmediata de medidas de **aislamiento por gotitas**. El protocolo de quimioprofilaxis post-exposición se realiza con la administración de **rifampicina** dirigida a todos los contactos estrechos.

4. Oftalmología

Anatomía del ojo y capas de la retina

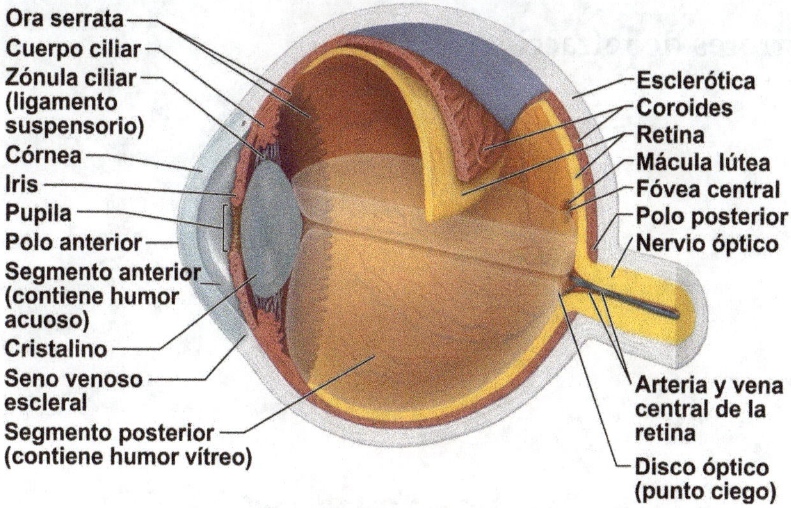

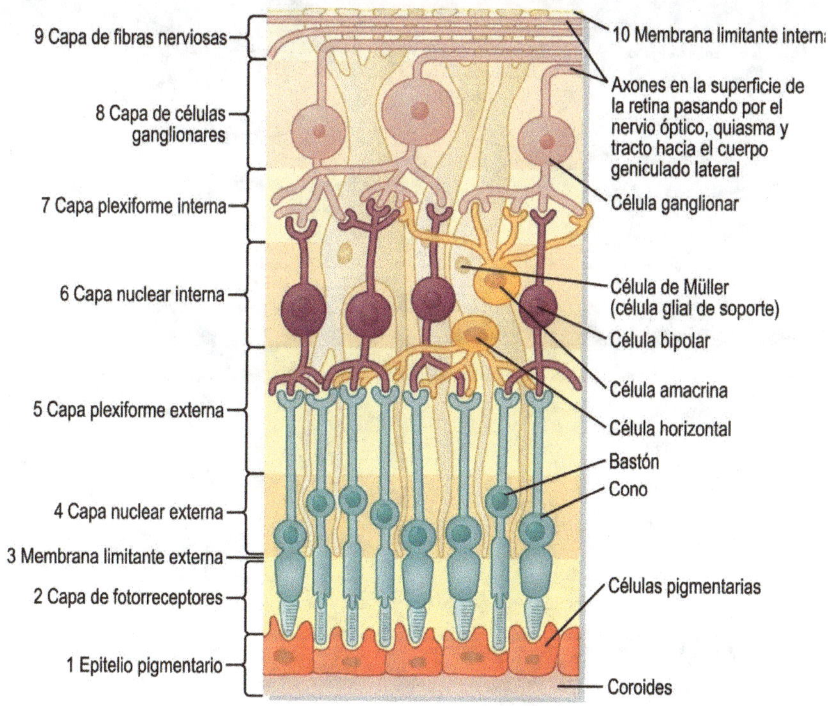

el 90 % de toda la información se recibe por los ojos

Errores de refracción:

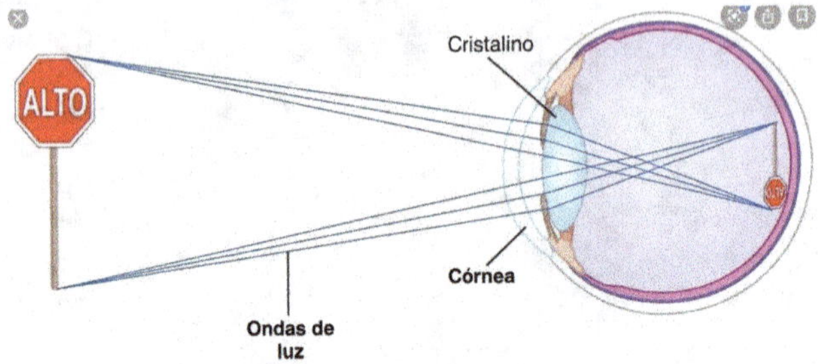

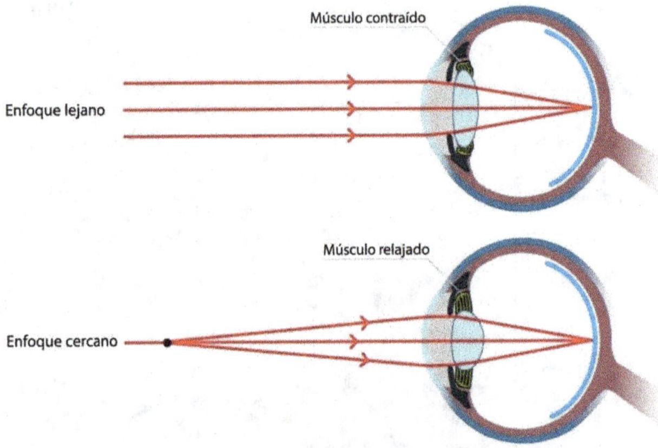

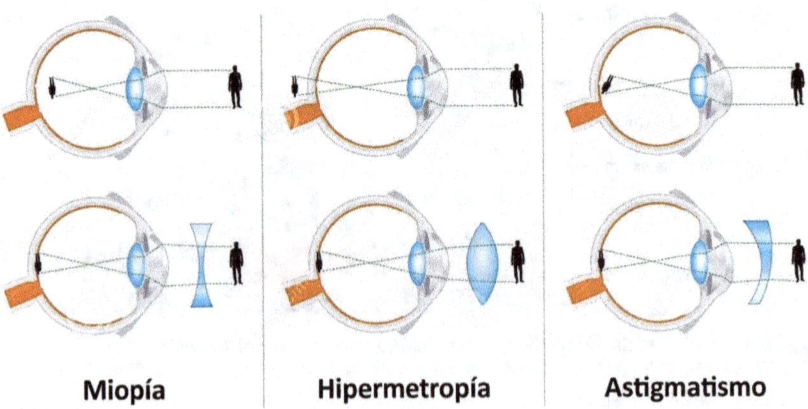

1. Oftalmología y Hallazgos Fundoscópicos

Diagnóstico Diferencial por Fundoscopia y Patología Retiniana

Glaucoma: Caracterizado por una relación copa/disco elevada > **0.5**.

Retinopatía Hipertensiva: Se manifiesta con la presencia de hemorragias o exudados retinianos.

Degeneración Macular: Identificación de drusas (depósitos extracelulares localizados alrededor de la mácula).

Cataratas: Opacidad del cristalino que clínicamente produce un oscurecimiento generalizado del fondo de ojo.

Oclusión de la Arteria Central de la Retina (CRAO): Cursa con pérdida súbita e indolora de la visión y una mancha roja central (*cherry-red spot*). *Diagnóstico:* Doppler dúplex carotídeo o angiografía carotídea. *Tratamiento:* Endarterectomía carotídea.

Oclusión de la Veina Central de la Retina (CRVO): Presenta hemorragia retiniana masiva descrita como **"fondo de ojo en sangre y trueno"** debido a las múltiples hemorragias. Su causa más común es el glaucoma agudo de ángulo cerrado; otras etiologías incluyen sífilis, sarcoidosis, enfermedad de células falciformes, VIH y síndrome de hiperviscosidad (como en la macroglobulinemia de Waldenström).

Desprendimiento de Retina: Considerado una **emergencia oftalmológica**. Cursa con separación de las capas retinianas, miodesopsias ("moscas volantes") de nueva aparición, destellos luminosos (fotopsias) y la sensación de una "cortina o sombra ondulante que desciende". Población de riesgo: rango de **40-60 años**, pacientes con miopía severa o antecedente de traumatismo craneal reciente (ej. adolescentes con lesión por *paintball*).

Diagnóstico Diferencial de la Mancha Roja de la Mácula:

1. Oclusión de la arteria central de la retina (CRAO).

2. Intoxicación por monóxido de carbono (CO).
3. Enfermedad de Tay-Sachs.
4. Enfermedad de Niemann-Pick.
5. Toxicidad por dapsona y quinina.

Manifestaciones Oculares en Pacientes con VIH:

Retinopatía por VIH: Presencia de manchas algodonosas **sin hemorragia** asociada.

Retinitis por CMV: Se desarrolla característicamente cuando el conteo de **CD4 es < 50 células/mL**.

Toxoplasmosis Ocular: Se desarrolla típicamente cuando el conteo de **CD4 es < 100 células/mL**.

Urgencias Oftalmológicas y Síndromes Pupilares

Glaucoma Agudo de Ángulo Cerrado: Requiere derivación inmediata a oftalmología para la realización de una gonioscopia. El uso del simpaticomimético **pseudoefedrina** puede precipitar el cuadro. *Tratamiento:* Administración de agentes hiperosmóticos e iridotomía periférica con láser.

Hifema Traumático: Emergencia oftalmológica (acumulación de sangre en la cámara anterior). *Tratamiento:* Reposo absoluto en cama con elevación de la cabecera, uso de protector ocular rígido, gotas ciclopléjicas y gotas oftálmicas de corticosteroides.

Queratitis Amebiana: Infección grave en usuarios de lentes de contacto con mala higiene de los mismos; el agente causal es ***Acanthamoeba***.

Infecciones Post-procedimiento y Traumatismo: * ***S. epidermidis*:** Causa principal de endoftalmitis después de una cirugía de extracción de catarata o implante de lente intraocular.

***B. cereus*, *Pseudomonas* y *Proteus*:** Causas comunes tras una lesión ocular penetrante, manifestando clínicamente un absceso en anillo.

Conjuntivitis Viral: El adenovirus es el agente causal de este cuadro de "ojo rojo" indoloro; se debe evitar estrictamente el uso de lentes de contacto durante la infección y se asocia epidemiológicamente a la exposición en piscinas durante el verano.

Zóster Oftálmico: Afección ocular grave que amenaza la visión. Cursa con **queratitis herpética** que revela lesiones dendríticas en forma de fronda patognomónicas bajo tinción. Presenta el **Signo de Hutchinson** (lesiones herpéticas en la punta de la nariz que implican el compromiso de la rama nasociliar del nervio trigémino). *Tratamiento:* Aciclovir.

Diagnóstico Diferencial de la Reactividad Pupilar y Masas:

Síndrome de Horner: Denervación simpática del ojo caracterizada por la tríada de **ptosis, miosis y anhidrosis**. Es secundario a la compresión por una masa pulmonar localizada en el surco superior (Tumor de Pancoast). *Signo farmacológico:* La instilación de cocaína es incapaz de dilatar la pupila afectada.

Lesión del III Nervio Oculomotor: Causa característicamente una **pupila fija y dilatada (midriasis)**. *(Nota diferencial: la iritis provoca un ojo doloroso acompañado de miosis, y una solución de cocaína al 4% mantiene la capacidad de dilatar la pupila).*

2. Cribado Oncológico y Medicina Preventiva

Cáncer Colorrectal (CCR) y Colonoscopia de Cribado

Pacientes < 50 años con Indicación de Endoscopia: La presencia de hematoquecia, anemia ferropénica o melena con un estudio de endoscopia digestiva alta normal obliga a la realización de una colonoscopia diagnóstica.

Criterios de Cribado Avanzado y Antecedentes Familiares:

Cada 5 años a partir de los 40 años (o 10 años antes del diagnóstico del familiar afectado más joven, en pacientes sin hematoquecia) si existe el antecedente de un **adenoma avanzado** en un familiar de primer grado < **60 años**, o ante la presencia de **dos familiares de primer grado** diagnosticados a cualquier edad.

A partir de los 40 años en portadoras de mutación BRCA-2: Indicado si coexiste el antecedente de cáncer colorrectal o un adenoma avanzado en un familiar de primer grado > **60 años**.

Evolución del Cribado en > 50 años: Los protocolos actuales han reemplazado la combinación de la prueba de sangre oculta en heces y la TC colonográfica por la realización de **Colonoscopia junto con la prueba FIT** (Prueba Inmunoquímica Fecal).

Cribado de Cáncer de Mama y Próstata

Mamografía de Cribado:

A partir de los 40 años: Indicada de forma anticipada si existe el antecedente de un familiar de primer grado afectada antes de la menopausia (lo que confiere un riesgo 3 veces mayor), antecedente personal de cáncer de mama previo o edad avanzada.

De 50-74 años: Realización sistemática de la mamografía **cada 1-2 años** en la población general.

Uso de Resonancia Magnética (RM) Mamaria: Reservada de forma específica para pacientes portadoras de las mutaciones **BRCA-1 o BRCA-2**.

Uso de Ecografía Mamaria: Indicada como estudio complementario ante el hallazgo de mamas densas en la mamografía.

Cribado de Cáncer de Próstata: La directriz clínica establece que la determinación del PSA **no es aconsejable en pacientes > 75 años**.

Cribado de Aneurisma de Aorta Abdominal (AAA)

- **Población diana:** Se indica la realización de una ecografía abdominal **una sola vez en la vida** para todos los **hombres entre los 65-75 años de edad que hayan fumado alguna vez** en su vida.

3. Toxicología, Sobredosis e Interacciones Farmacológicas

Perfil de Síndromes por Sobredosis (Toxidromes)

Sobredosis por Antidepresivos Tricíclicos (ATC): Clínicamente provoca arritmias ventriculares o un ensanchamiento crítico del complejo **QRS > 100 ms**. *Tratamiento de elección:* Administración urgente de **bicarbonato de sodio**.

Sobredosis Anticolinérgica: Provocada por la ingesta de atropina, benztropina, antihistamínicos, ATC, diciclomina o oxibutinina (usada para vejiga hiperactiva). *Clínica:* Causa **midriasis, delirium, taquicardia, fiebre, piel y boca secas, y retención urinaria**. *Tratamiento:* **Fisostigmina**.

Sobredosis por Simpaticomiméticos: Provocada por cocaína, anfetaminas o efedra. *Clínica:* Causa aumento del estado de alerta, hipertensión arterial severa (HTA), taquicardia, taqupnea y midriasis.

Sobredosis por Benzodiazepinas: *Tratamiento específico:* Administración de **flumazenil** *(evaluar riesgo de convulsiones)*.

Sobredosis por Narcóticos / Opioides: Caracterizada por la tétrada de disminución del nivel de conciencia, depresión respiratoria, hipotensión, bradicardia y **miosis puntiforme**. *Tratamiento de elección:* **Naloxona**.

Efecto del Abuso de Alcohol: Provoca de forma aguda midriasis pupilar.

Intoxicaciones por Sustancias Específicas

Sobredosis Aguda de Tylenol (Acetaminofén)

Clínica: Náuseas, vómitos, palidez cutánea, ictericia progresiva e insuficiencia hepática aguda establecida dentro de las 72 horas.

Protocolo de Manejo según el Tiempo de Ingesta:

< 4 horas: Administración de **carbón activado**; considerar lavado gástrico si se realiza inmediatamente después de la ingesta de forma presenciada.

> **4 horas:** Administración del antídoto específico **N-acetilcisteína** guiado por el nomograma.

Sobredosis por Salicilatos (Aspirina)

Fisiopatología: Puede deberse a una ingesta suicida aguda, intoxicación terapéutica o salicilismo crónico. Provoca un estado mixto caracterizado por **alcalosis respiratoria aguda + acidosis metabólica con anión gap elevado (HAGMA)**.

El componente de alcalosis respiratoria se debe a la estimulación directa del centro respiratorio central.

El componente de HAGMA se genera por la acumulación de piruvato y la producción de acidosis láctica (debido a la inhibición del ciclo de Krebs), un aumento de cetonas (por estimulación del metabolismo lipídico) y el aumento de aminoácidos (por inhibición de la aminotransferasa).

Intoxicación Crónica: Se manifiesta con acúfenos (tinnitus), vértigo e hipoacusia.

Tratamiento: Alcalinización de la orina mediante la infusión de bicarbonato de sodio.

Otras Toxicidades Elementales:

Sobrecarga de Hierro: Conlleva el riesgo a largo plazo de desarrollar estenosis intestinales cicatrizales. *Tratamiento:* Quelación con **deferoxamina**.

Intoxicación por Cianuro: Provoca coma profundo, convulsiones, taquipnea severa y un característico olor a **"almendras amargas"** en el aliento.

Intoxicación por Monóxido de Carbono (CO): Se confirma con niveles de carboxihemoglobina de **3-4% en no fumadores** o valores >

10% en fumadores. El síntoma agudo más común es la cefalea, acompañada de náuseas, vómitos y disnea, con lecturas de SpO_2 y PaO_2 falsamente normales. Los síntomas neuropsiquiátricos pueden persistir semanas después de la exposición. *Tratamiento:* **Oxigenoterapia hiperbárica**, la cual reduce drásticamente la vida media del CO de 300 minutos a solo 30 minutos.

Interacciones Farmacológicas Críticas

Interacciones de la Warfarina:

El uso concomitante con **Ginkgo biloba** aumenta significativamente el riesgo de hemorragia.

Su combinación con la **Hierba de San Juan** disminuye el efecto anticoagulante al inducir el metabolismo de la warfarina.

El uso crónico o a dosis altas de **Tylenol (> 4 g/día)** puede aumentar los niveles de warfarina y elevar el INR.

La combinación de **warfarina con Bactrim (TMP/SMX) puede ser mortal** debido al bloqueo de su metabolismo.

Hiperpotasemia Inducida: El **TMP/SMX** puede causar hiperpotasemia severa en pacientes ancianos. Otros fármacos que comparten este riesgo son los **IECA, ARA-II, espironolactona y la heparina**.

Moduladores de los Niveles de Litio:

Aumentan los niveles (Riesgo de Toxicidad): Diuréticos tiazídicos, AINEs (excepto la aspirina) y todos los **IECA** (reducen la depuración renal del litio).

Disminuyen los niveles: Diuréticos ahorradores de potasio.

Efecto variable (Aumentan o disminuyen): Bloqueadores de los canales de calcio y diuréticos de asa.

Absorción de Levotiroxina: Presenta una disminución severa de su efecto si se toma de forma conjunta con **calcio o hierro**. También disminuyen su absorción los IBP, el sucralfato y la colestiramina. *Nota de interacción:* La levotiroxina aumenta los niveles y el efecto de la warfarina, mientras que el ISRS sertralina disminuye el efecto de la hormona tiroidea.

Inhibición de CYP3A4 por Jugo de Toronja: Inhibe la enzima CYP3A4, aumentando críticamente los niveles séricos de estatinas (especialmente **simvastatina o lovastatina**), lo que puede desencadenar cuadros de hepatitis medicamentosa o miositis/rabdomiólisis.

Combinaciones Farmacológicas Potencialmente Mortales:

Alopurinol + Azatioprina: Provoca una severa supresión de la médula ósea.

Claritromicina + Colchicina: La claritromicina actúa como un potente inhibidor del citocromo P450, elevando los niveles de colchicina hasta rangos fatales. Otros fármacos que interactúan peligrosamente con la colchicina son la eritromicina, verapamilo, diltiazem, ketoconazol, itraconazol y tamoxifeno.

4. Ética Médica, Cuidados Paliativos y Gestión Sanitaria

Autonomía del Paciente y Aspectos Legales

Alta contra Indicación Médica (AMA): Todo paciente que exprese el deseo de irse contra indicación médica requiere de forma obligatoria una **evaluación formal de la capacidad de toma de decisiones** antes de permitir su egreso.

Poder para Asuntos Médicos (Representante Legal): Su designación legal prevalece sobre las decisiones de otros familiares directos.

Autonomía y Rechazo de Tratamiento: El paciente competente posee el derecho absoluto de rechazar cualquier intervención terapéutica (ej. rechazo de hemoderivados). Si el paciente pierde la capacidad y no existe una directiva anticipada escrita, se debe dar intervención a los representantes sustitutos según la línea legal.

Deber de Notificación: Ante la identificación de una conducta incompetente o poco ética por parte de un colega médico, es una obligación legal reportarlo ante el **Inspector General del Departamento de Salud y Servicios Humanos (HHS)** o ante el Fiscal Federal de la región correspondiente.

Cuidados Paliativos y Manejo al Final de la Vida

Los servicios de cuidados paliativos atienden de forma integral las necesidades físicas, emocionales, prácticas o espirituales de pacientes con enfermedades avanzadas. Si la expectativa de vida es **< 6 meses**, se indica el ingreso a un programa de *Hospice*, priorizando las medidas de confort por encima de cualquier intención de prolongar la vida (pudiendo incluir de forma paliativa fisioterapia, antibióticos orales, fármacos cardíacos y warfarina si aportan confort).

Manejo de la Disnea y "Hambre de Aire": La administración de una dosis en bolo IV de **Dilaudid (hidromorfona) o morfina cada 15 minutos**, o el inicio de una infusión continua, está indicada para el control de la disnea refractaria tras el retiro planificado del ventilador mecánico.

Manejo del Paciente al Final de la Vida: Uso preferente de **morfina IV** para el control del dolor y la ansiedad.

Manejo tras la Suspensión de Diálisis Crónica: Provoca la aparición de náuseas severas inducidas por el estado de uremia (debido a la estimulación dopaminérgica y serotoninérgica de la zona gatillo quimiorreceptora). La expectativa de vida tras la suspensión se sitúa entre **8-10 días**. *Tratamiento sintomático:* Uso de **Zofran (ondansetrón), haloperidol o proclorperazina** (sedantes y excretados por vía renal). *(Alerta de seguridad: evitar estrictamente el uso de benzodiazepinas por riesgo de delirium, o morfina si la depuración renal es insuficiente).*

Perfil de Seguridad Renal y Equivalencias de Opioides:

Fármacos Prohibidos en Insuficiencia Renal avanzada (TFG < 30 mL/min): Se debe **evitar el uso de morfina o codeína** debido a la acumulación de metabolitos neurotóxicos. La **meperidina está contraindicada de forma absoluta** debido a que sus niveles aumentan rápidamente en insuficiencia renal, provocando mioclonías y convulsiones.

Fármacos Seguros en Insuficiencia Renal: El **fentanilo y la metadona** no poseen eliminación por vía renal y son seguros de utilizar; no obstante, la metadona exige precaución debido a que **aumenta el intervalo QTc**. Ante insuficiencia moderada se puede dosificar hidromorfona u oxicodona con estrecho monitoreo.

Fenómeno de Tolerancia: En el uso crónico de opioides se desarrolla tolerancia para la mayoría de los efectos adversos (náuseas, enlentecimiento cognitivo), **excepto para el estreñimiento**, el cual persiste de forma indefinida. *Tratamiento del estreñimiento:* Régimen mandatorio con un laxante estimulante u osmótico (combinación de **Senna + Colace** y polietilenglicol). Para las náuseas persistentes se opta por Zofran o proclorperazina.

Tabla de equivalencias de opioides analgésicos:

Fármaco Opioide	Dosis Estándar Oral	Dosis Estándar IV / SC	Consideración en Falla Renal
Morfina	30 mg	10 mg	**Contraindicada** si la TFG es < 30 mL/min.
Hidromorfona (Dilaudid)	7.5 mg	1.5 mg	Usar con precaución y ajuste de dosis.
Oximorfona	10 mg	1 mg	Ajustar dosis; eliminación renal presente.
Oxicodona	20 mg	*No Aplicable (N/A)*	Usar con precaución; alternativa a la morfina.
Hidrocodona	30 mg	*No Aplicable (N/A)*	Eliminación renal presente.
Fentanilo	*No Aplicable (N/A)*	0.1 mg	**Seguro.** Sin aclaramiento renal significativo.

Gestión de la Calidad y Seguridad del Paciente

Ciclo PDSA: Herramienta estructurada de mejora continua de la calidad, dividida en las etapas de **Planificar, Hacer, Estudiar y Actuar** (integrada en los modelos Six Sigma y Lean).

FMEA (Análisis Modal de Fallos y Efectos): Método proactivo diseñado para identificar fallos potenciales en un proceso antes de que ocurran.

RCA (Análisis de Causa Raíz): Proceso reactivo implementado obligatoriamente ante la ocurrencia de un **evento centinela** (daño grave o muerte inesperada del paciente) para determinar las fallas del sistema.

HCAHPS: Encuesta estandarizada de la Evaluación Hospitalaria del Consumidor de Proveedores y Sistemas de Salud. Mide de forma objetiva la experiencia del hospital desde la perspectiva del paciente; sus métricas están directamente vinculadas al reembolso económico institucional y es de carácter obligatorio por los **Centros de Servicios de Medicare y Medicaid (CMS).**

5. Medicina Perioperatoria y Manejo Clínico

Profilaxis de Enfermedad Tromboembólica Venosa (ETV)

Los estudios epidemiológicos demuestran una incidencia del **4.3% de eventos de ETV dentro de los primeros 35 días** posteriores a una cirugía mayor si no se instaura profilaxis.

Cirugía Mayor de Cadera o Artroplastia Total de Cadera y Rodilla: Indicación absoluta de profilaxis farmacológica utilizando heparina de bajo peso molecular (HBPM), heparina no fraccionada (HNF), fondaparinux, warfarina o anticoagulantes orales directos (inhibidores directos de la trombina como dabigatrán, o inhibidores directos del factor Xa como apixabán y rivaroxabán).

Esquema Alternativo Corto: Administración de **Aspirina 325 mg dos veces al día** durante un periodo de 10-14 días postoperatorios.

Manejo Perioperatorio de Patologías Crónicas

Manejo Perioperatorio de la Diabetes Mellitus No Insulinodependiente: Con el objetivo estricto de prevenir eventos de hipoglucemia inadvertida intraoperatoria, las directrices dictan:

Disminuir la dosis de insulina glargina al 50% la noche anterior o la mañana de la cirugía.

Suspender por completo la administración de insulinas de acción rápida (lispro) y de la **metformina** el día del procedimiento.

Insuficiencia Suprarrenal Posoperatoria: En pacientes con antecedente de uso crónico de esteroides, se debe prevenir la crisis hemodinámica mediante la administración de **hidrocortisona en dosis de estrés (100 mg IV cada 8 horas)** durante las 12-24 horas previas y el día de la cirugía.

Exacerbación de Asma Posoperatoria: * *Manejo Agudo:* Administración de un agonista beta-2 de acción corta (SABA) inhalado combinado con esteroides sistémicos (IV u orales).

Manejo Crónico de Mantenimiento: Agonista beta-2 de acción prolongada (LABA) inhalado coordinado con esteroides inhalados (ICS).

Fibrilación Auricular Paroxística Posoperatoria: Requiere el control estricto de la frecuencia cardíaca fijando un objetivo **< 110 lpm**, o la realización de cardioversión eléctrica inmediata si el paciente presenta inestabilidad hemodinámica. La indicación de anticoagulación a largo plazo se establece si el puntaje **CHA2DS2-VASc es > 2**, iniciando la transición con HBPM hacia warfarina.

Estrategia Quirúrgica de Reversión de la Anticoagulación:

Cirugía Electiva planificada en un tiempo > 12 horas: Administración de **vitamina K**.

Cirugía de Urgencia requerida en un tiempo < 12 horas: Administración inmediata de Plasma Fresco Congelado (PFC) o de Complejo Protrombínico Concentrado (CCP).

Valoración Médica Preoperatoria General: En cirugías de localización no vascular clasificadas de riesgo bajo a moderado, **no se requiere** de forma rutinaria la realización de pruebas de esfuerzo con Persantine-talio, ecocardiograma transesofágico o cateterismo cardíaco.

Criterios de Transfusión Sanguínea Perioperatoria: En un paciente hemodinámicamente estable, el umbral restrictivo para transfundir es una **Hb < 7 g/dL**. Este umbral se eleva a una **Hb < 8 g/dL** si el paciente presenta enfermedad cardiovascular preexistente activa, o si se encuentra en el postoperatorio de una cirugía cardíaca u ortopédica mayor.

6. Miscelánea Clínica y Conceptos Fundamentales

Criterios y Diagnósticos Endocrino-Metabólicos

Criterios de Cribado para Diabetes Mellitus (Medición de HbA1c y Glucemia en Ayunas): Indicado en individuos **< 25 años** si presentan comorbilidades como HTA (> 135/80 mmHg), hiperlipidemia, antecedente de diabetes gestacional o historia familiar de diabetes en familiares de primer grado.

Tabla de Estratificación Glucémica:

Estado Metabólico	Nivel de Hemoglobina Glicosilada (HbA1c)	Niveles de Glucemia en Ayunas
Rango Normal	< 5.7%	< 100 mg/dL
Prediabetes	5.7% - 6.5%	100 – 125 mg/dL
Diabetes Mellitus	> 6.5%	> 126 mg/dL

Tormenta Tiroidea: Diagnóstico laboratorial confirmado ante una **TSH indetectable** acompañada de niveles de **T_4 libre críticamente altos**. *Tratamiento multifactorial:* Administración de betabloqueadores (o bloqueadores de los canales de calcio si existe alergia documentada), tionamidas (PTU o metimazol), solución de Lugol con yoduro de potasio, hidrocortisona y el uso adyuvante de secuestrantes de ácidos biliares.

Apnea Obstructiva del Sueño (AOS): *Diagnóstico de certeza:* Realización de una polisomnografía (estudio del sueño). *Tratamiento:* Aplicación de **CPAP de uso nocturno**.

Diagnósticos Diferenciales por Fármacos y Entidades Médicas

Acidosis Metabólica con Anión Gap Normal (NAGMA): Puede ser inducida farmacológicamente por el uso de **topiramato** (debido a su acción intrínseca como inhibidor de la anhidrasa carbónica), o ser secundaria a una **ATR tipo 4** (hipoaldosteronismo hiporreninémico que cursa con la combinación de hiperpotasemia y acidosis metabólica hiperclorémica). *(Nota diferencial: el Síndrome de Conn cursa con hiperaldosteronismo primario, manifestando hipopotasemia y alcalosis metabólica con un anión gap normal).*

Efectos Adversos de los ISRS: Frecuente disminución de la libido, ganancia de peso corporal y retraso de la eyaculación. *(Nota de uso clínico: debido a este último efecto, el Paxil [paroxetina] está indicado como tratamiento farmacológico para la eyaculación precoz).*

Efectos Secundarios de los Bifosfonatos (Alendronato): Puede provocar mialgias y dolor corporal generalizado de carácter difuso, así como la complicación ósea grave denominada **BRONJ** (Osteonecrosis de la mandíbula relacionada con bisfosfonatos). El estudio **DEXA** se mantiene como el patrón de oro para la medición de la densidad mineral ósea.

Toxicidad Crónica por Litio: Se manifiesta con ataxia, náuseas, vómitos, diarrea, debilidad muscular generalizada, tinnitus, poliuria y estado de confusión mental. El aclaramiento de litio se ve disminuido por el uso de IECA, tiazidas y AINEs, precipitando la toxicidad.

Perfil de Abuso y Abstinencia de Sustancias:

Consumo de Metanfetamina: Asociado epidemiológicamente a conductas sexuales de alto riesgo, elevando la incidencia de transmisión de **VHB, VHC y VIH**.

Efectos de la Abstinencia: La retirada de la cocaína provoca un estado de ánimo marcadamente deprimido ("choque"). La abstinencia de opioides, benzodiazepinas, alcohol o nicotina desencadena cuadros de ansiedad severa e insomnio refractario. Específicamente, la **abstinencia de opioides** asocia un aumento generalizado de la percepción del dolor, midriasis pupilar y un incremento característico en la frecuencia de bostezos.

Manejo del Delirium Intrahospitalario: El delirium experimenta un **empeoramiento clínico si se administran benzodiazepinas** *(las cuales quedan estrictamente proscritas, excepto si el cuadro es secundario a un síndrome de abstinencia alcohólica). Tratamiento adecuado:* Uso de antipsicóticos a dosis bajas, optimización de analgésicos no opioides, protocolos de reorientación continua al entorno y la reducción drástica de inmovilizaciones o sujeciones físicas mecánicas.

Manejo de Úlceras por Presión: Prevención y tratamiento mediante el uso de sobrecolchones o colchones de presión alterna especiales, cambios posturales manuales programados en reloj, minimización estricta de la humedad local provocada por orina o heces, y la corrección agresiva del estado de malnutrición proteica.

Infecciones y Aspectos Fundamentales de Ciencias Básicas

Infecciones por Exposición a Medios Acuáticos:

***Mycobacterium marinum* o *Vibrio vulnificus*:** Agentes causales de infecciones graves y necrotizantes de tejidos blandos tras la exposición a aguas naturales o piscinas.

Conjuntivitis por Adenovirus: Vinculada epidemiológicamente al uso de piscinas comunitarias durante la época de verano.

Evaluación de la Audición (Pruebas de Rinne y Weber): Pruebas clínicas con diapasón diseñadas para determinar el tipo de alteración auditiva, diferenciando la **sordera de conducción** frente a la **sordera neurosensorial**. Su abordaje se complementa secuencialmente con un audiograma, TC de cráneo o RM de ángulo pontocerebeloso.

Genética Médica: * *Acondroplasia:* Trastorno del crecimiento óseo con un patrón de herencia de **transmisión autosómica dominante**.

Leyes de Mendel: Comprende la Ley de la Segregación y la Ley de la Distribución Independiente. En estudios poblacionales se complementa con el Principio de Hardy-Weinberg.

Fundamentos de Farmacología Médica

I. Farmacocinética (Dinámica del tránsito del fármaco)

┌─ Absorción: Vías Enterales (oral, sublingual, rectal) y Parenterales (IV, IM, SC).

│ Mecanismos: difusión pasiva o transporte mediado por transportadores.

├─ Distribución: Clasificación según afinidad (fármacos liposolubles vs. hidrosolubles).

│

FARMACOCINÉTICA┼─ Metabolismo: Biotransformación de Fase I (oxidación, reducción, hidrólisis vía CYP450;

│ metabolismo de primer paso hepático).

│ Biotransformación de Fase II (procesos de conjugación: glucuronidación por UDP,

│ acetilación por acetil-CoA, sulfatación por PAPS y metilación por SAM).

│

└─ Excreción: Depuración final mayoritaria por vía biliar y orina; vías menores a través de sudor, saliva, lágrimas, leche materna y eliminación pulmonar.

II. Farmacodinámica (Mecanismo de acción e interacción)

Unión a Receptores: Interacción con receptores acoplados a proteína G, canales iónicos activados por voltaje/ligando o receptores nucleares. Clasificación de ligandos en agonistas (completos o parciales) y antagonistas (competitivos reversibles, no competitivos o de carácter irreversible).

Inhibición Enzimática: Interacción dirigida a complejos enzimáticos celulares, clasificada en inhibidores reversibles competitivos, no competitivos, acompetitivos o inhibidores irreversibles (suicidas).

Principios de Ecología y Biología Molecular

Flujo de Energía en Ecosistemas: Transferencia energética unidireccional y coordinada que ocurre de forma trófica entre:

Productores Primarios (plantas, bacterias quimiosintéticas)➔Consumidores Primarios (herbívoros) ➔ Consumidores Secundarios/Terciarios (carnívoros) l➔ Descomponedores (saprófitos)

Ciclos Biogeoquímicos: Procesos de reciclaje de materia que sostienen la homeostasis del ambiente (ciclo del agua, del carbono, del nitrógeno y del fósforo).

Tecnología del ADN Recombinante: Herramientas moleculares de uso diagnóstico y de investigación que incluyen el aislamiento de plásmidos bacterianos, la Reacción en Cadena de la Polimerasa (PCR), la electroforesis en gel y las técnicas de transferencia biológica: **Southern blot** para la identificación de secuencias de ADN y **Northern blot** para la identificación de ARNm.

ESCENARIOS ADICIONALES

Prevención primaria/ guía anticipatoria

Diga a los padres lo siguiente:

Mantenga el calentador de agua por debajo de 120°F (49°C).

Tenga detectores de humo funcionales en el hogar.

Tenga a mano el número de teléfono del centro de control de envenenamiento.

Aconseje el cese del tabaquismo si alguien en el hogar consume tabaco o productos de vapeo.

Use sistemas de retención infantil adecuados (ej., asiento de seguridad infantil hasta los 2 años, asiento elevador hasta que la altura sea de 4'9" / 145 cm).

Coloque al bebé a dormir de lado o de espaldas ("Boca arriba para dormir") para ayudar a prevenir el síndrome de muerte súbita del lactante (SMSL).

Aconseje no compartir la cama con el bebé debido al riesgo de SMSL o asfixia accidental.

No use andadores para bebés (causan lesiones).

Tenga cuidado con los objetos pequeños (pueden ser aspirados).

No dé miel antesa. *(Nota: línea duplicada/incompleta en la imagen original)*

No dé miel antes del año de edad (riesgo de envenenamiento botulínico no intencional).

No dé leche de vaca antes del año de edad.

Introduzca alimentos sólidos gradualmente, comenzando entre los 4 y 6 meses de edad.

Supervise a los niños en bañeras y piscinas.

Minimice el tiempo de pantalla (televisores, computadoras, dispositivos portátiles).

Realice mucha actividad física (al menos 60 minutos diarios).

PÉRDIDA DE AUDICIÓN/VISIÓN

La audición y la visión deben medirse objetivamente al menos una vez antes de los 4 años. Después de la evaluación inicial, mida cada pocos años hasta la edad adulta o con más frecuencia si el historial así lo requiere.

Meningitis bacteriana, especialmente por *Hemophilus influenzae*, que puede causar pérdida auditiva neurosensorial del nervio vestibulococlear (nervio craneal [NC] 8)

Infecciones congénitas TORCH

Sarampión o paperas

Derrames crónicos del oído medio u otitis media crónica o recurrente

Uso de fármacos ototóxicos: (por ejemplo, aminoglucósidos, furosemida) se observa con retinoblastoma.

MALTRATO INFANTIL

- Retraso en el crecimiento
- Múltiples fracturas, hematomas o lesiones en diferentes fases de cicatrización
- Quemaduras concéntricas con forma de cigarrillo
- Signos de quemaduras intencionadas (por ejemplo, quemaduras por inmersión intencionada que presentan un aspecto simétrico con líneas de demarcación nítidas)
- Deformidad metafisaria en forma de «asa de cubo» o «esquina»
- Síndrome del bebé sacudido (hemorragias retinales o hematomas subdurales sin signos externos de trauma)
- Problemas conductuales, emocionales, o interaccionales
- Enfermedades de transmisión sexual
- Trastorno de identidad disociativo (anteriormente conocido como trastorno de personalidad múltiple; clásicamente debido al abuso sexual)
- Siempre que la historia de los padres no se ajuste a la lesión del niño

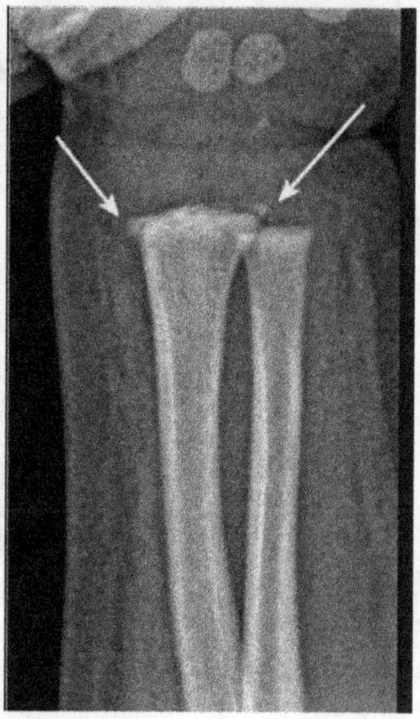

Edad	*Motricidad Gruesa*	*Motricidad Fina*	*Social*	*Verbal/Cognitivo*
3 m (3 meses)	Voltear	Grab	Sonreír	Laugh
6 (Seis) m	Sit up	Scraping/raking grasp Switch hands—move objects from one hand to the other	Stranger anxiety	Chupetear/ balbucear incoherente mente
9 (P) m *Porque la letra P es simplemente un 9 al revés*	Pull self up to standing position	Pincer graspAble to play Pega-chanca	Parent/separation anxiety	"Papa"—can say single words Personal—recognizes own name Object Permanence
12 (Doce) m	Stand Tall—stands under own power	Track/point at objects	Nada especial	Nada especial
	Caminar por Uno (es posible que no siga la mnemotecnia de la 'T', pero es un buen gancho de memoria)			
18 m	Climb stairs	Uses cups and cutlery	Complains—starts throwing tantrums	Llamar a los objetos por su nombre (ej., *'libro', 'perro'*) Can't use toilet yet—potty training begins
2 añ (2 años)	Uses 2 legs to run	Nothing special	2 people—will leave and return to parent but may not engage with peers yet ("two people" = *child and parent*)	200-word vocabulary 2-word sentences Follows 2-step commands
3 (Tres) añ	Able to ride Tricycle	Draw circle—*can draw a circle when they Tricycle*	3 people—start playing with peers ("three people" = *child, parent, child's friend*)	Toilet trained—successful potty training complete Thousand (1000) word vocabulary Constantly asks W-H-Y *(three letters)*
4 (Cuatro) añ	Four-limb dexterity—able to hop and balance on one leg	Draw square and cross (Four sides in a square, four lines make a cross)	Pigmentos—puede tener amigos imaginarios	Full sentences and storytelling Names at least two colors
5 (Cinco dedos) añ	Uses five fingers to play with a jump rope	Uses five fingers to dress and groom self (e.g., tie shues, button a shirt)	Nothing special	Cuenta five fingers to start counting (up to 10)

Vacuna	Quién Debe Recibirla (y Otra Information)
Hepatitis B	Recomendada para adultos con mayor riesgo de infección por el virus de la hepatitis B (p. ej., trabajadores de la salud, diabéticos, pacientes con VIH, enfermedad renal en etapa terminal, enfermedad hepática crónica o HSH). Los lactantes deben vacunarse en una serie de tres pasos, comenzando el día en que nacen.
Gripe (inactivada)	Todas las personas de 6 meses o más, incluidas las mujeres embarazadas, adultos de más de 50 años, personas con afecciones médicas crónicas o estado inmunocomprometido (y sus cuidadores) y trabajadores de la salud deben vacunarse anualmente.
	Nota: *La vacuna contra la gripe viva atenuada está contraindicada durante el embarazo y en pacientes con VIH, asplenia, deficiencias del complemento o estado inmunocomprometido. La vacuna inactivada no tiene contraindicaciones.*
Neumococcus	Se recomienda la vacuna neumocócica conjugada 13-valente (PCV13) y la vacuna neumocócica polisacárida 23-valente (PPSV23) para todos los adultos de 65 años o más. Se recomienda una serie de cuatro pasos de PCV13 para lactantes, a partir de los 2 meses de edad.
	La edad mínima para recibir PPSV23 es de 2 años. Se recomienda PPSV23 para adultos de 19 a 64 años con enfermedad cardíaca crónica, enfermedad pulmonar crónica, enfermedad hepática crónica, diabetes mellitus, alcoholismo o consumo de cigarrillos.
	Tanto PCV13 como PPSV23 deben administrarse a adultos inmunocomprometidos de 19 a 64 años. El estado inmunocomprometido incluye VIH, insuficiencia renal crónica, asplenia, leucemia, linfoma, enfermedad de Hodgkin, neoplasia maligna generalizada, mieloma múltiple y trasplante de órganos sólidos.
	Nota: *Cuando ambas están indicadas, administre PCV13 primero. PCV13 y PPSV23 no deben administrarse en la misma visita.*

Vacuna	Quién Debe Recibirla (y Otra Information)
Hepatitis B	Recomendada para adultos con mayor riesgo de infección por el virus de la hepatitis B (p. ej., trabajadores de la salud, diabéticos, pacientes con VIH, enfermedad renal en etapa terminal, enfermedad hepática crónica o HSH). Los lactantes deben vacunarse en una serie de tres pasos, comenzando el día en que nacen.
Gripe (inactivada)	Todas las personas de 6 meses o más, incluidas las mujeres embarazadas, adultos de más de 50 años, personas con afecciones médicas crónicas o estado inmunocomprometido (y sus cuidadores) y trabajadores de la salud deben vacunarse anualmente.
	Nota: *La vacuna contra la gripe viva atenuada está contraindicada durante el embarazo y en pacientes con VIH, asplenia, deficiencias del complemento o estado inmunocomprometido. La vacuna inactivada no tiene contraindicaciones.*
Neumococcus	Se recomienda la vacuna neumocócica conjugada 13-valente (PCV13) y la vacuna neumocócica polisacárida 23-valente (PPSV23) para todos los adultos de 65 años o más. Se recomienda una serie de cuatro pasos de PCV13 para lactantes, a partir de los 2 meses de edad.
	La edad mínima para recibir PPSV23 es de 2 años. Se recomienda PPSV23 para adultos de 19 a 64 años con enfermedad cardíaca crónica, enfermedad pulmonar crónica, enfermedad hepática crónica, diabetes mellitus, alcoholismo o consumo de cigarrillos.
	Tanto PCV13 como PPSV23 deben administrarse a adultos inmunocomprometidos de 19 a 64 años. El estado inmunocomprometido incluye VIH, insuficiencia renal crónica, asplenia, leucemia, linfoma, enfermedad de Hodgkin, neoplasia maligna generalizada, mieloma múltiple y trasplante de órganos sólidos.
	Nota: *Cuando ambas están indicadas, administre PCV13 primero. PCV13 y PPSV23 no deben administrarse en la misma visita.*

DTaP, difteria tétanos tos ferina acelular; VIH, virus de inmunodeficiencia humana; HSH, hombres que tienen sexo con hombres; Tdap, tétanos difteria tos ferina acelular.

(falta una imagen)

Medicamentos	Posible Efecto de la Administración Simultánea
IMAO más meperidina	Síndrome serotoninérgico
Aminoglucósido más diurético de asa	Ototoxicidad potenciada
Tiazida más litio	Toxicidad por litio
IMAO más ISRS	Síndrome serotoninérgico (hipertermia, rigidez, mioclonía, e inestabilidad autonómica)

IMAO, inhibidor de la monoaminooxidasa; **ISRS**, inhibidor selectivo de la recaptación de serotonina.

Fármacos y sus efectos secundarios

Fármaco o Clase de Fármaco	Efecto(s) Secundario(s)
Acetaminofén	Toxicidad hepática (en dosis altas)
Acetazolamida	Acidosis metabólica hiperclorémica con brecha aniónica normal
Aminoglucósidos	Pérdida de audición, toxicidad renal
Amiodarona	Disfunción tiroidea, toxicidad pulmonar, toxicidad hepática (mnemotecnia: TFTs, PFTs, LFTs), bradiarritmias, microdepósitos corneales, decoloración de la piel azul-grisácea
Inhibidores de la enzima convertidora de angiotensina	Tos, angioedema
Bloqueadores de los receptores de angiotensina	Angioedema
Aspirina	Sangrado gastrointestinal, hipersensibilidad, alcalosis respiratoria temprana con acidosis metabólica con brecha aniónica alta tardía
Bleomicina	Fibrosis pulmonar
Bupropión	Convulsiones
Busulfano	Fibrosis pulmonar
Cloranfenicol	Anemia aplásica, síndrome del bebé gris
Clorpropamida	Síndrome de secreción inadecuada de hormona antidiurética (SIADH)
Cisplatino	Nefrotoxicidad
Clindamicina	Colitis seudomembranosa (puede ser causada por cualquier antibiótico de amplio espectro)
Clofibrato	Aumento de neoplasias gastrointestinales

Fármaco o Clase de Fármaco	Efecto(s) Secundario(s)
Clozapina	Agranulocitosis
Ciclofosfamida	Cistitis hemorrágica
Ciclosporina	Toxicidad renal
Demeclociclina	Diabetes insípida
Didanosina (ddI)	Pancreatitis, neuropatía periférica
Digitálicos	Trastornos gastrointestinales, hiperpotasemia, cambios visuales, arritmias
Doxorrubicina	Cardiomiopatía
Etambutol	Neuritis óptica
Anestesia por halógenos	Hipertermia maligna
Halotano	Necrosis hepática
Inhibidores de la HMG-CoA reductasa (ej., simvastatina)	Toxicidad hepática y muscular
Hidralazina	Síndrome símil-lupus

Fármaco o Clase de Fármaco	**Efecto(s) Secundario(s)**
Hidroxicloroquina	Retinopatía
Isoniazida	Deficiencia de vitamina B6 (que lleva a convulsiones intratables, neuropatía), síndrome símil-lupus, toxicidad hepática
Isotretinoína	Teratógeno terrible
Litio	Diabetes insípida, disfunción tiroidea
Anestésico local	Convulsiones, arritmia cardíaca
Metotrexato	Hepatotoxicidad, toxicidad pulmonar y mielosupresión
Metildopa	Anemia hemolítica (prueba de Coombs positiva)
Metronidazol	Reacción tipo disulfiram con alcohol
Minoxidil	Hirsutismo
Inhibidores de la monoaminooxidasa (IMAO)	Crisis de tiramina (después de comer queso o vino)
Morfina	Espasmo del esfínter de Oddi
Niacina	Rubor cutáneo, prurito
Opiáceos	SIADH
Oxitocina	SIADH
Penicilinas	Anafilaxia; exantema con el virus de Epstein-Barr

Fármaco o Clase de Fármaco	Efecto(s) Secundario(s)
Fenitoina	Deficiencia de folato, teratógeno, hirsutismo
Procainamida	Síndrome similar al lupus
Quinina	Cinconismo (tinnitus, vértigo), trombocitopenia, prolongación del QT
Quinolonas	Teratógenos (daño del cartílago), prolongación del QT, delirio
Rifampicina	Secreciones corporales de color naranja-rojo
Inhibidores selectivos de la recaptación de serotonina (p. ej., fluoxetina)	Ansiedad, agitación, insomnio, disfunción sexual, síndrome serotoninérgico
Succinilcolina	Hipertermia maligna; no usar en presencia de hiperpotasemia
Fármacos de sulfa	Erupción cutánea, nefritis intersticial aguda, kernicterus en neonatos
Tetrqhiclinas	Fotosensibilidad, tinción de dientes en niños
Tioridazina	Depósitos retinianos, toxicidad cardiaca
Trazodona	Priapismo
Ácido valproico	Defectos del tubo neural en la descendencia
Vancomicina	Síndrome del hombre rojo (relacionado con la tasa de infusión)
Vincristina	Neuropatia periférica
Warfarina	Necrosis de la piel, teratógeno, mayor riesgo de coágulos al principio (por eso se necesita un puente de heparina)
Zidovudina (AZT)	Supresión de la médula ósea

Guía de Antídotos para Envenenamiento o Sobredosis

Envenenamiento o Sobredosis	**Antídoto**
Acetaminofén	N-acetilcisteína
Benzodiacepinas	Flumazenil (puede precipitar convulsiones o delirium tremens si el paciente tiene dependencia crónica a las benzodiacepinas)
Betabloqueadores	Glucagón
Monóxido de carbono	Oxígeno (hiperbárico si es grave)
Inhibidores de la colinesterasa	Atropina (siempre primero), pralidoxima
Cobre o oro	D-penicilamina o trientina (el zinc es una alternativa)
Dabigatrán	Idarucizumab
Digoxina	Reponer potasio y otros electrólitos; anticuerpos específicos para digoxina
Inhibidores directos del Factor Xa (apixabán, rivaroxabán)	Andexanet
Heparina	Sulfato de protamina
Hierro	Deferoxamina
Plomo	Ácido dimercaptosuccínico (DMSA, succímero), dimercaprol, edetato disódico cálcico (EDTA)
Metanol o etilenglicol	Fomepizol, etanol
Bloqueadores de receptores muscarínicos	Fisostigmina

Envenenamiento o Sobredosis	Antídoto
Opioides	Naloxona
Quinina o antidepresivos tricíclicos	Bicarbonato de sodio (cardioprotector)
Ácido salicílico (aspirina)	Alcalinización de la orina, diálisis
Warfarina	Vitamina K, plasma fresco congelado, concentrado de complejo de protrombina (si el sangrado amenaza la vida)

Los toxíndromes son síndromes clínicos caracterizados por una constelación particular de síntomas clínicos clásicos causados por la exposición a niveles tóxicos de sustancias causales bien documentadas.

Crisis colinérgica (ej., organofosforados o insecticidas) clásicamente presenta SLUDGE: salivación excesiva, lagrimeo, micción, diaforesis, malestar gastrointestinal y emesis. Busque también pupilas mióticas y frecuencia cardíaca disminuida.

Crisis anticolinérgica (ej., sobredosis de antidepresivos tricíclicos) presenta a un paciente ciego como murciélago (midriasis), caliente como liebre (desregulación de la temperatura), loco como sombrerero (disturbios del sistema nervioso central), seco como hueso (membranas mucosas secas), lleno como frasco (retención urinaria) y rojo como remolacha (rubor). Busque también ruidos intestinales disminuidos y frecuencia cardíaca aumentada. Tenga en cuenta que en una pregunta de examen puede ser fácil confundir la midriasis, la desregulación de la temperatura y el cambio del estado mental por toxicidad simpaticomimética, así que busque *piel seca* para distinguir la crisis anticolinérgica del paciente diaforético con toxicidad simpática.

Toxicidad simpaticomimética (ej., uso de cocaína o anfetaminas) puede causar hipertensión, taquicardia, aumento de la actividad, ansiedad, pupilas dilatadas, diaforesis y, posiblemente, alteración del estado mental.

Toxicidad por opiáceos (ej., sobredosis de heroína) puede causar pupilas mióticas y depresión respiratoria. Busque también ruidos intestinales disminuidos, bradicardia e hipotensión.

La toxicidad aguda por arsénico puede presentarse con dolor abdominal, náuseas, vómitos, diarrea, aliento con olor a ajo y **prolongación con del QTc**. Las fuentes más comunes incluyen pesticidas, agua de pozo contaminada y madera tratada a presión. Tratar con dimercaprol o ácido dimercaptosuccínico (DMSA, succímero).

La toxicidad por cianuro está asociada con dolor de cabeza, dolor abdominal, **piel de color rojo enrojecida**, estado mental alterado, convulsiones y coma. **Esté alerta a los gemistis si ha tenido** recientemente una exposición significativa al humo (p. ej., incendio) o está recibiendo un goteo de nitroprusiato para el control de la presión arterial.

Enfermedad	Nombre de la Prueba	Fórmula
Prueba	Sensibilidad	A/(A + C)
o	Especificidad	D/(B + D)
Exposición	VPP	A/(A + B)
	VPN	D/(C + D)
Odds ratio	Razón de probabilidades (Odds Ratio)	(A × D)/(B × C)
Relative risk	Riesgo relativo	A/(A + B) / C/(C + D)
Attributable risk	Riesgo atribuible	A/(A + B) – C/(C + D)

VPN, Valor predictivo negativo; **VPP**, Valor predictivo positivo.

Tasa	**Definición**
Tasa de natalidad	Nacidos vivos / 1000 habitantes
Tasa de fecundidad	Nacidos vivos / 1000 habitantes
Tasa de mortalidad	Defunciones / 1000 habitantes
Tasa de mortalidad neonatal	Muertes neonatales (primeros 28 días de vida) / 1000 nacidos vivos
Tasa de mortalidad perinatal	Muertes neonatales + mortinatos / 1000 partos totales
Tasa de mortalidad infantil	Muertes (de 0 a 1 a 1 año de edad) / 1000 nacidos vivos
Tasa de mortalidad materna	Muertes maternas relacionadas con el embarazo (muertes durante el embarazo o en los primeros 42 días después del parto) / 100,000 nacidos vivos

(IMAGEN)

SALUD REPRODUCTIVA

1. Ginecología y Endocrinología Reproductiva

Síndrome Premenstrual (SPM)

Tratamiento (Tx) de 1.ª Línea: Inhibidores Selectivos de la Recaptación de Serotonina (**ISRS**).

Otras opciones terapéuticas: IRSN, antidepresivos tricíclicos (ATC) si coexiste con fibromialgia, suplementación con vitamina B_6 y E, ácido pirrolidona carboxílico de magnesio o terapia hormonal dirigida.

Dismenorrea y Sangrado Uterino Anómalo

El enfoque terapéutico y diagnóstico se clasifica según el intervalo y la duración del sangrado:

Sangrado irregular con intervalos < 18 días: Asociado a una anomalía de la fase lútea. *Tratamiento:* Anticonceptivos orales combinados (ACO).

Sangrado prolongado con intervalos normales: Alerta sobre patologías estructurales o sistémicas:

Causas estructurales / gestacionales: Miomas uterinos, aborto espontáneo (requiere dilatación y curetaje), o embarazo ectópico.

Sangrado uterino disfuncional (origen sistémico): Hipotiroidismo, coagulopatía secundaria a hepatopatía, trombocitopenia severa o insuficiencia renal crónica (IRC).

Amenorrea e Hiperprolactinemia

Amenorrea: Clasificada en primaria y secundaria.

Regla de oro: La causa más frecuente de amenorrea secundaria es el **embarazo**.

Hiperprolactinemia: Ante su hallazgo, el primer paso mandatorio es realizar una prueba de embarazo para descartar esta causa fisiológica.

Etiología farmacológica: Comúnmente inducida por el uso de antipsicóticos (actúan como antagonistas de la dopamina, eliminando la inhibición tónica sobre los lactótrofos).

Enfoque de la Infertilidad y Parámetros del Espermograma

Etiologías Femeninas: Endometriosis, leiomiomas (miomatosis), adenomiosis, cáncer cervical o cáncer uterino.

Abordaje Diagnóstico Inicial: Histerosalpingografía para evaluar la permeabilidad tubárica y la cavidad uterina.

Factor Masculino: Representa un **1/3 de las causas totales** de infertilidad; se evalúa de forma obligatoria mediante un análisis de semen (espermograma).

Valores de Referencia Normales del Espermograma:

Parámetro Seminal - Valor de Referencia Mínimo Normal

Volumen del eyaculado > 1 mL

Concentración espermática > 20 millones/mL

Motilidad progresiva > 50\%

Morfología normal > 60\%

. . .

Abordaje Clínico de Flujos Vaginales y Vaginitis

Entidad Clínica	Características del Flujo / Criterios	Tratamiento de Elección
Atrofia vaginal	Propia del estado posmenopáusico por déficit estrogénico.	Estrógenos de uso tópico
Gonorrea	Secreción purulenta profusa asociada a cervicitis aguda.	Ceftriaxona im
Infección por *Chlamydia*	Cervicitis/uretritis; frecuentemente asintomática.	Doxiciclina oral
Vaginosis bacteriana	Flujo maloliente; identificación de **células guía** (*clue cells*).	Metronidazol oral o vaginal
Tricomoniasis	Infección por *Trichomonas vaginalis* (protozoo móvil).	Metronidazol (tratar a la pareja)
Candidiasis vaginal	Flujo grumoso ("en requesón"); microscopía con **hifas o pseudohifas**.	Clotrimazol tópico o fluconazol oral

Diagnóstico Diferencial de Sangrados Especiales

Sangrado Posmenopáusico: Todo episodio de sangrado tras el establecimiento de la menopausia constituye un signo de alarma absoluto. Exige la realización inmediata de una **biopsia endometrial** para descartar de forma fehaciente un cáncer endometrial.

Sangrado Poscoital: Requiere la visualización directa mediante especuloscopia para descartar la presencia de un cuerpo extraño, quiste de Naboth, pólipo endocervical, cervicitis activa o cáncer cervical.

2. Obstetricia y Medicina Materno-Fetal

Clasificación de Seguridad Farmacológica en el Embarazo

© Fármacos Teratógenos / Contraindicados Absolutos:

Cardiovasculares y renales: IECA y ARA-II (provocan oligohidramnios y disgenesia renal fetal), estatinas, diuréticos tiazídicos (HCTZ), nitroprusiato y minoxidil.

Antibióticos: Doxiciclina (tinción dental y retraso óseo), ciprofloxacino (daño en cartílago de crecimiento) y Bactrim (TMP/SMX, interfiere con el metabolismo del folato).

Anticoagulantes: Warfarina. Su exposición durante el primer trimestre induce el **Síndrome de Conradi-Hunermann (condrodisplasia punctata)**.

Neurológicos y Psiquiátricos: Ácido valproico (alto riesgo de defectos del tubo neural), fenitoína y benzodiazepinas.

Dermatológicos: Isotretinoína (malformaciones craneofaciales y del SNC graves).

AINEs: Su uso > **30 semanas de gestación** está contraindicado debido a que puede provocar el **cierre prematuro del conducto arterioso** fetal. *(Nota neonatal: la indometacina se administra deliberadamente en el neonato para inducir el cierre del ducto arterioso persistente - DAP).*

Fármacos Seguros y de Elección en la Gestante:

Antibióticos: Penicilinas, cefalosporinas, macrólidos, aztreonam, fosfomicina y nitrofurantoína.

Antiepilépticos: Keppra (levetiracetam), siempre coordinado con una suplementación agresiva de ácido fólico para mitigar los riesgos basales de teratogénesis.

Antihipertensivos: α-metildopa y labetalol.

Antiarrítmicos y Soporte Cardíaco: Procainamida, verapamilo, digoxina; la realización de **cardioversión eléctrica** es segura si el estado materno lo requiere.

Anticoagulación: Heparina de bajo peso molecular (HBPM) administrada por vía subcutánea.

Analgésicos: Tylenol (acetaminofén).

Manejo de Patologías Crónicas e Inflamatorias durante la Gestación

Asma Bronquial: El principio fundamental dicta que el tratamiento del asma en la embarazada **es idéntico al de las pacientes no embarazadas**, ya que el riesgo de hipoxia fetal supera los riesgos teóricos farmacológicos. Incluye el uso de SABA inhalados, anticolinérgicos, esteroides inhalados como la budesonida o la combinación de Flonase/salmeterol, y esteroides orales (prednisona) si el cuadro agudo lo amerita.

Colitis Ulcerosa (CU) Activa: El manejo del brote se realiza con mesalamina por vía tópica u oral, asociada a esteroides tópicos (supositorios o enemas) en caso de presentar síntomas de gravedad.

Estados Hipertensivos y Alteraciones de la Glucosa en el Embarazo

Criterios de Inicio de Tratamiento y Definiciones:

HTA Crónica en el Embarazo: Presión arterial preexistente o diagnosticada antes de la semana 20. El objetivo de inicio de tratamiento farmacológico se establece ante cifras de **PA > 150/95 mmHg**.

HTA Gestacional: Hipertensión de nueva aparición desarrollada **> 24-28 semanas** de gestación. Se instaura tratamiento activo si los valores registran una **PA > 160/110 mmHg**.

Preeclampsia: Aparición de HTA desarrollada **> 20 semanas** de gestación que asocia obligatoriamente una proteinuria demostrada **> 300 mg/24 horas**.

Trastornos Metabólicos y Diabetes Gestacional:

Se debe diferenciar la prediabetes o diabetes preexistente de la diabetes propiamente gestacional:

Glucosa en ayunas alterada (Prediabetes): Valores entre **110-125 mg/dL**.

Intolerancia a la glucosa: Valores entre **140-199 mg/dL** medidos a las 2 horas tras una carga oral de 75 g de glucosa (PTOG).

Diabetes Mellitus Tipo 2 Previa: Evidenciada por criterios estándar en la primera visita de control prenatal.

Diabetes Mellitus Gestacional (Cribado en semanas 24-28): Se confirma ante el hallazgo de una glucemia en ayunas > **126 mg/dL** o valores posprandiales > **200 mg/dL**.

Protocolo de Cribado Prenatal y Fisiología Tiroidea

El control prenatal estricto exige la realización sistemática de los siguientes exámenes:

1. **Urocultivo:** Dirigido a la detección y tratamiento inmediato de la **bacteriuria asintomática** (prevención de pielonefritis y parto pretérmino).
2. **Serologías Infecciosas:** ELISA para VIH, prueba de RPR para sífilis y cribado de *Chlamydia.*
3. **Serología para VHS-2:** Su positividad o la presencia de lesiones activas en el canal de parto constituye una indicación absoluta de **cesárea** profiláctica.
4. **Citología Cervical** (Pap smear).
5. **Evaluación de Inmunidad:** Determinación de anticuerpos para rubéola y antígenos para VHB.
6. **Perfil Hematológico:** Clasificación del tipo Rh materno, cuantificación de Hemoglobina (Hb), Hematocrito (Hto) y Volumen Corpuscular Medio (VCM).
7. **Función Tiroidea:**
   - *Hipertiroidismo Subclínico:* Caracterizado por una **TSH baja con una T4 libre normal**. El protocolo exige repetir el perfil tiroideo completo en un plazo de 4 semanas.

- *Tirotoxicosis Gestacional Transitoria:* Fenómeno fisiológico normal secundario a la estimulación cruzada de los receptores de TSH por los altos niveles de la hormona **hCG**. Muestra una TSH baja acompañada de una T4 libre levemente elevada (variación normal de hasta 0.1 x trimestre).

Suplementación Nutricional Dirigida en la Gestación

Ácido Fólico: Indicación universal prioritaria para la **prevención de defectos del tubo neural** (anencefalia, espina bífida).

Tiamina (Vitamina B_1): Indicada de forma mandatoria ante cuadros de **hiperémesis gravídica** para prevenir la encefalopatía de Wernicke.

Vitamina C: Su administración reduce de forma competitiva la absorción intestinal de plomo.

Vitamina K: Indicada en gestantes con antecedentes de síndromes de malabsorción activos, tales como fibrosis quística, enfermedad celíaca o enfermedad de Crohn.

Urgencias Obstétricas Graves y Aspectos Anticonceptivos

Síndrome del Túnel Carpiano Gestacional: Complicación común por retención hídrica; su tratamiento inicial se realiza mediante la colocación de una **férula de muñeca**.

Efecto del Peso en la Anticoncepción de Emergencia: La presencia de obesidad definida por un **IMC > 30** disminuye drásticamente la eficacia biológica de la anticoncepción de emergencia oral basada en levonorgestrel (Plan-B).

Alternativa de alta eficacia: Los **DIU de cobre** no ven afectada su eficacia por el peso corporal de la paciente, constituyendo una de las formas más seguras y eficaces de anticoncepción de emergencia.

Urgencias del Tercer Trimestre (Hígado Graso Agudo del Embarazo, Preeclampsia con Criterios de Severidad y Síndrome

HELLP): Constituyen emergencias médicas críticas. El único tratamiento definitivo es la **inducción inmediata del parto / finalización de la gestación**.

3. Salud Masculina y Andrología

Hiperplasia Benigna de Próstata (HBP)

Tratamiento de 1.ª Línea: Uso de **bloqueadores alfa** (doxazosina, terazosina y tamsulosina) para el alivio rápido de los síntomas obstructivos.

Inhibidores de la 5- \alpha -reductasa (Finasteride): Provocan una reducción del tamaño glandular a largo plazo. *Directriz de seguridad:* Es obligatorio realizar una determinación del **PSA (Antígeno Prostático Específico) antes de iniciar** el tratamiento con finasteride, debido a que este fármaco altera y reduce artificialmente los valores séricos de PSA a la mitad.

Tratamiento Quirúrgico Definitivo: RTUP (Resección Transuretral de Próstata).

Abordaje Diagnóstico y Terapéutico de la Disfunción Eréctil (DE)

Estratificación Diagnóstica y Factores de Riesgo: Evaluar de forma dirigida la presencia de diabetes mellitus, enfermedad vascular periférica latente, hipogonadismo primario o secundario, o el antecedente mecánico de trauma perineal (común en ciclistas por compresión del nervio pudendo).

Etiología Farmacológica (Inductores de DE): Investigar el uso crónico de ranitidina (provoca hiperprolactinemia secundaria), ISRS, antidepresivos tricíclicos (ATC), IMAO, antipsicóticos y benzodiazepinas.

Arsenal Terapéutico:

Inhibidores de la PDE5 (Sildenafilo): *Alerta de efecto adverso:* Su uso se ha asociado epidemiológicamente con episodios de pérdida auditiva súbita.

Alprostadil (MUSE): Sistema de inyección o aplicación intrauretral peneana directa.

Terapia de reemplazo de testosterona (si se documenta hipogonadismo).

Yohimbina (antagonista \alpha -adrenérgico).

Colocación de implantes o prótesis peneanas en casos refractarios.

Hipogonadismo Masculino

Protocolo Diagnóstico: Medición cuantitativa de los niveles de **testosterona total o testosterona libre**. La toma de la muestra debe realizarse estrictamente **temprano por la mañana** (coincidiendo con el pico circadiano) ante síntomas como la pérdida de la libido.

Clasificación Etiológica: Requiere la determinación conjunta de los niveles de **LH y FSH** para diferenciar el origen del defecto:

Hipogonadismo Primario: Falla de localización testicular (LH y FSH elevadas por ausencia de retroalimentación).

Hipogonadismo Secundario: Falla de localización hipofisaria-hipotalámica (LH y FSH anormalmente bajas o disminuidas).

Patología Escrotal Aguda

Epididmitis Aguda: Cuadro inflamatorio e infeccioso. *Tratamiento empírico de amplio espectro:* Combinación de **Levaquin (levofloxacino) + ceftriaxona** para asegurar la cobertura conjunta de organismos entéricos (gramnegativos) y de *Neisseria gonorrhoeae*.

Torsión testicular: Constituye una **urgencia urológica absoluta** debido al riesgo inminente de infarto testicular. Su abordaje exige la realización inmediata de una **ecografía Doppler testicular** para evaluar el flujo vascular, seguida de exploración quirúrgica de emergencia.

ESCENARIOS ADICIONALES

Característica	Torsión Testicular	Epididimitis
Edad	<20 años (usualmente prepuberal)	>20 años
Aspecto	El testículo puede estar elevado hacia el canal inguinal; inflamación	Testículo hinchado, eritema superpuesto, secreción uretral/ uretritis, prostatitis
Signo de Prehn	El dolor permanece igual o empeora	El dolor disminuye con la elevación testicular
Reflejo cremastérico	Anormal	Normal, presente
Tratamiento	Intento de reducir, pero la mayoría debe ir a cirugía inmediata ir a cirugía inmediata para salvar orquiopexia testículo; orquiopexia quirúrgica para ambos testículos para ambos testículos	Antibióticos *

La ecografía es la prueba diagnóstica de elección en el contexto de dolor testicular/escrotal. Puede diferenciar fácilmente entre estas dos condiciones, así como visualizar tumores testiculares (que a veces se presentan con dolor, aunque clásicamente son indoloros).

Lesión uretral

Generalmente, la lesión uretral ocurre en el contexto de traumatismo pélvico. Los cuatro hallazgos clásicos son una próstata ausente o anormalmente posicional en el examen (es decir, "próstata de implantación alta"), dificultad o incapacidad para orinar, sangre en el meato uretral y equimosis escrotal/perineal.

Verdadero. Busque siempre los cuatro signos de advertencia de lesión uretral. Si al menos uno de estos signos está presente, no intente insertar una sonda de Foley. Foley. Ordene una uretrografía retrógrada para descartar una lesión uretral en este escenario.

Trabajo de parto/parto/neonato

Etapa	Características	Nuligrávida	Multigrávida
Primera etapa (fase latente + activa)	Inicio del trabajo de parto verdadero (contracciones + dilatación cervical) hasta dilatación cervical completa (10 cm)	Altamente variable	Altamente variable
Fase latente	De 0 a 6 cm de dilatación cervical (lenta, irregular)	<20 h	<14 h
Fase activa	De 6 a 10 cm de dilatación (rápida, regular)	>1.2 cm/h dilatación	>1.5 cm/h dilatación
Segunda etapa	De dilatación completa al nacimiento del bebé	30 min – 3 h	5 min – 2 h
Tercera etapa	Nacimiento del bebé hasta la expulsión de la placenta	0 – 30 min	0 – 30 min
Cuarta etapa	Expulsión de la placenta hasta la estabilización materna	Hasta 48 h	Hasta 48 h

1. Descenso
2. Flexión
3. Rotación interna
4. Extensión
5. Rotación externa
6. Expulsión

El puntaje de **Apgar** (desarrollado por Virginia Apgar en 1952) es una medida general del bienestar del recién nacido, con cinco categorías que valen 2 puntos cada una para un total de 10 puntos posibles. Un puntaje de **8** o superior se considera aceptable. Un puntaje de Apgar debe evaluarse en los minutos 1 y 5 posparto. Se deben registrar puntajes de Apgar adicionales cada 5 minutos solo si no se ha logrado un puntaje de 8 o superior. Use **APGAR** como una mnemotecnia para recordar las cinco categorías: aspecto (color de piel), pulso (frecuencia cardíaca), gesticulación (irritabilidad refleja), actividad (tono muscular) y esfuerzo respiratorio (respiración).

Agente	**Defecto(s) causado(s)**
Talidomida	Focomelia (ausencia de huesos largos, con apariencia de aletas en las manos)
Antineoplásicos	Muchos
Tetraciclina	Dientes amarillos o marrones
Aminoglucósidos	Sordera
Ácido valproico	Espina bífida, hipospadias
Progesterona	Masculinización del feto femenino
Cigarrillos	Restricción del crecimiento intrauterino (RCIU), bajo peso al nacer, prematuridad
Litio	Anomalías cardíacas (de Ebstein)
Radiación	RCIU, defectos del sistema nervioso central, defectos oculares, malignidad (p. ej., leucemia)
Alcohol	Síndrome de alcoholismo fetal
Fenitoína	Defectos craneofaciales, de las extremidades y cerebrovasculares; discapacidad intelectual; síndrome de hidantoína fetal
Warfarina	Defectos craneofaciales, RCIU, malformación del sistema nervioso central, muerte fetal
Carbamazepina	Hipoplasia de las uñas, defectos craneofaciales, síndrome de hidantoína fetal
Isotretinoína *	Defects del sistema nervioso central, craneofaciales, de oído y cardiovasculares
Yodo	Bocio, hipotiroidismo neonatal
Cocaína	Infartos cerebrales, discapacidad intelectual
Diazepam	Labio leporino y/o paladar hendido
Dietilestilbestrol	Cáncer vaginal de células claras, adenosis, incompetencia cervical

Patógeno / Condición	Características y Diagnóstico	Tratamiento
Chlamydia trachomatis	ETS más común; disuria; cultivo positivo y pruebas de amplificación de ácidos nucleicos (NAAT)	Doxiciclina o a
Neisseria gonorrhoeae	Cervicitis mucopurulenta; crecimiento en agar chocolate; NAAT positivo	Ceftriaxona
Molluscum contagiosum	Aspecto característico de lesiones en forma de cúpula con umbilicación central, inclusiones intracelulares	Curetaje, crioterap electrocutar
Pediculosis	"Cangrejos"; prurito; piojos visibles en el vello púbico	Crema de permetrin

Agente	Defecto(s) causado(s)
Talidomida	Focomelia (ausencia de huesos largos, con apariencia de aletas en las manos)
Antineoplásicos	Muchos
Tetraciclina	Dientes amarillos o marrones
Aminoglucósidos	Sordera
Ácido valproico	Espina bífida, hipospadias
Progesterona	Masculinización del feto femenino
Cigarrillos	Restricción del crecimiento intrauterino (RCIU), bajo peso al nacer, prematuridad
Litio	Anomalías cardiacas (de Ebstein)
Radiación	RCIU, defectos del sistema nervioso central, defectos oculares, malignidad (p. ej., leucemia)
Alcohol	Síndrome de alcoholismo fetal
Fenitoína	Defectos craneofaciales, de las extremidades y cerebrovasculares; discapacidad intelectual; síndrome de hidantoína fetal
Warfarina	Defectos craneofaciales, RCIU, malformación del sistema nervioso central, muerte fetal
Carbamazepina	Hipoplasia de las uñas, defectos craneofaciales, síndrome de hidantoína fetal
Isotretinoína *	Defects del sistema nervioso central, craneofaciales, de oído y cardiovasculares
Yodo	Bocio, hipotiroidismo neonatal
Cocaína	Infartos cerebrales, discapacidad intelectual
Diazepam	Labio leporino y/o paladar hendido
Dietilestilbestrol	Cáncer vaginal de células claras, adenosis, incompetencia cervical

Categoría	**0**	**1**	**2**
Aspecto (color)	Completamente cianótico	Acrocianosis: cuerpo rosado, extremidades azules	Completamente rosado
Pulso (frecuencia cardíaca)	Ausente	<100 latidos/min	>100 latidos/min
Gesticulación (irritabilidad refleja) [a]	Ninguna	Requiere estimulación excesiva	Mueca y llanto fuerte, tos y estornudo
Actividad (tono muscular)	Extremidades flácidas	Extremidades flexionadas pero *not resisten* la extensión activa	Movimiento activo o capaz de resistir parcialmente la extensión activa
Esfuerzo respiratorio	Apneico	Respiraciones irregulares o un llanto lento y débil	Llanto bueno y fuerte

Acrónimo TORCH

TORCH es un acrónimo para varias infecciones maternas que pueden atravesar la placenta y causar complicaciones fetales intrauterinas devastadoras. La mayoría de las infecciones TORCH pueden causar discapacidad intelectual, microcefalia, hidrocefalia, hepatoesplenomegalia, ictericia, anemia, bajo peso al nacer y RCIU.

Letra	Infección / Componente	Descripción y Detalles
T	*Toxoplasma gondii*	Busque exposición a gatos. Los defectos específicos incluyen calcificaciones intracraneales y coriorretinitis.
O	Otros	La varicela-zóster causa hipoplasia de extremidades y cicatrices en la piel. La sífilis causa rinitis, tibias en sable, dientes de Hutchinson, queratitis intersticial y lesiones cutáneas.
R	Rubéola	Peor en el primer trimestre (algunos recomiendan el aborto si la madre tiene rubéola en el primer trimestre). Verifique siempre el estado de anticuerpos en la primera visita en pacientes con un historial de inmunización deficiente. Busque defectos cardiovasculares (p. ej., conducto arterioso persistente), sordera, cataratas y microftalmia.
C	Citomegalovirus	Infección más común del grupo TORCH. Busque sordera, calcificaciones intracerebrales y microftalmia.
H	Herpes	Busque lesiones cutáneas.
H	Herpes	Busque lesiones cutáneas vesiculares (con frotis de Tzanck positivos) e historial de lesiones de herpes maternas.

GERIATRÍA

1. Síndromes Cognitivos y Neuropsiquiátricos

Demencia

Se caracteriza por la persistencia de síntomas neuropsiquiátricos (como agitación o confusión) por un periodo > **6 meses**.

Protocolo de Descarte de Causas Médicas y Reversibles:

Ante un cuadro de demencia o cambios cognitivos, es obligatorio descartar:

Procesos Infecciosos u Orgánicos: Infecciones del tracto urinario (ITU), neumonía, infecciones cutáneas o dolor no diagnosticado.

Alteraciones Metabólicas: Hipoglucemia o insuficiencia renal aguda (IRA).

Perfil Endocrino y Nutricional: Medición de **TSH** y **T4** para descartar hipotiroidismo o un cuadro de hipertiroidismo apático; cuantificación de vitamina **B12** y realización de prueba de **RPR** para neurosífilis.

Perfil Farmacológico: Evaluar efectos secundarios o síndromes de abstinencia de medicamentos.

Esfera Afectiva: Descartar depresión mediante la aplicación sistemática del cuestionario **PHQ-9**.

Tratamiento (Tratamiento):

Manejo cognitivo: Uso de inhibidores de la acetilcolinesterasa como el **donepezilo**.

Manejo afectivo: Si se confirma depresión, emplear **ISRS** coordinados con consejería de duelo.

Delirio (Delirium)

Definido como una obnubilación de la conciencia que se presenta como un **estado confusional agudo**.

Forma Hipoactiva: Constituye un reto clínico debido a que suele mimetizarse o confundirse con cuadros de depresión y demencia.

Convulsiones: Se manifiestan como cambios súbitos en la conducta del anciano y pueden tener un origen no epiléptico.

Diagnóstico diferencial menor: La **esquizofrenia** se diferencia por una duración > 6 meses con presencia de alucinaciones y pensamiento desorganizado.

Protocolo de Manejo del Delirio en la UCI:

Retirada de Disparadores: Suspender de forma inmediata los fármacos causales, con especial énfasis en los narcóticos.

Tratamiento Médico: Tratar de forma agresiva cualquier proceso infeccioso subyacente.

Estrategias de Reorientación Ambiental: Mantener las persianas abiertas durante el día, mostrar relojes y calendarios visibles en la habitación, proporcionar estímulos verbales constantes y asegurar el uso de sus gafas y audífonos.

Soporte Humano: Disponer de un acompañante o familiar junto al paciente.

Alerta de Seguridad: Se deben **evitar de forma absoluta las sujeciones o inmovilizaciones físicas**, ya que exacerban el delirio.

Manejo Farmacológico del Delirio:

Antipsicóticos Atípicos: Uso de **quetiapina por vía oral** como opción preferente.

Benzodiazepinas: Su uso está estrictamente restringido y reservado para casos donde el delirio sea secundario a un síndrome de **abstinencia alcohólica**.

© Contraindicaciones Absolutas del Haloperidol (Antipsicótico Típico):

Está completamente contraindicado debido al riesgo de inducir un **prolongamiento del intervalo QT** y desencadenar una taquicardia ventricular polimórfica (*torsades de pointes*), así como en las siguientes condiciones:

- Enfermedad de Parkinson.
- Fibrilación auricular (FA) asociada a una cardiopatía de larga evolución.
- Taquicardia Supraventricular (TSV) paroxística en pacientes < 35 años de edad.
- Taquicardia Ventricular (TV) de la unión o monomórfica mediada por catecolaminas.

2. Movilidad, Inestabilidad y Síncope

Abordaje Integral de las Caídas en el Anciano

Las caídas poseen una etiología multifactorial que exige evaluar de forma sistemática:

Efectos secundarios de medicamentos activos (principalmente el uso de **neurolépticos o benzodiazepinas**).

Agudeza visual y auditiva.

Función vestibular y estado cognitivo basal.

Seguridad ambiental y barreras arquitectónicas en el domicilio.

Evaluación Funcional y Dinámica:

La fuerza muscular y la coordinación motora son extremadamente importantes para la prevención. Se evalúan mediante:

La **Prueba de "Levantarse y Andar"** (*Timed Up and Go*).

La evaluación orientada al desempeño de la movilidad.

La prueba de alcance funcional.

Estudios Dirigidos según la Sospecha Clínica:

TC de cráneo: Indicada si se sospecha la instauración de un ictus.

Holter de 24 horas: Indicado ante la sospecha de un síncope de origen cardiogénico.

Prueba de Romberg: Diseñada para evaluar la pérdida de la propiocepción.

Electromiografía (EMG) y Velocidad de Conducción Nerviosa (VCN): Dirigidas a miembros inferiores ante la sospecha de una neuropatía periférica.

Síncope por Hipotensión Ortostática

Definición: Caída de la presión arterial sistólica > **20 mmHg** inmediatamente al ponerse de pie.

Mecanismos: Puede tener un origen cardíaco, reflejo o estar mediado de forma neural.

3. Trastornos de la Micción

Incontinencia Urinaría

Se clasifica según su mecanismo fisiopatológico, requiriendo abordajes terapéuticos diferenciados:

Por esfuerzo (estrés)

Mecanismo Fisiopatológico: Clínicamente experimenta un empeoramiento característico al reír, estornudar o toser.

Estrategia Terapéutica:

- Realización de ejercicios de Kegel.

- Cirugía de reconstrucción del suelo pélvico.

De Urgencia (Urge) *(Variante más común)*

Mecanismo Fisiopatológico: Producida por una inestabilidad del músculo detrusor que condiciona una vejiga hiperactiva, secundaria a un exceso de estimulación colinérgica.

Estrategia Terapéutica:

- **Anticolinérgicos:** oxibutynina, darifenacina, solifenacina, fesoterodina, tolterodina, propiverina, trospio.

- **Agonistas beta-3 adrenérgicos:** mirabegrón, solabegrón.

Por Rebosamiento (Overflow)

Mecanismo Fisiopatológico: Asociada a denervación (ej. Esclerosis múltiple con destrucción progresiva de los nervios de la vejiga) que causa una vejiga neurógena atónica.

Estrategia Terapéutica:

- Cateterización / sondaje intermitente.

Funcional

Mecanismo Fisiopatológico: El aparato urinario está intacto, pero existe una discapacidad física o mental que impide al paciente llegar al baño a tiempo.

Estrategia Terapéutica:

- Establecimiento de un horario estricto de micción programada.

4. Diabetes Mellitus en el Anciano

Objetivo de Control: Se fija una meta flexibilizada de **HbA 1c < 7.5%** para evitar riesgos de hipoglucemia.

Consideraciones Farmacológicas:

Metformina: Se mantiene como el fármaco de 1.ª línea tras el fracaso de las modificaciones del estilo de vida.

Si la **TFG es > 60 mL/min**, ofrece el menor riesgo de inducir acidosis láctica o hipoglucemia.

Si la **TFG se sitúa entre 45-60 mL/min**, se debe monitorizar la función renal estrictamente cada 3 meses.

Contraindicación (©): Se debe **evitar y suspender si la TFG es < 30 mL/min**.

Gliburida (Glibenclamida): Posee una **alta incidencia (~ 27%) de provocar hipoglucemia grave** en el anciano, por lo que su uso debe evitarse de forma rutinaria.

Pioglitazona: Provoca retención de líquidos y está contraindicada si el paciente padece insuficiencia cardíaca.

5. Diagnóstico Diferencial de la Hipercalcemia Geriatrica

La presencia de niveles elevados de calcio obliga a discriminar de forma precisa entre las siguientes entidades óseas y tumorales:

Enfermedad de Paget Ósea (Osteítis Deformante): Se caracteriza por una fosfatasa alcalina de origen óseo marcadamente elevada, pérdida auditiva, insuficiencia cardíaca por alto gasto y compromiso de los forámenes neurales. Las radiografías de cráneo o de huesos largos muestran la morfología pagética clásica secundaria a un **aumento severo de la actividad osteoclástica** desorganizada, manifestando fracturas por estrés tibiales con periostitis tibial asociada.

Mieloma Múltiple: Cursa con hipercalcemia por aumento de la actividad osteoclástica. El diagnóstico se orienta mediante el hallazgo de una electroforesis de proteínas séricas (SPEP) de características anormales (componente M).

Cáncer de Próstata Metastásico: Provoca lesiones de tipo blástico con un **aumento de la actividad osteoblástica** evidenciada en la gammagrafía ósea, acompañado de niveles de PSA elevados.

Malignidad General: Hipercalcemia neoplásica mediada por elevaciones del péptido relacionado con la paratormona (**PTHrP**) o hiperparatiroidismo ectópico.

Hiperparatiroidismo Primario: Constituye la **causa más frecuente** de hipercalcemia ambulatoria en el anciano; clínicamente se manifiesta con el desarrollo de nefrolitiasis y deterioro cognitivo difuso.

Variante Normocalcémica: Puede encontrarse inducida por el uso crónico de **litio o diuréticos tiazídicos**.

Hiperparatiroidismo Terciario: Autonomía glandular desarrollada en el contexto de una enfermedad renal crónica terminal (ERCT).

Hipercalcemia Hipocalciúrica Familiar (FHH): Defecto del receptor sensor de calcio.

6. Metabolismo Óseo y Deficiencia de Vitamina D

Osteomalacia

Etiología: Deficiencia nutricional severa de vitamina D o por una falta prolongada de exposición solar.

Perfil de Laboratorio: Valores de **calcio, fósforo y 25-OH vitamina D críticamente bajos**, acompañados de una elevación compensatoria de la PTH (**hiperparatiroidismo secundario**) y niveles de fosfatasa alcalina ósea elevada.

Hallazgos Radiológicos: Presencia de fracturas corticales por estrés, **zonas de Looser (~ pseudofracturas)** y un patrón de osteopenia difusa.

Osteoporosis

Fisiopatología: Caracterizada por una disminución neta de la resistencia de la matriz ósea, lo que predispone de forma directa al desarrollo de fracturas óseas ante mínimos traumatismos.

7. Terapias, Envejecimiento Fisiológico y Miscelánea

Terapia de Hormonoterapia Sustitutiva (THS) en la Vejez

Riesgos a Largo Plazo: El uso de THS por un periodo > **5 años** causa un incremento significativo en la incidencia de enfermedad cardiovascular, eventos de ictus isquémico, trombosis venosa profunda (TVP) y cáncer de mama.

Riesgo Oncológico Ginecológico: La administración de THS basada **exclusivamente en estrógenos (sin oposición de progesterona) aumenta de forma crítica el riesgo de desarrollar cáncer endometrial**.

Presbicia

Definición: Proceso fisiológico normal del envejecimiento ocular que debuta habitualmente entre los **40-50 años** de edad. El cristalino pierde gradualmente su elasticidad y su capacidad de acomodación para la visión cercana.

Tratamiento (Tx): Uso de lentes bifocales o gafas de lectura diseñadas para la visión cercana.

Capacidad de Conducción e Insomnio

Conducción Deteriorada: Ante la identificación de un deterioro funcional o cognitivo que comprometa la seguridad vial, el médico tiene el deber de aconsejar al paciente que deje de conducir. Las leyes que regulan la notificación obligatoria al Departamento de Vehículos Motorizados (DMV) varían según el estado o región legal.

Insomnio Geriatrico: Es una alteración del sueño muy común en esta población. *Tratamiento de elección:* Implementación de cambios conductuales que incluyan un protocolo estricto de **higiene del sueño adecuada**, evitando por completo el consumo de alcohol y cafeína durante la noche (enfoque netamente no farmacológico).

Síndrome de Piernas Inquietas (SPI)

Asociaciones Etiológicas y Diagnóstico: Vinculado de forma directa con la **deficiencia de hierro** (se debe evaluar mediante la determinación de los niveles de ferritina sérica), la neuropatía diabética, la enfermedad de Parkinson y la esclerosis múltiple.

Tratamiento (Tx): Corrección y reposición de los depósitos de hierro, supresión total del consumo de alcohol y cafeína, y manejo farmacológico con agonistas dopaminérgicos como el **ropinirol**.

ESCENARIOS ADICIONALES

Escala de Depresión Geriátrica (Forma Corta)

Nombre del Paciente: ______________________________ **Fecha:** ____________

Instrucciones: **Elija la mejor respuesta sobre cómo se ha sentido durante la última semana.**

No.	Pregunta	Respuesta	Puntuación
1.	¿Está básicamente satisfecho/a con su vida?	Sí / No	
2.	¿Ha abandonado muchas de sus actividades e intereses?	Sí / No	
3.	¿Siente que su vida está vacía?	Sí / No	
4.	¿Se aburre a menudo?	Sí / No	
5.	¿Está de buen humor la mayor parte del tiempo?	Sí / No	
6.	¿Teme que le vaya a pasar algo malo?	Sí / No	
7.	¿Se siente feliz la mayor parte del tiempo?	Sí / No	
8.	¿Se siente a menudo indefenso/a?	Sí / No	
9.	¿Prefiere quedarse en casa en lugar de salir y hacer cosas nuevas?	Sí / No	
10.	¿Siente que tiene más problemas de memoria que la mayoría de la gente?	Sí / No	
11.	¿Piensa que es maravilloso estar vivo/a?	Sí / No	
12.	¿Se siente bastante inútil tal como está ahora?	Sí / No	
13.	¿Se siente lleno/a de energía?	Sí / No	
14.	¿Siente que su situación no tiene esperanza?	Sí / No	
15.	¿Cree que la mayoría de la gente está mejor que usted?	Sí / No	
		TOTAL	

Puntuación:

Asigne un punto por cada una de estas respuestas:

1. NO	**4. SÍ**	**7. NO**	**10. SÍ**	**11. NO**	**13. NO**
2. SÍ	**5. SÍ**	**8. SÍ**	**9. SÍ**	**12. SÍ**	**14. SÍ**
3. SÍ	**5. NO**	**9. SÍ**	**10. SÍ**	**13. SÍ**	**15. SÍ**

Una puntuación de 0 a 5 es normal. Una puntuación superior a 5 sugiere depresión.

PSIQUIATRÍA

1. Trastornos del Ánimo y Afectivos

Trastorno Bipolar

Definición: Caracterizado por períodos de depresión mayor intercalados con períodos de estado de ánimo patológicamente elevado (manía o hipomanía).

Fases Agudas y Psicosis: La manía aguda puede cursar con características psicóticas manifiestas, tales como delirios de grandeza, delirios generalizados y alucinaciones.

Sintomatología Clásica: Euforia, autoestima inflada, insomnio de conciliación o reducción de la necesidad de sueño, habla presionada (taquilalia), hipersexualidad, hiperreligiosidad y conductas de gasto excesivo.

Estrategia Terapéutica: Esquema basado en **litio o valproato + antipsicóticos** (aripiprazol, haloperidol, olanzapina, clozapina, quetiapina, risperidona o ziprasidona) durante un periodo mínimo de 6 meses. Se pueden emplear benzodiazepinas como coadyuvantes. Los ISRS **no son eficaces** en esta entidad.

Perfil de Seguridad y Toxicidad Farmacológica:

Clozapina: Requiere monitorización hematológica estricta por riesgo de agranulocitosis.

Valproato: Se asocia con el desarrollo de pancreatitis aguda.

Litio: * Tarda de 4 a 6 semanas en lograr su efecto terapéutico completo.

Disminuye el riesgo de suicidio de forma demostrada cuando se mantienen **niveles séricos > 0.8 mEq/L**. Puede utilizarse como potenciador en casos de depresión unipolar con respuesta inadecuada.

Efectos adversos: Provoca aumento de peso, temblores finos y bocio significativo dependiente de la dosis. Su complicación endocrina más frecuente es el desarrollo de hipotiroidismo o hipertiroidismo (obliga a controlar la TSH periódicamente). Puede causar hiperparatiroidismo e hipercalcemia, y reduce de forma crónica la capacidad de concentración urinaria del riñón. Todo paciente **> 50 años requiere un ECG** basal antes de iniciar el tratamiento.

Trastorno Depresivo Persistente (PDD) y Espectro Depresivo

Trastorno Depresivo Persistente: Cuadro de depresión mayor crónica combinada con trastorno distímico durante un periodo prolongado **> 2 años**.

Depresión Doble: Coexistencia de un PDD basal al que se le sobrepone un episodio de trastorno depresivo mayor (caracterizado clínicamente por anhedonia severa o ideación suicida recurrente).

Depresión Unipolar: Su abordaje inicial requiere el uso de antidepresivos durante un ciclo de 4 a 12 semanas.

Algoritmo ante la Ausencia de Mejoría Clínica:

1. Optimizar la dosis del fármaco actual a rangos máximos tolerados.
2. Añadir psicoterapia estructurada al esquema.
3. Cambiar el fármaco a uno de la misma familia o añadir una clase diferente de antidepresivo.
4. *Depresión psicótica:* Añadir obligatoriamente un antipsicótico de 2.ª generación.
5. *Depresión resistente al tratamiento:* La **terapia**

electroconvulsiva (TEC) está indicada y demuestra efectividad en el 10-30% de los casos refractarios.

Notas de Seguridad en Antidepresivos:

Antidepresivos Tricíclicos (ATC): La sobredosis por amitriptilina es altamente letal; provoca arritmias ventriculares graves secundarias al **ensanchamiento y prolongación del complejo QRS**.

Efecto Ponderal: La gran mayoría de los agentes antidepresivos provocan ganancia de peso corporal, **con la excepción del bupropión**.

Otros Trastornos del Ánimo y Adaptativos

Trastorno Disfórico Premenstrual: Cuadro afectivo severo que ocurre exactamente una semana antes de la menstruación y experimenta una resolución completa a los pocos días del inicio del sangrado menstrual.

Trastorno de Adaptación: Definido semiológicamente como una depresión de tipo situacional reactiva.

2. Espectro de la Esquizofrenia y Psicosis

Esquizofrenia: Proceso psicótico de curso crónico o recurrente que presenta una duración > **6 meses**.

Síntomas Positivos (+): Alucinaciones y delirios.

Síntomas Negativos (−): Deterioro cognitivo marcado y disfunción psicosocial severa.

Tratamiento: Uso de fármacos antipsicóticos. Los agentes de segunda generación (atípicos) como la **risperidona o la olanzapina** demuestran una menor incidencia de efectos adversos extrapiramidales. Se indica el uso de Terapia Cognitivo-Conductual (TCC) de forma coadyuvante.

Diagnóstico Diferencial: Exige discriminar de forma precisa frente a cuadros de demencia, depresión mayor con síntomas psicóticos o delirium agudo.

Factores Pronósticos en Esquizofrenia:

Mal pronóstico: Inicio temprano de la enfermedad (signo pronóstico desfavorable), fuerte antecedente familiar de esquizofrenia, sistema de apoyo social/familiar deficiente, mal funcionamiento premórbido o ausencia de factores estresantes precipitantes. *(Nota: la esquizofrenia de inicio tardío también puede ocurrir).*

Mejor Predictor de Buen Pronóstico: El factor determinante aislado más importante lo constituye un **buen funcionamiento premórbido**.

Haloperidol: Antipsicótico típico indicado para el control de la esquizofrenia y en el **Síndrome de Tourette** para la supresión de tics motores y del habla.

3. Efectos Adversos Extrapiramidales e Inquietud Motora

Reacción Distónica Aguda: Espasmos musculares severos que ocurren de forma abrupta a las **pocas horas o días** de haber iniciado un tratamiento antipsicótico. *Tratamiento de urgencia:* Administración inmediata de **benztropina o Benadryl (difenhidramina) por vía IM o IV**.

Acatisia: Estado subjetivo y objetivo de inquietud motora incontrolable. *Tratamiento:* Administración de **lorazepam o propranolol**.

Diagnóstico Diferencial: Síndrome Neuroléptico Maligno (SNM) vs. Síndrome Serotoninérgico

El SNM es provocado por el bloqueo agudo de los receptores dopaminérgicos D2. Aunque clínicamente comparte características con el síndrome serotoninérgico (hipertermia, disfunción autonómica y rigidez muscular), se diferencian de forma analítica en el laboratorio:

Hallazgos Exclusivos del SNM (Ausentes en el Síndrome Serotoninérgico): Elevación severa de la Creatina Quinasa (**CK**), aumento de LDH y transaminasas (**SGOT/AST**), leucocitosis marcada y presencia de **mioglobinuria secundaria a rabdomiólisis**.

Tratamiento del SNM: 1. Suspender de forma inmediata el antipsicótico causal. 2. Administrar agonistas dopaminérgicos directos (**bromocriptina, amantadina**). 3. Administrar **dantroleno** (relajante muscular esquelético específico para revertir la rigidez en "tubo de plomo"). 4. Implementar medidas agresivas de enfriamiento físico para el paciente.

4. Trastornos de Ansiedad, Pánico y TOC

Trastorno de Ansiedad Generalizada (TAG): Se manifiesta clínicamente como un estado de preocupaciones constantes que el paciente refiere haber padecido durante "toda su vida". *Tratamiento de 1.ª línea:* Uso de **ISRS, IRSN o buspirona**.

Alerta de seguridad con Benzodiazepinas: Poseen un alto potencial adictivo. Su sobredosis cursa con sedación excesiva, habla farfullante, ataxia y riesgo de coma; su antídoto de reversión específico es el **flumazenilo**.

Alerta con IMAO: Presentan interacciones peligrosas con alimentos ricos en tiramina (queso curado, carnes curadas), provocando crisis hipertensivas y síndromes de abstinencia severos.

Trastorno de Pánico: Aparición espontánea, súbita e inesperada de ataques de pánico recurrentes (caracterizados por miedo intenso a morir, miedo a perder el control o a volverse loco, síntomas de desrealización o despersonalización y múltiples manifestaciones físicas autonómicas). *Diagnóstico diferencial:* Obliga a descartar epilepsia del lóbulo temporal, disfunción vestibular y trastornos del eje suprarrenal (enfermedad de Addison, síndrome de Cushing, síndrome de Conn y feocromocitoma).

Trastorno Obsesivo-Compulsivo (TOC): Caracterizado por la presencia de obsesiones (pensamientos intrusivos) y compulsiones (conductas repetitivas neutralizadoras, como el lavado excesivo de manos o la "comprobación de la puerta"). *Tratamiento:* Administración de **ISRS o clomipramina** (antidepresivo tricíclico de elección).

5. Trastornos de la Personalidad y del Desarrollo

Diagnóstico diferencial: TDAH vs. Trastornos de la Personalidad (TP)

Criterio Exclusivo del TDAH: Exige de forma mandatoria una **edad de inicio < 12 años** acompañada de síntomas objetivos de inatención o de hiperactividad-impulsividad.

Características Compartidas (Puntos de Solapamiento Clínico): Ambos espectros pueden manifestar abuso de sustancias, marcada labilidad emocional, mal control de impulsos, interacciones sociales disfuncionales y alteraciones crónicas del sueño.

TDAH del adulto: Se manifiesta con inquietud motora, dificultad persistente para concentrarse, inatención organizada e impulsividad conductual. *Tratamiento:* Estimulantes como el **metilfenidato o las anfetaminas**.

Trastornos específicos de la personalidad

Trastorno Antisocial de la Personalidad (Disocial o Sociopatía): Se caracteriza por una ausencia total de consideración por lo correcto o incorrecto, violación sistemática de las normas sociales, involucramiento en crímenes y problemas legales recurrentes.

Trastorno límite de la personalidad (emocionalmente inestable): Caracterizado por un patrón de relaciones interpersonales altamente inestables, miedo extremo e irracional al abandono y conductas recurrentes de autolesión o parasuicidas.

Trastorno narcisista de la personalidad: Presencia de sentimientos exagerados de autoimportancia (grandiosidad), necesidad de admiración y una incapacidad o falta de comprensión de los sentimientos de otras personas (ausencia de empatía).

6. Trastornos de la Conducta Alimentaria (TCA)

Bulimia nerviosa

Clínica: Episodios recurrentes de atracones de comida seguidos de conductas compensatorias inapropiadas (vómitos autoinducidos, abuso de laxantes o diuréticos).

Criterio de Exclusión Ponderal: A diferencia de la anorexia, el peso corporal en la bulimia **no se sitúa por debajo del 85% del peso corporal ideal**.

Signos Clínicos Guía: Hipertrofia/aumento del tamaño de la glándula parótida (sialadenosis) y presencia de petequias en el paladar blando secundarias al esfuerzo del vómito; asocia oligomenorrea o amenorrea.

Perfil Metabólico e Hidroelectrolítico: Desarrollo de **alcalosis metabólica hipoclorémica hipopotasémica**, hipomagnesemia, hiponatremia e hipofosfatemia hipocalciúrica. Estas alteraciones conllevan un riesgo crítico de inducir arritmias cardíacas graves con síncope o muerte cardíaca súbita.

Nota Fisiológica: En la bulimia **la hipoglucemia no ocurre**, debido a que los niveles de glucosa se mantienen estrictamente controlados por la secreción de insulina y la activación de las hormonas contrarreguladoras (glucagón, glucocorticoides, hormona del crecimiento y catecolaminas).

Tratamiento: Abordaje psicoterapéutico mediante TCC asociado a farmacoterapia con **fluoxetina**.

Contraindicación Absoluta (©): Se debe **evitar por completo el uso de bupropión** debido a un incremento crítico en el riesgo de desencadenar convulsiones en estos pacientes.

Anorexia nerviosa

Definición: Trastorno de la conducta alimentaria de alta mortalidad, caracterizado por un miedo devastador a aumentar de peso y el establecimiento de hábitos alimentarios restrictivos extremos que impiden mantener un peso saludable.

Manejo Metabólico Crítico: Comparte el mismo perfil electrolítico de riesgo (alcalosis metabólica hipoclorémica hipopotasémica, hipomagnesemia, hiponatremia, hipofosfatemia hipocalciúrica). Exige una **reposición e introducción calórica lenta y protocolizada para evitar el Síndrome de Realimentación** y prevenir arritmias cardíacas graves con síncope o muerte cardíaca súbita.

Eje Tiroideo: Muestra característicamente un patrón de **"eutiroideo enfermo"** con niveles de TSH normales o bajos.

Tratamiento: Psicoterapia basada en TCC. El soporte farmacológico incluye el uso de ISRS (fluoxetina), IRSN o antipsicóticos inductores del apetito y peso como **Zyprexa (olanzapina) o quetiapina**. El manejo de la osteopenia secundaria asociada requiere la administración de calcio + vitamina D, bisfosfonatos y la consecución obligatoria de la recuperación ponderal.

ESCENARIOS ADICIONALES

Pruebas objetivas: Por lo general son pruebas de opción múltiple calificadas por una computadora (el ejemplo clásico es la prueba de CI).

Pruebas subjetivas: No tienen respuestas “correctas” y son calificadas por quien administra la prueba (el ejemplo clásico es la prueba de Rorschach).

Nombre de la Prueba	Descripción
Stanford-Binet	Prueba de CI objetiva para adultos
Escala de Inteligencia Wechsler para Niños	Prueba de CI objetiva para niños (4-17 años)
Test de Rorschach	Prueba subjetiva en la que los pacientes describen lo que ven en una mancha de tinta
Test de Apercepción Temática	Prueba subjetiva en la que el paciente describe lo que sucede en un dibujo animado de personas
Inventario de Depresión de Beck	Prueba objetiva para buscar depresión
Inventario Multifásico de Personalidad de Minnesota	Prueba objetiva para medir el tipo de personalidad
Batería Halstead-Reitan	Prueba objetiva utilizada para determinar la ubicación y los efectos de lesiones cerebrales específicas
Batería Neuropsicológica Luria-Nebraska	Prueba objetiva que evalúa muchas funciones cognitivas, así como la dominancia cerebral (izquierda o derecha)

Nota: Las pruebas psicológicas se pueden utilizar para ayudar en un diagnóstico difícil; no se utilizan ni son necesarias para un caso sencillo.

Trastornos psicóticos

Psicosis y Esquizofrenia

Clasificación de Causas de Psicosis

Causas primarias (enfermedades psiquiátricas): Trastorno psicótico agudo, esquizofrenia, trastorno esquizoafectivo, trastorno esquizofreniforme o un trastorno del ánimo con síntomas psicóticos.

Causas secundarias: Psicosis inducida por sustancias (uso de fármacos recetados o drogas ilícitas) y afecciones médicas comórbidas (encefalopatía hepática, encefalopatía urémica, alteraciones electrolíticas, infection o trastornos endocrinos).

Diagnóstico Diferencial Clínico

Trastorno esquizoafectivo vs. trastorno del ánimo con características psicóticas: Cada uno tiene una mezcla de rasgos esquizofrénicos y alteración del ánimo (trastorno depresivo mayor o bipolar).

El *trastorno esquizoafectivo* tiene rasgos esquizofrénicos constantes con alteraciones ocasionales del ánimo.

El *trastorno del ánimo con características psicóticas* tiene alteraciones constantes del ánimo con rasgos esquizofrénicos ocasionales.

Psicosis vs. manía: Ambas comparten conducta errática, alteraciones del habla, agitación y grandiosidad.

La conducta errática en la manía está fundamentalmente orientada a objetivos, mientras que en la psicosis no.

Las alucinaciones típicas de la psicosis no estarán presentes en la manía.

Clasificación según la Duración de los Síntomas

Menos de 1 mes: Trastorno psicótico agudo.

1–6 meses: Trastorno esquizofreniforme.

Más de 6 meses: Esquizofrenia.

Esquizofrenia (Criterios DSM-V)

Los cinco síntomas diagnósticos principales son:

1. Delirios
2. Alucinaciones
3. Habla desorganizada
4. Conducta marcadamente desorganizada o catatónica

5. Síntomas negativos (afecto plano, abulia)

Regla diagnóstica: Deben estar presentes al menos dos, uno de los cuales debe ser obligatoriamente un delirio, una alucinación o un patrón de habla desorganizada. La duración mínima requerida es de 6 meses.

Caracterización de Síntomas y Respuesta al Tratamiento

Síntomas positivos: Delirios (paranoia grave, grandiosidad), alucinaciones (las auditivas son las más comunes; las visuales son las segundas más comunes), patrones de habla desorganizada (tangencialidad, circunstancialidad, asociación por rimas) y conducta psicomotora anormal.

Respuesta terapéutica: Responden bien a todos los antipsicóticos usados actualmente.

Síntomas negativos: Afecto plano, anhedonia (falta de placer), alogia (sin habla), abulia (apatía), atención deficiente y asocialidad. Los pacientes dejan de exhibir conductas que los individuos normales suelen tener.

Respuesta terapéutica: Responden mal a los antipsicóticos típicos (haloperidol), pero pueden responder a los antipsicóticos atípicos (risperidona, olanzapina, aripiprazol, paliperidona, quetiapina, ziprasidona).

Nota sobre Clozapina: Este antipsicótico atípico no se usa como tratamiento de primera línea debido a su perfil de efectos adversos, el cual incluye el riesgo de agranulocitosis.

Factores Pronósticos en Esquizofrenia

Mal pronóstico: Mal funcionamiento premórbido (lo más importante), antecedentes familiares de esquizofrenia, inicio temprano, síntomas negativos, ausencia de factores precipitantes, red de apoyo deficiente, y ser soltero, divorciado o viudo.

Buen pronóstico: Buen funcionamiento premórbido (lo más importante), antecedentes familiares de trastornos del ánimo, inicio tardío, síntomas positivos, factores precipitantes obvios, buena red de apoyo, y estar casado.

Demografía, Riesgo y Manejo

Edad típica de inicio: 15 a 25 años en varones (el caso clásico de alguien que va a la universidad y se deteriora) y 25 a 35 años en mujeres.

Riesgo de suicidio: Aproximadamente el 10% de los pacientes finalmente se suicidan; un intento previo es el mejor predictor del desenlace final.

Tratamiento: Primero se necesitan medicamentos, pero el mejor abordaje integral consiste en la combinación de **Educación + terapia psicosocial**.

	Agentes típicos alta potencia	**Agentes típicos de baja potencia**	**Agenteos atípicos ***
Fármaco prototipo	Haloperidol	Chlorpromazina	Cariprazine, risperidone, olanzapina, aripiprazole, paliperidona, quetiapine, ziprasidone
Efectos secundarios extrapiramidales	High incidence	Incidencia baja	Incidencia baja
Efectos secundarios † del SNA †	Incidencia alta	Incidencia baja	Incidencia media
Síntomas positivos	Funciona bien	Funciona bien	Works fails well
Síntomas negativos	Funciona mal	Funciona mal	Funciona bastante bien

SNA, sistema nervioso autónomo; extrapiramidales, sistema extrapiramidal.

Efectos Adversos Extrapiramidales de los Antipsicóticos (EPS)

Tipos principales: Distonía aguda, acatisia, parkinsonismo y discinesia tardía.

Distonía aguda: Trastorno del movimiento extrapiramidal que ocurre en las primeras horas o días del tratamiento. Se manifiesta con espasmos musculares prolongados o rigidez, tales como: tortícolis (espasmos deformantes de los músculos del cuello, "columna torcida"), trismo (mandíbula trabada), protrusión y torsión de la lengua, opistótonos (espasmo de los músculos de la espalda que provoca extensión de la cabeza, el cuello y la columna) y crisis oculógira (desviación forzada y sostenida de la cabeza y los ojos). Es más frecuente en varones jóvenes. *Tratamiento:* Antihistamínicos (difenhidramina) o anticolinérgicos (benztropina).

Acatisia: Ocurre en los primeros días a semanas de tratamiento. Se define como inquietud motora (caminar constantemente de un lado a otro, alternar entre estar sentado y de pie, e incapacidad para quedarse quieto). *Tratamiento:* Los betabloqueadores como el propranolol son de primera línea. La benztropina se utiliza como segunda línea.

Trastornos de Ansiedad

Trastorno de pánico: Clásicamente afecta a pacientes de 20 a 40 años. Se caracteriza por una oleada brusca de miedo intenso o malestar que alcanza su máximo en pocos minutos (los pacientes piensan que se están muriendo o que están teniendo un infarto de miocardio, aunque en realidad están sanos y tienen un estudio negativo para enfermedad orgánica). Las mujeres tienen mayor probabilidad de presentarlo en una proporción de 2:1. A menudo hiperventilan y están extremadamente ansiosos.

Clínica: Hormigueo de las extremidades, palpitaciones, sudoración, temblor, sensación de falta de aire, sensación de ahogo, dolor torácico, náuseas y miedo a morir. Puede asociar **agorafobia** (miedo a salir de casa).

Tratamiento: Inhibidores selectivos de la recaptación de serotonina (ISRS como la fluoxetina), los cuales se prefieren por sobre las benzodiazepinas.

Trastorno de ansiedad generalizada: El paciente se preocupa por todo (carrera, familia, futuro, relaciones, dinero) al mismo tiempo; se define como alguien que se preocupa en exceso.

Clínica: Inquietud, fatiga, dificultad para concentrarse, irritabilidad, tensión muscular y alteraciones del sueño.

Tratamiento: Terapia cognitivo-conductual + Medicamentos: ISRS, Buspirona (agonista del receptor serotoninérgico 5-hidroxitriptamina 1A; no adictiva, no sedante, pero de inicio de acción lento) o benzodiazepinas (adictivas, sedantes).

Fobias simples: Miedo a agujas, productos sanguíneos, animales y alturas.

Tratamiento por Terapia Conductual: * *Inundación:* Exposición súbita e intensa al objeto temido sin posibilidad de escape.

Desensibilización sistemática: Aumento gradual de la intensidad y del tipo de exposición hasta que la persona se sienta cómoda con una exposición intensa al objeto temido.

Biorretroalimentación: Aprender a controlar variables autonómicas (como la frecuencia cardiaca) durante maniobras que inducen ansiedad.

Trastorno de ansiedad social (fobia social): Definido como una fobia simple encaminada al miedo a las situaciones sociales.

Tratamiento: El mejor tratamiento es la terapia conductual. Los betabloqueadores pueden usarse antes de una aparición en público que no pueda evitarse. Otras opciones incluyen ISRS, IRSN y benzodiazepinas.

Trastorno obsesivo-compulsivo (TOC): Pensamientos intrusivos recurrentes (**obsesiones**) que llevan a conductas recurrentes impulsivas (**compulsiones**), causando disfunción en la vida laboral o interpersonal del paciente. El inicio suele ser en la adolescencia o en la adultez temprana. Los pacientes pueden ser conscientes de que su conducta es anormal, pero no pueden detenerse.

Clínica: Rituales de lavado (lavarse las manos 30 veces al día) o rituales de comprobación (comprobar si la puerta está cerrada con llave 40 veces al día).

Tratamiento: ISRS (especialmente fluvoxamina), Clomipramina (antidepresivo tricíclico específico para serotonina), terapia cognitivo-conductual e inundación.

Trastorno de estrés postraumático (TEPT) vs. Trastorno de estrés agudo: Secundario a haber pasado por un evento que amenaza la vida (guerra, accidente grave, violación). El paciente reexperimenta repetidamente el evento (pesadillas, *flashbacks*), exhibe conducta hipervigilante y no puede dejar de pensar en el evento. Asocia amnesia disociativa del evento, irritabilidad, conducta imprudente o autodestructiva, depresión y mala concentración.

Diferenciación temporal: Los síntomas deben estar presentes durante al menos 1 mes para diagnosticar TEPT. Si los síntomas han persistido menos de 1 mes, indican un trastorno de estrés agudo.

Tratamiento: Terapia de grupo con pares e ISRS (estos últimos tratan la alteración del sueño y las pesadillas).

Trastornos del Estado de Ánimo

Depresión (Trastorno Depresivo Mayor)

Definición: Estado de ánimo deprimido o pérdida de interés o placer en las actividades diarias durante 2 semanas o más, lo que genera un deterioro del funcionamiento en los roles sociales, laborales o educativos. Es más frecuente en las mujeres. Los pacientes a menudo no dicen abiertamente "Estoy deprimido", requiriéndose el reconocimiento de factores precipitantes (pérdida de un ser querido, divorcio o separación, desempleo o jubilación, o enfermedad crónica o debilitante).

Criterios Diagnósticos (Mnemotecnia SIGECAPS): Se requieren el estado de ánimo deprimido, la disminución del interés o la falta de placer, junto con al menos cinco de los siguientes síntomas:

- **S**leep (alteración del sueño)
- **I**nterest (pérdida de interés)
- **G**uilt (culpa, sentimientos de inutilidad o desesperanza)
- **E**nergy (pérdida de energía)
- **C**oncentration (dificultad para concentrarse)
- **A**ppetite (alteración del apetito)
- **P**sychomotor (agitación o retraso psicomotor)
- **S**uicidal ideation (ideación suicida)

Nota en pediatría: Los niños con depresión con frecuencia exhiben un estado de ánimo irritable más que deprimido.

Tratamiento: Requiere la combinación de Medicamentos (antidepresivos) + Psicoterapia. Esquemas comunes: ISRS, IRSN o ATC. En casos resistentes al tratamiento se utiliza Mirtazapina o Bupropión (este último disminuye el umbral convulsivo).

Terapia Electroconvulsiva (ECT)

Definición: Inducción de una convulsión cerebral generalizada bajo anestesia general y bloqueo neuromuscular.

Efectos adversos principales: Cefalea, deterioro cognitivo transitorio y posible pérdida de memoria.

Indicaciones selectas: Trastorno depresivo mayor refractario a la terapia antidepresiva, trastorno bipolar refractario o situaciones clínicas urgentes (riesgo suicida agudo, psicosis grave, catatonía maligna o desnutrición debida a un estado depresivo).

Trastorno de adaptación con estado de ánimo deprimido

Definición: El paciente atraviesa una experiencia normal de la vida (ruptura de pareja, reprobar una materia, pérdida del empleo) pero no la maneja bien, manifestando un malestar marcado que excede lo esperable por la exposición y un deterioro significativo del funcionamiento social o laboral.

Diferenciación: Aunque los pacientes pueden tener un estado de ánimo deprimido, no cumplen los criterios para depresión mayor franca y el cuadro no dura más de 6 meses.

Ejemplos clínicos: Una mujer que se divorcia de su esposo, parece llorar mucho durante las semanas siguientes y sale temprano del trabajo la mayoría de los días; o un adolescente de secundaria que no entra en el equipo de baloncesto y anda decaído por la casa, llorando y sin querer ir a la escuela ni salir con sus amigos durante unas semanas.

Farmacología de los Antidepresivos

Advertencia clínica: Los antidepresivos pueden desencadenar manía o hipomanía, especialmente en pacientes bipolares.

ISRS (Fluoxetina, citalopram, paroxetina, sertralina, fluvoxamina, escitalopram): Previenen solo la recaptación de serotonina. Poseen efectos adversos menos graves (insomnio, anorexia, nerviosismo, cefalea, disfunción sexual) y no son peligrosos en sobredosis en comparación con los antidepresivos tricíclicos.

IRSN (Venlafaxina, duloxetina, desvenlafaxina): Inhiben la recaptación de serotonina y norepinefrina. Sus efectos adversos incluyen síntomas noradrenérgicos (sudoración, mareo, aumento de la presión arterial y sedación).

Antidepresivos tricíclicos (ATC - Nortriptilina, amitriptilina):

Inhiben la recaptación de norepinefrina y serotonina, disminuyendo el umbral convulsivo. Bloquean además:

Receptores alfa-adrenérgicos: Causan hipotensión ortostática, mareo o caídas.

Receptores muscarínicos: Generan efectos anticolinérgicos (boca seca, visión borrosa, estreñimiento y retención urinaria).

Receptores de histamina: Causan sedación.

Sobredosis: Peligrosos principalmente por las arritmias cardíacas, las cuales pueden responder a bicarbonato. Mnemotecnia de las tres C de la sobredosis por ATC: **C**oma, **C**onvulsiones, **C**ardiotoxicidad.

IMAO (Selegilina, fenelzina, tranilcipromina): Útiles para la depresión atípica (caracterizada por hipersomnia e hiperfagia, lo opuesto a la depresión clásica).

Interacciones de riesgo: Al comer alimentos con tiramina (vino y queso) puede ocurrir una crisis hipertensiva. Es obligatorio suspender otros medicamentos relacionados con la serotonina al menos 2 semanas antes de iniciar un IMAO debido al riesgo de síndrome serotoninérgico. Por su vida media más larga, el ISRS fluoxetina debe suspenderse al menos 5 semanas antes de iniciar un IMAO.

Trazodona: El efecto adverso más notorio es el **priapismo** (erección persistente y dolorosa en ausencia de deseo sexual que puede llevar a impotencia permanente o necrosis tisular si no se trata). Requiere interconsulta con Urología; si no se resuelve después de 4 horas, se administra una inyección intracavernosa de fenilefrina para la detumescencia.

Trastorno Bipolar I

Criterio diagnóstico: La manía es el único criterio requerido, aunque la depresión también suele estar presente. El inicio se sitúa entre los 16 y los 30 años de edad.

Criterios de Manía (Mnemotecnia DIG FAST):

- **D**istractibilidad
- **I**nsomnio (disminución de la necesidad de sueño)
- **G**randiosidad
- **F**uga de ideas
- **A**gitación / Actividad orientada a objetivos
- **S**pending/Sex (episodios de gasto excesivo y promiscuidad sexual)
- **T**alkative (habla presionada)

Diferenciación Manía vs. Psicosis: Ambas cursan con conducta errática, alteraciones del habla, agitación y grandiosidad. Sin embargo, la conducta errática en la manía está fundamentalmente orientada a objetivos, mientras que en la psicosis no. Además, las alucinaciones típicas de la psicosis no están presentes en la manía pura.

Tratamiento: Tanto el litio como el ácido valproico son estabilizadores del ánimo y agentes de primera línea. Se pueden utilizar antipsicóticos típicos (haloperidol) o antipsicóticos atípicos (risperidona, quetiapina, clozapina, ziprasidona, aripiprazol). La carbamazepina y la gabapentina son agentes de segunda línea. Pueden necesitarse antipsicóticos o antidepresivos al mismo tiempo que el estabilizador del ánimo.

Trastorno Bipolar II

Definición: Se caracteriza por la presencia de **hipomanía** (manía leve sin psicosis que no causa disfunción laboral) combinada de forma mandatoria con un episodio de **depresión mayor**.

Trastornos Moderados del Ánimo (Duración 2 años)

Distimia (Trastorno depresivo persistente): Estado de ánimo deprimido la mayoría de los días durante más de 2 años, sin episodios de depresión mayor, manía/hipomanía ni psicosis.

Ciclotimia: Al menos 2 años de hipomanía alternando con un estado de ánimo deprimido, sin episodios francos de manía o depresión mayor.

Evaluación de la Conducta Suicida

Factores de riesgo principales: Edad mayor de 45 años, antecedentes psiquiátricos previos, abuso de alcohol o de sustancias, depresión, antecedentes de ira o violencia, pérdida o separación reciente, intentos de suicidio previos, pérdida de la salud, situación de desempleo o jubilación, estado civil soltero, viudo o divorciado, acceso a armas y plan organizado.

Factor epidemiológico por sexo: Los hombres se suicidan tres veces más que las mujeres, pero las mujeres lo intentan cuatro veces más que los hombres.

Predictor más fuerte: Un intento previo es el indicador más robusto de un futuro intento de suicidio.

Monitoreo del Tx: Cuando el antidepresivo empieza a hacer efecto, el paciente obtiene un poco más de energía, posiblemente la suficiente para llevar a cabo un plan suicida.

Tendencias epidemiológicas: Las tasas de suicidio están aumentando más rápidamente en las personas de 15 a 24 años, pero la tasa absoluta más alta se encuentra en las personas mayores de 65 años.

Conducta clínica: Pregunte siempre a los pacientes por ideas suicidas; esto no hace que sea más probable que se suiciden. Si es necesario, se debe hospitalizar temporalmente contra su voluntad a los pacientes con riesgo suicida agudo (si son un peligro para sí mismos —suicidas o incapaces de cuidarse— o para otros —homicidas—).

Evaluación del Periodo Posparto

Tristeza posparto: Es más leve, típicamente se desarrolla en unos pocos días después del parto y se resuelve en 2 semanas. *Tratamiento:*

De forma conservadora con tranquilización y una cita de seguimiento programada 2 semanas después del parto.

Depresión posparto: Dura más de 2 semanas y cumple los criterios diagnósticos de depresión clínica (al menos cinco síntomas de la mnemotecnia SIGECAPS). *Tratamiento:* Terapia cognitivo-conductual; puede utilizarse tratamiento farmacológico antidepresivo.

Psicosis posparto (Urgencia médica): Inicio rápido de delirios, alucinaciones, pensamiento desorganizado u otra conducta extraña después del parto. La paciente puede amenazar con causar daño a sí misma o a su bebé; implica típicamente hospitalización inmediata.

Trastornos Somatomorfos, Facticios y de la Personalidad

Clasificación según la Intencionalidad y Conciencia

Trastornos somatomorfos / de síntomas somáticos (Proceso Inconsciente): El paciente experimenta estrés psíquico y lo expresa mediante síntomas físicos. El paciente **no crea intencionadamente los síntomas** (no lo hace a propósito).

Trastornos facticios (Proceso Consciente para Rol de Enfermo): El paciente **crea intencionadamente** una enfermedad o síntomas (ej. se inyectan insulina para provocar hipoglucemia). Se someten a procedimientos con el fin de asumir el papel de paciente, **sin ganancia financiera** ni otra ganancia secundaria.

Simulación (Proceso Consciente para Beneficio Externo): El paciente **crea intencionadamente** una enfermedad movido por una **ganancia secundaria** clara (dinero, librarse del trabajo o de la cárcel).

Variantes de Trastornos de Síntomas Somáticos

Trastorno de somatización: Múltiples quejas diferentes en múltiples sistemas orgánicos diferentes durante muchos años; al paciente ya se le han realizado estudios extensos en el pasado.

Trastorno de conversión: Manifestación física del malestar emocional. El paciente tiene un factor precipitante obvio (ej. una pelea con el novio) y luego desarrolla síntomas neurológicos inexplicables (ceguera, entumecimiento en guante y calcetín). El paciente no está simulando.

Hipocondriasis: El paciente continúa creyendo en la presencia de una enfermedad a pesar de un estudio exhaustivo negativo; se muestra excesivamente preocupado por un síntoma menor.

Trastorno dismórfico corporal: Preocupado por un defecto físico imaginario (ej. un adolescente que expresa tener una nariz grande cuando es de tamaño normal).

Manejo general: Consultas frecuentes de seguimiento en la clínica y psicoterapia. Evaluar y tratar cualquier depresión coexistente.

Fuga disociativa (Fuga psicógena o estado de fuga)

Definición: Amnesia reversible de la identidad personal (recuerdos, personalidad y otras características identificadoras de la individualidad). El paciente incurre en un viaje o deambulación no planificados; desarrolla amnesia, viaja y asume una nueva identidad, pero no recuerda el evento al regresar.

Trastornos de la Conducta Alimentaria

Anorexia: La paciente clásica es una adolescente que es buena atleta o estudiante, con una personalidad perfeccionista. Del 10% al 15% de los pacientes mueren por complicaciones de la inanición o de una bulimia coexistente (desequilibrios electrolíticos, arritmias cardiacas, infecciones).

Criterios: Restricción de la ingesta energética que lleva a un peso corporal significativamente bajo, miedo intenso a ganar peso o a engordar, acompañado de un Índice de masa corporal (IMC) de 18 o menor.

Subtipos: Tipo restrictivo (ingesta calórica severamente restringida) y Tipo atracón-purgas (vómito autoinducido o abuso de laxantes).

Manejo: A veces necesitan ser hospitalizados contra su voluntad para recibir nutrición intravenosa.

Bulimia: Episodios de atracones durante los cuales sienten falta de control, seguidos de conductas purgativas (vómito, laxantes, ejercicio, ayuno). Típicamente afecta a mujeres adolescentes de peso normal o con sobrepeso. Puede requerir hospitalización por trastornos electrolíticos (al igual que el tipo atracón-purgas de la anorexia).

Hallazgos clásicos de purga: Erosión del esmalte dental causada por vómitos frecuentes, y erosión de la piel sobre los nudillos por introducir los dedos en la garganta para inducir el vómito.

Trastornos de la infancia, la niñez o la adolescencia

Trastorno de conducta: Es la forma pediátrica del trastorno antisocial de la personalidad. Se caracteriza por provocar incendios, crueldad hacia los animales, mentir, robar y pelear. Como adultos, los pacientes a menudo tienen trastorno antisocial. *(Nota: se requiere evidencia de trastorno de conducta en la infancia para el diagnóstico de trastorno antisocial de la personalidad en adultos).*

Trastorno negativista desafiante: El niño muestra conducta negativa, hostil y desafiante hacia las figuras de autoridad (padres, maestros). El niño exhibe esa conducta con los adultos pero se comporta normalmente con sus pares y no es un criminal cruel y mentiroso (a diferencia de los pacientes con trastorno de conducta).

Trastorno de ansiedad por separación: Se niegan a ir a la escuela porque piensan que algo les sucederá a ellos o a sus padres si se separan. Harán cualquier cosa para evitar la separación (fingir dolor de estómago, dolor de cabeza, berrinche).

Trastorno por déficit de atención con hiperactividad (TDAH): Hiperactivos y con períodos cortos de atención. Es más frecuente en varones que en mujeres. Se presenta como un niño inquieto que es impulsivo y no puede prestar atención, pero no es cruel. Debe estar presente en dos contextos diferentes (en casa y en la escuela).

Tratamiento: Estimulantes (efecto calmante paradójico) como metilfenidato (Ritalin) o una anfetamina, o atomoxetina.

Efectos adversos: Los estimulantes y las anfetaminas pueden causar insomnio, dolor abdominal, anorexia, pérdida de peso y supresión del crecimiento.

Atomoxetina: Es un IRSN y alternativa a la terapia con estimulantes (tiene efectos adversos potencialmente graves, incluidos eventos cardiovasculares e ideación suicida).

Trastorno del aprendizaje: Alteración aislada en matemáticas, lectura, escritura, habla, lenguaje o coordinación. Todas las demás habilidades son normales y no hay discapacidad intelectual (ej. "Johnny simplemente no puede con las matemáticas").

Autismo: Puede detectarse tan temprano como a los 6 meses, haciéndose bien evidente a los 2 o 3 años. Varía desde un funcionamiento muy alto (síndrome de Asperger) hasta discapacidad intelectual grave (la discapacidad intelectual suele ser de gravedad moderada). Su origen es genético, por exposición fetal al alcohol o infecciones (infección congénita por rubéola).

Clínica: Buscar alteración de la interacción social (aislado, ajeno al entorno), alteración de la comunicación verbal y no verbal (palabras extrañas, balbuceo, repetición) y actividades e intereses restringidos (golpearse la cabeza, movimientos extraños).

Trastornos de la personalidad

Rasgos desadaptativos de toda la vida que afectan la manera en que una persona interactúa con el mundo. Puede intentarse psicoterapia.

Grupo A (Trastornos extraños)

Paranoide: Piensan que todos (incluso los amigos) van contra ellos; a menudo inician demandas.

Esquizoide: Solitarios clásicos que no tienen amigos ni interés en tenerlos. Tienen un rango restringido de emociones.

Esquizotípico: Creencias extrañas (cultos, superstición). Manera extraña de hablar pero sin psicosis.

Grupo B (Mala compañía / Trastornos dramáticos, emocionales, erráticos)

Histriónico: Demasiado dramático, busca atención, inapropiadamente seductor.

Narcisista: Egocéntrico, carece de empatía. A menudo envidian a otros o creen que otros los envidian. Manipulan a otros para su propio beneficio, tienen sentido de derecho y perciben cualquier crítica como un insulto personal.

Antisocial: Anti-sociedad. Tienen largos antecedentes penales; pueden haber torturado animales o provocado incendios de niños (se requiere trastorno de conducta en la infancia). Son agresivos, mentirosos, no tienen remordimiento ni conciencia moral, y no pagan sus cuentas ni mantienen a sus hijos. Fuerte asociación con alcoholismo, abuso de drogas y trastorno de somatización. La mayoría son varones.

Límite: Estado de ánimo, conductas, relaciones y autoimagen inestables. Presentan impulsividad, crisis constantes, amenazas de autolesión y episodios micropsicóticos (2 minutos de psicosis). Utilizan la **esci-**

sión (consideran a los demás como totalmente buenos o totalmente malos).

Grupo C (Temerosos, apegados y compulsivos)

Evitativa: No tienen amigos pero los desean. Evitan a los demás por miedo a la crítica y al rechazo debido a un complejo de inferioridad. *(Diferencia: en el trastorno esquizoide de la personalidad, el paciente está aislado pero no desea contacto social).*

Dependiente: No pueden estar ni hacer nada solos; tienen baja autoestima (ej. una esposa puede quedarse con su marido abusivo pese al abuso continuo).

Obsesivo-compulsiva: Obsesionados con las reglas, la perfección y la organización. Son anal-retentivos y obstinados. El dinero es una preocupación frecuente y a menudo lo atesoran. Es distinto del TOC, ya que estos pacientes no lo encuentran angustiante.

Problemas psicosociales y Duelo

Duelo normal vs. Duelo patológico (Depresión)

Duelo inicial: Ocurre después de una pérdida (muerte de un ser querido). Presenta un estado de conmoción, sensación de entumecimiento o desconcierto, aflicción, llanto, trastornos del sueño, disminución del apetito, dificultad para concentrarse, pérdida de peso y culpa (culpa del superviviente) hasta por 1 año. Es normal tener una ilusión o alucinación sobre el fallecido. La añoranza intensa (incluso años después de la muerte) e incluso buscar al fallecido son normales.

Diagnóstico diferencial con Depresión: Los sentimientos de inutilidad, el retardo psicomotor y la ideación suicida **no son signos de duelo normal**, sino signos de depresión.

Adicciones y trastornos por uso de sustancias

Trastorno por consumo de alcohol

Contexto: Afecta al 10% a 15% de la población. Es más frecuente en hombres. El componente genético se transmite con mayor facilidad de padre a hijo.

Complicaciones por ingesta crónica: Gastritis, esteatosis hepática, hepatitis, desgarros de Mallory-Weiss, cirrosis, pancreatitis (aguda o crónica), miocardiopatía dilatada, rabdomiólisis (aguda o crónica) y degeneración cerebelosa (ataxia, dismetría). Causa además neuropatía periférica (por deficiencia de tiamina y efecto directo), síndrome de Wernicke o de Korsakoff y un riesgo aumentado de cánceres (cavidad oral, laringe, faringe, esófago, hígado, pulmón, gástrico, colon, páncreas y mama).

Tratamiento crónico: Alcohólicos Anónimos u otros grupos de apoyo entre pares. Uso de **Disulfiram** (inhibidor de la enzima aldehído deshidrogenasa que hace que las personas se sientan mal cuando beben; el metronidazol y ciertas cefalosporinas tienen un efecto similar en quienes beben).

Abstinencia alcohólica

Manejo: Debe tratarse en régimen hospitalario, ya que puede causar la muerte (tasa de mortalidad de 1%–5% con delirium tremens). *Tratamiento:* Benzodiazepinas (o rara vez barbitúricos); la dosis se reduce gradualmente durante varios días hasta que los síntomas se resuelven.

Abstinencia leve

Tiempo desde la última bebida: 6–36 horas

Características clínicas: Temblores, ansiedad leve, sudoración, malestar gastrointestinal, cefalea y estado mental normal.

Convulsiones

Tiempo desde la última bebida: 6–48 horas

Características clínicas: Convulsiones tónico-clónicas generalizadas únicas o breves. El estado epiléptico es raro.

Alucinosis alcohólica

Tiempo desde la última bebida: 12–24 horas

Características clínicas: Alucinaciones visuales, auditivas o táctiles sin signos autonómicos (signos vitales estables).

Delirium tremens

Tiempo desde la última bebida: 48–72 días

Características clínicas: Alucinaciones, confusión, insomnio y labilidad autonómica (sudoración, aumento de pulso y temperatura). La mortalidad se asocia con esta etapa.

(Nota clínica: El ejemplo clásico es un paciente que desarrolla delirium en el día 2 posoperatorio pero estaba bien antes de la cirugía; podría tener un trastorno por consumo de alcohol no revelado).

Marihuana

- **Clínica:** Síndrome amotivacional (el uso crónico produce pereza y falta de motivación), distorsión de la percepción del tiempo, juicio alterado, inyección conjuntival, paranoia y la llamada "hambre voraz" (atracones durante la intoxicación). Puede haber ansias psicológicas. No es peligrosa en sobredosis (provoca disforia temporal).

Principio General: Intoxicación vs. Abstinencia

Los síntomas suelen ser opuestos entre sí.

Estimulantes (cocaína, anfetaminas): Causan insomnio con la intoxicación e hipersomnolencia en la abstinencia.

Depresores (alcohol, benzodiazepinas, barbitúricos): Causan sedación con la intoxicación e insomnio en la abstinencia.

Opioides

Efectos (Heroína y otros): Causan euforia, analgesia, somnolencia, miosis, estreñimiento y depresión del sistema nervioso central (SNC).

Sobredosis: Puede ser fatal por depresión respiratoria; debe tratarse de inmediato con **naloxona**.

Complicaciones por vía IV: Endocarditis, infección por VIH, hepatitis, celulitis y daño por talco.

Benzodiazepinas y Barbitúricos

Ambas sustancias pueden ser mortales tanto en sobredosis como en abstinencia, y son especialmente peligrosas cuando se mezclan con alcohol (los tres son depresores del SNC).

Intoxicación: Sedación, somnolencia, desinhibición y disminución de la ansiedad. Pueden ser mortales en sobredosis como resultado de la depresión respiratoria. *Tratamiento de sobredosis aguda:* **Flumazenil** (precaución: puede precipitar convulsiones).

Abstinencia: La muerte puede resultar de convulsiones y colapso cardiovascular. *Tratamiento:* Benzodiazepina de acción prolongada, reduciendo gradualmente la dosis durante varios días.

Cocaína y Anfetaminas

Intoxicación por Cocaína: Causa estimulación simpática (insomnio, taquicardia, midriasis, hipertensión, sudoración), hiperalerta, agresividad, delirio, psicosis y posible paranoia. Presenta **formicación** (los llamados "bichos de cocaína": alucinación táctil donde creen que los insectos se les arrastran por la piel). La sobredosis puede ser fatal por arritmia, infarto de miocardio, convulsión o ictus. Es teratogénica (causa alteraciones vasculares en el feto).

Abstinencia de Cocaína: El paciente está somnoliento, hambriento (a diferencia de la anorexia de la intoxicación) e irritable, con posible depresión grave. No es físicamente peligrosa, pero las ansias psicológicas suelen ser intensas.

Anfetaminas: Son de acción más prolongada y se asocian fuertemente con síntomas psicóticos (los pacientes pueden parecer esquizofrénicos en toda regla), pero básicamente sus efectos son similares a los de la cocaína.

Alucinógenos (LSD, Hongos y PCP)

Intoxicación por LSD o por hongos alucinógenos: Alucinaciones generalmente visuales (a diferencia de las auditivas de la esquizofrenia), midriasis, taquicardia, hipertensión, diaforesis y alteraciones de la percepción y del estado de ánimo. No son peligrosos en sobredosis, a menos que se pongan en peligro físico por sus alucinaciones (ej. creyendo que pueden volar y saltando por una ventana). No tienen síntomas de abstinencia ni efectos teratogénicos.

Fenómenos asociados: **Reviviscencias** (sensaciones breves de estar otra vez bajo los efectos meses a años después) y "Mal viaje" (reacción aguda de pánico o disforia). *Tx:* Tranquilización, benzodiazepina o un antipsicótico si es necesario.

Intoxicación por fenciclidina (PCP): Causa los síntomas de LSD/hongos más confusión, agitación, conducta agresiva y combativa. Signo clave: **nistagmo vertical y/o horizontal**. Puede cursar con síntomas tipo esquizofrenia (paranoia, alucinaciones auditivas, conducta y habla desorganizadas). La sobredosis puede ser mortal por convulsiones, coma y paro respiratorio. *Tratamiento:* Cuidados de apoyo y acidificación urinaria para acelerar la eliminación. No se han reportado síntomas de abstinencia.

Inhalantes y Cafeína

Intoxicación por inhalantes (gasolina, pegamento, removedor de barniz): Euforia rápida, mareo, habla farfullante, sensación de flotar, ataxia y sensación de mayor poder. Típico en adolescentes jóvenes (11–15 años, por ser baratos, legales y fáciles de conseguir). Pueden ser mortales en sobredosis por depresión respiratoria, arritmias cardíacas o asfixia.

Abuso crónico: Causa metahemoglobinemia, intoxicación por plomo, anemia, debilidad muscular, intoxicación por monóxido de carbono y secuelas permanentes graves (toxicidad del SNC, hepática o renal, neuropatía periférica). No se conoce síndrome de abstinencia.

Abstinencia de cafeína: Cefaleas y fatiga.

Efectos Adversos de Psicofármacos e Interacciones de Riesgo

Síndrome serotoninérgico

Clínica: Malestar GI, hiperreflexia, clonus, rubor cutáneo, hipertermia y diaforesis.

Interacciones farmacológicas de riesgo: Tenga precaución al prescribir ISRS combinados con IRSN, inhibidores de la MAO y antidepresivos tricíclicos. También interactúan con los ISRS: linezolid, ondansetrón, tramadol, triptanes, dextrometorfano, meperidina y fármacos sin receta como MDMA (éxtasis) o la hierba de San Juan.

Tratamiento: Ciproheptadina (antagonista del receptor 5-HT).

Antipsicóticos y Parkinsonismo

Fisiopatología: El parkinsonismo ocurre generalmente dentro de los primeros días a meses de tratamiento por la depleción de dopamina en la vía correspondiente. Es más frecuente en mujeres mayores. *(Nota: la psicosis se desarrolla por exceso de dopamina en el cerebro).*

Clínica: Síntomas parkinsonianos clásicos: rigidez, rigidez en rueda dentada, marcha arrastrando los pies, facies en máscara y temblor de reposo.

Tratamiento: Benztropina o Amantadina (agonista dopaminérgico).

Discinesia tardía

Contexto: Aparece después de años de tratamiento con antipsicóticos.

Clínica: Movimientos periorales indoloros (movimientos rápidos y protrusivos de la lengua, masticación, muecas y fruncimiento de los labios) y movimientos coreoatetósicos involuntarios de la cabeza, las extremidades y el tronco.

Tratamiento: No hay tratamiento conocido. Se debe suspender el antipsicótico actual y considerar cambiar a un antipsicótico de segunda generación (clozapina o quetiapina).

Síndrome neuroléptico maligno (NMS)

Definición: Afección potencialmente mortal que puede ocurrir en cualquier momento durante el tratamiento con antipsicóticos.

Clínica: Clásicamente desarrolla **rigidez en tubo de plomo**, taquicardia, diaforesis profusa, mutismo, obnubilación, agitación y fiebre alta (hasta 107 °F).

Laboratorio: Niveles muy altos de CPK (más de cuatro veces el límite superior normal) y mioglobinuria.

Tratamiento: Suspender el antipsicótico. Cuidados de apoyo para la fiebre y la posible insuficiencia renal causada por la mioglobinuria (abundantes líquidos intravenosos). Administración de **Dantroleno** (considerada una afección similar a la hipertermia maligna).

Antipsicóticos y Prolactina

Mecanismo: El bloqueo de la dopamina aumenta los niveles séricos de prolactina, debido a que la dopamina actúa como un factor inhibidor de la prolactina en el tracto tuberoinfundibular del cerebro.

Clínica: Niveles séricos altos de prolactina que se manifiestan con galactorrea, impotencia, disfunción menstrual y disminución de la libido.

Perfil de Efectos Adversos Específicos por Fármaco

Litio: Disfunción tiroidea, diabetes insípida, temblor (movimientos involuntarios) y efectos del SNC a niveles tóxicos. Su exposición es altamente teratogénica, causando la **anomalía de Ebstein** si se usa durante el embarazo.

Ácido valproico: Disfunción hepática, temblor y malestar gastrointestinal. Está contraindicado en el embarazo debido al riesgo de defectos del tubo neural.

Carbamazepina: Supresión medular, diplopía, ataxia, agranulocitosis, anemia aplásica, SIADH y síndrome de Stevens-Johnson.

Tioridazina *(Antipsicótico típico de baja potencia)*: Depósitos de pigmento retiniano.

Clorpromazina *(Antipsicótico típico de baja potencia)*: Ictericia y fotosensibilidad.

Efecto Secundario	Antipsicótico(s) Atípico(s) Asociado(s)
Agranulocitosis	Clozapina
Aumento de prolactina	Risperidona
Aumento de peso	Olanzapina, quetiapina, clozapine
Síntomas extrapiramidales	Paliperidona, aripiprazol
Prolongación del intervalo QT	Ziprasidona, paliperidona, risperidona
Sedación	Olanzapina, quetiapina, clozapina
Hipotensión ortostática	Olanzapina, quetiapina, clozapina
Sequedad de boca	Olanzapina, quetiapina
Estreñimiento	Clozapina, aripiprazol
Náuseas	Ziprasidona, aripiprazol
Debilidad	Ziprasidona

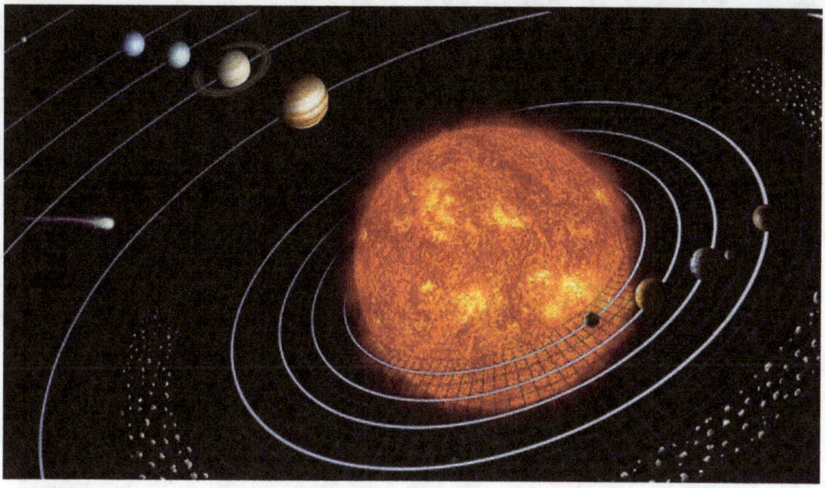

www.ingramcontent.com/pod-product-compliance
Lightning Source LLC
LaVergne TN
LVHW052206200926
848481LV00001B/39